U0694596

临床试验知识考核题例及解析

主编 曹 烨 陈 雯 李 杰

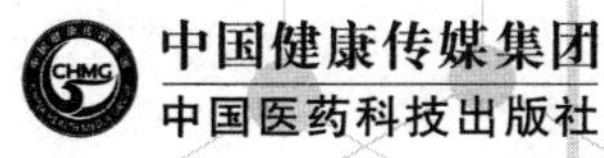
中国健康传媒集团
中国医药科技出版社

内容提要

2020年修订版《药物临床试验质量管理规范》的颁布和实施对推动我国临床试验规范研究和提升质量起到了积极作用，也对临床试验机构和相关人员提出了新的要求。本书针对法规、指导原则，统计设计，实操三个方面的相关要求和规定，通过题例和解析，使读者加深对法规、指导原则和设计规范的理解，加强实操场景下对知识运用的能力。本书可作为临床试验相关从业人员的培训用书，也可供医药学研究生参考使用。

图书在版编目（CIP）数据

临床试验知识考核题例及解析/曹烨，陈雯，李杰主编.—北京：中国医药科技出版社，2021.10

ISBN 978-7-5214-2709-7

Ⅰ.①临… Ⅱ.①曹… ②陈… ③李… Ⅲ.①临床药学-药效试验-卫生法-中国 ②临床药学-药效试验-题解 Ⅳ.①D922.16 ②R969.4-44

中国版本图书馆CIP数据核字（2021）第204364号

美术编辑 陈君杞

版式设计 友全图文

出版 **中国健康传媒集团** | 中国医药科技出版社

地址 北京市海淀区文慧园北路甲22号

邮编 100082

电话 发行：010-62227427 邮购：010-62236938

网址 www.cmstp.com

规格 787mm×1092mm 1/16

印张 18

字数 421千字

版次 2021年10月第1版

印次 2022年4月第2次印刷

印刷 北京市密东印刷有限公司

经销 全国各地新华书店

书号 ISBN 978-7-5214-2709-7

定价 59.00元

版权所有 盗版必究

举报电话：010-62228771

本社图书如存在印装质量问题请与本社联系调换

获取新书信息、投稿、为图书纠错，请扫码联系我们。

编委会名单

主　　编　曹　烨　陈　雯　李　杰

编　　委　（以姓氏笔画为序）

石　磊（中国人民解放军南部战区总医院）
叶丽卡（广州医科大学附属第二医院）
司徒冰（广州医科大学附属第三医院）
任　科（上海药明津石医药科技有限公司）
杜彦萍（广州中医药大学第一附属医院）
杨忠奇（广州中医药大学第一附属医院）
李　杰（上海药明津石医药科技有限公司）
吴建龙（深圳市第二人民医院）
邹燕琴（中山大学孙逸仙纪念医院）
张　勋（广东省中医院）
陈　琳（暨南大学附属第一医院）
陈　雯（中山大学）
郑奕辉（汕头大学医学院第二附属医院）
洪明晃（中山大学肿瘤防治中心）
倪穗琴（广州市第一人民医院）
凌　莉（中山大学）
曹　烨（中山大学肿瘤防治中心）
梁伟雄（广东省中医院）
蒋发烨（广东省人民医院）

秘　　书　贺　瑜（江门市中心医院）

参编人员　（以姓氏笔画为序）

王　芷（东莞康华医院）
王　婷（上海药明津石医药科技有限公司）
叶林淼（揭阳市人民医院）
叶凯怡（上海药明津石医药科技有限公司）
叶艳芳（中山大学孙逸仙纪念医院）
朱玉琼（上海药明津石医药科技有限公司）
华　菲（上海药明津石医药科技有限公司）
刘少璇（中山大学附属第五医院）
李济宾（中山大学肿瘤防治中心）
李晓彦（广东省中医院）
吴　玲（上海药明津石医药科技有限公司）
吴淑仪（中山康方生物医药有限公司）
何静琪（上海药明津石医药科技有限公司）
邹淑琼（中山大学附属第三医院）
张斅琳（中山大学附属口腔医院）
陆志诚（广州医学院第二附属医院）
陈明弟（云浮市人民医院）
林玲玲（汕头大学医学院第一附属医院）
周文菁（香港大学深圳医院）
贺　帅（南方医科大学珠江医院）
贺　瑜（江门市中心医院）
徐仿周（北京大学深圳医院）
桑小伟（上海药明津石医药科技有限公司）
黄佳幸（上海药明津石医药科技有限公司）
黄诗淳（广州中医药大学第一附属医院）
曹伟钊（东莞市松山湖中心医院）
葛洁英（中山大学肿瘤防治中心）
曾晓晖（中国人民解放军南部战区总医院）
戴　婕（中山大学孙逸仙纪念医院）

序言

XUYAN

凡可治病者皆谓之药，随着医学进步，新药研发成为复杂系统工程；在新药研发几个阶段中，临床试验是耗时最长、投入最大阶段，亦是新药研发能否成功的关键阶段。要顺利完成新药临床试验，有赖于一大批熟练掌握药物临床试验知识的人员共同努力，包括临床试验管理人员、临床医生、护士、药师、生物统计学家、伦理审查专家、临床研究助理和监查员等。

药物临床试验知识涉及方方面面，包括药品研发的法律法规、医学伦理学、各类技术指导原则和生物统计学知识等；国家药品监督管理局修订颁布《药物临床试验质量管理规范》（GCP）已于2020年7月1日施行，从事药物临床试验人员应及时更新知识，以便更好地开展临床试验。

虽然目前已有各类GCP培训，但囿于培训时间有限，学员专业知识背景不同，在临床试验中角色各异，课程安排很难周全，与项目实际操作尚有距离。有鉴于此，为使广大同行更全面掌握药物临床试验相关知识，中山大学肿瘤防治中心曹烨主任牵头，联合一批具有丰富经验的青年专家，编撰《临床试验知识考核题例及解析》，以供同仁参阅。

该书内容全面，章节合理，题例清晰，以试题形式呈现临床试验各类知识，特别是结合实际案例对试题进行剖析，引人入胜，授人以渔，令人耳目一新。

唐代医学家孙思邈说过："人命至重，有贵千金；一方济之，德逾于此。"新药研发是一项崇高的事业；《临床试验知识考核题例及解析》对于提高药物临床试验水平颇有裨益，欣闻付梓，爰为之序。

广州中医药大学第一附属医院

中山大学肿瘤防治中心 洪明晃

2021年4月

前言

QIANYAN

近年来在国家政策的鼓励下，越来越多的机构和专业加入临床试验的行业。临床试验机构从资格认定转变为备案制后，除加强机构自身的管理体系建设和优化临床试验管理流程外，也需不断加强对研究者的培训和资质考量。对于广大临床试验从业人员而言，除了参加必要的GCP培训，也非常需要通过题例和解析来加深对临床试验相关法规和指导原则的理解，提高实际场景下的知识运用能力。

本书共分为三部分：第一部分为法规、指导原则类试题；第二部分为统计设计类试题；第三部分为实操类试题。我们根据最新法规、指导原则和设计规范等，结合来自一线临床试验工作者的从业经验，将法规和指导原则中的重点内容转化为试题并配上相应的解析，使读者在答题过程中不断增强对相关知识点的记忆，不断加深对指导原则和设计规范的理解，同时，我们还设计了大量的实操类场景试题，让读者能在实际案例中领悟GCP的精髓和真谛。本书对于帮助临床试验从业人员掌握临床试验设计和实施的重点知识、规范临床试验实施过程和提高临床试验设计和实施质量，具有较好的指导意义及较高的应用价值。

本书编者大部分为广东省药物临床试验领域的资深专家、中青年骨干和药明津石临床研究管理学院的讲师，他们来自临床试验管理、统计分析和实践工作一线，具有较高的专业水平，丰富的管理和实施经验。本书的编写和出版得到了广东省药学会药物临床试验专业委员会资深专家的悉心指导和支持。

本书编写过程中，中山大学附属第三医院邹淑琼老师，拜耳医药保健有限公司李丹经理、中山大学公共卫生学院潘琰硕士和周德鑫硕士承担了审校工作，江门市中心医院贺瑜老师承担了大量辅助工作，为本书编写提供了支持的还有卢坤明等人。在此，向参与本书编写、审核和提出宝贵建议及意见的专家、学者、同行以及编辑一并表示衷心感谢！

因2018年国家机构改革，部分机构名称发生了变化，本书仍使用原文所述的机构名称。

鉴于时间有限，虽经反复审校，书中仍难免存在疏漏之处，恳请广大读者朋友给予批评指正和帮助，以便再版时完善。

编　者

2021年3月

目录

MULU

第一部分　法规、指导原则类试题 …… 1

一、法规相关试题 …… 1

《药物临床试验机构管理规定》相关试题 …… 1

《医疗器械临床试验质量管理规范》相关试题 …… 8

《药物临床试验质量管理规范》相关试题 …… 24

《涉及人的生物医学研究伦理审查办法》相关试题 …… 56

《药品注册管理办法》相关试题 …… 70

《中华人民共和国人类遗传资源管理条例》相关试题 …… 88

《医疗器械临床试验机构条件和备案管理办法》相关试题 …… 105

《中华人民共和国药品管理法》相关试题 …… 112

二、国家药品监督管理局药品审评中心指导原则相关试题 …… 120

第二部分　统计设计类试题 …… 163

第三部分　实操类试题 …… 188

一、临床试验基础知识相关试题 …… 188

二、研究团队的职责相关试题 …… 197

三、申办者的职责相关试题 …… 213

四、伦理委员会的职责相关试题 …… 229

五、受试者的管理相关试题 …… 234

六、研究产品的管理相关试题 …… 246

七、临床试验安全性事件的管理相关试题 …… 253

八、源数据与源文件的管理相关试题 …… 262

九、临床试验文档的管理相关试题 …… 268

十、临床试验合规要求相关试题 …… 273

1 第一部分 法规、指导原则类试题

一、 法规相关试题

《药物临床试验机构管理规定》相关试题

一、单选题

1. 负责药物临床试验机构的监督管理工作的是（ ）
   A. 药品监督管理部门、卫生健康主管部门
   B. 伦理委员会
   C. 申办方
   D. 研究者

答案与解析：A。伦理委员会、申办方和研究者会负责监督机构中临床试验的开展和实施情况，但不是对机构进行监督。《药物临床试验机构管理规定》第一章第四条规定，药品监督管理部门、卫生健康主管部门根据各自职责负责药物临床试验机构的监督管理工作。

2. 药物临床试验机构在备案平台上存在虚假和误导性信息的，由（ ）承担法律责任
   A. 药品监督管理部门
   B. 药物临床试验机构
   C. 申办方
   D. 以上都要承担法律责任

答案与解析：B。《药物临床试验机构管理规定》第二章第九条规定，药物临床试验机构对在备案平台所填写信息的真实性和准确性承担全部法律责任。

3. 以下可开展新药Ⅰ期临床试验的机构为（ ）
   A. 一级甲等医院　B. 二级甲等医院
   C. 二级乙等医院　D. 三级乙等医院

答案与解析：D。《药物临床试验机构管理规定》第三章第十五条规定，新药Ⅰ期临床试验或者临床风险较高需要临床密切监测的药物临床试验，应当由三级医疗机构实施。

4. 作为新药临床试验主要研究者，以下满足备案条件的是（ ）
   A. 主任医师且本人参加过 2 个以上药物临床试验
   B. 副主任医师且本人参加过 3 个以上药物临床试验
   C. 副主任医师且所在科室共开展过 2 个以上药物临床试验
   D. 主任医师且所在科室共开展过 3 个以上药物临床试验

答案与解析：B。《药物临床试验机构管理规定》第二章第五条规定，药物临床试验机构应当具备的基本条件包括：具有掌握药物临床试验技术与相关法规，能承担药物临床试验的研究人员；其中主要研究者应当具有高级职称并参加过 3 个以上药物临床试验。此处指主要研究者本人参加过 3 个以上药物临床试验。

5. 以下不属于药物临床试验机构必须具备的条件的是（ ）
   A. 具有与开展药物临床试验相适应的诊疗技术能力
   B. 具有与药物临床试验相适应的独立的工作场所
   C. 具有掌握药物临床试验技术与相关法规，能承担药物临床试验的研究人员
   D. 具有Ⅰ期临床试验研究室

答案与解析：D。《药物临床试验机构管理规定》第二章第五条规定，药物临床试验机构应当具备的基本条件包括：（一）具有医疗机构执业许可证，具有二级甲等以上资质，试验场地应当符合所在区域卫生健康主管部门对院区（场地）管理规定；开展以患者为受试者的药物临床试验的专业应当与医疗机构执业许可的诊疗科目相一致；开展健康受试者的Ⅰ期药物临床试验、生物等效性试验应当为Ⅰ期临床试验研究室专业。（二）具有与开展药物临床试验相适应的诊疗技术能力。（三）具有与药物临床试验相适应的独立的工作场所、独立的临床试验用药房、独立的资料室，以及必要的设备设施。（四）具有掌握药物临床试验技术与相关法规，能承担药物临床试验的研究人员；其中主要研究者应当具有高级职称并参加过3个以上药物临床试验。（五）开展药物临床试验的专业具有与承担药物临床试验相适应的床位数、门急诊量。（六）具有急危重病症抢救的设施设备、人员与处置能力。（七）具有承担药物临床试验组织管理的专门部门。（八）具有与开展药物临床试验相适应的医技科室，委托医学检测的承担机构应当具备相应资质。（九）具有负责药物临床试验伦理审查的伦理委员会。（十）具有药物临床试验管理制度和标准操作规程。（十一）具有防范和处理药物临床试验中突发事件的管理机制与措施。（十二）卫生健康主管部门规定的医务人员管理、财务管理等其他条件。药物临床试验机构为疾病预防控制机构的，应当为省级以上疾病预防控制机构，不要求本条前款第一项、第五项、第六项条件。法规未规定药物临床试验机构必须具有Ⅰ期临床试验研究室。

6. 以下不属于药物临床试验机构必须具备的部门/组织的是（　）
   A. 药物临床试验机构办公室
   B. 伦理委员会
   C. 基因检测中心
   D. 医技科室

答案与解析：C。基因检测中心不是药物临床试验机构必须具备的部门，生物样本检测分析可以委托其他机构进行，但需要具备相应的资质。《药物临床试验机构管理规定》第二章第五条规定，（八）具有与开展药物临床试验相适应的医技科室，特殊检测可委托第三方，被委托医学检测的承担机构应当具备相应资质。

7. 经备案的药物临床试验机构需向社会公开的信息是（　）
   A. 机构名称、地址
   B. 机构联系人、联系方式
   C. 临床试验专业、主要研究者
   D. 以上都是

答案与解析：D。《药物临床试验机构管理规定》第二章第九条规定，备案的药物临床试验机构名称、地址、联系人、联系方式和临床试验专业、主要研究者等基本信息应向社会公开，接受公众的查阅、监督。

8. 药物临床试验机构名称、机构地址和主要研究者等备案信息发生变化时，应当在备案平台中填写并提交变更情况，提交工作时限为（　）
   A. 3个工作日内　B. 5个工作日内
   C. 7个工作日内　D. 10个工作日内

答案与解析：B。《药物临床试验机构管理规定》第二章第十条规定，药物临床试验机构名称、机构地址、机构级别、机构负责人员、伦理委员会和主要研究者等备案信息发生变化时，药物临床试验机构应当于5个工作日内在备案平台中按要求填写并提交变更情况。

9. 负责统筹机构药物临床试验的立项、药品和资料管理等工作，并持续提高药物临床试验质量的管理部门/组织是（　）
   A. 伦理委员会
   B. 药物临床试验机构办公室
   C. 药物临床试验专业组

D. 合同研究组织（CRO）

答案与解析：B。《药物临床试验机构管理规定》第三章第十二条规定，药物临床试验机构设立或者指定的药物临床试验组织管理专门部门，统筹药物临床试验的立项管理、试验用药品管理、资料管理、质量管理等相关工作，持续提高药物临床试验质量。

10. 药物临床试验中受试者权益保护的责任主体是（　）

A. 药物临床试验机构

B. 伦理委员会

C. 申办方

D. 研究者

答案与解析：A。《药物临床试验机构管理规定》第三章第十三条规定，药物临床试验机构是药物临床试验中受试者权益保护的责任主体。伦理委员会和研究者都是药物临床试验机构的重要组成部分，不能作为责任的主体。2020 年版《药物临床试验质量管理规范》第三十三条第一项指明，申办者是临床试验数据质量和可靠性的最终责任人。

11. 能实施疫苗临床试验的机构是（　）

A. 一级医疗机构

B. 二级医疗机构

C. 三级医疗机构

D. 市级疾病预防控制机构

答案与解析：C。《药物临床试验机构管理规定》第三章第十五条规定，疫苗临床试验应当由三级医疗机构或者省级以上疾病预防控制机构实施或者组织实施。

12. 某药物临床试验机构接到美国食品药品管理局的药物临床试验检查要求，该机构应在得到检查结果后（　）内将检查结果信息录入备案平台

A. 3 个工作日　　B. 5 个工作日

C. 7 个工作日　　D. 10 个工作日

答案与解析：B。《药物临床试验机构管理规定》第三章第十七条规定，药物临床试验机构接到境外药品监督管理部门检查药物临床试验要求的，应当在接受检查前将相关信息录入备案平台，并在接到检查结果后 5 个工作日内将检查结果信息录入备案平台。

13. 对于新备案或发生变更的药物临床试验机构，开展首次监督检查的工作时限为（　）内

A. 10 个工作日　　B. 30 个工作日

C. 60 个工作日　　D. 90 个工作日

答案与解析：C。《药物临床试验机构管理规定》第四章第十九条规定，对于新备案的药物临床试验机构或者增加临床试验专业、地址变更的，应当在60 个工作日内开展首次监督检查。

14. 备案的药物临床试验机构应在备案平台填报（　）

A. 月度工作总结报告

B. 季度工作总结报告

C. 半年度工作总结报告

D. 年度工作总结报告

答案与解析：D。《药物临床试验机构管理规定》第三章第十六条规定，药物临床试验机构应当于每年 1 月 31 日前在备案平台填报上一年度开展药物临床试验工作总结报告。

15. 不需要在 I 期临床试验研究室开展临床试验的是（　）

A. 健康受试者耐受性试验

B. 健康受试者药动学研究

C. 健康受试者生物等效性试验

D. 上市后应用研究

答案与解析：D。《药物临床试验机构管理规定》第二章第五条的第一项规定，开展健康受试者的 I 期药物临床试验、生物等效性试验应当为 I 期临床试验研究室专业。I 期临床试验是初步的临床药理学及人体安全性评价试验，观察人体对新药的耐受程度和药代动力学，为制定药物方案提供依据。生物等效性试验是用生物利用度研究的方法，以药

代动力学参数为指标，比较同一种药物的相同或者不同剂型的制剂，在相同的试验条件下，其活性成份吸收程度和速度有无统计学差异的人体试验。Ⅳ期临床试验是指新药上市后应用研究阶段。其目的是考察在广泛使用条件下的药物的疗效和不良反应，评价在普通或者特殊人群中使用的利益与风险关系以及改进给药剂量等。即上市后应用研究是药品在真实世界中进行的研究。

二、多选题

1. 以下无须进行备案，可开展药物临床试验相关工作的单位或机构有（ ）

A. 药物临床试验机构

B. 与药物临床试验相关的生物样本分析机构

C. 与药物临床试验相关的统计分析机构

D. 合同研究组织（CRO）

答案与解析：BCD。《药物临床试验机构管理规定》第一章第三条规定，从事药品研制活动，在中华人民共和国境内开展经国家药品监督管理局批准的药物临床试验（包括备案后开展的生物等效性试验），应当在药物临床试验机构中进行。药物临床试验机构应当符合本规定条件，实行备案管理。仅开展与药物临床试验相关的生物样本等分析的机构，无须备案。

2. 一般情况下，药物临床试验机构应当具备的基本条件包括（ ）

A. 具有医疗机构执业许可证

B. 具有二级甲等以上资质

C. 试验场地符合所在区域卫生健康主管部门对院区（场地）的管理规定

D. 药物临床试验的专业与医疗机构执业许可的诊疗科目相一致

答案与解析：ABCD。《药物临床试验机构管理规定》第二章第五条规定，药物临床试验机构应当具备的基本条件包括：具有医疗机构执业许可证，具有二级甲等以上资质，试验场地应当符合所在区域卫生健康主管部门对院区（场地）管理规定。开展以患者为受试者的药物临床试验的专业应当与医疗机构执业许可的诊疗科目相一致。

3. 以下可开展药物临床试验的有（ ）

A. 二级甲等医院　B. 二级乙等医院

C. 三级甲等医院　D. 三级乙等医院

答案与解析：ACD。《药物临床试验机构管理规定》第二章第五条规定，药物临床试验机构应当具有二级甲等以上资质。按照《医院分级管理标准》规定，医院从低到高分为一、二、三级，每级从高到低又分为甲、乙、丙三等，其中三级医院增设特等。

4. 药物临床试验机构应当具备的条件有（ ）

A. 设立药物临床试验机构办公室

B. 设立药物临床试验伦理委员会

C. 具有与开展药物临床试验相适应的医技科室

D. 独立的临床试验用药房

E. 独立的资料室

答案与解析：ABCDE。《药物临床试验机构管理规定》第二章第五条规定，药物临床试验机构应当具备的基本条件包括：（三）具有与药物临床试验相适应的独立的工作场所、独立的临床试验用药房、独立的资料室，以及必要的设备设施；（七）具有承担药物临床试验组织管理的专门部门；（八）具有与开展药物临床试验相适应的医技科室；（九）具有负责药物临床试验伦理审查的伦理委员会。

5. 一般情况下，药物临床试验机构应当具备的条件包括（ ）

A. 具有掌握药物临床试验技术与相关法规的研究人员

B. 具有急危重病症抢救的人员与处置能力

C. 其中主要研究者应当具有高级职称

D. 主要研究者参加过 3 个以上临床试验（含器械临床试验）

答案与解析：ABC。《药物临床试验机构管理规定》第二章第五条规定，药物临床试验机构应当具备的基本条件包括：（四）具有掌握药物临床试验技术与相关法规，能承担药物临床试验的研究人员；其中主要研究者应当具有高级职称并参加过 3 个以上药物临床试验（注：不含器械临床试验）；（六）具有急危重病症抢救的设施设备、人员与处置能力。

6. 承担药物临床试验的主要研究者应满足的条件有（　）

A. 具有高级职称

B. 具有中级职称

C. 参加过 2 个以上药物临床试验

D. 参加过 3 个以上药物临床试验

答案与解析：AD。《药物临床试验机构管理规定》第二章第五条规定，药物临床试验机构应当具备的基本条件包括：（四）主要研究者应当具有高级职称并参加过 3 个以上药物临床试验。

7. 疾病预防控制机构开展药物临床试验应具备的条件包括（　）

A. 为省级以上的疾病预防控制机构

B. 具有与开展药物临床试验相适应的诊疗技术能力

C. 具有与承担药物临床试验相适应的床位数、门急诊量

D. 具有药物临床试验管理制度和标准操作规程

E. 具有防范和处理药物临床试验中突发事件的管理机制与措施

答案与解析：ABDE。疾病预防控制机构一般没有门急诊。《药物临床试验机构管理规定》第二章第五条中规定，药物临床试验机构为疾病预防控制机构的，应当为省级以上疾病预防控制机构，不要求本条款第五项（开展药物临床试验的专业具有与承担药物临床试验相适应的床位数、门急诊量）。

8. 药物临床试验机构备案前可选的评估方式有（　）

A. 自行评估

B. 聘请第三方评估

C. 药品监督管理部门或卫生健康主管部门评估

D. 不评估直接备案

答案与解析：AB。《药物临床试验机构管理规定》第二章第七条规定，药物临床试验机构应当自行或者聘请第三方对其临床试验机构及专业的技术水平、设施条件及特点进行评估，评估符合本规定要求后备案。

9. 药物临床试验机构的备案前评估要点包括（　）

A. 地理位置　　B. 设施条件

C. 技术水平　　D. 专业特点

答案与解析：BCD。地理位置不作为药物临床试验机构评估的要点。《药物临床试验机构管理规定》第二章第七条规定，药物临床试验机构应当自行或者聘请第三方对其临床试验机构及专业的技术水平、设施条件及特点进行评估，评估符合本规定要求后备案。

10. 药物临床试验机构备案应完成的操作包括（　）

A. 注册机构用户，填写基本信息表

B. 提交医疗机构执业许可证等资质证明文件

C. 填写组织管理架构、设备设施、研究人员、临床试验专业、伦理委员会、标准操作规程等备案信息

D. 上传评估报告

答案与解析：ABCD。《药物临床试验机构管理规定》第二章第八条规定，药物临床试验机构按照备案平台要求注册机构用户，完成基本信息表填写，提交医疗机构执业许可证等备案条件的资质证明文件，经备案平台审核通过后激活账号，按照备案平台要求填写组织管理架构、设备设施、研究人员、临床试验专业、伦理委员会、标准操作规程等备案信息，上传评估报告，备案平台将自动生成备案号。

11. （　）发生变化时，需要在备案平台中提交变更情况

A. 药物临床试验机构名称

B. 药物临床试验机构地址

C. 药物临床试验机构级别

D. 主要研究者

答案与解析：ABCD。《药物临床试验机构管理规定》第二章第十条规定，药物临床试验机构名称、机构地址、机构级别、机构负责人员、伦理委员会和主要研究者等备案信息发生变化时，药物临床试验机构应当于 5 个工作日内在备案平台中按要求填写并提交变更情况。

12. 药物临床试验机构设立或者指定的药物临床试验组织管理专门部门的职责包括（　）

A. 立项管理　　B. 试验用药品管理

C. 资料管理　　D. 质量管理

答案与解析：ABCD。《药物临床试验机构管理规定》第三章第十二条规定，药物临床试验机构设立或者指定的药物临床试验组织管理专门部门，统筹药物临床试验的立项管理、试验用药品管理、资料管理、质量管理等相关工作，持续提高药物临床试验质量。

13. 关于伦理委员会，以下说法正确的是（　）

A. 伦理委员会是药物临床试验中受试者权益保护的责任主体

B. 伦理委员会负责审查药物临床试验方案的科学性和伦理合理性

C. 伦理委员会负责审核和监督药物临床试验研究者的资质

D. 伦理委员会负责监督药物临床试验开展情况

答案与解析：BCD。《药物临床试验机构管理规定》第三章第十三条规定，药物临床试验机构是药物临床试验中受试者权益保护的责任主体。伦理委员会负责审查药物临床试验方案的科学性和伦理合理性，审核和监督药物临床试验研究者的资质，监督药物临床试验开展情况，保证伦理审查过程独立、客观、公正。

14. 以下可开展疫苗临床试验的有（　）

A. 三级医疗机构

B. 二级甲等以上医疗机构

C. 省级以上疾病预防控制机构

D. 市级以上疾病预防控制机构

答案与解析：AC。《药物临床试验机构管理规定》第三章第十五条规定，疫苗临床试验应当由三级医疗机构或者省级以上疾病预防控制机构实施或者组织实施。

15. 建立药物临床试验机构国家检查员库的部门为（　）

A. 国家药品监督管理局

B. 省级药品监督管理部门

C. 国家卫生健康委员会

D. 省级卫生健康主管部门

答案与解析：AC。《药物临床试验机构管理规定》第四章第十八条规定，国家药品监督管理局会同国家卫生健康委建立药物临床试验机构国家检查员库，根据监管和审评需要，依据职责对药物临床试验机构进行监督检查。

16. 对药物临床试验机构开展日常监督检查的部门为（　）

A. 国家药品监督管理局

B. 省级药品监督管理部门

C. 国家卫生健康委员会

D. 省级卫生健康主管部门

答案与解析：BD。《药物临床试验机构管理规定》第四章第十九条规定，省级药品监督管理部门、省级卫生健康主管部门根据药物临床试验机构自我评估情况、开展药物临床试验情况、既往监督检查情况等，依据职责组织对本行政区域内药物临床试验机构开展日常监督检查。

17. 以下需要省级药品监督管理部门和省级卫生健康主管部门开展首次监督检查的情况

有（ ）

A. 主要研究者变更

B. 地址变更的药物临床试验机构

C. 新备案的药物临床试验机构

D. 新增临床试验专业

答案与解析：BCD。《药物临床试验机构管理规定》第四章第十九条规定，对于新备案的药物临床试验机构或者增加临床试验专业、地址变更的，应当在60个工作日内开展首次监督检查。

18. 对军队、武警所属药物临床试验机构进行监督检查的部门分别为（ ）

A. 中央军委后勤保障部卫生局

B. 中国人民武装警察部队后勤部卫生局

C. 药品监督管理部门

D. 卫生健康主管部门

答案与解析：AB。《药物临床试验机构管理规定》第五章第二十五条规定，中央军委后勤保障部卫生局、中国人民武装警察部队后勤部卫生局分别对军队、武警所属药物临床试验机构，履行本规定中省级药品监督管理部门和卫生健康主管部门的监督检查职责。

19. 取消药物临床试验机构或相关专业的备案的情况有（ ）

A. 违反《药物临床试验机构管理规定》

B. 隐瞒真实情况

C. 存在重大遗漏

D. 提供误导性或虚假信息取得备案的

E. 存在缺陷不适宜继续承担药物临床试验

答案与解析：ABCDE。《药物临床试验机构管理规定》第四章第二十二条规定，违反本规定，隐瞒真实情况、存在重大遗漏、提供误导性或者虚假信息或者采取其他欺骗手段取得备案的，以及存在缺陷不适宜继续承担药物临床试验的，取消其药物临床试验机构或者相关临床试验专业的备案，依法处理。

20. 药物临床试验机构未遵守《药物临床试验质量管理规范》的处罚包括（ ）

A. 责令限期改正，给予警告

B. 逾期不改正的，处十万元以上五十万元以下的罚款

C. 情节严重的，处五十万元以上二百万元以下的罚款

D. 情节严重的，药物临床试验机构五年内不得开展药物临床试验

E. 情节严重的，没收违法所获收入并处所获收入百分之十以上百分之五十以下的罚款

答案与解析：ABCDE。《药物临床试验机构管理规定》第四章第二十条规定，药物临床试验机构未遵守《药物临床试验质量管理规范》的，依照《药品管理法》第一百二十六条规定处罚。《药品管理法》第一百二十六条中规定，除本法另有规定的情形外，药品上市许可持有人、药品生产企业、药品经营企业、药物非临床安全性评价研究机构、药物临床试验机构等未遵守药品生产质量管理规范、药品经营质量管理规范、药物非临床研究质量管理规范、药物临床试验质量管理规范等的，责令限期改正，给予警告；逾期不改正的，处十万元以上五十万元以下的罚款；情节严重的，处五十万元以上二百万元以下的罚款，责令停产停业整顿直至吊销药品批准证明文件、药品生产许可证、药品经营许可证等，药物非临床安全性评价研究机构、药物临床试验机构等五年内不得开展药物非临床安全性评价研究、药物临床试验，对法定代表人、主要负责人、直接负责的主管人员和其他责任人员，没收违法行为发生期间自本单位所获收入，并处所获收入百分之十以上百分之五十以下的罚款，十年直至终身禁止从事药品生产经营等活动。

三、是非题

1. 药物临床试验机构按照要求在备案平台备案后即可开展临床试验，后续无须进行监督检查。

答案与解析：错。机构备案后仍需接受监督检查。《药物临床试验机构管理规定》第一章第四条规定，药品监督管理部门、卫生健康主管部门根据各自职责负责药物临床试验机构的监督管理工作。第四章第十九条规定，省级药品监督管理部门、省级卫生健康主管部门根据药物临床试验机构自我评估情况、开展药物临床试验情况、既往监督检查情况等，依据职责组织对本行政区域内药物临床试验机构开展日常监督检查。对于新备案的药物临床试验机构或者增加临床试验专业、地址变更的，应当在60个工作日内开展首次监督检查。

2. 某机构已完成心血管内科药物临床试验资质备案，因此心血管内科药物的健康受试者生物等效性试验应在心血管内科开展。

答案与解析：错。《药物临床试验机构管理规定》第二章第五条的第一项规定，开展以患者为受试者的药物临床试验的专业应当与医疗机构执业许可的诊疗科目相一致。开展健康受试者的Ⅰ期药物临床试验、生物等效性试验应当为Ⅰ期临床试验研究室专业。此处的Ⅰ期临床试验研究室是作为独立专业去评估与备案的。

3. 备案的药物临床试验机构增加临床试验专业的，应形成新增专业的评估报告并上传备案平台。

答案与解析：对。《药物临床试验机构管理规定》第二章第八条规定，备案的药物临床试验机构增加临床试验专业，应当形成新增专业评估报告，按照备案平台要求填录相关信息及上传评估报告。

4. 药品监督管理部门对药物临床试验机构在备案平台上所填写信息的真实性承担法律责任。

答案与解析：错。药品监督管理部门负责对机构监督检查，备案平台负责备案信息录入与公开，药物临床试验机构应对自身录入信息的真伪承担全部法律责任。《药物临床试验机构管理规定》第二章第九条规定，药物临床试验机构对在备案平台所填写信息的真实性和准确性承担全部法律责任。备案的药物临床试验机构名称、地址、联系人、联系方式和临床试验专业、主要研究者等基本信息向社会公开，接受公众的查阅、监督。

5. 药物临床试验机构未按照规定备案的，国家药品监督管理部门不接受其完成的药物临床试验数据用于药品行政许可。

答案与解析：对。《药物临床试验机构管理规定》第四章第二十一条规定，药物临床试验机构未按照本规定备案的，国家药品监督管理部门不接受其完成的药物临床试验数据用于药品行政许可。

《医疗器械临床试验质量管理规范》相关试题

一、单选题

1. 试验用医疗器械的研制应当符合适用的医疗器械（ ）相关要求

A. 质量管理体系　B. 风险管理

C. 经营管理体系　D. 使用管理体系

答案与解析：A。《医疗器械临床试验质量管理规范》第二章第八条规定，试验用医疗器械的研制应当符合适用的医疗器械质量管理体系相关要求。

2. 多中心医疗器械临床试验，是指按照同一临床试验方案，在（ ）临床试验机构实施的临床试验

A. 1个　B. 2个

C. 2～3个　D. 3个以上（含3个）

答案与解析：D。《医疗器械临床试验质量管理规范》第十一章规定，多中心临床试验，是指按照同一临床试验方案，在三个以上（含三个）临床试验机构实施的临床试验。

3. 经充分和详细解释后，由受试者或者其监护人在知情同意书上签署姓名和日期，（　）也需在知情同意书上签署姓名和日期

A. 研究者　　B. 申办者

C. 医务人员　　D. 研究人员

答案与解析： A。《医疗器械临床试验质量管理规范》第三章第二十一条规定，经充分和详细解释后由受试者或者其监护人在知情同意书上签署姓名和日期，研究者也需在知情同意书上签署姓名和日期。

4. 在知情过程中，当受试者或者其监护人均无阅读能力时，确认知情同意书内容与研究者口头知情内容一致，由受试者或者其监护人口头同意后，在知情同意书上签名并注明日期的人是（　）

A. 见证人　　B. 申办者

C. 受试者　　D. 亲属

答案与解析： A。《医疗器械临床试验质量管理规范》第三章第二十三条规定，受试者或者其监护人均无阅读能力时，在知情过程中应当有一名见证人在场，经过详细解释知情同意书后，见证人阅读知情同意书与口头知情内容一致，由受试者或者其监护人口头同意后，见证人在知情同意书上签名并注明日期。

5. 医疗器械临床试验机构伦理委员会应当至少由（　）名委员组成，参加评审和表决人数不能少于（　）人，作出任何决定应当由伦理委员会组成成员（　）通过

A. 5，5，半数以上

B. 10，5，半数以上

C. 5，5，全部

D. 10，5，全部

答案与解析： A。《医疗器械临床试验质量管理规范》第五章第三十条规定，医疗器械临床试验机构伦理委员会应当至少由 5 名委员组成，包括医学专业人员、非医学专业人员，其中应当有不同性别的委员。第三十二条规定，参加评审和表决人数不能少于 5 人，作出任何决定应当由伦理委员会组成成员半数以上通过。

6. 对暂停的临床试验，未经（　）同意，不得恢复

A. 申办者　　B. 伦理委员会

C. 研究者　　D. 临床试验机构

答案与解析： B。《医疗器械临床试验质量管理规范》第五章第三十六条规定，被暂停的临床试验，未经伦理委员会同意，不得恢复。

7. 保障受试者权益的主要措施是（　）

A. 伦理审查或知情同意

B. 伦理审查

C. 知情同意

D. 伦理审查与知情同意

答案与解析： D。《医疗器械临床试验质量管理规范》第三章第十四条规定，伦理审查与知情同意是保障受试者权益的主要措施。

8. 列入需进行临床试验审批的第（　）类医疗器械目录的，还应当获得国家食品药品监督管理总局的批准

A. 三　　B. 一

C. 二

答案与解析： A。《医疗器械临床试验质量管理规范》第二章第十一条规定，临床试验应当获得医疗器械临床试验机构伦理委员会的同意。列入需进行临床试验审批的第三类医疗器械目录的，还应当获得国家食品药品监督管理总局的批准。

9. 受试者有权在临床试验的（　）阶段退出并不承担任何经济责任

A. 开始　　B. 中间

C. 结束　　D. 任何

答案与解析： D。《医疗器械临床试验质量管理规范》第三章第二十五条规定，受试者有权在临床试验的任何阶段退出并不承担任何经济责任。

10. 临床试验前，申办者应当向所在地省、自

治区、直辖市食品药品监督管理部门（ ）

A. 注册　B. 备案

C. 办理审批手续　D. 通知

答案与解析：B。《医疗器械临床试验质量管理规范》第二章第十二条规定，临床试验前，申办者应当向所在地省、自治区、直辖市食品药品监督管理部门备案。

11. 伦理委员会应当从保障（ ）权益的角度严格审议试验方案以及相关文件

A. 申办者　B. 研究者

C. 临床试验机构　D. 受试者

答案与解析：D。《医疗器械临床试验质量管理规范》第五章第三十三条规定，伦理委员会应当从保障受试者权益的角度严格审议试验方案以及相关文件。

12. 临床研究中，必须确保因参与研究而受伤害的受试者得到适当的（ ）和（ ）

A. 治疗，补偿　B. 补偿，安抚

C. 治疗，安抚　D. 安抚，慰问

答案与解析：A。《医疗器械临床试验质量管理规范》第三章第二十二条规定，如发生与试验相关的伤害，受试者可以获得治疗和经济补偿。

13. 负责临床试验的发起、管理和提供财务支持的机构或者组织是（ ）

A. 临床试验机构　B. 伦理委员会

C. 申办者　D. 药监部门

答案与解析：C。《医疗器械临床试验质量管理规范》第十一章规定，申办者是指临床试验的发起、管理和提供财务支持的机构或者组织。

14. 负责临床试验过程中各临床试验机构间的工作协调，在临床试验前期、中期和后期组织研究者会议的是（ ）

A. 申办者

B. 协调研究者

C. 牵头单位临床试验管理部门

D. 研究者

答案与解析：B。《医疗器械临床试验质量管理规范》第四章第二十九条规定，试验方案由申办者组织制定并经各临床试验机构以及研究者共同讨论认定，且明确牵头单位临床试验机构的研究者为协调研究者；协调研究者负责临床试验过程中各临床试验机构间的工作协调，在临床试验前期、中期和后期组织研究者会议，并与申办者共同对整个试验的实施负责。

15. 在多中心临床试验中，申办者应当保证（ ）的设计严谨合理，能够使协调研究者获得各分中心临床试验机构的所有数据

A. 病例报告表　B. 核查表

C. 检查报告　D. 监查报告

答案与解析：A。《医疗器械临床试验质量管理规范》第六章第五十八条规定，在多中心临床试验中，申办者应当保证病例报告表的设计严谨合理，能够使协调研究者获得各分中心临床试验机构的所有数据。

16. 国产医疗器械开展临床试验，申办者通常为医疗器械（ ）

A. 生产企业　B. 经营企业

C. 使用机构　D. 个人

答案与解析：A。《医疗器械临床试验质量管理规范》第六章第三十八条规定，申办者负责发起、申请、组织、监查临床试验，并对临床试验的真实性、可靠性负责。申办者通常为医疗器械生产企业。申办者为境外机构的，应当按规定在我国境内指定代理人。

17. 我国现行的《医疗器械临床试验质量管理规范》施行时间为（ ）

A. 2015 年 6 月 1 日

B. 2016 年 6 月 1 日

C. 2017 年 6 月 1 日

D. 2018 年 6 月 1 日

答案与解析：B。《医疗器械临床试验质量管理规范》第十一章第九十六条规定，本规范自 2016 年 6 月 1 日起施行。2004 年 1 月 17 日

发布的《医疗器械临床试验规定》（国家食品药品监督管理局令第5号）同时废止。

18. 申办者决定暂停或者终止临床试验的，应当在（　）内通知所有临床试验机构医疗器械临床试验管理部门，并书面说明理由

A. 3日　　B. 4日

C. 5日　　D. 10日

答案与解析：C。《医疗器械临床试验质量管理规范》第六章第四十六条规定，申办者决定暂停或者终止临床试验的，应当在5日内通知所有临床试验机构医疗器械临床试验管理部门，并书面说明理由。临床试验机构医疗器械临床试验管理部门应当及时通知相应的研究者、伦理委员会。

19. 对于严重不良事件和可能导致严重不良事件的器械缺陷，申办者应当在获知后（　）个工作日内向所备案的食品药品监督管理部门和同级卫生计生主管部门等报告

A. 15　　B. 10

C. 5　　D. 3

答案与解析：C。《医疗器械临床试验质量管理规范》第六章第五十四条规定，对于严重不良事件和可能导致严重不良事件的器械缺陷，申办者应当在获知后5个工作日内向所备案的食品药品监督管理部门和同级卫生计生主管部门报告，同时应当向参与试验的其他临床试验机构和研究者通报，并经其医疗器械临床试验管理部门及时通知该临床试验机构的伦理委员会。

20. 负责临床试验的研究者应当在该临床试验机构中至少具有（　）相关专业技术职称和资质

A. 主任医师、教授、研究员等正高级以上

B. 副主任医师、副教授、副研究员等副高级以上

C. 主治医师

D. 以上均可

答案与解析：B。《医疗器械临床试验质量管理规范》第七章第六十一条规定，负责临床试验的研究者应当具备的条件包括在该临床试验机构中具有副主任医师、副教授、副研究员等副高级以上相关专业技术职称和资质。

21. 研究者在临床试验中发现试验用医疗器械出现（　）时，应当和申办者共同对知情同意书相关内容进行修改，按照相关工作程序报伦理委员会审查同意后，由受影响的受试者或者其监护人对修改后的知情同意书进行重新签名确认

A. 预期以外的不良事件

B. 严重不良事件

C. 预期内的不良事件

D. 重要不良事件

答案与解析：A。《医疗器械临床试验质量管理规范》第七章第六十九条规定，研究者在临床试验中发现试验用医疗器械预期以外的不良事件时，应当和申办者共同对知情同意书相关内容进行修改，按照相关工作程序报伦理委员会审查同意后，由受影响的受试者或者其监护人对修改后的知情同意书进行重新签名确认。

22. 在临床试验中出现严重不良事件后，（　）应当在24小时内书面报告相应的伦理委员会以及临床试验机构所在地省、自治区、直辖市食品药品监督管理部门和卫生计生主管部门

A. 医疗器械临床试验管理部门

B. 研究者

C. 申办者

D. 临床试验发起者

答案与解析：A。《医疗器械临床试验质量管理规范》第七章第七十一条规定，在临床试验中出现严重不良事件的，研究者应当立即对受试者采取适当的治疗措施，同时书面报告所属的临床试验机构医疗器械临床试验管

理部门，并经其书面通知申办者。医疗器械临床试验管理部门应当在24小时内书面报告相应的伦理委员会以及临床试验机构所在地省、自治区、直辖市食品药品监督管理部门和卫生计生主管部门。对于死亡事件，临床试验机构和研究者应当向伦理委员会和申办者提供所需要的全部资料。

23. 临床试验机构和研究者应当确保临床试验所形成数据（ ）

A. 真实　　B. 准确

C. 清晰、安全　　D. 以上都是

答案与解析：D。《医疗器械临床试验质量管理规范》第七章第七十四条规定，临床试验机构和研究者应当确保临床试验所形成数据、文件和记录的真实、准确、清晰、安全。

24. 临床试验机构应当保存医疗器械临床试验资料至临床试验结束后（ ）

A. 5年　　B. 10年

C. 15年　　D. 永久保存

答案与解析：B。《医疗器械临床试验质量管理规范》第十章第九十一条规定，临床试验机构应当保存临床试验资料至临床试验结束后10年。申办者应当保存临床试验资料至无该医疗器械使用时。

25. 申办者应当保存医疗器械临床试验资料至（ ）

A. 5年

B. 10年

C. 15年

D. 无该医疗器械使用时

答案与解析：D。《医疗器械临床试验质量管理规范》第十章第九十一条规定，临床试验机构应当保存临床试验资料至临床试验结束后10年。申办者应当保存临床试验资料至无该医疗器械使用时。

26. 申办者应当参照国家食品药品监督管理总局有关医疗器械说明书和标签管理的规定，对试验用医疗器械作适当的标识，并标注（ ）

A. 试验用　　B. 研究用

C. 临床研究用　　D. 受试者用

答案与解析：A。《医疗器械临床试验质量管理规范》第九章第八十七条规定，申办者应当参照国家食品药品监督管理总局有关医疗器械说明书和标签管理的规定，对试验用医疗器械作适当的标识，并标注“试验用”。

27. 对于多中心临床试验，各分中心临床试验小结中未要求（ ）

A. 临床试验概况、临床一般资料

B. 试验用医疗器械以及对照用医疗器械的信息描述

C. 安全性和有效性数据集、不良事件的发生率以及处理情况

D. 临床试验统计结果与结论

答案与解析：D。《医疗器械临床试验质量管理规范》第八章第八十四条规定，对于多中心临床试验，各分中心临床试验小结应当至少包括临床试验概况、临床一般资料、试验用医疗器械以及对照用医疗器械的信息描述、安全性和有效性数据集、不良事件的发生率以及处理情况、方案偏离情况说明等，并附病例报告表。

28. 临床试验报告应当由研究者签名、注明日期，经（ ）审核出具意见、注明日期并加盖印章后交申办者

A. 临床试验机构医疗器械临床试验管理部门

B. 伦理委员会

C. 临床试验机构医疗器械临床试验管理部门和伦理委员会

D. 科研管理部门

答案与解析：A。《医疗器械临床试验质量管理规范》第八章第八十六条规定，临床试验报告应当由研究者签名、注明日期，经临床试验机构医疗器械临床试验管理部门审核出具意见、注明日期并加盖临床试验机构印章后交申办者。

29. 临床试验机构和研究者对申办者违反有关规定或者要求改变试验数据、结论的，应当向申办者所在地的（　）报告

A. 省、自治区、直辖市食品药品监督管理部门

B. 省、自治区、直辖市卫生计生主管部门

C. 省、自治区、直辖市食品药品监督管理部门或者国家食品药品监督管理总局

D. 国家卫生监督管理部门

答案与解析：C。《医疗器械临床试验质量管理规范》第七章第七十七条规定，临床试验机构和研究者对申办者违反有关规定或者要求改变试验数据、结论的，应当向申办者所在地省、自治区、直辖市食品药品监督管理部门或者国家食品药品监督管理总局报告。

30. 申办者若采用电子临床数据库或者远程电子临床数据系统，应当确保临床数据的受控、真实，并形成完整的（　）

A. 验证文件　　B. 受控文件

C. 溯源文件　　D. 以上均要

答案与解析：A。《医疗器械临床试验质量管理规范》第六章第五十五条规定，申办者若采用电子临床数据库或者远程电子临床数据系统，应当确保临床数据的受控、真实，并形成完整的验证文件。

31. 临床试验结束后，申办者应当书面告知所在地的（　）

A. 省、自治区、直辖市食品药品监督管理部门

B. 省、自治区、直辖市卫生计生管理部门

C. 省、自治区、直辖市食品药品监督管理部门和国家食品药品监督管理总局

D. 国家卫生计生管理部门

答案与解析：A。《医疗器械临床试验质量管理规范》第六章第四十六条规定，申办者决定暂停或者终止临床试验的，应当在5日内通知所有临床试验机构医疗器械临床试验管理部门，并书面说明理由。临床试验机构医疗器械临床试验管理部门应当及时通知相应的研究者、伦理委员会。对暂停的临床试验，未经伦理委员会同意，不得恢复。临床试验结束后，申办者应当书面告知其所在地省、自治区、直辖市食品药品监督管理部门。

二、多选题

1. 以下属于器械缺陷的有（　）

A. 医疗器械的标签错误

B. 医疗器械保存未按规定的温度保存

C. 医疗器械的软件固有故障

D. 医疗器械的质量问题

E. 发放错误的医疗器械

F. 研究者未按产品须知使用医疗器械导致故障

答案与解析：ACD。《医疗器械临床试验质量管理规范》第十一章第九十三条规定，器械缺陷是指临床试验过程中医疗器械在正常使用情况下存在可能危及人体健康和生命安全的不合理风险，如标签错误、质量问题、故障等。BEF选项属于未按照要求使用医疗器械，故不属于器械缺陷。

2. 医疗器械临床试验应当遵循（　）

A. 依法原则　　B. 科学性原则

C. 可行性原则　　D. 伦理原则

答案与解析：ABD。《医疗器械临床试验质量管理规范》第一章第四条规定，医疗器械临床试验应当遵循依法原则、伦理原则和科学原则。

3. 医疗器械临床试验前需要（　）

A. 向所在地省、自治区、直辖市食品药品监督管理部门备案

B. 研制和准备试验用医疗器械

C. 选择符合要求的试验机构

D. 临床试验伦理审查

答案与解析：ABCD。《医疗器械临床试验质量管理规范》第八条规定，临床试验前，申办者应当准备充足的试验用医疗器械。试验

用医疗器械的研制应当符合适用的医疗器械质量管理体系相关要求。第九条规定，所选择的试验机构应当是经资质认定的医疗器械临床试验机构，且设施和条件应当满足安全有效地进行临床试验的需要。研究者应当具备承担该项临床试验的专业特长、资格和能力，并经过培训。第十一条规定，临床试验应当获得医疗器械临床试验机构伦理委员会的同意。第十二条规定，临床试验前，申办者应当向所在地省、自治区、直辖市食品药品监督管理部门备案。

4. 医疗器械临床试验中的严重不良事件，是指临床试验过程中发生的导致死亡或者健康状况严重恶化，包括（　）
   A. 需住院治疗或者延长住院时间
   B. 身体结构或者身体功能的永久性缺陷
   C. 致命的疾病或者伤害
   D. 需要进行医疗或者手术介入以避免对身体结构或者身体功能造成永久性缺陷
   E. 导致胎儿窘迫、胎儿死亡或者先天性异常、先天缺损

答案与解析： ABCDE。《医疗器械临床试验质量管理规范》第十一章规定，严重不良事件，是指临床试验过程中发生的导致死亡或者健康状况严重恶化，包括致命的疾病或者伤害、身体结构或者身体功能的永久性缺陷、需住院治疗或者延长住院时间、需要进行医疗或者手术介入以避免对身体结构或者身体功能造成永久性缺陷；导致胎儿窘迫、胎儿死亡或者先天性异常、先天缺损等事件。

5. 医疗器械临床试验前，申办者与临床试验机构和研究者应当达成的书面协议包括（　）
   A. 试验设计、试验质量控制
   B. 试验中的职责分工
   C. 申办者承担的临床试验相关费用
   D. 试验中可能发生的伤害处理原则
   E. 研究团队人员组成

答案与解析： ABCD。《医疗器械临床试验质量管理规范》第二章第十条规定，临床试验前，申办者与临床试验机构和研究者应当就试验设计、试验质量控制、试验中的职责分工、申办者承担的临床试验相关费用以及试验中可能发生的伤害处理原则等达成书面协议。

6. 研究者应当保证将临床试验数据（　）载入病例报告表
   A. 准确地　　B. 完整地
   C. 精简地　　D. 及时地
   E. 清晰地

答案与解析： ABDE。《医疗器械临床试验质量管理规范》第七章第七十三条规定，研究者应当保证将临床试验数据准确、完整、清晰、及时地载入病例报告表。

7. 在临床试验过程中发生（　）时，研究者应当及时向临床试验机构的医疗器械临床试验管理部门报告，并经其及时通报申办者、报告伦理委员会
   A. 严重不良事件
   B. 进度报告，包括安全性总结和偏离报告
   C. 对伦理委员会已批准文件的任何修订
   D. 暂停、终止或者暂停后请求恢复临床试验
   E. 影响受试者权益、安全和健康或者临床试验科学性的临床试验方案偏离

答案与解析： ABCDE。《医疗器械临床试验质量管理规范》第二章第十八条规定，在临床试验过程中发生下列情况之一的，研究者应当及时向临床试验机构的医疗器械临床试验管理部门报告，并经其及时通报申办者、报告伦理委员会：（一）严重不良事件；（二）进度报告，包括安全性总结和偏离报告；（三）对伦理委员会已批准文件的任何修订，不影响受试者权益、安全和健康，或者与临床试验目的或终点不相关的非实质性改变无需事前报告，但事后应当书面告知；（四）暂停、终止或者暂停后请求恢复临床试验；（五）影响受试者权益、安全和健康或者临床

试验科学性的临床试验方案偏离，包括请求偏离和报告偏离。为保护受试者权益、安全和健康，在紧急情况下发生的偏离无法及时报告的，应当在事后以书面形式尽快按照相关规定报告。

8. 医疗器械临床试验前，申办者提供的医疗器械质量检查结果包括（　）
   A. 自检报告
   B. 动物试验报告
   C. 具有资质的检验机构出具的一年内的产品注册检验合格报告
   D. 风险分析报告

答案与解析： AC。《医疗器械临床试验质量管理规范》第二章第七条规定，质量检验结果包括自检报告和具有资质的检验机构出具的一年内的产品注册检验合格报告。

9. 关于临床试验用医疗器械注册检验报告一年有效期，以下说法正确的是（　）
   A. 非多中心临床试验，是以检验报告出具时间至每家临床试验机构伦理审查通过时间分别计算一年
   B. 多中心临床试验，是以检验报告上签发日期至临床试验所有参研单位伦理审查通过时间计算一年
   C. 非多中心开展临床试验的情形，是以检验报告出具时间至其中一家临床试验机构伦理审查通过时间计算一年
   D. 多中心临床试验，以检验报告出具时间至临床试验牵头单位伦理审查通过时间计算一年

答案与解析： AD。根据 2017 年 7 月 31 日发布的《医疗器械临床试验质量管理相关问题解读》，在多中心开展临床试验的情形，是以检验报告出具时间至临床试验牵头单位伦理审查通过时间计算一年有效期；在非多中心开展临床试验的情形，是以检验报告出具时间至每家临床试验机构伦理审查通过时间分别计算一年有效期。

10.《医疗器械临床试验质量管理规范》的适用范围包括（　）
   A. 第一类器械
   B. 境内第二、三类器械
   C. 进口第二、三类器械
   D. 体外诊断试剂

答案与解析： BC。《医疗器械临床试验质量管理规范》取消了“医疗器械临床试验分医疗器械临床试用和医疗器械临床验证”的要求。第一章第三条规定，本规范适用于对拟申请注册的医疗器械在正常使用条件下的安全性和有效性进行确认或者验证的过程。《医疗器械注册管理办法》（2014 年版）第五条规定，第一类医疗器械实行备案管理；第二类、第三类医疗器械实行注册管理。《医疗器械临床试验质量管理规范》第十章第九十五条规定，本规范不适用于按照医疗器械管理的体外诊断试剂。

11. 临床试验前，申办者应当提供的试验用医疗器械临床前研究包括（　）
   A. 结构组成、工作原理和作用机理
   B. 风险分析
   C. 预期用途以及适用范围、适用的技术要求
   D. 质量检验
   E. 动物试验

答案与解析： ABCDE。《医疗器械临床试验质量管理规范》第二章第七条规定，临床试验前，申办者应当完成试验用医疗器械的临床前研究，包括产品设计（结构组成、工作原理和作用机理、预期用途以及适用范围、适用的技术要求）和质量检验、动物试验以及风险分析等，且结果应当能够支持该项临床试验。

12. 以下说法正确的是（　）
   A. 医疗器械临床试验应当在三个或者三个以上医疗器械临床试验机构中进行
   B. 所选择的试验机构应当是备案成功的医疗器械临床试验机构

C. 试验机构的设施和条件应当满足安全有效地进行临床试验的需要

D. 研究者只要为医疗机构正式职工，具有医药相关的执业资格证书即可从事医疗器械临床试验相关工作

E. 临床试验前，申办者应向国家食品药品监督管理部门备案

答案与解析：BC。《医疗器械临床试验质量管理规范》第二章第九条规定，医疗器械临床试验应当在两个或者两个以上医疗器械临床试验机构中进行。故 A 错。所选择的试验机构应当是经资质认定的医疗器械临床试验机构，且设施和条件应当满足安全有效地进行临床试验的需要。故 C 对。研究者应当具备承担该项临床试验的专业特长、资格和能力，并经过培训。故 D 错。第十二条规定，临床试验前，申办者应当向所在地省、自治区、直辖市食品药品监督管理部门备案。故 E 错。根据《中共中央办公厅、国务院办公厅印发〈关于深化审评审批制度改革鼓励药品医疗器械创新的意见〉的通知》（厅字〔2017〕42 号）和《国务院关于修改〈医疗器械监督管理条例〉的决定》（中华人民共和国国务院令第 680 号）规定，医疗器械临床试验机构由资质认定改为备案管理。故 B 对。

13. 关于知情同意，以下说法正确的是（　）

A. 受试者或者其监护人均无阅读能力时，在知情过程中应当有一名见证人在场

B. 未成年人作为受试者，应当征得其监护人的知情同意并签署知情同意书，无须征得本人同意

C. 对无行为能力的受试者，如果伦理委员会原则上同意、研究者认为受试者参加临床试验符合其自身利益时，也可以进入临床试验，但试验前应当由其监护人签名并注明日期

D. 修订版的知情同意书报临床试验机构后，已结束所有试验流程的受试者如不受影响，无须签署新修订的知情同意书

E. 受试者有权在临床试验的任何阶段退出并不承担任何经济责任

答案与解析：ACDE。《医疗器械临床试验质量管理规范》第三章第二十三条规定，未成年人作为受试者，应当征得其监护人的知情同意并签署知情同意书，未成年人能对是否参加试验作出意思表示的，还应当征得其本人同意。第二十四条规定，修订版的知情同意书报临床试验机构后，所有未结束试验流程的受试者如受影响，都应当签署新修订的知情同意书。

14. 未在境内外批准上市的医疗器械新产品，（　）以及（　）尚未经医学证实的，临床试验方案设计时应当先进行小样本可行性试验，待初步确认其安全性后，再根据统计学要求确定样本量开展后续临床试验

A. 安全性　　B. 疗效

C. 性能　　D. 不良反应

答案与解析：AC。《医疗器械临床试验质量管理规范》第四章第二十七条规定，未在境内外批准上市的新产品，安全性以及性能尚未经医学证实的，临床试验方案设计时应当先进行小样本可行性试验，待初步确认其安全性后，再根据统计学要求确定样本量开展后续临床试验。

15. 伦理委员会对医疗器械临床试验的审查意见可以是（　）

A. 同意

B. 作必要的修改后同意

C. 作必要的修改后重审

D. 不同意

E. 暂停或终止已批准的试验

答案与解析：ABDE。《医疗器械临床试验质量管理规范》第五章第三十五条规定，伦理委员会对医疗器械临床试验的审查意见可以是：（一）同意；（二）作必要的修改后同意；（三）不同意；（四）暂停或者终止已批准的试验。

16. 以下说法正确的是（　）
    A. 监查，是申办者选派专门人员对临床试验机构、研究者进行评价调查，对临床试验过程中的数据进行验证并记录和报告的活动
    B. 核查，是指由申办者组织的对临床试验相关活动和文件进行系统性的独立检查
    C. 核查，是指药监部门组织的对临床试验相关活动和文件进行系统性的独立检查
    D. 检查，是指监管部门对临床试验的有关文件、设施、记录和其他方面进行的监督管理活动

答案与解析：ABD。《医疗器械临床试验质量管理规范》第十一章规定，监查，是指申办者为保证开展的临床试验能够遵循临床试验方案、标准操作规程、本规范和有关适用的管理要求，选派专门人员对临床试验机构、研究者进行评价调查，对临床试验过程中的数据进行验证并记录和报告的活动。核查，是指由申办者组织的对临床试验相关活动和文件进行系统性的独立检查。检查，是指监管部门对临床试验的有关文件、设施、记录和其他方面进行的监督管理活动。

17. 以下不符合《医疗器械临床试验质量管理规范》要求的有（　）
    A. 临床试验过程中，临床试验方案、知情同意书修订在获得伦理委员会的书面批准后执行
    B. 研究者在获知 SAE 后 24 小时内，先进行书面报告所属医院的机构，再对受试者采取适当的治疗措施
    C. 某方案入选标准对年龄要求是 18～45 周岁，某受试者知情同意书的签署日期是 2017 年 9 月 17 日，其身份证上出生日期为 1999 年 9 月 16 日
    D. 某受试者和其监护人均无阅读能力：知情过程中有一名见证人见证，进行知情过程的研究者处有受试者口头同意的录音记录，知情同意书上有见证人和该研究者的签名和日期
    E. 无行为能力的受试者，不能进入临床试验

答案与解析：BE。《医疗器械临床试验质量管理规范》第七章第七十一条规定，在临床试验中出现严重不良事件的，研究者应当立即对受试者采取适当的治疗措施，同时书面报告临床试验管理部门，并经其书面通知申办者、伦理委员会以及临床试验机构所在地食品药品监督管理部门和卫生计生主管部门，故 B 错。《医疗器械临床试验质量管理规范》第二十三条规定，对无行为能力的受试者，如果伦理委员会原则上同意、研究者认为受试者参加临床试验符合其自身利益时，也可以进入临床试验，但试验前应当由其监护人签名并注明日期，故 E 错。

18. 受试者参加试验的个人资料属于保密，但在工作需要时按照规定程序（　）可以查阅受试者参加试验的个人资料
    A. 伦理委员会
    B. 申办者
    C. 食品药品监督管理部门
    D. 卫生计生主管部门
    E. 未参与该试验的医生

答案与解析：ABCD。《医疗器械临床试验质量管理规范》第三章第二十二条规定，（十）受试者参加试验的个人资料属于保密，但伦理委员会、食品药品监督管理部门、卫生计生主管部门或者申办者在工作需要时按照规定程序可以查阅受试者参加试验的个人资料。

19. 受试者在试验的任何阶段有权退出试验，其退出后，（　）不受影响
    A. 不会受到歧视
    B. 不会受到报复
    C. 继续使用试验用医疗器械
    D. 医疗待遇与权益不受影响

答案与解析：ABD。《医疗器械临床试验质量

管理规范》第三章第二十二条规定，（九）受试者参加试验应当是自愿的，且在试验的任何阶段有权退出而不会受到歧视或者报复，其医疗待遇与权益不受影响。

20. 应该尽量避免选取（ ）作为受试者
A. 未成年人
B. 孕妇
C. 老年人
D. 智力障碍人员
E. 处于生命危急情况的患者

答案与解析：ABCDE。《医疗器械临床试验质量管理规范》第三章第二十条规定，应当尽量避免选取未成年人、孕妇、老年人、智力障碍人员、处于生命危急情况的患者等作为受试者；确需选取时，应当遵守伦理委员会提出的有关附加要求，在临床试验中针对其健康状况进行专门设计，并应当有益于其健康。

21. 申办者负责发起、申请、组织、监查临床试验，并对临床试验的（ ）方面负责
A. 真实性 B. 科学性
C. 可靠性 D. 完整性

答案与解析：AC。《医疗器械临床试验质量管理规范》第六章第三十八条规定，申办者负责发起、申请、组织、监查临床试验，并对临床试验的真实性、可靠性负责。申办者通常为医疗器械生产企业。申办者为境外机构的，应当按规定在我国境内指定代理人。

22. 申办者负责组织制定和修改（ ）
A. 研究者手册
B. 临床试验方案
C. 知情同意书和病例报告表
D. 有关标准操作规程以及其他相关文件

答案与解析：ABCD。《医疗器械临床试验质量管理规范》第六章第三十九条规定，申办者负责组织制定和修改研究者手册、临床试验方案、知情同意书、病例报告表、有关标准操作规程以及其他相关文件，并负责组织开展临床试验所必需的培训。

23. 研究者手册应当包括（ ）
A. 申办者、研究者基本信息
B. 试验用医疗器械的概要说明
C. 支持试验用医疗器械预期用途和临床试验设计理由的概要和评价
D. 试验用医疗器械的制造符合适用的医疗器械质量管理体系要求的声明

答案与解析：ABCD。《医疗器械临床试验质量管理规范》第六章第四十一条规定了研究者手册应当包括的主要内容。

24. 对于严重不良事件和可能导致严重不良事件的器械缺陷，申办者应当在获知后5个工作日内向（ ）报告
A. 所备案的食品药品监督管理部门和同级卫生计生主管部门
B. 参与试验的其他临床试验机构和研究者
C. 医疗器械临床试验管理部门
D. 临床试验机构的伦理委员会

答案与解析：ABCD。《医疗器械临床试验质量管理规范》第六章第五十四条规定，对于严重不良事件和可能导致严重不良事件的器械缺陷，申办者应当在获知后5个工作日内向所备案的食品药品监督管理部门和同级卫生计生主管部门报告，同时应当向参与试验的其他临床试验机构和研究者通报，并经其医疗器械临床试验管理部门及时通知该临床试验机构的伦理委员会。

25. 负责临床试验的研究者应当（ ）
A. 在该临床试验机构中具有副主任医师、副教授、副研究员等副高级以上相关专业技术职称和资质
B. 具有试验用医疗器械所要求的专业知识和经验，必要时应当经过有关培训
C. 熟悉申办者要求和其所提供的与临床试验有关的资料、文献
D. 有能力协调、支配和使用进行该项试

验的人员和设备，且有能力处理试验用医疗器械发生的不良事件和其他关联事件

答案与解析：ABCD。《医疗器械临床试验质量管理规范》第七章第六十一条规定，负责临床试验的研究者应当具备下列条件：（一）在该临床试验机构中具有副主任医师、副教授、副研究员等副高级以上相关专业技术职称和资质；（二）具有试验用医疗器械所要求的专业知识和经验，必要时应当经过有关培训；（三）熟悉申办者要求和其所提供的与临床试验有关的资料、文献；（四）有能力协调、支配和使用进行该项试验的人员和设备，且有能力处理试验用医疗器械发生的不良事件和其他关联事件；（五）熟悉国家有关法律、法规以及本规范。

26. 研究者可以根据临床试验的需要授权相关人员进行的行为有（　）
  A. 授权相应人员进行受试者招募
  B. 与受试者持续沟通
  C. 临床试验数据记录
  D. 试验用医疗器械管理

答案与解析：ABCD。《医疗器械临床试验质量管理规范》第七章第七十九条规定，研究者可以根据临床试验的需要，授权相应人员进行受试者招募、与受试者持续沟通、临床试验数据记录、试验用医疗器械管理等。研究者应当对其授权的人员进行相关的培训并形成相应的文件。

27. 在临床试验中，研究者应当确保将任何观察与发现均正确完整地予以记录，并认真填写病例报告表。记录至少应当包括（　）
  A. 所使用的试验用医疗器械的信息，包括名称、型号、规格、接收日期、批号或者系列号等
  B. 每个受试者相关的病史以及病情进展等医疗记录、护理记录等
  C. 每个受试者使用试验用医疗器械的记录，包括每次使用的日期、时间、试验用医疗器械的状态等
  D. 记录者的签名以及日期

答案与解析：ABCD。《医疗器械临床试验质量管理规范》第八章第八十条规定，在临床试验中，研究者应当确保将任何观察与发现均正确完整地予以记录，并认真填写病例报告表。记录至少应当包括：（一）所使用的试验用医疗器械的信息，包括名称、型号、规格、接收日期、批号或者系列号等；（二）每个受试者相关的病史以及病情进展等医疗记录、护理记录等；（三）每个受试者使用试验用医疗器械的记录，包括每次使用的日期、时间、试验用医疗器械的状态等；（四）记录者的签名以及日期。

28. 当医疗器械临床试验中出现（　）时，需要研究者应当加以核实并作必要的说明
  A. 显著偏离临床试验方案
  B. 检测值超出实验室的正常值范围
  C. 临床可接受范围以外的数据
  D. 重大方案违背

答案与解析：ABCD。《医疗器械临床试验质量管理规范》第八章第八十一条规定，临床试验记录作为原始资料，不得随意更改；确需作更改时应当说明理由，签名并注明日期。对显著偏离临床试验方案或者在临床可接受范围以外的数据应当加以核实，由研究者作必要的说明。

29. 申办者应当准确、完整地记录与临床试验相关的信息，内容包括（　）
  A. 所使用的试验用医疗器械的信息，包括名称、型号、规格、接收日期、批号或者系列号等
  B. 试验用医疗器械运送和处理记录，包括名称、型号、规格、批号或者序列号，接收人的姓名、地址，运送日期，退回维修或者临床试验后医疗器械样品回收与处置日期、原因和处理方法等

C. 与临床试验机构签订的协议

D. 监查报告、核查报告、严重不良事件和可能导致严重不良事件的器械缺陷的记录与报告

答案与解析：BCD。《医疗器械临床试验质量管理规范》第八章第八十二条规定，申办者应当准确、完整地记录与临床试验相关的信息，内容包括：（一）试验用医疗器械运送和处理记录，包括名称、型号、规格、批号或者序列号，接收人的姓名、地址，运送日期，退回维修或者临床试验后医疗器械样品回收与处置日期、原因和处理方法等；（二）与临床试验机构签订的协议；（三）监查报告、核查报告；（四）严重不良事件和可能导致严重不良事件的器械缺陷的记录与报告。

30. 对于多中心临床试验，各分中心临床试验小结应当至少包括（ ）

A. 临床试验概况、临床一般资料

B. 试验用医疗器械以及对照用医疗器械的信息描述

C. 安全性和有效性数据集、不良事件的发生率以及处理情况

D. 方案偏离情况说明

答案与解析：ABCD。《医疗器械临床试验质量管理规范》第八章第八十四条规定，对于多中心临床试验，各分中心临床试验小结应当至少包括临床试验概况、临床一般资料、试验用医疗器械以及对照用医疗器械的信息描述、安全性和有效性数据集、不良事件的发生率以及处理情况、方案偏离情况说明等，并附病例报告表。

31. 试验用医疗器械的记录包括（ ）

A. 生产日期、产品批号、序列号等与生产有关的记录

B. 与产品质量和稳定性有关的检验记录

C. 运输、维护、交付各临床试验机构使用的记录

D. 试验后回收与处置日期方面的信息

答案与解析：ABCD。《医疗器械临床试验质量管理规范》第九章第八十八条规定，试验用医疗器械的记录包括生产日期、产品批号、序列号等与生产有关的记录，与产品质量和稳定性有关的检验记录，运输、维护、交付各临床试验机构使用的记录，以及试验后回收与处置日期等方面的信息。

32. 试验用医疗器械使用的责任主体是（ ）

A. 临床试验机构　B. 研究者

C. 申办者　D. 医疗器械管理员

答案与解析：AB。《医疗器械临床试验质量管理规范》第九章第八十九条规定，试验用医疗器械的使用由临床试验机构和研究者负责，研究者应当保证所有试验用医疗器械仅用于该临床试验的受试者，在试验期间按照要求储存和保管试验用医疗器械，在临床试验后按照国家有关规定和与申办者的协议对试验用医疗器械进行处理。上述过程需由专人负责并记录。研究者不得把试验用医疗器械转交任何非临床试验参加者。

33. 临床试验基本文件按临床试验阶段可分为（ ）

A. 准备阶段文件

B. 启动阶段文件

C. 进行阶段文件

D. 终止或者完成后文件

答案与解析：ACD。《医疗器械临床试验质量管理规范》第九章第九十条规定，临床试验机构、研究者、申办者应当建立基本文件保存制度。临床试验基本文件按临床试验阶段分为三部分：准备阶段文件、进行阶段文件和终止或者完成后文件。

34. 医疗器械临床试验机构和研究者应当接受和配合申办者和食品药品监督管理部门、卫生计生主管部门的（ ）

A. 监查　B. 稽查

C. 核查　D. 检查

答案与解析：ACD。《医疗器械临床试验质量管理规范》第七章第七十五条规定，临床试

验机构和研究者应当接受申办者的监查、核查以及伦理委员会的监督，并提供所需的与试验有关的全部记录。食品药品监督管理部门、卫生计生主管部门派检查员开展检查的，临床试验机构和研究者应当予以配合。

35. 在医疗器械临床试验中出现（　）时，研究者需在规定时间内作出报告并记录在案

A. 所有不良事件

B. 并发症和其他器械缺陷

C. 严重不良事件

D. 可能导致严重不良事件的器械缺陷

答案与解析：CD。《医疗器械临床试验质量管理规范》第六章第五十一条规定，监查员应当确认所有不良事件、并发症和其他器械缺陷均记录在案，严重不良事件和可能导致严重不良事件的器械缺陷在规定时间内作出报告并记录在案。

36. 医疗器械临床试验监查员应当（　）

A. 有相应的临床医学、药学、生物医学工程、统计学等相关专业背景

B. 经过必要的培训

C. 熟悉有关法规和本规范

D. 熟悉有关试验用医疗器械的非临床和同类产品临床方面的信息、临床试验方案及其相关的文件

答案与解析：ABCD。《医疗器械临床试验质量管理规范》第六章第五十条规定，监查员应当有相应的临床医学、药学、生物医学工程、统计学等相关专业背景，并经过必要的培训，熟悉有关法规和本规范，熟悉有关试验用医疗器械的非临床和同类产品临床方面的信息、临床试验方案及其相关的文件。

37. 申办者应当制定临床试验质量控制相关的标准操作规程，包括试验用医疗器械管理的（　），供临床试验机构和研究者遵循

A. 运输　　B. 接收、储存

C. 分发、处理　　D. 回收

答案与解析：ABCD。《医疗器械临床试验质量管理规范》第六章第四十四条规定，申办者应当制定临床试验质量控制相关的标准操作规程，如试验用医疗器械的运输、接收、储存、分发、处理、回收等，供临床试验机构和研究者遵循。

38. 以下属于研究者职责的是（　）

A. 作出相关的医疗决定

B. 报告所有不良事件

C. 记录所有不良事件

D. 确保所有参加临床试验的人员充分了解试验方案及试验用医疗器械，明确各自在试验中的分工和职责，确保临床试验数据的真实、完整和准确

答案与解析：ACD。《医疗器械临床试验质量管理规范》第七章第七十条规定，研究者负责作出与临床试验相关的医疗决定，在发生与临床试验相关的不良事件时，临床试验机构和研究者应当保证为受试者提供足够、及时的治疗和处理。第七十一条规定，在临床试验中出现严重不良事件的，研究者应当立即对受试者采取适当的治疗措施，同时书面报告所属的临床试验机构医疗器械临床试验管理部门，并经其书面通知申办者。第七十二条规定，研究者应当记录临床试验过程中发生的所有不良事件和发现的器械缺陷，并与申办者共同分析事件原因，形成书面分析报告，提出继续、暂停或者终止试验的意见，经临床试验机构医疗器械临床试验管理部门报伦理委员会审查。只有当不良事件为严重不良事件时，才需要报告，故B错C对。第六十四条规定，研究者应当保证所有临床试验参与人员充分了解临床试验方案、相关规定、试验用医疗器械特性以及与临床试验相关的职责，并确保有足够数量并符合临床试验方案入选标准的受试者进入临床试验、确保有足够的时间在协议约定的试验期内，按照相关规定安全地实施和完成临床试验。第七十三条规定，研究者应当保证将临床试验

数据准确、完整、清晰、及时地载入病例报告表。病例报告表由研究者签署姓名，任何数据的更改均应当由研究者签名并标注日期，同时保留原始记录，原始记录应当清晰可辨识。

39. 申办者对试验用医疗器械在临床试验中的安全性负责。当试验中出现（ ）时，申办者应当立即通知所有临床试验机构和研究者，并作出相应处理

A. 受试者依从性不好

B. 可能影响受试者安全的情形

C. 试验实施可能改变伦理委员会对继续试验的批准情况

D. 研究者频繁违背方案

答案与解析：BC。《医疗器械临床试验质量管理规范》第六章第四十五条规定，申办者对试验用医疗器械在临床试验中的安全性负责。当发现可能影响受试者安全或者试验实施可能改变伦理委员会对继续试验的批准情况时，申办者应当立即通知所有临床试验机构和研究者，并作出相应处理。

40. 关于试验项目监查员的职责，以下说法正确的是（ ）

A. 确认每位受试者在参与临床试验前签署知情同意书，了解受试者的入选情况以及试验的进展状况

B. 对研究者未能做到的随访、未进行的试验、未做的检查，以及是否对错误、遗漏等作出纠正，无须记录

C. 对修订的知情同意书，确认未结束临床试验流程并受影响的受试者重新签署

D. 在试验前、中、后期监查临床试验机构和研究者是否遵循有关法规、本规范和临床试验方案

答案与解析：ACD。《医疗器械临床试验质量管理规范》第六章第五十一条规定，监查员应当遵循由申办者制定的试验用医疗器械临床试验监查标准操作规程，督促临床试验按照方案实施。具体职责包括：在试验前、中、后期监查临床试验机构和研究者是否遵循有关法规、本规范和临床试验方案。确认每位受试者在参与临床试验前签署知情同意书，了解受试者的入选情况以及试验的进展状况；对研究者未能做到的随访、未进行的试验、未做的检查，以及是否对错误、遗漏作出纠正等，应当清楚、如实记录；对修订的知情同意书，确认未结束临床试验流程并受影响的受试者重新签署等。

三、是非题

1. 在受试者参与临床试验前，研究者应当充分向受试者或者无民事行为能力人、限制民事行为能力人的监护人说明临床试验的详细情况，包括已知的、可以预见的风险和可能发生的不良事件等。

答案与解析：对。《医疗器械临床试验质量管理规范》第三章第二十一条规定，在受试者参与临床试验前，研究者应当充分向受试者或者无民事行为能力人、限制民事行为能力人的监护人说明临床试验的详细情况，包括已知的、可以预见的风险和可能发生的不良事件等。

2. 研究者，是指在临床试验机构中负责实施临床试验的人。如果在临床试验机构中是由一组人员实施试验的，则研究者是指该组的负责人，也称主要研究者。

答案与解析：对。《医疗器械临床试验质量管理规范》第十一章规定，研究者，是指在临床试验机构中负责实施临床试验的人。如果在临床试验机构中是由一组人员实施试验的，则研究者是指该组的负责人，也称主要研究者。

3. 伦理委员会中独立于研究者和申办者的委员无权发表意见并参与有关试验的表决。

答案与解析：错。《医疗器械临床试验质量管理规范》第五章第三十一条规定，伦理委员会中独立于研究者和申办者的委员有权发表

意见并参与有关试验的表决。

4. 伦理委员会在审查某些特殊试验时，可以邀请相关领域的专家参加。

答案与解析：对。《医疗器械临床试验质量管理规范》第五章第三十二条规定，伦理委员会在审查某些特殊试验时，可以邀请相关领域的专家参加。

5. 临床试验应当获得医疗器械临床试验机构伦理委员会的同意。列入需进行临床试验审批的第二类医疗器械目录的，还应当获得国家食品药品监督管理局的批准。

答案与解析：错。《医疗器械临床试验质量管理规范》第二章第十一条规定，临床试验应当获得医疗器械临床试验机构伦理委员会的同意。列入需进行临床试验审批的第三类医疗器械目录的，还应当获得国家食品药品监督管理总局的批准。

6. 多中心临床试验的伦理审查应当由牵头单位伦理委员会负责建立协作审查工作程序，保证审查工作的一致性和及时性。

答案与解析：对。《医疗器械临床试验质量管理规范》第五章第三十四条规定，多中心临床试验的伦理审查应当由牵头单位伦理委员会负责建立协作审查工作程序，保证审查工作的一致性和及时性。

7. 临床数据，是指在有关文献或者医疗器械的临床使用中获得的安全性、性能的信息。

答案与解析：对。《医疗器械临床试验质量管理规范》第十一章规定，临床数据，是指在有关文献或者医疗器械的临床使用中获得的安全性、性能的信息。

8.《医疗器械临床试验质量管理规范》适用于按照医疗器械管理的体外诊断试剂。

答案与解析：错。《医疗器械临床试验质量管理规范》第十一章第九十五条规定，本规范不适用于按照医疗器械管理的体外诊断试剂。

9. 伦理审查时，研究者可以提供有关试验的任何方面的信息，应当参与评审、投票或者发表意见。

答案与解析：错。《医疗器械临床试验质量管理规范》第五章第三十二条规定，研究者可以提供有关试验的任何方面的信息，但不应当参与评审、投票或者发表意见。

10. 多中心临床试验由多位研究者按照同一试验方案在不同的临床试验机构中同期进行。

答案与解析：对。《医疗器械临床试验质量管理规范》第四章第二十九条规定，多中心临床试验由多位研究者按照同一试验方案在不同的临床试验机构中同期进行。

11. 申办者为境外机构的，应当按规定在我国境内指定代理人。

答案与解析：对。《医疗器械临床试验质量管理规范》第六章第三十八条规定，申办者负责发起、申请、组织、监查临床试验，并对临床试验的真实性、可靠性负责。申办者通常为医疗器械生产企业。申办者为境外机构的，应当按规定在我国境内指定代理人。

12. 申办者应当与临床试验机构和研究者达成书面协议保留与试验有关的基本文件不少于法定时间，直至申办者通知临床试验机构和研究者不再需要该文件为止。

答案与解析：对。《医疗器械临床试验质量管理规范》第六章第四十四条规定，申办者应当与临床试验机构和研究者就下列事项达成书面协议：（三）保留与试验有关的基本文件不少于法定时间，直至申办者通知临床试验机构和研究者不再需要该文件为止。

13. 申办者应当制定临床试验质量控制相关的标准操作规程，如试验用医疗器械的运输、接收、储存、分发、处理、回收等，供临床试验机构和研究者遵循。

答案与解析：对。《医疗器械临床试验质量管理规范》第六章第四十四条规定，申办者应当制定临床试验质量控制相关的标准操作规程，如试验用医疗器械的运输、接收、储存、分发、处理、回收等，供临床试验机构和研究者遵循。

14. 参与试验的有关工作人员不需要熟悉试验用医疗器械的原理、适用范围、产品性能、操作方法、安装要求以及技术指标。

答案与解析：错。《医疗器械临床试验质量管理规范》第七章第六十三条规定，研究者应当确保参与试验的有关工作人员熟悉试验用医疗器械的原理、适用范围、产品性能、操作方法、安装要求以及技术指标，了解该试验用医疗器械的临床前研究资料和安全性资料，掌握临床试验可能产生风险的防范以及紧急处理方法。

15. 在受试者面临直接危险等需要立即消除的紧急情况下，可偏离方案或者实质性改变方案，但事后需以书面形式报告相关部门。

答案与解析：对。《医疗器械临床试验质量管理规范》第七章第六十六条规定，研究者应当严格遵循临床试验方案，未经申办者和伦理委员会的同意，或者未按照规定经国家食品药品监督管理总局批准，不得偏离方案或者实质性改变方案。但在受试者面临直接危险等需要立即消除的紧急情况下，也可以事后以书面形式报告。

《药物临床试验质量管理规范》相关试题

一、单选题

1.《药物临床试验质量管理规范》适用于（ ）而进行的药物临床试验，药物临床试验的相关活动应当遵守本规范

A. 申请药物注册

B. 申请医疗器械注册

C. 申请药品注册

D. 申请体外诊断试剂注册

答案与解析：C。《药物临床试验质量管理规范》第一章第一条规定，《药物临床试验质量管理规范》适用于为申请药品注册而进行的药物临床试验。药物临床试验的相关活动应当遵守该规范。

2. 试验方案需最终获得（ ）同意后方可执行

A. 组长单位　　B. 伦理委员会

C. 机构办公室　　D. 申办者

答案与解析：B。《药物临床试验质量管理规范》第一章第五条规定，试验方案在获得伦理委员会同意后方可执行。

3. 根据《药物临床试验质量管理规范》，药物临床试验应当符合的原则及相关伦理要求是（ ）

A. 伦理审查

B. 知情同意

C.《赫尔辛基宣言》

D. 药品管理法

E. 药物临床试验质量管理规范

答案与解析：C。《药物临床试验质量管理规范》第一章第三条规定，药物临床试验应当符合世界医学大会《赫尔辛基宣言》原则及相关伦理要求，受试者的权益和安全是考虑的首要因素，优先于对科学和社会的获益。

4. 保障受试者权益的重要措施是（ ）

A. 及时兑付受试者的补偿和赔偿

B. 伦理审查与知情同意

C. 申办者为受试者购买保险

D. 试验用药品的正确使用

答案与解析：B。《药物临床试验质量管理规范》第一章第三条规定，伦理审查与知情同意是保障受试者权益的重要措施。

5. 研究者在临床试验过程中应当遵守试验方案，凡涉及医学判断或临床决策应当由（ ）作出

A. 研究护士/研究助理

B. 机构主任

C. 临床医生

D. 监查员

E. 伦理委员会

答案与解析：C。《药物临床试验质量管理规范》第一章第六条规定，研究者在临床试验过程中应当遵守试验方案，凡涉及医学判断或临床决策应当由临床医生作出。

6. 临床试验的质量管理体系应当覆盖临床试验的全过程，除了（ ）之外，都应该重点关注

A. 受试者保护

B. 试验结果可靠

C. 遵守相关法律法规

D. 确保试验得出阳性结果

答案与解析：D。《药物临床试验质量管理规范》第一章第九条规定，临床试验的质量管理体系应当覆盖临床试验的全过程，重点是受试者保护、试验结果可靠，以及遵守相关法律法规。

7. 用于临床试验的试验药物、对照药品称为（ ）

A. 试验用药品　　B. 合并药品

C. 受试药品　　D. 研究药物

答案与解析：A。《药物临床试验质量管理规范》第二章第十一条规定，（二十四）试验用药品，指用于临床试验的试验药物、对照药品。

8. 实施临床试验并对临床试验质量及受试者权益和安全负责的试验现场的负责人是（ ）

A. 申办者　　B. 研究助理

C. 研究者　　D. 监查员

答案与解析：C。《药物临床试验质量管理规范》第二章第十一条规定，（六）研究者，指实施临床试验并对临床试验质量及受试者权益和安全负责的试验现场的负责人。

9. 伦理委员会应当特别关注（ ）

A. 研究者　　B. 申办者

C. 弱势受试者　　D. 监查员

答案与解析：C。《药物临床试验质量管理规范》第三章第十二条规定，伦理委员会的职责是保护受试者的权益和安全，应当特别关注弱势受试者。

10. 患者或者临床试验受试者接受一种药品后出现的不良医学事件，不一定与药品有因果关系，称为（ ）

A. 不良反应

B. 不良事件

C. 严重不良事件

D. 可疑且非预期严重不良反应

答案与解析：B。《药物临床试验质量管理规范》第二章第十一条规定，（二十六）不良事件，指受试者接受试验用药品后出现的所有不良医学事件，可以表现为症状体征、疾病或者实验室检查异常，但不一定与试验用药品有因果关系。

11. 临床试验中分配给受试者以辩识其身份的唯一代码是（ ）

A. 受试者随机编码

B. 受试者药包号码

C. 受试者鉴认代码

D. 随机数字码

答案与解析：C。《药物临床试验质量管理规范》第二章第十一条规定，（三十）受试者鉴认代码，指临床试验中分配给受试者以辩识其身份的唯一代码。研究者在报告受试者出现的不良事件和其他与试验有关的数据时，用该代码代替受试者姓名以保护其隐私。

12. 关于可疑且非预期严重不良反应，以下说法正确的是（ ）

A. 指临床表现的性质和严重程度超出了试验药物研究手册、已上市药品的说明书或者产品特性摘要等已有资料信息的可疑且非预期的严重不良反应

B. 指临床表现的性质和严重程度超出了试验药物研究手册、已上市药品的说明书或者产品特性摘要等已有资料信息的可疑且非预期的严重不良事件

C. 指临床表现的性质和严重程度超出了试验方案、已上市药品的说明书或者产品特性摘要等已有资料信息的可疑且非预期的严重不良反应

D. 指临床表现的性质和严重程度超出了试验方案、已上市药品的说明书或者产品特性摘要等已有资料信息的可疑且非预期的严重不良事件

答案与解析：A。《药物临床试验质量管理规范》第二章第十一条规定，（二十九）可疑且非预期严重不良反应，指临床表现的性质和严重程度超出了试验药物研究者手册、已上市药品的说明书或者产品特性摘要等已有资料信息的可疑并且非预期的严重不良反应。

13. 受试者接受试验用药品后出现死亡、危及生命、永久或者严重的残疾或者功能丧失、受试者需住院治疗或者延长住院时间，以及先天性异常或者出生缺陷等不良医学事件是指（ ）

A. 不良事件

B. 不良反应

C. 严重不良事件

D. 可疑且非预期严重不良反应

答案与解析：C。《药物临床试验质量管理规范》第二章第十一条规定，（二十七）严重不良事件，指受试者接受试验用药品后出现死亡、危及生命、永久或者严重的残疾或者功能丧失、受试者需要住院治疗或者延长住院时间，以及先天性异常或者出生缺陷等不良医学事件。

14. 以下不属于《药物临床试验质量管理规范》适用范畴的是（ ）

A. 新药各期临床试验

B. 新药临床前研究

C. 人体生物等效性研究

D. 人体生物利用度研究

答案与解析：B。《药物临床试验质量管理规范》第二章第十一条（一）和（三）规定，临床试验，指以人体（患者或健康受试者）为对象的试验，意在发现或验证某种试验药物的临床医学、药理学以及其他药效学作用、不良反应，或者试验药物的吸收、分布、代谢和排泄，以确定药物的疗效与安全性的系统性试验。新药临床前研究不在人体上进行生物医学研究，不属于临床研究。

15. 伦理委员会书面签发会议审查意见时，不需附带（ ）

A. 出席会议的委员姓名和性别

B. 出席会议的委员的专业情况

C. 出席会议委员的签名

D. 出席会议委员的保密声明

答案与解析：D。《药物临床试验质量管理规范》第三章第十三条规定，（四）伦理委员会会议审查意见的投票委员应当参与会议的审查和讨论，包括了各类别委员，具有不同性别组成，并满足其规定的人数。会议审查意见应当形成书面文件。（六）伦理委员会应当有其委员的详细信息，并保证其委员具备伦理审查的资格。

16. 能够追溯还原事件发生过程的记录称为（ ）

A. 原始记录　　B. 源文件

C. 稽查轨迹　　D. 源数据

答案与解析：C。《药物临床试验质量管理规范》第二章第十一条规定，（四十）稽查轨迹指能够追溯还原事件发生过程的记录。

17. 与临床试验无关，不受临床试验相关人员不公正影响的个人，在受试者或者其监护人无阅读能力时，作为公正的见证人，阅读知情同意书和其他书面资料，并见证知情同意的人指（ ）

A. 监护人　　B. 公正见证人

C. 公平见证人　　D. 中立见证人

答案与解析：B。《药物临床试验质量管理规范》第二章第十一条规定，（十二）公正见证人，指与临床试验无关，不受临床试验相关人员不公正影响的个人，在受试者或者其监

护人无阅读能力时，作为公正的见证人，阅读知情同意书和其他书面资料，并见证知情同意。

18. 研究者应当对生物等效性试验的临床试验用药品进行随机抽取留样。临床试验机构至少保存留样至药品上市后（　）年

A. 3　　B. 2

C. 5　　D. 4

答案与解析：B。《药物临床试验质量管理规范》第四章第二十一条规定，（五）研究者应当对生物等效性试验的临床试验用药品进行随机抽取留样。临床试验机构至少保存留样至药品上市后2年。

19. 盲法试验应当按照试验方案的要求实施揭盲。若意外破盲或者因严重不良事件等情况紧急揭盲时，研究者（　）向申办者书面说明原因

A. 不需要　　B. 视情况

C. 应当　　D. 可自行决定是否

答案与解析：C。《药物临床试验质量管理规范》第四章第二十二条规定，若意外破盲或者因严重不良事件等情况紧急揭盲时，研究者应当向申办者书面说明原因。

20. 负责临床试验发起、管理和提供临床试验经费的个人、组织或者机构是（　）

A. 申办者　　B. 合同研究组织

C. 研究者　　D. 受试者

答案与解析：A。《药物临床试验质量管理规范》第二章第十一条规定，（七）申办者，指负责临床试验的发起、管理和提供临床试验经费的个人、组织或者机构。

21. 研究者获得可能影响受试者继续参加试验的新信息时，应当及时告知（　），并作相应记录

A. 申办者

B. 公正见证人

C. 受试者或者其监护人

D. 机构办和伦理委员会

答案与解析：C。《药物临床试验质量管理规范》第四章第二十三条规定，（二）研究者获得可能影响受试者继续参加试验的新信息时，应当及时告知受试者或者其监护人，并作相应记录。

22. 以下不属于研究者需具备条件的是（　）

A. 具有在临床试验机构的执业资格

B. 具备临床试验所需的专业知识、培训经历和能力

C. 完成该项临床试验所需要的的工作时间

D. 能够根据申办者、伦理委员会和药品监督管理部门的要求提供最新的工作履历和相关资格文件。

E. 承担该项临床试验的经济能力

答案与解析：E。《药物临床试验质量管理规范》第四章第十六条规定，研究者和临床试验机构应当具备的资格和要求包括：（一）具有在临床试验机构的执业资格；具备临床试验所需的专业知识、培训经历和能力；能够根据申办者、伦理委员会和药品监督管理部门的要求提供最新的工作履历和相关资格文件。（二）熟悉申办者提供的试验方案、研究者手册、试验药物相关资料信息。（三）熟悉并遵守本规范和临床试验相关的法律法规。（四）保存一份由研究者签署的职责分工授权表。（五）研究者和临床试验机构应当接受申办者组织的监查和稽查，以及药品监督管理部门的检查。（六）研究者和临床试验机构授权个人或者单位承担临床试验相关的职责和功能，应当确保其具备相应资质，应当建立完整的程序以确保其执行临床试验相关职责和功能，产生可靠的数据。研究者和临床试验机构授权临床试验机构以外的单位承担试验相关的职责和功能应当获得申办者同意。

23. 以下不属于受试者权利的是（　）

A. 愿意或者不愿意参加试验

B. 参与试验方案的讨论

C. 要求试验中个人资料的保密

D. 随时退出试验

答案与解析：B。《药物临床试验质量管理规范》第四章第十八条规定，（四）受试者可以无理由退出临床试验。研究者在尊重受试者个人权利的同时，应当尽量了解其退出理由。第四章第二十四条（一）~（二十）也对受试者的权利进行了规定。

24. 以下不会在知情同意书上签字的是（ ）

A. 申办者代表　B. 公正见证人

C. 受试者　D. 研究者

E. 受试者监护人

答案与解析：A。《药物临床试验质量管理规范》第四章第二十三条规定，（七）受试者或者其监护人，以及执行知情同意的研究者应当在知情同意书上分别签名并注明日期，如非受试者本人签署，应当注明关系。

25. 申办者对试验用药品的职责不包括（ ）

A. 提供有易于识别、正确编码并贴有特殊标签的试验用药品

B. 按试验方案规定进行包装

C. 制定试验用药品供给、回收管理制度

D. 对试验用药后的效果进行观察

E. 保证试验用药的质量

答案与解析：D。《药物临床试验质量管理规范》第一章第六条规定，研究者在临床试验过程中应当遵守试验方案，凡涉及医学判断或临床决策应当由临床医生作出。

26. 申办者应制定研究者手册修订的书面程序，审阅研究者手册通常频率是（ ）

A. 1 年 1 次　B. 1 年 2 次

C. 2 年 1 次　D. 3 年 1 次

答案与解析：A。《药物临床试验质量管理规范》第七章第七十五条规定，申办者应当制定研究者手册修订的书面程序。在临床试验期间至少一年审阅研究者手册一次。

27. 未用于申请药品注册的临床试验，必备文件应当至少保存至（ ）

A. 试验药物被批准上市后 2 年

B. 临床试验终止后 2 年

C. 临床试验终止后 5 年

D. 试验药物被批准上市后 5 年

答案与解析：C。《药物临床试验质量管理规范》第八章第八十条规定，用于申请药品注册的临床试验，必备文件应当至少保存至试验药物被批准上市后 5 年；未用于申请药品注册的临床试验，必备文件应当至少保存至临床试验终止后 5 年。

28. 为了达到监查目的，申办者应当（ ）

A. 对所有临床试验的监查范围和性质采用一致的方法

B. 建立系统的、有优先顺序的、基于风险评估的方法

C. 根据研究机构和研究者的要求制定监查计划

D. 监查计划应当强调对所有数据和流程的监查

答案与解析：B。《药物临床试验质量管理规范》第五章第四十九条规定，（三）申办者应当建立系统的、有优先顺序的、基于风险评估的方法，对临床试验实施监查。监查的范围和性质可具有灵活性。（四）申办者制定监查计划。监查计划应当强调对关键数据和流程的监查。

29. 由申办者设立，定期对临床试验的进展、安全性数据和重要的有效性终点进行评估，并向申办者建议是否继续、调整或者停止试验委员会的是（ ）

A. 临床研究管理委员会

B. 独立数据监查委员会

C. 伦理委员会

D. 学术委员会

答案与解析：B。《药物临床试验质量管理规范》第五章第三十六条规定，（二）申办者可以建立独立的数据监查委员会，以定期评价临床试验的进展情况，包括安全性数据和重要的有效性终点数据。独立的数据监查委员会可以建议申办者是否可以继续实施、修改

或者停止正在实施的临床试验。

30. 试验用药品的包装标签上应当标明（　）
   A. 仅用于临床试验
   B. 临床试验信息
   C. 临床试验用药品信息
   D. 以上三项

答案与解析：D。《药物临床试验质量管理规范》第五章第四十四条规定，（一）试验药物制备应当符合临床试验用药品生产质量管理相关要求；试验用药品的包装标签上应当标明仅用于临床试验、临床试验信息和临床试验用药品信息。

31. 申办者可向研究者和临床试验机构提供试验用药品的阶段是（　）
   A. 申办者在临床试验获得伦理委员会同意和药品监督管理部门许可或者备案之前
   B. 申办者在临床试验获得伦理委员会同意和药品监督管理部门许可或者备案之后
   C. 申办者完成药品检验后
   D. 申办者和临床研究机构确定合作意向之后

答案与解析：B。《药物临床试验质量管理规范》第五章第四十五条规定，（二）申办者在临床试验获得伦理委员会同意和药品监督管理部门许可或者备案之前，不得向研究者和临床试验机构提供试验用药品。

32. 监查员对偏离试验方案、标准操作规程、相关法律法规要求的情况，应当及时与（　）沟通，并采取适当措施防止再次发生
   A. 申办者　　B. 研究者
   C. 伦理委员会　　D. 受试者

答案与解析：B。《药物临床试验质量管理规范》第五章第五十条规定，（十一）监查员对偏离试验方案、标准操作规程、相关法律法规要求的情况，应当及时与研究者沟通，并采取适当措施防止再次发生。

33. 申办者应当向所有参加临床试验的研究者及临床试验机构、伦理委员快速报告（　）
   A. 不良事件
   B. 不良反应
   C. 严重不良事件
   D. 可疑且非预期严重不良反应

答案与解析：D。《药物临床试验质量管理规范》第五章第四十八条规定，申办者应当按照要求和时限报告药物不良反应。（一）申办者收到任何来源的安全性相关信息后，均应当立即分析评估，包括严重性、与试验药物的相关性以及是否为预期事件等。申办者应当将可疑且非预期严重不良反应快速报告给所有参加临床试验的研究者及临床试验机构、伦理委员会；申办者应当向药品监督管理部门和卫生健康主管部门报告可疑且非预期严重不良反应。

34. 申办者应当向药品监督管理部门和卫生健康主管部门报告（　）
   A. 不良事件
   B. 不良反应
   C. 严重不良事件
   D. 可疑且非预期严重不良反应

答案与解析：D。《药物临床试验质量管理规范》第五章第四十八条规定，申办者应当按照要求和时限报告药物不良反应。（一）申办者收到任何来源的安全性相关信息后，均应当立即分析评估，包括严重性、与试验药物的相关性以及是否为预期事件等。申办者应当将可疑且非预期严重不良反应快速报告给所有参加临床试验的研究者及临床试验机构、伦理委员会；申办者应当向药品监督管理部门和卫生健康主管部门报告可疑且非预期严重不良反应。

35. 申办者应当承担受试者（　）损害或者死亡的诊疗费用，以及相应的补偿

A. 试验期间所有

B. 完成试验之后一定期间内所有

C. 与临床试验相关的

D. 试验期间及完成试验之后一定期间内所有

答案与解析：C。《药物临床试验质量管理规范》第五章第三十九条规定，（二）申办者应当承担受试者与临床试验相关的损害或者死亡的诊疗费用，以及相应的补偿。申办者和研究者应当及时兑付给予受试者的补偿或者赔偿。

36. 负责选择研究者和临床试验机构的是（　）

A. 申办者

B. 组长单位

C. 药品监督管理部门

D. 合同研究组织

答案与解析：A。《药物临床试验质量管理规范》第五章三十七条规定，申办者负责选择研究者和临床试验机构。

37. 盲法试验揭盲以后，申办者应当及时把受试者的试验用药品情况书面告知（　）

A. 伦理委员会

B. 独立的数据监查委员

C. 研究者

D. 药品监管部门

答案与解析：C。《药物临床试验质量管理规范》第五章三十六条规定，（七）申办者应当使用受试者鉴认代码，鉴别每一位受试者所有临床试验数据。盲法试验揭盲以后，申办者应当及时把受试者的试验用药品情况书面告知研究者。

38. 电子数据管理系统应当具有完整的使用标准操作规程，覆盖电子数据管理的（　）

A. 安装、设置和卸载

B. 安装、设置和使用

C. 安装、使用和卸载

D. 安装、设置、使用和卸载

答案与解析：B。《药物临床试验质量管理规范》第五章三十六条规定，（四）电子数据管理系统应当具有完整的使用标准操作规程，覆盖电子数据管理的设置、安装和使用。

39. 申办者委托合同研究组织开展临床试验，未明确委托给合同研究组织的工作和任务，其职责由（　）负责

A. 申办者

B. 合同研究组织

C. 研究者

D. 合同签署的双方或多方

答案与解析：A。《药物临床试验质量管理规范》第五章三十三条规定，（三）未明确委托给合同研究组织的工作和任务，其职责仍由申办者负责。

40. 试验病例数（　）

A. 由研究者决定

B. 由伦理委员会决定

C. 根据统计学原理和法规要求确定

D. 由申办者决定

答案与解析：C。《药物临床试验质量管理规范》第六章第六十八条规定，统计通常包括：（一）确定受试者样本量，并根据前期试验或者文献数据说明理由。

41. 监查员核对病例报告表录入的准确性和完整性，并与（　）比对

A. 试验方案

B. 研究者手册

C. 源文件

D. 其他研究中心数据

答案与解析：C。《药物临床试验质量管理规范》第五章第五十条规定，（七）监查员核对病例报告表录入的准确性和完整性，并与源文件比对。

42. 以下不需包含在试验方案中的是（　）

A. 试验目的

B. 统计学考虑

C. 统计分析计划

D. 试验背景和理论基础

答案与解析：C。《药物临床试验质量管理规范》第二章第十一条规定，（二十）试验方案，指说明临床试验目的、设计、方法学、统计学考虑和组织实施的文件。试验方案通常还应当包括临床试验的背景和理论基础，该内容也可以在其他参考文件中给出。试验方案包括方案及其修订版。

43. 临床试验的科学性和试验数据的可靠性主要取决于（ ）

A. 研究合规　　B. 试验设计

C. 统计分析　　D. 数据采集

答案与解析：B。《药物临床试验质量管理规范》第六章第六十一条规定，临床试验的科学性和试验数据的可靠性，主要取决于试验设计。

44. 试验设计中减少或者控制偏倚所采取的措施包括（ ）

A. 随机化和盲法

B. 统计分析方法

C. 对照组的选择

D. 试验人群的选择

答案与解析：A。《药物临床试验质量管理规范》第六章第六十一条规定，（三）减少或者控制偏倚所采取的措施，包括随机化和盲法的方法和过程。采用单盲或者开放性试验需要说明理由和控制偏倚的措施。

45. 关于临床试验方案，以下说法正确的是（ ）

A. 研究者有权在试验中直接修改试验方案

B. 临床试验开始后试验方案决不能修改

C. 为消除对受试者的紧急危害，研究者可以修改或者偏离试验方案

D. 试验中可根据受试者的要求修改试验方案

答案与解析：C。《药物临床试验质量管理规范》第四章第二十条规定，（四）为了消除对受试者的紧急危害，在未获得伦理委员会同意的情况下，研究者修改或者偏离试验方案，应当及时向伦理委员会、申办者报告，并说明理由，必要时报告药品监督管理部门。

46. 申办者应当使用受试者的（ ），鉴别每一位受试者所有临床试验数据

A. 姓名　　B. 身份证号

C. 姓名缩写　　D. 鉴认代码

答案与解析：D。《药物临床试验质量管理规范》第五章第三十六条规定，（七）申办者应当使用受试者鉴认代码，鉴别每一位受试者所有临床试验数据。盲法试验揭盲以后，申办者应当及时把受试者的试验用药品情况书面告知研究者。

47. 申办者将其临床试验的部分或者全部工作和任务委托给合同研究组织，最终负责临床试验数据质量和可靠性的是（ ）

A. 研究者　　B. 申办者

C. 合同研究组织　　D. 监查员

答案与解析：B。《药物临床试验质量管理规范》第五章第三十三条规定，（一）申办者可以将其临床试验的部分或者全部工作和任务委托给合同研究组织，但申办者仍然是临床试验数据质量和可靠性的最终责任人，应当监督合同研究组织承担的各项工作。合同研究组织应当实施质量保证和质量控制。

48. 应当确认有保存临床试验必备文件场所和条件的是（ ）

A. 申办者、临床试验机构

B. 申办者、研究者和临床试验机构

C. 研究者、临床试验机构

D. 申办者

答案与解析：B。《药物临床试验质量管理规范》第八章第七十九条规定，申办者、研究者和临床试验机构应当确认均有保存临床试验必备文件的场所和条件。

49. BE 试验的药物管理与其他临床试验的药物管理的不同主要体现在（ ）

A. 接收

B. 随机抽样与留样

C. 保存

D. 使用

E. 回收或销毁

答案与解析：B。《药物临床试验质量管理规范》第四章第二十一条规定，（五）研究者应当对生物等效性试验的临床试验用药品进行随机抽取留样。临床试验机构至少保存留样至药品上市后 2 年。

针对 BE 试验的试验药品的随机抽样一般有两种方法：一种是随机抽取需要使用的试验药品，剩余的药品作为留样；另一种是随机抽取留样的药品，剩余的作为临床试验用。

BE 试验留样：药品留样的数量应足够允许审评机构能将申请或补充申请中要求的全项放行检查进行 5 次，特殊药品（如价格特别昂贵）需要减少留样量的，应事先跟药监相关部门沟通。对于多中心 BE 研究，CDE 选项的建议是各个临床试验机构均应随机抽取留样药品，保存在所有临床试验机构的留样药品总量符合 5 次量的要求。如果将多个临床试验机构留样药品统一运送至独立的第三方进行贮藏，建议独立第三方分开贮藏各个机构的留样药品，以便能够明确所有留样药品来源于哪个机构。

其他临床试验的药物管理：每批临床试验用药物的原料及药物制剂，包括设盲产品，应当按照规定的期限留样，留样存放地应由专人控制和管理，留样是供将来可能的确定产品身份和质量评估之用的，而不是为稳定性试验所准备的。

留样时间：建议对试验用药物相应批次活性原料药样品推荐使用下述的留样时间，以出现的先后为准：（1）相关的注册申请或临床研究停止或完成后两年；（2）相关的上市申请批准日期后两年；（3）在含有该活性原料药物质的最后一批药物制剂失效期后一年。建议对试验用药物的制剂样品使用下述留样时间，以出现的先后为准：（1）相关的注册申请或临床研究停止或完成后两年；（2）相关的上市申请批准日期后两年；（3）该药物制剂失效期后一年。

50.《药物临床试验质量管理规范》是药物临床试验全过程的质量标准，包括（ ）

A. 方案设计、组织实施、监查、稽查、记录、分析、总结和报告

B. 方案设计、批准、实施、监查、稽查、记录、分析、总结和报告

C. 方案设计、批准、组织实施、监查、分析、总结和报告

D. 方案设计、组织实施、记录、分析、总结和报告

答案与解析：A。《药物临床试验质量管理规范》第一章第二条规定，药物临床试验质量管理规范是药物临床试验全过程的质量标准，包括方案设计、组织实施、监查、稽查、记录、分析、总结和报告。

51. 按照试验方案要求设计，向申办者报告，记录受试者相关信息的纸质或者电子文件是指（ ）

A. 试验方案　　B. 原始病历

C. 总结报告　　D. 病例报告表

答案与解析：D。《药物临床试验质量管理规范》第二章第十一条规定，（二十二）病例报告表，指按照试验方案要求设计，向申办者报告，记录受试者相关信息的纸质或者电子文件。

52. 以下顺序正确的是（ ）

A. 筛选—知情同意—入组—随机

B. 知情同意—筛选—入组—随机

C. 知情同意—筛选—随机—入组

D. 筛选—入组—知情同意—随机

答案与解析：C。知情同意之后，签署知情同意书，后进入筛选期做检查，申请随机号，再入组。

53. 关于检验检查结果的临床意义判定，以下说法错误的是（　）

A. 化验单或检查报告单均需由被授权的研究者进行临床意义判定

B. 化验单或检查报告单结果最终由申办方进行临床意义判定

C. 如化验单或检查报告单异常，研究者应确保受试者得到妥善的医疗处理

D. 判断化验单或检查报告单的异常有无临床意义的研究者必须是研究医生

答案与解析：B。《药物临床试验质量管理规范》第一章第六条规定，研究者在临床试验过程中应当遵守试验方案，凡涉及医学判断或临床决策应当由临床医生作出。第四章第十八条规定，（一）研究者为临床医生或者授权临床医生需要承担所有与临床试验有关的医学决策责任。（二）在临床试验和随访期间，对于受试者出现与试验相关的不良事件，包括有临床意义的实验室异常时，研究者和临床试验机构应当保证受试者得到妥善的医疗处理，并将相关情况如实告知受试者。研究者意识到受试者存在合并疾病需要治疗时，应当告知受试者，并关注可能干扰临床试验结果或者受试者安全的合并用药。

54. 关于临床试验中需要修改知情同意书，以下说法错误的是（　）

A. 修改后的知情同意书需要递交伦理委员会审查

B. 修改后的知情同意书在获得伦理委员会书面批准后开始使用

C. 修改后的知情同意书在获得伦理委员会书面批准后，已签署旧版知情同意书的在研受试者需要签署新修改的知情同意书

D. 修改后的知情同意书获得伦理委员会批准后，新参加筛选的受试者，需要签署新旧两个版本的知情同意书

答案与解析：D。《药物临床试验质量管理规范》第四章第二十三条规定，（一）研究者应当使用经伦理委员会同意的最新版的知情同意书和其他提供给受试者的信息。如有必要，临床试验过程中的受试者应当再次签署知情同意书。

55. 关于SAE，以下说法错误的是（　）

A. 严重不良事件，是指受试者接受试验用药品后出现死亡、危及生命、永久或者严重的残疾或者功能丧失、受试者需要住院治疗或者延长住院时间，以及先天性异常或者出生缺陷等不良医学事件

B. 在临床试验过程中如发生严重不良事件，研究者应立即对受试者采取适当的治疗措施

C. 申办者应在SAE报告上签字及注明日期

D. 除试验方案或者其他文件中规定不需立即报告的严重不良事件外，研究者应当立即向申办者书面报告所有严重不良事件

答案与解析：C。《药物临床试验质量管理规范》第二章十一条规定，（二十七）严重不良事件，是指受试者接受试验用药品后出现死亡、危及生命、永久或者严重的残疾或者功能丧失、受试者需要住院治疗或者延长住院时间，以及先天性异常或者出生缺陷等不良医学事件。第四章第二十六条规定，除试验方案或者其他文件（如研究者手册）中规定不需立即报告的严重不良事件外，研究者应当立即向申办者书面报告所有严重不良事件，随后应当及时提供详尽、书面的随访报告……研究者收到申办者提供的临床试验的相关安全性信息后应当及时签收阅读，并考虑受试者的治疗，是否进行相应调整，必要时尽早与受试者沟通，并应当向伦理委员会报告由申办方提供的可疑且非预期严重不良反应。

研究者应在SAE报告上签字及注明日期，严重不良事件的报告包含在研究者的安全性

报告中。

56. 方案规定采血量为5ml，试验过程实际采血3ml，属于（ ）

A. 方案修订　　B. 方案偏离

C. SOP违背　　D. GCP违规

答案与解析：B。2016年版《药物临床试验数据管理与统计分析的计划和报告指导原则》四、名词解释，方案偏离（Protocol Deviation）：任何有意或无意偏离和不遵循未经IRB批准的试验方案规定的治疗规程，检查或数据收集程序的行为。一般来说，这种偏离只是逻辑的或管理性的偏离试验方案，不会对受试者的安全和获益产生实质性的作用，也不会影响所收集数据的价值。

57. 以下文件的效力和遵循顺序应当符合（ ）

A. GCP法规＞方案＞SOP

B. GCP法规＞SOP＞方案

C. 方案＞GCP法规＞SOP

D. SOP＞方案＞GCP法规

答案与解析：A。文件的效力由大到小排序：GCP法规、临床试验方案、标准操作程序。

58. 试验用药品可应用于（ ）

A. 普通患者

B. 无力购买治疗药物的患者

C. 参加试验的患者

D. 无有效治疗药物的患者儿童

答案与解析：C。《药物临床试验质量管理规范》第二章第十一条规定，（二十四）试验用药品，指用于临床试验的试验药物、对照药品。（九）受试者，指参加一项临床试验，并作为试验用药品的接受者，包括患者、健康受试者。

59. 以下不属于申办者在试验前必须准备和提供的是（ ）

A. 试验用药品

B. 药品生产的资质

C. 药检报告

D. 处方组成及工艺

答案与解析：D。《药物临床试验质量管理规范》第一章第八条规定，试验药物的制备应当符合临床试验用药品生产质量管理相关要求。试验药物的使用应当符合试验方案。第五章第四十四条规定，（一）试验药物制备应当符合临床试验用药品生产质量管理相关要求。第五章第四十五条规定，（一）申办者负责向研究者和临床试验机构提供试验用药品；（五）申办者应当采取措施确保试验期间试验用药品的稳定性。

60. 以下不属于SAE的是（ ）

A. 某抗肿瘤药物受试者在试验期间因肿瘤的非预期进展去世

B. 某受试者在试验期间偶发轻度上呼吸道感染，因医保报销而住院

C. 某受试者在试验期间因打架斗殴而住院治疗

D. 某受试者在试验期间因医疗事故而发生三级伤残

答案与解析：B。《药物临床试验质量管理规范》第二章第十一条规定，（二十七）严重不良事件，是指受试者接受试验用药品后出现死亡、危及生命、永久或者严重的残疾或者功能丧失、受试者需要住院治疗或者延长住院时间，以及先天性异常或者出生缺陷等不良医学事件。

61. 关于SAE因果关系判断的标准，以下说法不正确的是（ ）

A. 是否采用规定的给药方式

B. 是否符合该药已知的不良反应类型

C. 停药或减量后，反应是否消失或减轻

D. 是否可用伴随疾病、合并用药来合理解释

E. 是否可以用研究疾病本身来解释

答案与解析：A。根据SAE因果关系判断的标准：用药与不良反应的出现有无合理的时间顺序；反应是否符合该药物已知的不良反应类型；停药或减量后反应减轻或消失；再

次使用可疑药物后是否再次出现同样反应；反应是否可用合并药物的作用、受试者病情的进展或其他治疗措施等解释。

62. 关于临床试验对照药品，以下说法不正确的是（　）

A. 已知国内上市销售的药品

B. 尚未上市销售的药品

C. 符合说明书上的适应症

D. 应免费提供

答案与解析：B。《药物临床试验质量管理规范》第二章十一条规定，（二十五）对照药品，指临床试验中用于与试验药物参比对照的其他研究药物、已上市药品或者安慰剂。

63. 发生严重不良事件时，研究者需要立即报告（　）

A. 试验组长单位　B. 申办者

C. 伦理委员会　D. 药学会

答案与解析：B。《药物临床试验质量管理规范》第四章第二十六条规定，研究者的安全性报告应当符合以下要求：除试验方案或者其他文件（如研究者手册）中规定不需立即报告的严重不良事件外，研究者应当立即向申办者书面报告所有严重不良事件，随后应当及时提供详尽、书面的随访报告。

64. 一受试者入组药物临床试验，服用50%的药量，但因SAE退出试验，该受试者至少应纳入（　）

A. ITT、PP　B. PP、SS

C. FAS、SS　D. ITT、SS

答案与解析：D。ITT：意向性分析，是对所有符合方案要求经随机分组进入研究，开始治疗的病例进行统计分析（包括对脱落病例的评价），以评价总的处理结果。FAS：全分析集，指合格病例和脱落病例的集合，但不包括剔除病例。PPS：符合方案集，指符合纳入标准、不符合排除标准，完成治疗方案的的病例集合，即对符合试验方案，依从性好、完成CRF规定填写内容的病例进行分析，是FAS的一个子集，在这个数据集中的每位受试者。SS：安全数据集，至少接受一次治疗，且有安全性指标记录的实际数据，用于安全性分析。

65. 关于紧急揭盲，以下说法正确的是（　）

A. 由CRC决定　B. 经伦委会批准

C. 经申办者批准　D. 由PI决定

答案与解析：D。《药物临床试验质量管理规范》第四章第二十二条规定，盲法试验应当按照试验方案的要求实施揭盲。若意外破盲或者因严重不良事件等情况紧急揭盲时，研究者应当向申办者书面说明原因。第五章第四十四条规定，（四）在盲法试验中，试验用药品的编码系统应当包括紧急揭盲程序，以便在紧急医学状态时能够迅速识别何种试验用药品，而不破坏临床试验的盲态。

66. 以下不属于受试者权利的是（　）

A. 自愿参加临床试验

B. 自愿退出临床试验

C. 选择进入哪一个组别

D. 有充分的时间考虑参加试验

答案与解析：C。《药物临床试验质量管理规范》第四章第二十四条规定，知情同意书和提供给受试者的其他资料应当包括：（三）受试者试验治疗和随机分配至各组的可能性。所以在临床试验中受试者进入哪一个组别是由随机化程序决定的，受试者不能自由选择进入哪一个组别。

67. 关于签署知情同意书，以下说法不正确的是（　）

A. 受试者在充分了解全部试验有关情况后同意并签字

B. 受试者的监护人了解全部试验有关情况后同意并签字

C. 见证人在见证整个知情同意过程后，受试者或其监护人口头同意，见证人签字

D. 无民事行为能力的受试者，必须自愿

方可参加试验

答案与解析：D。《药物临床试验质量管理规范》第四章第二十三条规定，（十）受试者为无民事行为能力的，应当取得其监护人的书面知情同意；受试者为限制民事行为能力的人的，应当取得本人及其监护人的书面知情同意。当监护人代表受试者知情同意时，应当在受试者可理解的范围内告知受试者临床试验的相关信息，并尽量让受试者亲自签署知情同意书和注明日期。

68. 关于在试验中修改知情同意书，以下说法错误的是（　）

A. 书面修改知情同意书

B. 报伦理委员会批准

C. 再次征得受试者同意

D. 已签署且在研的不必再次签署修改后的知情同意书

答案与解析：D。《药物临床试验质量管理规范》第四第二十三条规定，（一）研究者应当使用经伦理委员会同意的最新版的知情同意书和其他提供给受试者的信息。如有必要，临床试验过程中的受试者应当再次签署知情同意书。

69. 在设盲临床试验方案中，不必要的规定是（　）

A. 随机编码的建立规定

B. 随机编码的保存规定

C. 随机编码破盲的规定

D. 紧急揭盲须申办者代表在场的规定

答案与解析：D。《药物临床试验质量管理规范》第四章第二十二条规定，研究者应当遵守临床试验的随机化程序。盲法试验应当按照试验方案的要求实施揭盲。若意外破盲或者因严重不良事件等情况紧急揭盲时，研究者应当向申办者书面说明原因。说明当出现需要进行紧急揭盲时，研究者有权直接紧急揭盲，并向申办者书面说明原因。

70. 最新版《药物临床试验质量管理规范》开始施行的时间是（　）

A. 1998 年 3 月　B. 2003 年 9 月

C. 2018 年 12 月　D. 2020 年 7 月

答案与解析：D。《药物临床试验质量管理规范》第九章第八十三条规定，本规范自 2020 年 7 月 1 日起施行。

71. 以下正确的是（　）

A.《药物临床试验质量管理规范》是有关临床试验的准则

B.《药物临床试验质量管理规范》是有关临床试验的技术标准

C.《药物临床试验质量管理规范》是临床试验全过程的质量标准

D.《药物临床试验质量管理规范》是有关临床试验设计的指导原则

答案与解析：C。《药物临床试验质量管理规范》第一章第二条规定，药物临床试验质量管理规范是药物临床试验全过程的质量标准，包括方案设计、组织实施、监查、稽查、记录、分析、总结和报告。

72. 伦理委员会会议的记录应保存至（　）

A. 临床试验结束后 5 年

B. 药品上市后 5 年

C. 临床试验开始后 5 年

D. 临床试验批准后 5 年

答案与解析：A。《药物临床试验质量管理规范》第三章第十五条规定，伦理委员会应当保留伦理审查的全部记录，包括伦理审查的书面记录、委员信息、递交的文件、会议记录和相关往来记录等。所有记录应当至少保存至临床试验结束后 5 年。

73. 以下不属于知情同意书必需内容的是（　）

A. 试验目的

B. 受试者可能的获益和风险

C. 研究者的专业资格和经验

D. 说明可能被分配到不同组别

答案与解析：C。《药物临床试验质量管理规范》第四章第二十四条规定，知情同意书和提供给受试者的其他资料应当包括的内容中并不包括研究者的专业资格和经验。

二、多选题

1. 制定《药物临床试验质量管理规范》依据的法规有（　）
   A.《中华人民共和国药品管理法》
   B.《中华人民共和国疫苗管理法》
   C.《中华人民共和国药品管理法实施条例》
   D.《药品注册管理办法》
   E.《涉及人的生物医学研究伦理审查办法》

答案与解析：ABC。《药物临床试验质量管理规范》第一章第一条规定，本规范根据《中华人民共和国药品管理法》《中华人民共和国疫苗管理法》《中华人民共和国药品管理法实施条例》制定。

2. 保障受试者权益的两项重要措施是（　）
   A. 临床研究科学性
   B. 伦理审查
   C. 知情同意
   D. 临床试验质量管理体系
   E. 研究者遵守试验方案

答案与解析：BC。《药物临床试验质量管理规范》第一章第三条规定，伦理审查与知情同意是保障受试者权益的重要措施。

3.《药物临床试验质量管理规范》是药物临床试验全过程的质量标准，包括（　）
   A. 方案设计　　B. 组织实施
   C. 监查和稽查　　D. 记录和分析
   E. 总结和报告

答案与解析：ABCDE。《药物临床试验质量管理规范》第一章第二条规定，药物临床试验质量管理规范是药物临床试验全过程的质量标准，包括方案设计、组织实施、监查、稽查、记录、分析、总结和报告。

4. 对照药品是指临床试验中用于与试验药物参比对照的（　）
   A. 试验药物　　B. 已上市药品
   C. 安慰剂　　D. 其他研究药物

答案与解析：BCD。《药物临床试验质量管理规范》第一章第十一条规定，（二十五）对照药品，指临床试验中用于与试验药物参比对照的其他研究药物、已上市药品或者安慰剂。

5. 伦理委员会的工作指导原则是（　）
   A.《赫尔辛基宣言》
   B.《中华人民共和国药品管理法》
   C. 国家有关法律法规
   D. 受试者的安全和权益
   E. 研究者的意见

答案与解析：ABC。《涉及人的生物医学研究伦理审查办法》第一章第四条规定，伦理审查应当遵守国家法律法规规定，在研究中尊重受试者的自主医院，同时遵守有益、不伤害以及公正的原则。《药物临床试验伦理审查工作指导原则》第一章第一条规定，该原则是根据《药物临床试验质量管理规范》《赫尔辛基宣言》《涉及人的生物医学研究国际伦理准则》制定。

6. 伦理委员会应当关注并明确要求研究者及时报告（　）
   A. 临床试验实施中为消除对受试者紧急危害的试验方案的偏离或者修改
   B. 增加受试者风险或者显著影响临床试验实施的改变
   C. 所有可疑且非预期严重不良反应
   D. 可能对受试者的安全产生不利影响的新信息
   E. 可能对临床试验的实施产生不利影响的新信息

答案与解析：ABCDE。《药物临床试验质量管理规范》第三章第十二条规定，（十一）伦理委员会应当关注并明确要求研究者及时报告：临床试验实施中为消除对受试者紧急危害的试验方案的偏离或者修改；增加受试者风险或者显著影响临床试验实施的改变；所有可疑且非预期严重不良反应；可能对受试者的安全或者临床试验的实施产生不利影响的新信息。

7. 以下属于源文件的有（ ）
   A. 门诊病历
   B. 住院病历
   C. 病例报告表
   D. 试验用药品发放记录
   E. 受试者日记卡

答案与解析：ABDE。《药物临床试验质量管理规范》第二章第十一条规定，（三十）源文件，指临床试验中产生的原始记录、文件和数据，如医院病历、医学图像、实验室记录、备忘录、受试者日记或者评估表、发药记录、仪器自动记录的数据、缩微胶片、照相底片、磁介质、X 光片、受试者文件，药房、实验室和医技部门保存的临床试验相关的文件和记录，包括核证副本等。源文件包括了源数据，可以以纸质或者电子等形式的载体存在。

8. 属于弱势受试者的有（ ）
   A. 研究者的学生和下级
   B. 申办者的员工
   C. 入住福利院的人、流浪者、未成年人和无能力知情同意的人
   D. 无药可救疾病的患者、处于危急状况的患者
   E. 军人、犯人

答案与解析：ABCDE。《药物临床试验质量管理规范》第二章第十一条规定，（十）弱势受试者，指维护自身意愿和权利的能力不足或者丧失的受试者，其自愿参加临床试验的意愿，有可能被试验的预期获益或者拒绝参加可能被报复而受到不正当影响。包括：研究者的学生和下级、申办者的员工、军人、犯人、无药可救疾病的患者、处于危急状况的患者，入住福利院的人、流浪者、未成年人和无能力知情同意的人等。

9. 知情同意书和提供给受试者的其他资料应当包括但不限于（ ）
   A. 临床试验概况及目的
   B. 试验治疗和随机分配至各组的可能性
   C. 受试者需要遵守的试验步骤，包括创伤性医疗操作
   D. 受试者参加临床试验可能获得的补偿
   E. 在不违反保密原则和相关法规的情况下，监查员、稽查员、伦理委员会和药品监督管理部门检查人员可以查阅受试者的原始医学记录，以核实临床试验的过程和数据

答案与解析：ABCDE。《药物临床试验质量管理规范》第四章第二十四条规定，知情同意书和提供给受试者的其他资料包括：（一）临床试验概况；（二）试验目的；（三）试验治疗和随机分配至各组的可能性；（四）受试者需要遵守的试验步骤，包括创伤性医疗操作；（五）受试者的义务；（六）临床试验所涉及试验性的内容；（七）试验可能致受试者的风险或者不便，尤其是存在影响胚胎、胎儿或者哺乳婴儿的风险时；（八）试验预期的获益，以及不能获益的可能性；（九）其他可选的药物和治疗方法，及其重要的潜在获益和风险；（十）受试者发生与试验相关的损害时，可获得补偿以及治疗；（十一）受试者参加临床试验可能获得的补偿；（十二）受试者参加临床试验预期的花费；（十三）受试者参加试验是自愿的，可以拒绝参加或者有权在试验任何阶段随时退出试验而不会遭到歧视或者报复，其医疗待遇与权益不会受到影响；（十四）在不违反保密原则和相关法规的情况下，监查员、稽查员、伦理委员会和药品监督管理部门检查人员可以查阅受试者的原始医学记录，以核实临床试验的过程和数据；（十五）受试者相关身份鉴别记录的保密事宜，不公开使用。如果发布临床试验结果，受试者的身份信息仍保密；（十六）有新的可能影响受试者继续参加试验的信息时，将及时告知受试者或者其监护人；（十七）当存在有关试验信息和受试者权益的问题，以及发生试验相关损害时，受试者可联系的研究者

和伦理委员会及其联系方式；（十八）受试者可能被终止试验的情况以及理由；（十九）受试者参加试验的预期持续时间；（二十）参加该试验的预计受试者人数。

10. 研究者未与申办者商议而终止或者暂停临床试验，研究者应及时通知受试者，并给予适当的治疗和随访，应当立即向（　）报告，并提供详细的书面说明
    A. 临床试验机构
    B. 申办者
    C. 临床机构管理组织
    D. 伦理委员会
    E. 合同研究组织

答案与解析：ABD。《药物临床试验质量管理规范》第四章第二十七条规定，（一）研究者未与申办者商议而终止或者暂停临床试验，研究者应当立即向临床试验机构、申办者和伦理委员会报告，并提供详细的书面说明。

11. 申办者终止或者暂停临床试验，研究者应及时通知受试者，并给予适当的治疗和随访，应当立即向（　）报告，并提供详细书面说明
    A. 合同研究组织
    B. 伦理委员会
    C. 临床试验机构
    D. 临床机构管理组织
    E. 卫生健康主管部门及药品监督管理部门

答案与解析：BC。《药物临床试验质量管理规范》第四章第二十七条规定，（二）申办者终止或者暂停临床试验，研究者应当立即向临床试验机构、伦理委员会报告，并提供详细书面说明。

12. 伦理委员会终止或者暂停已经同意的临床试验，研究者应及时通知受试者，并给予适当的治疗和随访，应当立即向（　）报告，并提供详细书面说明
    A. 合同研究组织
    B. 申办者
    C. 临床试验机构
    D. 临床机构管理组织
    E. 卫生健康主管部门及药品监督管理部门

答案与解析：BC。《药物临床试验质量管理规范》第四章第二十七条规定，（三）伦理委员会终止或者暂停已经同意的临床试验，研究者应当立即向临床试验机构、申办者报告，并提供详细书面说明。

13. 当出现可能显著影响临床试验的实施或者增加受试者风险的情况，研究者应尽快向（　）进行书面报告
    A. 伦理委员会
    B. 申办者
    C. 临床试验机构
    D. 合同研究组织
    E. 卫生健康主管部门及药品监督管理部门

答案与解析：ABC。《药物临床试验质量管理规范》第四章第二十八条规定，（二）出现可能显著影响临床试验的实施或者增加受试者风险的情况，研究者应当尽快向申办者、伦理委员会和临床试验机构书面报告。

14. 临床试验完成后，研究者应当（　）
    A. 向临床试验机构报告
    B. 向伦理委员会提供临床试验结果的摘要
    C. 向卫生健康主管部门报告
    D. 向申办者提供药品监督管理部门所需要的临床试验相关报告
    E. 向药品监督管理部门报告

答案与解析：ABD。《药物临床试验质量管理规范》第四章第二十八条规定，（三）临床试验完成后，研究者应当向临床试验机构报告；研究者应当向伦理委员会提供临床试验结果的摘要，向申办者提供药品监督管理部门所需要的临床试验相关报告。

15. 受试者指参加一项临床试验，并作为试验用药品的接受者，包括（ ）

A. 患者家属　　B. 患者

C. 健康受试者　　D. 公正见证人

E. 监护人

答案与解析：BC。《药物临床试验质量管理规范》第二章第十一条规定，（九）受试者，指参加一项临床试验，并作为试验用药品的接受者，包括患者、健康受试者。

16. 试验用药品管理的记录应当包括（ ）

A. 日期、有效期　B. 分配编码

C. 数量　　D. 批号/序列号

E. 签名

答案与解析：ABCDE。《药物临床试验质量管理规范》第四章第二十一条规定，（二）试验用药品管理的记录应当包括日期、数量、批号/序列号、有效期、分配编码、签名等。研究者应当保存每位受试者使用试验用药品数量和剂量的记录。试验用药品的使用数量和剩余数量应当与申办者提供的数量一致。

17. 研究者应当具备的资格和要求有（ ）

A. 具有在临床试验机构的执业资格

B. 具备临床试验所需的专业知识、培训经历和能力

C. 熟悉并遵守本规范和临床试验相关的法律法规

D. 能够根据申办者、伦理委员会和药品监督管理部门的要求提供最新的工作履历和相关资格文件

E. 熟悉申办者提供的试验方案、研究者手册、试验药物相关资料信息

答案与解析：ABCDE。《药物临床试验质量管理规范》第四章第十六条规定，研究者应当具备的资格和要求包括：（一）具有在临床试验机构的执业资格；具备临床试验所需的专业知识、培训经历和能力；能够根据申办者、伦理委员会和药品监督管理部门的要求提供最新的工作履历和相关资格文件；（二）熟悉申办者提供的试验方案、研究者手册、试验药物相关资料信息；（三）熟悉并遵守本规范和临床试验相关的法律法规；（四）保存一份由研究者签署的职责分工授权表；（五）研究者和临床试验机构应当接受申办者组织的监查和稽查，以及药品监督管理部门的检查；（六）研究者和临床试验机构授权个人或者单位承担临床试验相关的职责和功能，应当确保其具备相应资质，应当建立完整的程序以确保其执行临床试验相关职责和功能，产生可靠的数据。研究者和临床试验机构授权临床试验机构以外的单位承担试验相关的职责和功能应当获得申办者同意。

18. 研究者应当具有的完成临床试验所需的必要条件有（ ）

A. 研究者在临床试验约定的期限内有按照试验方案入组足够数量受试者的能力

B. 研究者在临床试验约定的期限内有足够的时间实施和完成临床试验

C. 研究者在临床试验期间有权支配参与临床试验的人员，具有使用临床试验所需医疗设施的权限，正确、安全地实施临床试验

D. 研究者在临床试验期明确各自在试验中的分工和职责，确保临床试验数据的真实、完整和准确

E. 研究者监管所有研究人员执行试验方案，并采取措施实施临床试验的质量管理

答案与解析：ABCDE。《药物临床试验质量管理规范》第四章第十七条规定，（一）研究者在临床试验约定的期限内有按照试验方案入组足够数量受试者的能力；（二）研究者在临床试验约定的期限内有足够的时间实施和完成临床试验；（三）研究者在临床试验期间有权支配参与临床试验的人员，具有使用临床试验所需医疗设施的权限，正确、安全地实施临床试验；（四）研究者在临床试验期间确保所有参加临床试验的人员充分了解试验方

案及试验用药品，明确各自在试验中的分工和职责，确保临床试验数据的真实、完整和准确；（五）研究者监管所有研究人员执行试验方案，并采取措施实施临床试验的质量管理。

19. 研究者遵守试验方案，体现在（　）
   A. 研究者应当按照伦理委员会同意的试验方案实施临床试验
   B. 未经申办者和伦理委员会的同意，研究者不得修改或者偏离试验方案，但不包括为了及时消除对受试者的紧急危害或者更换监查员、电话号码等仅涉及临床试验管理方面的改动
   C. 研究者或者其指定的研究人员应当对偏离试验方案予以记录和解释
   D. 为了消除对受试者的紧急危害，在未获得伦理委员会同意的情况下，研究者修改或者偏离试验方案，应当及时向伦理委员会、申办者报告，并说明理由，必要时报告药品监督管理部门
   E. 研究者应当采取措施，避免使用试验方案禁用的合并用药

答案与解析：ABCDE。《药物临床试验质量管理规范》第四章第二十条（一）~（五）规定了研究者遵守试验方案的内容。

20. 研究者和临床试验机构对申办者提供的试验用药品有管理责任，应该（　）
   A. 研究者和临床试验机构应当指派有资格的药师或者其他人员管理试验用药品
   B. 试验用药品在临床试验机构的接收、贮存、分发、回收、退还及未使用的处置等管理应当遵守相应的规定并保存记录
   C. 试验用药品的贮存应当符合相应的贮存条件
   D. 研究者应当确保试验用药品按照试验方案使用，应当向受试者说明试验用药品的正确使用方法
   E. 研究者应当对生物等效性试验的临床试验用药品进行随机抽取留样。

答案与解析：ABCDE。《药物临床试验质量管理规范》第四章第二十一条规定，（一）研究者和临床试验机构应当指派有资格的药师或者其他人员管理试验用药品。（二）试验用药品在临床试验机构的接收、贮存、分发、回收、退还及未使用的处置等管理应当遵守相应的规定并保存记录。试验用药品管理的记录应当包括日期、数量、批号/序列号、有效期、分配编码、签名等。研究者应当保存每位受试者使用试验用药品数量和剂量的记录。试验用药品的使用数量和剩余数量应当与申办者提供的数量一致。（三）试验用药品的贮存应当符合相应的贮存条件。（四）研究者应当确保试验用药品按照试验方案使用，应当向受试者说明试验用药品的正确使用方法。（五）研究者应当对生物等效性试验的临床试验用药品进行随机抽取留样。临床试验机构至少保存留样至药品上市后2年。临床试验机构可将留存样品委托具备条件的独立的第三方保存，但不得返还申办者或者与其利益相关的第三方。

21. 关于受试者的知情同意，以下说法正确的是（　）
   A. 受试者为无民事行为能力的，应当取得其监护人的书面知情同意
   B. 受试者为限制民事行为能力的人的，应当取得本人及其监护人的书面知情同意
   C. 受试者或者其监护人应当得到已签署姓名和日期的知情同意书原件或者副本
   D. 受试者或者其监护人，以及执行知情同意的研究者应当在知情同意书上分别签名并注明日期，如非受试者本人签署，无须注明关系
   E. 若受试者或者其监护人缺乏阅读能力，应当有一位公正的见证人见证整个知

情同意过程

答案与解析：ABCE。涉及选项的有《药物临床试验质量管理规范》第四章第二十三条规定，研究者实施知情同意，应当遵守赫尔辛基宣言的伦理原则，并符合以下要求：（七）受试者或者其监护人，以及执行知情同意的研究者应当在知情同意书上分别签名并注明日期，如非受试者本人签署，应当注明关系。（八）若受试者或者其监护人缺乏阅读能力，应当有一位公正的见证人见证整个知情同意过程。研究者应当向受试者或者其监护人、见证人详细说明知情同意书和其他文字资料的内容。如受试者或者其监护人口头同意参加试验，在有能力情况下应当尽量签署知情同意书，见证人还应当在知情同意书上签字并注明日期，以证明受试者或者其监护人就知情同意书和其他文字资料得到了研究者准确地解释，并理解了相关内容，同意参加临床试验。（九）受试者或者其监护人应当得到已签署姓名和日期的知情同意书原件或者副本和其他提供给受试者的书面资料，包括更新版知情同意书原件或者副本，和其他提供给受试者的书面资料的修订文本。（十）受试者为无民事行为能力的，应当取得其监护人的书面知情同意；受试者为限制民事行为能力的人的，应当取得本人及其监护人的书面知情同意。当监护人代表受试者知情同意时，应当在受试者可理解的范围内告知受试者临床试验的相关信息，并尽量让受试者亲自签署知情同意书和注明日期。

22. 当受试者参加非治疗性临床试验，应当由受试者本人在知情同意书上签字同意和注明日期。符合（ ），非治疗临床试验可由监护人代表受试者知情同意

A. 临床试验只能在无知情同意能力的受试者中实施

B. 受试者的预期风险低

C. 受试者健康的负面影响已减至最低，且法律法规不禁止该类临床试验的实施

D. 研究者和监护人均认为该试验对受试者获益大于风险

E. 该类受试者的入选已经得到伦理委员会审查同意

答案与解析：ABCE。《药物临床试验质量管理规范》第四章第二十三条规定，（十二）当受试者参加非治疗性临床试验，应当由受试者本人在知情同意书上签字同意和注明日期。只有符合下列条件，非治疗临床试验可由监护人代表受试者知情同意：临床试验只能在无知情同意能力的受试者中实施；受试者的预期风险低；受试者健康的负面影响已减至最低，且法律法规不禁止该类临床试验的实施；该类受试者的入选已经得到伦理委员会审查同意。该类临床试验原则上只能在患有试验药物适用的疾病或者状况的患者中实施。在临床试验中应当严密观察受试者，若受试者出现过度痛苦或者不适的表现，应当让其退出试验，还应当给以必要的处置以保证受试者的安全。

23. 严重不良事件报告和随访报告应当注明受试者在临床试验中的鉴认代码，而不是（ ）

A. 受试者的真实姓名

B. 公民身份号码

C. 住址

D. 电话号码

E. 受试者姓名拼音缩写

答案与解析：ABCD。《药物临床试验质量管理规范》第四章第二十六条规定，严重不良事件报告和随访报告应当注明受试者在临床试验中的鉴认代码，而不是受试者的真实姓名、公民身份号码和住址等身份信息。

24. 在不违反保密原则和相关法规的情况下，可以查阅受试者的原始医学记录，以核实临床试验的过程和数据的有（ ）

A. 监查员

B. 稽查员

C. 伦理委员会

D. 公正见证人

E. 药品监督管理部门检查人员

答案与解析： ABCE。《药物临床试验质量管理规范》第四章第二十四条规定，（十四）在不违反保密原则和相关法规的情况下，监查员、稽查员、伦理委员会和药品监督管理部门检查人员可以查阅受试者的原始医学记录，以核实临床试验的过程和数据。

25. 研究者应当确保所有临床试验数据是从临床试验的源文件和试验记录中获得的，是（　）

A. 准确的　　B. 完整的

C. 可重复的　　D. 及时的

E. 可读的

答案与解析： ABDE。《药物临床试验质量管理规范》第四章第二十五条规定，（二）研究者应当确保所有临床试验数据是从临床试验的源文件和试验记录中获得的，是准确、完整、可读和及时的。

26. 源数据应当具有（　）

A. 可归因性

B. 易读性

C. 同时性、原始性

D. 准确性、完整性

E. 一致性、持久性

答案与解析： ABCDE。《药物临床试验质量管理规范》第四章第二十五条规定，（二）源数据应当具有可归因性、易读性、同时性、原始性、准确性、完整性、一致性和持久性。

27. 研究者应当按照申办者提供的指导说明填写和修改病例报告表，确保各类病例报告表及其他报告中的数据（　）

A. 准确　　B. 完整

C. 清晰　　D. 及时

E. 可溯源

答案与解析： ABCDE。《药物临床试验质量管理规范》第四章第二十五条规定，（三）研究者应当按照申办者提供的指导说明填写和修改病例报告表，确保各类病例报告表及其他报告中的数据准确、完整、清晰和及时。

28. 受试者在试验的任何阶段都有权退出试验，其退出后，不受影响的有（　）

A. 不受到歧视

B. 继续使用试验用药品

C. 不受到报复

D. 不改变医疗待遇及权益

答案与解析： ACD。《药物临床试验质量管理规范》第四章第二十四条规定，（十三）受试者参加试验是自愿的，可以拒绝参加或者有权在试验任何阶段随时退出试验而不会遭到歧视或者报复，其医疗待遇与权益不会受到影响。

29. 伦理委员会审阅试验项目时一般考虑（　）

A. 受试者入选方法是否适当

B. 受试者是否具有相应的文化程度

C. 知情同意书内容是否完整易懂

D. 获取知情同意书的方式是否适当

E. 能否确保受试者的权益和安全以及基本医疗

答案与解析： ACDE。《药物临床试验质量管理规范》第三章第十二条规定，伦理委员会的职责是保护受试者的权益和安全，应当特别关注弱势受试者。《药物临床试验质量管理规范》第一章第三条规定，受试者的权益和安全是考虑的首要因素，优先于对科学和社会的获益。

30. 以下属于监查员的职责的有（　）

A. 确认研究者具备足够的资质和资源来完成试验

B. 核实试验用药品是按照试验方案规定的剂量只提供给合适的受试者

C. 对研究者未能做到的随访、未实施的试验、未做的检查等在病例报告表中予以记录

D. 确认在试验前所有受试者或者其监护人均签署了知情同意书

E. 监查员应当核实临床试验过程中试验用药品在有效期内、保存条件可接受、供应充足

答案与解析：ABDE。《药物临床试验质量管理规范》第五章第五十条规定，（三）监查员是申办者和研究者之间的主要联系人。在临床试验前确认研究者具备足够的资质和资源来完成试验，临床试验机构具备完成试验的适当条件，包括人员配备与培训情况，实验室设备齐全、运转良好，具备各种与试验有关的检查条件。（四）监查员应当核实临床试验过程中试验用药品在有效期内、保存条件可接受、供应充足；试验用药品是按照试验方案规定的剂量只提供给合适的受试者。（五）监查员核实研究者在临床试验实施中对试验方案的执行情况；确认在试验前所有受试者或者其监护人均签署了知情同意书。（七）确认研究者未能做到的随访、未实施的试验、未做的检查，以及是否对错误、遗漏作出纠正等在病例报告表中均有记录。

31. 关于申办者的职责，以下说法正确的是（ ）

A. 申办者应当建立临床试验的质量管理体系

B. 申办者应当与研究者和临床试验机构等所有参加临床试验的相关单位签订合同，明确各方职责

C. 申办者应当免费向受试者提供试验用药品，支付与临床试验相关的医学检测费用

D. 申办者应当向研究者和临床试验机构提供试验方案和最新的研究者手册

E. 申办者应当将可疑且非预期严重不良反应快速报告给所有参加临床试验的研究者及临床试验机构、伦理委员会

答案与解析：ABCDE。《药物临床试验质量管理规范》第五章第三十条规定，申办者应当建立临床试验的质量管理体系。第三十二条规定，（三）申办者应当与研究者和临床试验机构等所有参加临床试验的相关单位签订合同，明确各方职责。第三十六条规定，（三）申办者应当向研究者和临床试验机构提供试验方案和最新的研究者手册，并应当提供足够的时间让研究者和临床试验机构审议试验方案和相关资料。第三十九条规定，（四）申办者应当免费向受试者提供试验用药品，支付与临床试验相关的医学检测费用。第四十八条规定，（一）申办者应当将可疑且非预期严重不良反应快速报告给所有参加临床试验的研究者及临床试验机构、伦理委员会；申办者应当向药品监督管理部门和卫生健康主管部门报告可疑且非预期严重不良反应。

32. 关于稽查，以下说法正确的是（ ）

A. 申办者应当制定临床试验和试验质量管理体系的稽查规程，确保临床试验中稽查规程的实施

B. 稽查规程应当拟定稽查目的、稽查方法、稽查次数和稽查报告的格式内容

C. 稽查员在稽查过程中观察和发现的问题均应当有书面记录

D. 申办者可选定临床试验人员担任稽查员，不能是监查人员兼任

E. 必要时申办者应当提供稽查证明

答案与解析：ABCE。《药物临床试验质量管理规范》第五章第五十二条规定，（二）申办者选定独立于临床试验的人员担任稽查员，不能是监查人员兼任。稽查员应当经过相应的培训和具有稽查经验，能够有效履行稽查职责。

33. 关于多中心试验，以下说法正确的是（ ）

A. 申办者应当确保参加临床试验的各中心均能遵守试验方案

B. 申办者应当向各中心提供相同的试验方案，各中心按照方案遵守相同的临床和实验室数据的统一评价标准和病

例报告表的填写指导说明

C. 各中心应当使用相同的病例报告表，以记录在临床试验中获得的试验

D. 申办者应当确保各中心研究者之间的沟通

E. 在临床试验开始前，应当有书面文件明确参加临床试验的各中心研究者的职责

答案与解析：ABCDE。《药物临床试验质量管理规范》第五章第五十六条规定，（一）申办者应当确保参加临床试验的各中心均能遵守试验方案。（二）申办者应当向各中心提供相同的试验方案。各中心按照方案遵守相同的临床和实验室数据的统一评价标准和病例报告表的填写指导说明。（三）各中心应当使用相同的病例报告表，以记录在临床试验中获得的试验数据。申办者若需要研究者增加收集试验数据，在试验方案中应当表明此内容，申办者向研究者提供附加的病例报告表。（四）在临床试验开始前，应当有书面文件明确参加临床试验的各中心研究者的职责。（五）申办者应当确保各中心研究者之间的沟通。

34. 临床试验质量保证的主要措施有（ ）

A. 合格的研究人员

B. 科学的试验设计

C. 标准的操作规程

D. 严格的监督管理

E. 严格的受试者筛选

答案与解析：ABCD。《药物临床试验质量管理规范》第四章第十六条规定，研究者和临床试验机构应当具备的资格和要求包括：（一）具备临床试验所需的专业知识、培训经历和能力；能够根据申办者、伦理委员会和药品监督管理部门的要求提供最新的工作履历和相关资格文件。第五章第三十条规定，申办者的临床试验的质量管理体系应当涵盖临床试验的全过程，包括临床试验的设计、实施、记录、评估、结果报告和文件归档。质量管理包括有效的试验方案设计、收集数据的方法及流程、对于临床试验中作出决策所必须的信息采集。申办者应当履行管理职责。根据临床试验需要可建立临床试验的研究和管理团队，以指导、监督临床试验实施。研究和管理团队内部的工作应当及时沟通。在药品监督管理部门检查时，研究和管理团队均应当派员参加。

35. 申办者委托给合同研究组织的工作应当签订合同，合同中应当明确的内容包括（ ）

A. 委托的具体工作以及相应的标准操作规程

B. 对被委托方的书面要求

C. 被委托方需要提交给申办方的报告要求

D. 与受试者的损害赔偿措施相关的事项

E. 申办方有权确认被委托工作执行标准操作规程的情况

答案与解析：ABCDE。《药物临床试验质量管理规范》第五章第三十三条规定，（二）申办者委托给合同研究组织的工作应当签订合同。合同中应当明确以下内容：委托的具体工作以及相应的标准操作规程；申办者有权确认被委托工作执行标准操作规程的情况；对被委托方的书面要求；被委托方需要提交给申办者的报告要求；与受试者的损害赔偿措施相关的事项；其他与委托工作有关的事项。合同研究组织如存在任务转包，应当获得申办者的书面批准。

36. 针对试验药品，申办者的责任有（ ）

A. 确保试验用药品及时送达研究者和临床试验机构，保证受试者及时使用

B. 保存试验用药品的运输、接收、分发、回收和销毁记录

C. 确保试验用药品按照试验方案使用，应当向受试者说明试验用药品的正确使用方法

D. 建立试验用药品回收管理制度，保证

缺陷产品的召回、试验结束后的回收、过期后回收

E. 建立未使用试验用药品的销毁制度

答案与解析：ABDE。《药物临床试验质量管理规范》第四章第二十一条规定，（四）研究者应当确保试验用药品按照试验方案使用，应当向受试者说明试验用药品的正确使用方法。第五章第四十五条规定，（四）申办者应当确保试验用药品及时送达研究者和临床试验机构，保证受试者及时使用；保存试验用药品的运输、接收、分发、回收和销毁记录；建立试验用药品回收管理制度，保证缺陷产品的召回、试验结束后的回收、过期后回收；建立未使用试验用药品的销毁制度。所有试验用药品的管理过程应当有书面记录，全过程计数准确。

37. 申办者应当在试验方案或合同中明确（ ）可直接到试验现场，查阅源数据、源文件

A. 监查员

B. 稽查员

C. 公正见证人

D. 伦理委员会的审查者

E. 药品监督管理部门的检查人员

答案与解析：ABDE。《药物临床试验质量管理规范》第五章第四十六条规定，（一）申办者应当在试验方案或者合同中明确研究者和临床试验机构允许监查员、稽查员、伦理委员会的审查者及药品监督管理部门的检查人员，能够直接查阅临床试验相关的源数据和源文件。

38. 申办者提前终止或者暂停临床试验，申办者应当立即告知（ ），并说明理由

A. 研究者

B. 临床试验机构

C. 药品监督管理部门

D. 伦理委员会

答案与解析：ABC。《药物临床试验质量管理规范》第五章第五十四条规定，申办者提前终止或者暂停临床试验，应当立即告知研究者和临床试验机构、药品监督管理部门，并说明理由。

39. 关于申办者保证临床试验依从性，以下说法正确的是（ ）

A. 发现研究者、临床试验机构、申办者的人员在临床试验中不遵守试验方时，申办者应当立即采取措施予以纠正

B. 发现重要的依从性问题时，可能对受试者安全和权益，或者对临床试验数据可靠性产生重大影响的，申办者应当及时进行根本原因分析，采取适当的纠正和预防措施

C. 发现研究者、临床试验机构有严重的或者劝阻不改的不依从问题时，申办者应当终止该研究者、临床试验机构继续参加临床试验，并及时书面报告药品监督管理部门

D. 若违反试验方案或者本规范的问题严重时，申办者可追究相关人员的责任，并报告药品监督管理部门

答案与解析：ABCD。《药物临床试验质量管理规范》第五章第五十三条规定，（一）发现研究者、临床试验机构、申办者的人员在临床试验中不遵守试验方案、标准操作规程、本规范、相关法律法规时，申办者应当立即采取措施予以纠正，保证临床试验的良好依从性；（二）发现重要的依从性问题时，可能对受试者安全和权益，或者对临床试验数据可靠性产生重大影响的，申办者应当及时进行根本原因分析，采取适当的纠正和预防措施。若违反试验方案或者本规范的问题严重时，申办者可追究相关人员的责任，并报告药品监督管理部门；（三）发现研究者、临床试验机构有严重的或者劝阻不改的不依从问题时，申办者应当终止该研究者、临床试验机构继续参加临床试验，并及时书面报告药品监督管理部门。同时，申办者和研究者应当采取相应的紧急安全性措施，以保护受试

者的安全和权益。

40. 临床试验设计包括（　）
   A. 明确临床试验的主要终点和次要终点
   B. 治疗方法、试验用药品的剂量、给药方案
   C. 减少或者控制偏倚所采取的措施，包括随机化和盲法的方法和过程
   D. 对照组选择的理由和试验设计的描述（如双盲、安慰剂对照、平行组设计），并对研究设计、流程和不同阶段以流程图形式表示
   E. 盲底保存和揭盲的程序

答案与解析：ABCDE。《药物临床试验质量管理规范》第六章第六十一条规定，临床试验的科学性和试验数据的可靠性，主要取决于试验设计，试验设计通常包括：（一）明确临床试验的主要终点和次要终点。（二）对照组选择的理由和试验设计的描述（如双盲、安慰剂对照、平行组设计），并对研究设计、流程和不同阶段以流程图形式表示。（三）减少或者控制偏倚所采取的措施，包括随机化和盲法的方法和过程。采用单盲或者开放性试验需要说明理由和控制偏倚的措施。（四）治疗方法、试验用药品的剂量、给药方案。试验用药品的剂型、包装、标签。（八）盲底保存和揭盲的程序。

41. 试验方案包括但不限于（　）
   A. 试验基本信息
   B. 研究背景资料
   C. 试验目的
   D. 试验设计
   E. 试验实施方式（方法、内容、步骤）

答案与解析：ABCDE。《药物临床试验质量管理规范》第六章第五十七条规定，试验方案通常包括基本信息、研究背景资料、试验目的、试验设计、实施方式（方法、内容、步骤）等内容。

42. 方案中受试者的治疗部分通常包括（　）
   A. 受试者在临床试验各组应用的所有试验用药品名称、给药剂量、给药方案、给药途径和治疗时间以及随访期限
   B. 临床试验前和临床试验中允许的合并用药（包括急救治疗用药）或者治疗，和禁止使用的药物或者治疗
   C. 评价受试者依从性的方法
   D. 受试者退出临床试验的标准和程序

答案与解析：ABC。《药物临床试验质量管理规范》第六章第六十四条规定，受试者的治疗通常包括：（一）受试者在临床试验各组应用的所有试验用药品名称、给药剂量、给药方案、给药途径和治疗时间以及随访期限；（二）临床试验前和临床试验中允许的合并用药（包括急救治疗用药）或者治疗，和禁止使用的药物或者治疗；（三）评价受试者依从性的方法。

43. 方案中安全性评价通常包括（　）
   A. 详细描述临床试验的安全性指标
   B. 详细描述安全性指标的评价、记录、分析方法和时间点
   C. 不良事件和伴随疾病的记录和报告程序
   D. 不良事件的统计描述方法
   E. 不良事件的随访方式与期限

答案与解析：ABCE。《药物临床试验质量管理规范》第六章第六十七条规定，安全性评价通常包括：（一）详细描述临床试验的安全性指标；（二）详细描述安全性指标的评价、记录、分析方法和时间点；（三）不良事件和伴随疾病的记录和报告程序；（四）不良事件的随访方式与期限。

44. 关于研究资料的保存，以下说法正确的是（　）
   A. 用于申请药品注册的临床试验，必备文件应当至少保存至试验药物被批准上市后 5 年
   B. 用于申请药品注册的临床试验，必备文件应当至少保存至临床试验终止后

5 年

C. 未用于申请药品注册的临床试验，必备文件应当至少保存至临床试验终止后5 年

D. 未用于申请药品注册的临床试验，必备文件应当至少保存至试验药物被批准上市后5 年

答案与解析：AC。《药物临床试验质量管理规范》第八章第八十条规定，用于申请药品注册的临床试验，必备文件应当至少保存至试验药物被批准上市后5 年；未用于申请药品注册的临床试验，必备文件应当至少保存至临床试验终止后5 年。

45. 关于电子数据，以下说法正确的是（　）

A. 电子数据管理系统应当具有完整的使用标准操作规程

B. 电子数据管理系统应当通过可靠的系统验证

C. 电子系统数据修改的方式应当预先规定，其修改过程应当完整记录，原数据（如保留电子数据稽查轨迹、数据轨迹和编辑轨迹）应当保留

D. 电子数据管理系统应进行安全设置，未经授权的人员不能访。

E. 若数据处理过程中发生数据转换，应确保转换后的数据与原数据一致

答案与解析：ABCDE。《药物临床试验质量管理规范》第五章第三十六条规定了详细内容。

46. 申办者应当将可疑且非预期严重不良反应快速报告给（　）

A. 研究者

B. 临床试验机构

C. 伦理委员会

D. 药品监督管理部门

E. 卫生健康主管部门

答案与解析：ABCDE。《药物临床试验质量管理规范》第五章第四十八条规定，（一）申办者收到任何来源的安全性相关信息后，均应当立即分析评估，包括严重性、与试验药物的相关性以及是否为预期事件等。申办者应当将可疑且非预期严重不良反应快速报告给所有参加临床试验的研究者及临床试验机构、伦理委员会；申办者应当向药品监督管理部门和卫生健康主管部门报告可疑且非预期严重不良反应。

47. 申办者应将药物研发期间安全性更新报告报告给（　）

A. 研究者

B. 临床试验机构

C. 伦理委员会

D. 药品监督管理部门

E. 卫生健康主管部门

答案与解析：ABC。《药物临床试验质量管理规范》第五章第四十八条规定，申办者提供的药物研发期间安全性更新报告应当包括临床试验风险与获益的评估，有关信息通报给所有参加临床试验的研究者及临床试验机构、伦理委员会。

48. 关于临床试验样本，以下说法正确的是（　）

A. 涉及医学判断的样本检测实验室应当符合相关法规并具备相应资质

B. 临床试验中采集标本的管理、检测、运输和储存应当保证质量

C. 禁止实施与伦理委员会同意的试验方案无关的生物样本检测（如基因等）

D. 临床试验后，剩余样本的继续保存或将来可能被使用等情况，应当由受试者签署知情同意书

E. 临床试验后，剩余样本的继续保存或将来可能被使用等情况，可以豁免签署知情同意书

答案与解析：ABCD。《药物临床试验质量管理规范》第五章第三十七条规定，（二）涉及医学判断的样本检测实验室，应当符合相关规定并具备相应资质。临床试验中采集标本的管理、检测、运输和储存应当保证质量。禁止实施与伦理委员会同意的试验方案无关

的生物样本检测（如基因等）。临床试验结束后，剩余标本的继续保存或者将来可能被使用等情况，应当由受试者签署知情同意书，并说明保存的时间和数据的保密性问题，以及在何种情况下数据和样本可以和其他研究者共享等。

49. 试验用药品的供给和管理应当符合的条件有（　）
   A. 申办者负责向研究者和临床试验机构提供试验用药品
   B. 申办者在临床试验获得伦理委员会同意和药品监督管理部门许可或者备案之前，可以向研究者和临床试验机构提供试验用药品
   C. 申办者应当向研究者和临床试验机构提供试验用药品的书面说明
   D. 申办者应当采取措施确保试验期间试验用药品的稳定性
   E. 申办者应当确保试验用药品及时送达研究者和临床试验机构，保证受试者及时使用

答案与解析：ACDE。《药物临床试验质量管理规范》第五章第四十五条规定，（一）申办者负责向研究者和临床试验机构提供试验用药品。（二）申办者在临床试验获得伦理委员会同意和药品监督管理部门许可或者备案之前，不得向研究者和临床试验机构提供试验用药品。（三）申办者应当向研究者和临床试验机构提供试验用药品的书面说明，说明应当明确试验用药品的使用、贮存和相关记录。申办者制定试验用药品的供给和管理规程，包括试验用药品的接收、贮存、分发、使用及回收等。从受试者处回收以及研究人员未使用试验用药品应当返还申办者，或者经申办者授权后由临床试验机构进行销毁。（四）申办者应当确保试验用药品及时送达研究者和临床试验机构，保证受试者及时使用；保存试验用药品的运输、接收、分发、回收和销毁记录；建立试验用药品回收管理制度，保证缺陷产品的召回、试验结束后的回收、过期后回收；建立未使用试验用药品的销毁制度。所有试验用药品的管理过程应当有书面记录，全过程计数准确。（五）申办者应当采取措施确保试验期间试验用药品的稳定性。试验用药品的留存样品保存期限，在试验用药品贮存时限内，应当保存至临床试验数据分析结束或者相关法规要求的时限，两者不一致时取其中较长的时限。

50. 关于研究者手册，以下说法正确的是（　）
   A. 申办者提供的《研究者手册》是关于试验药物的药学、非临床和临床资料的汇编
   B. 研究者手册目的是帮助研究者和参与试验的其他人员更好地理解和遵守试验方案
   C. 申办者应当制定研究者手册修订的书面程序
   D. 申办者负责更新研究者手册并及时送达研究者
   E. 申办者负责将更新的手册递交伦理委员会

答案与解析：ABCD。《药物临床试验质量管理规范》第七章第七十三条规定，申办者提供的《研究者手册》是关于试验药物的药学、非临床和临床资料的汇编，其内容包括试验药物的化学、药学、毒理学、药理学和临床的资料和数据。研究者手册目的是帮助研究者和参与试验的其他人员更好地理解和遵守试验方案，帮助研究者理解试验方案中诸多关键的基本要素，包括临床试验的给药剂量、给药次数、给药间隔时间、给药方式等，主要和次要疗效指标和安全性的观察和监测。第七章第七十五条规定，申办者应当制定研究者手册修订的书面程序。在临床试验期间至少一年审阅研究者手册一次。申办者根据临床试验的研发步骤和临床试验过程中获得的相关药物安全性和有效性的新信息，在研

究者手册更新之前，应当先告知研究者，必要时与伦理委员会、药品监督管理部门沟通。申办者负责更新研究者手册并及时送达研究者，研究者负责将更新的手册递交伦理委员会。

51. 关于必备文件的保存，以下说法正确的是（ ）

A. 保存文件的设备条件应当具备防止光线直接照射、防水、防火等条件，有利于文件的长期保存

B. 应当制定文件管理的标准操作规程

C. 被保存的文件需要易于识别、查找、调阅和归位

D. 用于保存临床试验资料的介质应当确保源数据或者其核证副本在留存期内保存完整和可读取

E. 用于保存临床试验资料的介质需定期测试或者检查恢复读取的能力，免于被故意或者无意地更改或者丢失

答案与解析：ABCDE。《药物临床试验质量管理规范》第七十九条规定，申办者、研究者和临床试验机构应当确认均有保存临床试验必备文件的场所和条件。保存文件的设备条件应当具备防止光线直接照射、防水、防火等条件，有利于文件的长期保存。应当制定文件管理的标准操作规程。被保存的文件需要易于识别、查找、调阅和归位。用于保存临床试验资料的介质应当确保源数据或者其核证副本在留存期内保存完整和可读取，并定期测试或者检查恢复读取的能力，免于被故意或者无意地更改或者丢失。

52. 关于中心化监查，以下说法正确的是（ ）

A. 中心化监查是及时地对正在实施的临床试验进行远程评估

B. 中心化监查可以替代现场监查

C. 中心化监查汇总不同的临床试验机构采集的数据进行远程评估

D. 中心化监查应用统计分析可确定数据的趋势，有助于选择监查现场和监查程序

E. 中心化监查的过程有助于提高临床试验的监查结果

答案与解析：ACDE。《药物临床试验质量管理规范》第五章第四十九条规定，（七）现场监查和中心化监查应当基于临床试验的风险结合进行。现场监查是在临床试验现场进行监查，通常应当在临床试验开始前、实施中和结束后进行。中心化监查是及时地对正在实施的临床试验进行远程评估，以及汇总不同的临床试验机构采集的数据进行远程评估。中心化监查的过程有助于提高临床试验的监查效果，是对现场监查的补充。中心化监查中应用统计分析可确定数据的趋势，包括不同的临床试验机构内部和临床试验机构间的数据范围及一致性，并能分析数据的特点和质量，有助于选择监查现场和监查程序。

53. 关于申办者的质量保证和质量控制，以下说法正确的是（ ）

A. 申办者负责制定、实施和及时更新有关临床试验质量保证和质量控制系统的标准操作规程

B. 申办者是临床试验质量的第一责任人，研究者是最终责任人

C. 申办者应当与研究者和临床试验机构等所有参加临床试验的相关单位签订合同，明确各方职责

D. 申办者与各相关单位签订的合同中应当注明申办者的监查和稽查、药品监督管理部门的检查可直接到试验现场，查阅源数据、源文件和报告

E. 临床试验和实验室检测的全过程均需严格按照质量管理标准操作规程进行

答案与解析：ACDE。《药物临床试验质量管理规范》第五章第三十二条规定，（一）申办者负责制定、实施和及时更新有关临床试验质量保证和质量控制系统的标准操作规程，确保临床试验的实施、数据的产生、记录和

报告均遵守试验方案、本规范和相关法律法规的要求；（二）临床试验和实验室检测的全过程均需严格按照质量管理标准操作规程进行。数据处理的每个阶段均有质量控制，以保证所有数据是可靠的，数据处理过程是正确的；（三）申办者应当与研究者和临床试验机构等所有参加临床试验的相关单位签订合同，明确各方职责；（四）申办者与各相关单位签订的合同中应当注明申办者的监查和稽查、药品监督管理部门的检查可直接到试验现场，查阅源数据、源文件和报告。

54. 试验用药品的制备、包装、标签和编码应当符合的要求有（　）

A. 试验药物制备应当符合临床试验用药品生产质量管理相关要求

B. 申办者应当明确规定试验用药品的贮存温度、运输条件（是否需要避光）、贮存时限、药物溶液的配制方法和过程，及药物输注的装置要求等

C. 试验用药品的包装，应当能确保药物在运输和贮存期间不被污染或者变质

D. 在盲法试验中，试验用药品的编码系统应当包括紧急揭盲程序

E. 研究机构可以根据管理需要，更换申办者提供的试验用药品包装

答案与解析：ABCD。《药物临床试验质量管理规范》第五章第四十四条规定，（一）试验药物制备应当符合临床试验用药品生产质量管理相关要求；试验用药品的包装标签上应当标明仅用于临床试验、临床试验信息和临床试验用药品信息；在盲法试验中能够保持盲态。（二）申办者应当明确规定试验用药品的贮存温度、运输条件（是否需要避光）、贮存时限、药物溶液的配制方法和过程，及药物输注的装置要求等。试验用药品的使用方法应当告知试验的所有相关人员，包括监查员、研究者、药剂师、药物保管人员等。（三）试验用药品的包装，应当能确保药物在运输和贮存期间不被污染或者变质。（四）在盲法试验中，试验用药品的编码系统应当包括紧急揭盲程序，以便在紧急医学状态时能够迅速识别何种试验用药品，而不破坏临床试验的盲态。

55. 试验方案中基本信息一般包含（　）

A. 试验方案标题、编号、版本号和日期

B. 申办者的名称和地址

C. 研究者姓名、职称和职务

D. 受试者的姓名和地址

E. 临床试验机构的地址和电话

答案与解析：ABCE。《药物临床试验质量管理规范》第六章第五十八条规定，试验方案中基本信息一般包含：（一）试验方案标题、编号、版本号和日期；（二）申办者的名称和地址；（三）申办者授权签署、修改试验方案的人员姓名、职务和单位；（四）申办者的医学专家姓名、职务、所在单位地址和电话；（五）研究者姓名、职称、职务，临床试验机构的地址和电话；（六）参与临床试验的单位及相关部门名称、地址。

56. 试验方案中受试者的选择和退出通常包括（　）

A. 受试者的入选标准

B. 受试者的排除标准

C. 受试者暂停给药标准

D. 受试者退出临床试验的标准和程序

E. 受试者的剔除标准

答案与解析：ABD。《药物临床试验质量管理规范》第六章第六十三条规定，受试者的选择和退出通常包括：（一）受试者的入选标准；（二）受试者的排除标准；（三）受试者退出临床试验的标准和程序。

57. 研究者手册中试验药物在人体的药代动力学信息摘要包括（　）

A. 药代动力学（吸收和代谢，血浆蛋白结合，分布和消除）

B. 试验药物的一个参考剂型的生物利用度（绝对、相对生物利用度）

C. 相互作用（如药物-药物的相互作用）

D. 人群亚组（如性别、年龄和脏器功能受损）

E. 其他药代动力学数据（如在临床试验期间完成的群体研究结果）

答案与解析：ABCDE。《药物临床试验质量管理规范》第七章第七十七条规定，（十二）试验药物在人体的药代动力学信息摘要，包括药代动力学（吸收和代谢，血浆蛋白结合，分布和消除）；试验药物的一个参考剂型的生物利用度（绝对、相对生物利用度）；人群亚组（如性别、年龄和脏器功能受损）；相互作用（如药物-药物相互作用和食物的作用）；其他药代动力学数据（如在临床试验期间完成的群体研究结果）。

58. 关于申办者应当给予受试者和研究者补偿或者赔偿，以下说法正确的是（　）

A. 申办者应当向研究者和临床试验机构提供与临床试验相关的法律上、经济上的保险或者保证，但不包括研究者和临床试验机构自身的过失所致的损害

B. 申办者应当承担受试者与试验药物相关的损害或者死亡的诊疗费用，以及相应的补偿，其余部分由试验机构和受试者承担

C. 申办者和研究者应当及时兑付给予受试者的补偿或者赔偿

D. 申办者提供给受试者补偿的方式方法，应当符合相关的法律法规

E. 申办者应当免费向受试者提供试验用药品，支付与临床试验相关的医学检测费用

答案与解析：ACDE。《药物临床试验质量管理规范》第五章第三十九条规定，（一）申办者应当向研究者和临床试验机构提供与临床试验相关的法律上、经济上的保险或者保证，并与临床试验的风险性质和风险程度相适应。但不包括研究者和临床试验机构自身的过失所致的损害。（二）申办者应当承担受试者与临床试验相关的损害或者死亡的诊疗费用，以及相应的补偿。申办者和研究者应当及时兑付给予受试者的补偿或者赔偿。（三）申办者提供给受试者补偿的方式方法，应当符合相关的法律法规。（四）申办者应当免费向受试者提供试验用药品，支付与临床试验相关的医学检测费用。

59. 申办者应当向研究者、临床试验机构和伦理委员会及时通知在临床试验中发现的（　）

A. 可能影响受试者安全的问题

B. 可能影响临床试验实施的问题

C. 可能改变伦理委员会同意意见的问题

D. 可疑且非预期严重不良反应

E. 药物研发期间安全性更新报告

答案与解析：ABCDE。《药物临床试验质量管理规范》第五章第四十七条规定，申办者负责药物试验期间试验用药品的安全性评估。申办者应当将临床试验中发现的可能影响受试者安全、可能影响临床试验实施、可能改变伦理委员会同意意见的问题，及时通知研究者和临床试验机构、药品监督管理部门。第五章第四十八条规定，（一）申办者收到任何来源的安全性相关信息后，均应当立即分析评估，包括严重性、与试验药物的相关性以及是否为预期事件等。申办者应当将可疑且非预期严重不良反应快速报告给所有参加临床试验的研究者及临床试验机构、伦理委员会；申办者应当向药品监督管理部门和卫生健康主管部门报告可疑且非预期严重不良反应；（二）申办者提供的药物研发期间安全性更新报告应当包括临床试验风险与获益的评估，有关信息通报给所有参加临床试验的研究者及临床试验机构、伦理委员会。

60. 人体生物利用度和生物等效性试验中，受试者的选择一般应符合的条件有（　）

A. 年龄在18岁以上（含18岁）

B. 应涵盖一般人群的特征，包括年龄、

性别和种族

C. 如果药物拟用于两种性别，那么研究入选的男性和女性应占相似的比例

D. 如果药物主要适用于老年人群，那么入选受试者应尽可能多地选择老年人

E. 考虑选择一些吸收、代谢异常病例，考察药物代谢的特殊性。

答案与解析：ABCD。《中国药典》9011 药物制剂人体生物利用度和生物等效性试验指导原则，1.4 受试者，应在试验计划中清楚地列出入选和排除标准，受试者不应小于 18 岁，体重一般在 19～26kg/m²。临床试验中受试者的选择要求一般包括：年龄在 18 岁以上（含 18 岁）；应涵盖一般人群的特征，包括年龄、性别和种族；如果药物拟用于两种性别，那么研究入选的男性和女性应占相似的比例；如果药物主要适用于老年人群，那么入选受试者应尽可能多地选择老年人等。

61. 以下不可以包含受试者真实姓名的有（　）

A. SAE 报告表

B. 受试者鉴认代码表

C. 病例报告表

D. 试验血样采集原始记录表

E. 筛选入选表

答案与解析：ACE。《药物临床试验质量管理规范》第二章第十一条规定，（三十）受试者鉴认代码，指临床试验中分配给受试者以辩识其身份的唯一代码。研究者在报告受试者出现的不良事件和其他与试验有关的数据时，用该代码代替受试者姓名以保护其隐私。

62. 临床试验原始记录的要求有（　）

A. 及时　　B. 准确

C. 完整　　D. 规范

E. 真实

答案与解析：ABCDE。《药物临床试验质量管理规范》第四章第二十五条规定，（二）研究者应当确保所有临床试验数据是从临床试验的源文件和试验记录中获得的，是准确、完整、可读和及时的。源数据应当具有可归因性、易读性、同时性、原始性、准确性、完整性、一致性和持久性。源数据的修改应当留痕，不能掩盖初始数据，并记录修改的理由。

63. 以下应体现在 BE 试验的受试者给药过程原始记录中的有（　）

A. 给药剂量

B. 执行给药的研究者和核对者的签名

C. 给予的是试验药物或对照药物

D. 给药时间

E. 受试者的姓名

答案与解析：ABCD。BE 试验受试者的给药过程的原始记录应包括给药剂量、执行给药的研究者和核对者的签名、给予的是试验药物或对照药物、给药时间等。

64. 以下需要在启动 BE 试验前完成的工作有（　）

A. 获得伦理委员会的批件

B. 具有合法的备案证明

C. 受试者签署知情同意书

D. 签署临床试验协议

E. 预筛选受试者

答案与解析：ABD。《药物临床试验质量管理规范》第四章第十九条规定，（一）临床试验实施前，研究者应当获得伦理委员会的书面同意；未获得伦理委员会书面同意前，不能筛选受试者。第五章第四十一条规定，临床试验开始前，申办者应当向药品监督管理部门提交相关的临床试验资料，并获得临床试验的许可或者完成备案。第五章第三十八条规定，临床试验各方参与临床试验前，申办者应当明确其职责，并在签订的合同中注明。

65. 试验用药品的标签需包含（　）

A. 注明“仅用于临床试验”

B. 规格和用法用量

C. 储存条件

D. 批号和有效期

E. 建议销售价格

答案与解析：ABCD。《药物临床试验质量管理规范》第五章第四十四条规定，（一）试验用药品的包装标签上应当标明仅用于临床试验、临床试验信息和临床试验用药品信息；（二）申办者应当明确规定试验用药品的贮存温度、运输条件（是否需要避光）、贮存时限等。

66. QA 需核实（　）的合规性

A. 项目实施是否符合方案规定

B. 项目实施是否符合相关 SOP 的规定

C. 项目实施是否符合领导的要求

D. 项目实施是否符合申办者的要求

E. 项目实施是否符合 GCP 相关的规定

答案与解析：ABE。《药物临床试验质量管理规范》第五章第三十二条规定，（一）申办者负责制定、实施和及时更新有关临床试验质量保证和质量控制系统的标准操作规程，确保临床试验的实施、数据的产生、记录和报告均遵守试验方案、本规范和相关法律法规的要求；（二）临床试验和实验室检测的全过程均需严格按照质量管理标准操作规程进行。数据处理的每个阶段均有质量控制，以保证所有数据是可靠的，数据处理过程是正确的；（三）申办者应当与研究者和临床试验机构等所有参加临床试验的相关单位签订合同，明确各方职责；（四）申办者与各相关单位签订的合同中应当注明申办者的监查和稽查、药品监督管理部门的检查可直接到试验现场，查阅源数据、源文件和报告。

67. 临床试验的研究人员必须进行的培训有（　）

A. 办公软件使用　B. 试验方案

C. 相关 SOP　D. GCP

E. QA

答案与解析：BCD。《药物临床试验质量管理规范》第四章第十六条规定，（一）具有在临床试验机构的执业资格；具备临床试验所需的专业知识、培训经历和能力；能够根据申办者、伦理委员会和药品监督管理部门的要求提供最新的工作履历和相关资格文件；（二）熟悉申办者提供的试验方案、研究者手册、试验药物相关资料信息；（三）熟悉并遵守本规范和临床试验相关的法律法规。

三、是非题

1. 临床试验应当权衡受试者和社会的预期风险和获益，只有当预期的获益相当于风险时，方可实施或者继续临床试验。

答案与解析：错。《药物临床试验质量管理规范》第一章第四条规定，临床试验应当权衡受试者和社会的预期风险和获益，只有当预期的获益大于风险时，方可实施或者继续临床试验。

2. 在临床试验期间，受试者可以随时了解有关试验的信息资料。

答案与解析：对。《药物临床试验质量管理规范》第四章第二十三条规定，（四）研究者或者指定研究人员应当充分告知受试者有关临床试验的所有相关事宜，包括书面信息和伦理委员会的同意意见。

3. 伦理委员会应将所有记录保存至临床试验结束后 3 年。

答案与解析：错。《药物临床试验质量管理规范》第三章第十五条规定，伦理委员会应当保留伦理审查的全部记录，包括伦理审查的书面记录、委员信息、递交的文件、会议记录和相关往来记录等。所有记录应当至少保存至临床试验结束后 5 年。

4. 伦理委员会可以根据需要邀请委员以外的相关专家参与审查及投票。

答案与解析：错。《药物临床试验质量管理规范》第三章第十三条规定，（八）伦理委员会可以根据需要邀请委员以外的相关专家参与审查，但不能参与投票。

5. 受试者可以无理由退出临床试验。研究者在尊重受试者个人权利的同时，不需要了解其退出理由。

答案与解析：错。《药物临床试验质量管理规范》第四章第十八条规定，（四）受试者可以无理由退出临床试验。研究者在尊重受试者个人权利的同时，应当尽量了解其退出理由。

6. 申办者应保证其使用的电子数据管理系统在整个试验过程中始终处于验证有效的状态。

答案与解析：对。《药物临床试验质量管理规范》第五章第三十六条规定，（三）申办者使用的电子数据管理系统，应当通过可靠的系统验证，符合预先设置的技术性能，以保证试验数据的完整、准确、可靠，并保证在整个试验过程中系统始终处于验证有效的状态。

7. 在临床试验的信息和受试者信息处理过程中，应当注意避免信息的非法或者未授权的查阅、公开、散播、修改、损毁、丢失。

答案与解析：对。《药物临床试验质量管理规范》第四章第二十五条规定，（五）在临床试验的信息和受试者信息处理过程中应当注意避免信息的非法或者未授权的查阅、公开、散播、修改、损毁、丢失。临床试验数据的记录、处理和保存应当确保记录和受试者信息的保密性。

8. 申办者负责向受试者直接提供试验用药品。

答案与解析：错。《药物临床试验质量管理规范》第五章第四十五条规定，（一）申办者负责向研究者和临床试验机构提供试验用药品。

9. 如果研究者或临床试验机构在试验期间发生严重违反试验方案或者药物临床试验质量管理规范的问题时，申办者可追究相关人员的责任，并报告药品监督管理部门。

答案与解析：对。《药物临床试验质量管理规范》第五章第五十三条规定，（二）发现重要的依从性问题时，可能对受试者安全和权益，或者对临床试验数据可靠性产生重大影响的，申办者应当及时进行根本原因分析，采取适当的纠正和预防措施。若违反试验方案或者本规范的问题严重时，申办者可追究相关人员的责任，并报告药品监督管理部门。

10. 试验药物制备应当符合临床试验用药品生产质量管理相关要求。

答案与解析：对。《药物临床试验质量管理规范》第五章第四十四条规定，（一）试验药物制备应当符合临床试验用药品生产质量管理相关要求；试验用药品的包装标签上应当标明仅用于临床试验、临床试验信息和临床试验用药品信息；在盲法试验中能够保持盲态。

11.《药物临床试验质量管理规范》的目的之一是使药物临床试验达到预期的治疗效果。

答案与解析：错。《药物临床试验质量管理规范》第二章第十一条规定，临床试验，指以人体（患者或健康受试者）为对象的试验，意在发现或验证某种试验药物的临床医学、药理学以及其他药效学作用、不良反应，或者试验药物的吸收、分布、代谢和排泄，以确定药物的疗效与安全性的系统性试验。

12. 制定《药物临床试验质量管理规范》的其中一个法规依据是《中华人民共和国药品管理法》。

答案与解析：对。《药物临床试验质量管理规范》第一章第一条规定，根据《中华人民共和国药品管理法》《中华人民共和国疫苗管理法》《中华人民共和国药品管理法实施条例》，参照国际公认原则而制定的。

13. 临床试验方案批准后，在临床试验过程中的任何修改均可不报告伦理委员会。

答案与解析：错。《药物临床试验质量管理规范》第三章第十二条规定，（一）伦理委员会应当审查的文件包括：试验方案和试验方案修订版。第四章第二十条规定，（二）未经申办者和伦理委员会的同意，研究者不得修改或者偏离试验方案，但不包括为了及时消除对受试者的紧急危害或者更换监查员、电话号码等仅涉及临床试验管理方面的改动。

14. 伦理委员会中的非医学专业的委员不参加投票。

答案与解析：错。《药物临床试验质量管理规范范》第三章第十三条规定，（四）伦理委员会会议审查意见的投票委员应当参与会议的审查和讨论，包括了各类别委员，具有不同性别组成，并满足其规定的人数。会议审查意见应当形成书面文件。

15. 因中途退出试验会影响数据统计结果，所以受试者一旦签署知情同意书入选临床试验，就不得退出试验。

答案与解析：错。《药物临床试验质量管理规范》第四章第十八条规定，（四）受试者可以无理由退出临床试验。研究者在尊重受试者个人权利的同时，应当尽量了解其退出理由。第二十四条规定，（十三）受试者参加试验是自愿的，可以拒绝参加或者有权在试验任何阶段随时退出试验而不会遭到歧视或者报复，其医疗待遇与权益不会受到影响。

16. 无民事行为能力的人，因不能表达其意思，故不能作为临床试验受试者。

答案与解析：错。《药物临床试验质量管理规范》第四章第二十三条规定，（十）受试者为无民事行为能力的，应当取得其监护人的书面知情同意；受试者为限制民事行为能力的人的，应当取得本人及其监护人的书面知情同意。当监护人代表受试者知情同意时，应当在受试者可理解的范围内告知受试者临床试验的相关信息，并尽量让受试者亲自签署知情同意书和注明日期。

17. 临床观察及实验室检查的项目和测定次数、随访步骤可根据试验情况而定，在临床试验方案中可不包括该项内容。

答案与解析：错。《药物临床试验质量管理规范》第六章第六十二条规定，试验方案中通常包括临床和实验室检查的项目内容。

18. 不良事件的随访及医疗措施在试验结束时同时结束。

答案与解析：错。《药物临床试验质量管理规范》第六章第六十五条规定，制订明确的访视和随访计划，包括临床试验期间、临床试验终点、不良事件评估及试验结束后的随访和医疗处理。

19. 在临床试验过程中如发生不良事件，研究者应首先征得申办者同意，再采取必要措施。

答案与解析：错。《药物临床试验质量管理规范》第四章第十八条规定，（二）在临床试验和随访期间，对于受试者出现与试验相关的不良事件，包括有临床意义的实验室异常时，研究者和临床试验机构应当保证受试者得到妥善的医疗处理，并将相关情况如实告知受试者。

《涉及人的生物医学研究伦理审查办法》相关试题

一、单选题

1. 国家卫生计生委《涉及人的生物医学研究伦理审查办法》发布时间为（　）

A. 2015 年　　B. 2016 年

C. 2017 年　　D. 2018 年

答案与解析：B。《涉及人的生物医学研究伦理审查办法》于 2016 年 10 月 12 日经国家卫生健康委员会（原国家卫生和计划生育委员会）公布。

2. 成立国家医学伦理专家委员会的是（　）

A. 国家卫生计生委

B. 省级卫生计生主管部门

C. 国家中医药管理局

D. 省级中医药管理部门

答案与解析：A。《涉及人的生物医学研究伦理审查办法》第一章第五条规定，国家卫生计生委负责全国涉及人的生物医学研究伦理审查工作的监督管理，成立国家医学伦理专家委员会。2018 年 3 月，根据第十三届全国人民代表大会第一次会议批准的国务院机构改革方案，将国家卫生和计划生育委员会的职责整合，组建中华人民共和国国家卫生健康委员会。

3. 成立国家中医药伦理专家委员会的是（　）

A. 国家卫生计生委

B. 省级卫生计生行政部门

C. 国家中医药管理局

D. 省级中医药管理部门

答案与解析： C。《涉及人的生物医学研究伦理审查办法》第一章第五条规定，国家中医药管理局负责中医药研究伦理审查工作的监督管理，成立国家中医药伦理专家委员会。

4. 负责指导、检查、评估本行政区域从事涉及人的生物医学研究的医疗卫生机构伦理委员会的工作，开展相关培训、咨询等工作的是（　）

A. 国家医学伦理专家委员会

B. 省级医学伦理专家委员会

C. 国家中医药伦理专家委员会

D. 省级中医药伦理专家委员会

答案与解析： B。《涉及人的生物医学研究伦理审查办法》第一章第六条规定，省级医学伦理专家委员会协助推动本行政区域涉及人的生物医学研究伦理审查工作的制度化、规范化，指导、检查、评估本行政区域从事涉及人的生物医学研究的医疗卫生机构伦理委员会的工作，开展相关培训、咨询等工作。

5. 涉及人的生物医学研究伦理审查工作管理责任主体的是（　）

A. 从事涉及人的生物医学研究的机构伦理委员会

B. 从事涉及人的生物医学研究的医疗卫生机构

C. 省级卫生计生行政部门

D. 省级中医药管理部门

答案与解析： B。《涉及人的生物医学研究伦理审查办法》第二章第七条规定，从事涉及人的生物医学研究的医疗卫生机构是涉及人的生物医学研究伦理审查工作的管理责任主体，应当设立伦理委员会，并采取有效措施保障伦理委员会独立开展伦理审查工作。

6. 关于医疗卫生机构和伦理委员会，以下说法错误的是（　）

A. 从事涉及人的生物医学研究的医疗卫生机构是涉及人的生物医学研究伦理审查工作的管理责任主体

B. 从事涉及人的生物医学研究的医疗卫生机构应当设立伦理委员会

C. 伦理委员会作出的审查决定需得到所在医疗机构法人的认可

D. 伦理委员会应当接受所在医疗卫生机构的管理和受试者的监督

答案与解析： C。《涉及人的生物医学研究伦理审查办法》第二章第七条规定，从事涉及人的生物医学研究的医疗卫生机构是涉及人的生物医学研究伦理审查工作的管理责任主体，应当设立伦理委员会，并采取有效措施保障伦理委员会独立开展伦理审查工作。第二章第十六条规定，伦理委员会应当接受所在医疗卫生机构的管理和受试者的监督。

7. 关于伦理委员会的委员，以下说法错误的是（　）

A. 应当从本机构的生物医学领域和伦理学、法学、社会学等领域专家中遴选产生

B. 人数不得少于 7 人

C. 应当有不同性别的委员

D. 少数民族地区应当考虑少数民族委员

答案与解析： A。《涉及人的生物医学研究伦理审查办法》第二章第九条规定，伦理委员会的委员应当从生物医学领域和伦理学、法学、社会学等领域的专家和非本机构的社会人士中遴选产生，人数不得少于 7 人，并且应当有不同性别的委员，少数民族地区应当考虑少数民族委员。

8. 伦理委员会的委员不得少于（　）人

A. 7　　B. 8

C. 9　　D. 11

答案与解析： A。《涉及人的生物医学研究伦理审查办法》第二章第九条规定，伦理委员会

会的委员应当从生物医学领域和伦理学、法学、社会学等领域的专家和非本机构的社会人士中遴选产生，人数不得少于7人，并且应当有不同性别的委员，少数民族地区应当考虑少数民族委员。

9. 临床试验实施过程中，不属于伦理委员会跟踪审查内容的有（　）

A. 是否按照已通过伦理审查的研究方案进行试验

B. 是否发生严重不良反应或者不良事件

C. 是否需要暂停或者提前终止研究项目

D. 药检报告的更新

答案与解析：D。《涉及人的生物医学研究伦理审查办法》第三章第二十七条规定，对已批准实施的研究项目，伦理委员会应当指定委员进行跟踪审查。跟踪审查包括以下内容：（一）是否按照已通过伦理审查的研究方案进行试验；（二）研究过程中是否擅自变更项目研究内容；（三）是否发生严重不良反应或者不良事件；（四）是否需要暂停或者提前终止研究项目；（五）其他需要审查的内容。

10.《涉及人的生物医学研究伦理审查办法》强调伦理委员会委员应当定期接受的培训是（　）

A. 谈判能力培训

B. 医学专业知识培训

C. 生物医学研究伦理知识及相关法律法规知识培训

D. 科研方法学培训

答案与解析：C。《涉及人的生物医学研究伦理审查办法》第二章第十条规定，伦理委员会委员应当具备相应的伦理审查能力，并定期接受生物医学研究伦理知识及相关法律法规知识培训。

11. 医疗卫生机构应当在伦理委员会设立之日起（　）内向本机构的执业登记机关备案，并在医学研究登记备案信息系统登记

A. 1个月　　B. 3个月

C. 6个月　　D. 12个月

答案与解析：B。《涉及人的生物医学研究伦理审查办法》第二章第十四条规定，医疗卫生机构应当在伦理委员会设立之日起3个月内向本机构的执业登记机关备案，并在医学研究登记备案信息系统登记。

12. 医疗卫生机构还应当于每年的（　）向备案的执业登记机关提交上一年度伦理委员会工作报告

A. 6月31日前　　B. 5月31日前

C. 4月31日前　　D. 3月31日前

答案与解析：D。《涉及人的生物医学研究伦理审查办法》第二章第十四条规定，医疗卫生机构还应当于每年3月31日前向备案的执业登记机关提交上一年度伦理委员会工作报告。

13. 伦理委员会作出一项决定，应当得到伦理委员会（　）人数同意

A. 全体委员的二分之一以上

B. 参会委员的二分之一以上

C. 全体委员的三分之二以上

D. 参会委员的三分之二以上

答案与解析：A。《涉及人的生物医学研究伦理审查办法》第三章第二十三条规定，伦理委员会作出决定应当得到伦理委员会全体委员的二分之一以上同意。

14. 对已批准研究项目的研究方案作较小修改且不影响研究的风险受益比的研究项目和研究风险不大于最小风险的研究项目可以采取（　）

A. 紧急会议审查

B. 会议审查

C. 简易审查/快速审查

D. 免除审查

答案与解析：C。《涉及人的生物医学研究伦理审查办法》第三章第二十四条规定，对已批准研究项目的研究方案作较小修改且不影响研究的风险受益比的研究项目和研究风险

不大于最小风险的研究项目可以申请简易审查程序。

15. 国家卫生管理部门要求在研究项目在实施前，研究项目负责人应当将该研究项目的主要内容、伦理审查决定在（　）登记

A. www. ClinicalTrials. gov

B. 中国临床试验注册中心

C. 省级卫生计生行政部门官方网站

D. 医学研究登记备案信息系统

答案与解析：D。《涉及人的生物医学研究伦理审查办法》第三章第二十五条规定，经伦理委员会批准的研究项目在实施前，研究项目负责人应当将该研究项目的主要内容、伦理审查决定在医学研究登记备案信息系统进行登记。

16. 关于知情同意原则，以下说法错误的是（　）

A. 尊重和保障受试者是否参加研究的自主决定权

B. 严格履行知情同意程序

C. 防止使用欺骗、利诱、胁迫等手段使受试者同意参加研究

D. 在某些情况下可以不允许受试者退出研究

答案与解析：D。《涉及人的生物医学研究伦理审查办法》第三章第十八条规定，涉及人的生物医学研究应当符合以下伦理原则：（一）知情同意原则。尊重和保障受试者是否参加研究的自主决定权，严格履行知情同意程序，防止使用欺骗、利诱、胁迫等手段使受试者同意参加研究，允许受试者在任何阶段无条件退出研究。

17. 伦理委员会应当对本机构开展的涉及人的生物医学研究项目进行伦理审查，审查类型不包括（　）

A. 初始审查　　B. 跟踪审查

C. 会议审查　　D. 复审

答案与解析：C。《涉及人的生物医学研究伦理审查办法》第二章第八条规定，伦理委员会的职责是保护受试者合法权益，维护受试者尊严，促进生物医学研究规范开展；对本机构开展涉及人的生物医学研究项目进行伦理审查，包括初始审查、跟踪审查和复审等；在本机构组织开展相关伦理审查培训。

18. 从事涉及人的生物医学研究的伦理委员会委员应当具有相关的专业背景，不属于伦理委员会委员所必须要求的专业领域是（　）

A. 生物医学　　B. 法学

C. 兽医学　　D. 社会学

答案与解析：C。《涉及人的生物医学研究伦理审查办法》第二章第九条规定，伦理委员会的委员应当从生物医学领域和伦理学、法学、社会学等领域的专家和非本机构的社会人士中遴选产生，人数不得少于7人，并且应当有不同性别的委员，少数民族地区应当考虑少数民族委员。

19. 关于独立顾问，以下说法错误的是（　）

A. 必要时，伦理委员会可以聘请独立顾问

B. 独立顾问需要签署利益冲突声明

C. 独立顾问对所审查项目的特定问题提供咨询意见，并参与表决

D. 独立顾问需要签署保密协议

答案与解析：C。《涉及人的生物医学研究伦理审查办法》第二章第九条规定，必要时，伦理委员会可以聘请独立顾问。独立顾问对所审查项目的特定问题提供咨询意见，不参与表决。

20. 涉及人的生物医学研究应当符合相关的伦理原则，以下不符合知情同意伦理原则的是（　）

A. 项目研究者开展研究，应当获得受试者自愿签署的知情同意书

B. 受试者不能以书面方式表示同意时，项目研究者应当获得其口头知情同意，

并提交过程记录和证明材料

C. 对无行为能力、限制行为能力的受试者，项目研究者应当获得其监护人或者法定代理人的书面知情同意

D. 无创性的收集受试者的临床标本，可以无须对患者进行知情同意

答案与解析：D。《涉及人的生物医学研究伦理审查办法》第四章第三十三条规定，项目研究者开展研究，应当获得受试者自愿签署的知情同意书；受试者不能以书面方式表示同意时，项目研究者应当获得其口头知情同意，并提交过程记录和证明材料。第三十四条规定，对无行为能力、限制行为能力的受试者，项目研究者应当获得其监护人或者法定代理人的书面知情同意。

21. 关于控制风险原则，以下说法正确的是（　）

A. 应当首先将科学和社会利益放在优先地位

B. 应当首先将受试者人身安全和健康权益放在优先地位

C. 应当将受试者人身安全、健康权益和科学、社会利益均放在优先地位

D. 以上说法均不正确

答案与解析：B。《涉及人的生物医学研究伦理审查办法》第三章第十八条规定，涉及人的生物医学研究应当符合以下伦理原则：（二）控制风险原则。首先将受试者人身安全、健康权益放在优先地位，其次才是科学和社会利益，研究风险与受益比例应当合理，力求使受试者尽可能避免伤害。

22. 关于多中心研究，以下说法错误的是（　）

A. 多中心研究可以建立协作审查机制，确保各项目研究机构遵循一致性和及时性原则

B. 牵头机构的伦理委员会负责项目审查，参与机构无须进行伦理审查

C. 参与机构的伦理委员会应当及时对本机构参与的研究进行伦理审查，并对牵头机构反馈审查意见

D. 为了保护受试者的人身安全，各机构均有权暂停或者终止本机构的项目研究

答案与解析：B。《涉及人的生物医学研究伦理审查办法》第三章第二十九条规定，多中心研究可以建立协作审查机制，确保各项目研究机构遵循一致性和及时性原则；牵头机构的伦理委员会负责项目审查，并对参与机构的伦理审查结果进行确认；参与机构的伦理委员会应当及时对本机构参与的研究进行伦理审查，并对牵头机构反馈审查意见；为了保护受试者的人身安全，各机构均有权暂停或者终止本机构的项目研究。

23. 关于境外机构或者个人与国内医疗卫生机构合作开展涉及人的生物医学研究，以下说法正确的是（　）

A. 应当向国内合作机构的伦理委员会申请研究项目伦理审查

B. 无须向国内合作机构的伦理委员会申请研究项目伦理审查

C. 国内医疗卫生机构不得与境外机构合作开展涉及人的生物医学研究

D. 国内医疗卫生机构不得与境外个人合作开展涉及人的生物医学研究

答案与解析：A。《涉及人的生物医学研究伦理审查办法》第三章第三十条规定，境外机构或者个人与国内医疗卫生机构合作开展涉及人的生物医学研究的，应当向国内合作机构的伦理委员会申请研究项目伦理审查。

24. 伦理审查工作具有独立性，其独立性体现在（　）

A. 不用接受上级部门的监督

B. 伦理委员会不能审查本机构承担或实施的研究项目

C. 应该由上级部门的伦理专家进行审查

D. 任何单位和个人不得干预伦理委员会的伦理审查过程及审查决定

答案与解析：D。《涉及人的生物医学研究伦理审查办法》第三章第三十二条规定，伦理审查工作具有独立性，任何单位和个人不得干预伦理委员会的伦理审查过程及审查决定。伦理委员会应当定期接受监管部门的监督。

25. 关于知情同意，以下说法错误的是（　）
    A. 项目研究者开展研究，应当获得受试者自愿签署的知情同意书
    B. 受试者不能以书面方式表示同意时，项目研究者应当获得其口头知情同意，并提交过程记录和证明材料
    C. 对无行为能力、限制行为能力的受试者，项目研究者应当获得其监护人或者法定代理人的书面知情同意
    D. 不管何种类型的研究，研究者均需要在项目研究开始前充分告知受试者并获得知情同意书

答案与解析：D。《涉及人的生物医学研究伦理审查办法》第四章第三十三条规定，项目研究者开展研究，应当获得受试者自愿签署的知情同意书；受试者不能以书面方式表示同意时，项目研究者应当获得其口头知情同意，并提交过程记录和证明材料。第三十四条规定，对无行为能力、限制行为能力的受试者，项目研究者应当获得其监护人或者法定代理人的书面知情同意。第三十七条规定，在心理学研究中，因知情同意可能影响受试者对问题的回答，从而影响研究结果的准确性的，研究者可以在项目研究完成后充分告知受试者并获得知情同意书。

26. 关于研究者是否应当再次获取受试者签署的知情同意书的情形，以下说法错误的是（　）
    A. 研究方案、范围、内容发生变化时，需要再次获取受试者签署的知情同意书
    B. 利用过去用于诊断、治疗的有身份标识的样本进行研究时，需要再次获取受试者签署的知情同意书
    C. 有身份标识的相关临床病史资料再次使用进行研究时，无须再次获取受试者签署的知情同意书
    D. 生物样本数据库中有身份标识的人体生物学样本再次使用进行研究时，需要再次获取受试者签署的知情同意书

答案与解析：C。《涉及人的生物医学研究伦理审查办法》第四章第三十八条规定，当发生下列情形时，研究者应当再次获取受试者签署的知情同意书：（一）研究方案、范围、内容发生变化的；（二）利用过去用于诊断、治疗的有身份标识的样本进行研究的；（三）生物样本数据库中有身份标识的人体生物学样本或者相关临床病史资料，再次使用进行研究的。

27. 研究者应当再次获取受试者签署的知情同意书的情形是（　）
    A. 研究者联系方式发生变化的
    B. 不可识别身份信息的病史资料，再次使用进行研究的
    C. 生物样本数据库中有身份标识的人体生物学样本或者相关临床病史资料，再次使用进行研究的
    D. 利用捐献者的生物样本进行研究，且该生物样本捐献者既往已经签署了知情同意书，同意所捐献样本及相关信息可用于所有医学研究

答案与解析：C。《涉及人的生物医学研究伦理审查办法》第四章第三十八条规定，当发生下列情形时，研究者应当再次获取受试者签署的知情同意书：（一）研究方案、范围、内容发生变化的；（二）利用过去用于诊断、治疗的有身份标识的样本进行研究的；（三）生物样本数据库中有身份标识的人体生物学样本或者相关临床病史资料，再次使用进行研究的；（四）研究过程中发生其他变化的。

28. 关于监督管理，以下说法错误的是（　）
    A. 国家卫生计生委负责组织全国涉及人的生物医学研究伦理审查工作的检查、

督导

B. 国家中医药管理局负责组织全国中医药研究伦理审查工作的检查、督导

C. 涉及中医药研究的伦理审查工作仅需接受国家中医药管理局的检查、督导

D. 县级以上地方卫生计生行政部门应当加强对本行政区域涉及人的生物医学研究伦理审查工作的日常监督管理

答案与解析：C。《涉及人的生物医学研究伦理审查办法》第五章第四十条规定，国家卫生计生委负责组织全国涉及人的生物医学研究伦理审查工作的检查、督导；国家中医药管理局负责组织全国中医药研究伦理审查工作的检查、督导。县级以上地方卫生计生行政部门应当加强对本行政区域涉及人的生物医学研究伦理审查工作的日常监督管理。

29. 省级医学伦理专家委员会应当对本行政区域内医疗卫生机构的伦理委员会进行检查和评估，不属于重点评估内容的是（ ）

A. 审查程序的规范性

B. 审查过程的独立性

C. 审查结果的可靠性

D. 审查流程的高效性

答案与解析：D。《涉及人的生物医学研究伦理审查办法》第五章第四十一条规定，国家医学伦理专家委员会应当对省级医学伦理专家委员会的工作进行指导、检查和评估。省级医学伦理专家委员会应当对本行政区域内医疗卫生机构的伦理委员会进行检查和评估，重点对伦理委员会的组成、规章制度及审查程序的规范性、审查过程的独立性、审查结果的可靠性、项目管理的有效性等内容进行评估，并对发现的问题提出改进意见或者建议。

30. 医疗卫生机构未按照规定设立伦理委员会擅自开展涉及人的生物医学研究的，由县级以上地方卫生计生行政部门责令限期整改；逾期不改的，由县级以上地方卫生计生行政部门予以警告，并可处以（ ）万元以下罚款

A. 1　　B. 3

C. 5　　D. 6

答案与解析：B。《涉及人的生物医学研究伦理审查办法》第六章第四十五条规定，医疗卫生机构未按照规定设立伦理委员会擅自开展涉及人的生物医学研究的，由县级以上地方卫生计生行政部门责令限期整改；逾期不改的，由县级以上地方卫生计生行政部门予以警告，并可处以3万元以下罚款；对机构主要负责人和其他责任人员，依法给予处分。

二、多选题

1. 制定《涉及人的生物医学研究伦理审查办法》的目的包括（ ）

A. 保护人的生命和健康

B. 维护人的尊严

C. 尊重和保护受试者的合法权益

D. 规范涉及人的生物医学研究伦理审查工作

答案与解析：ABCD。《涉及人的生物医学研究伦理审查办法》第一章第一条规定，为保护人的生命和健康，维护人的尊严，尊重和保护受试者的合法权益，规范涉及人的生物医学研究伦理审查工作，制定本办法。

2. 以下可称为涉及人的生物医学研究的有（ ）

A. 采用心理学方法对人的心理行为进行研究的活动

B. 医学新技术在人体上进行试验研究的活动

C. 采用社会学方法收集和记录有关人的行为的科学研究活动

D. 采用海拉细胞系细胞进行研究的活动

E. 采用现代中医药学方法对疾病的治疗进行研究的活动

答案与解析：ABCE。《涉及人的生物医学研究伦理审查办法》第一章第三条规定，本办法所称涉及人的生物医学研究包括以下活动：（一）采用现代物理学、化学、生物学、中医

药学和心理学等方法对人的生理、心理行为、病理现象、疾病病因和发病机制，以及疾病的预防、诊断、治疗和康复进行研究的活动；（二）医学新技术或者医疗新产品在人体上进行试验研究的活动；（三）采用流行病学、社会学、心理学等方法收集、记录、使用、报告或者储存有关人的样本、医疗记录、行为等科学研究资料的活动。

3. 涉及人的生物医学研究应当遵守（　）
   A. 自愿的原则　　B. 有益的原则
   C. 不伤害的原则　D. 公正的原则

答案与解析：ABCD。《涉及人的生物医学研究伦理审查办法》第一章第四条规定，伦理审查应当遵守国家法律法规规定，在研究中尊重受试者的自主意愿，同时遵守有益、不伤害以及公正的原则。

4. 负责对全国涉及人的生物医学研究中的重大伦理问题进行研究，提供政策咨询意见的有（　）
   A. 国家医学伦理专家委员会
   B. 省级医学伦理专家委员会
   C. 国家中医药伦理专家委员会
   D. 省级中医药伦理专家委员会

答案与解析：AC。《涉及人的生物医学研究伦理审查办法》第一章第六条规定，国家医学伦理专家委员会、国家中医药伦理专家委员会负责对涉及人的生物医学研究中的重大伦理问题进行研究，提供政策咨询意见，指导省级医学伦理专家委员会的伦理审查相关工作。

5. 以下属于伦理委员会职责的有（　）
   A. 保护受试者合法权益，维护受试者尊严
   B. 促进生物医学研究规范开展
   C. 对本机构开展涉及人的生物医学研究项目进行伦理审查
   D. 在本机构组织开展相关伦理审查培训
   E. 在本机构组织 GCP 培训

答案与解析：ABCD。《涉及人的生物医学研究伦理审查办法》第二章第八条规定，伦理委员会的职责是保护受试者合法权益，维护受试者尊严，促进生物医学研究规范开展；对本机构开展涉及人的生物医学研究项目进行伦理审查，包括初始审查、跟踪审查和复审等；在本机构组织开展相关伦理审查培训。

6. 关于对伦理委员会，以下说法正确的是（　）
   A. 伦理委员会的委员应当从生物医学领域和伦理学、法学、社会学等领域的专家和非本机构的社会人士中遴选产生
   B. 伦理委员会的委员人数不得少于 5 人
   C. 伦理委员会的委员应当有不同性别
   D. 少数民族地区应当考虑少数民族委员
   E. 独立顾问对所审查项目的特定问题提供咨询意见并参与表决

答案与解析：ACD。《涉及人的生物医学研究伦理审查办法》第二章第九条规定，伦理委员会的委员应当从生物医学领域和伦理学、法学、社会学等领域的专家和非本机构的社会人士中遴选产生，人数不得少于 7 人，并且应当有不同性别的委员，少数民族地区应当考虑少数民族委员。必要时，伦理委员会可以聘请独立顾问。独立顾问对所审查项目的特定问题提供咨询意见，不参与表决。

7. 伦理委员会委员应当签署保密协议，属于需要保密的内容有（　）
   A. 所承担的伦理审查工作
   B. 研究项目方案
   C. 受试者信息
   D. 委员审查意见

答案与解析：ABCD。《涉及人的生物医学研究伦理审查办法》第二章第十三条规定，伦理委员会委员应当签署保密协议，承诺对所承担的伦理审查工作履行保密义务，对所受理的研究项目方案、受试者信息以及委员审查意见等保密。

8. 医疗卫生机构设立伦理委员会后应向本机

构的执业登记机关备案，并在医学研究登记备案信息系统登记，伦理委员会备案材料包括（ ）

A. 人员组成名单和每位委员工作简历

B. 伦理委员会章程

C. 工作制度或者相关工作程序

D. 备案的执业登记机关要求提供的其他相关材料

答案与解析：ABCD。《涉及人的生物医学研究伦理审查办法》第二章第十四条规定，伦理委员会备案材料包括：（一）人员组成名单和每位委员工作简历；（二）伦理委员会章程；（三）工作制度或者相关工作程序；（四）备案的执业登记机关要求提供的其他相关材料。

9. 涉及人的生物医学研究应当符合（ ）

A. 知情同意原则

B. 控制风险原则

C. 免费和补偿原则

D. 保护隐私原则

E. 依法赔偿原则

F. 特殊保护原则

答案与解析：ABCDEF。《涉及人的生物医学研究伦理审查办法》第三章第十八条规定，涉及人的生物医学研究应当符合以下伦理原则：（一）知情同意原则；（二）控制风险原则；（三）免费和补偿原则；（四）保护隐私原则；（五）依法赔偿原则；（六）特殊保护原则。

10. 关于知情同意原则，以下说法正确的是（ ）

A. 尊重和保障受试者是否参加研究的自主决定权

B. 严格履行知情同意程序

C. 防止使用欺骗、利诱、胁迫等手段使受试者同意参加研究

D. 在某种特定情况下可以不允许受试者退出研究

答案与解析：ABC。《涉及人的生物医学研究伦理审查办法》第三章第十八条规定，（一）知情同意原则。尊重和保障受试者是否参加研究的自主决定权，严格履行知情同意程序，防止使用欺骗、利诱、胁迫等手段使受试者同意参加研究，允许受试者在任何阶段无条件退出研究。

11. 关于控制风险原则，以下说法正确的是（ ）

A. 将受试者人身安全、健康权益放在优先地位

B. 当科学和社会利益与受试者人身安全、健康权益冲突时，可以优先考虑前者

C. 研究风险与受益比例应当合理

D. 力求使受试者尽可能避免伤害

答案与解析：ACD。《涉及人的生物医学研究伦理审查办法》第三章第十八条规定，（二）控制风险原则。首先将受试者人身安全、健康权益放在优先地位，其次才是科学和社会利益，研究风险与受益比例应当合理，力求使受试者尽可能避免伤害。

12. 根据特殊保护原则，需要予以特殊保护的人群有（ ）

A. 儿童 B. 孕妇

C. 智力低下者 D. 精神障碍患者

答案与解析：ABCD。《涉及人的生物医学研究伦理审查办法》第三章第十八条规定，（六）特殊保护原则。对儿童、孕妇、智力低下者、精神障碍患者等特殊人群的受试者，应当予以特别保护。

13. 涉及人的生物医学研究项目的负责人作为伦理审查申请人，在申请伦理审查时应当向负责项目研究的医疗卫生机构的伦理委员会提交（ ）

A. 伦理审查申请表

B. 研究项目负责人信息、研究项目所涉及的相关机构的合法资质证明以及研究项目经费来源说明

C. 研究项目方案、相关资料，包括文献

综述、临床前研究和动物实验数据等资料

D. 受试者知情同意书

E. 伦理委员会认为需要提交的其他相关材料

答案与解析：ABCDE。《涉及人的生物医学研究伦理审查办法》第三章第十九条规定，涉及人的生物医学研究项目的负责人作为伦理审查申请人，在申请伦理审查时应当向负责项目研究的医疗卫生机构的伦理委员会提交下列材料：（一）伦理审查申请表；（二）研究项目负责人信息、研究项目所涉及的相关机构的合法资质证明以及研究项目经费来源说明；（三）研究项目方案、相关资料，包括文献综述、临床前研究和动物实验数据等资料；（四）受试者知情同意书；（五）伦理委员会认为需要提交的其他相关材料。

14. 伦理委员会收到申请材料后，应当及时组织伦理审查，并重点审查（　）

A. 研究方案是否科学，并符合伦理原则的要求

B. 受试者可能遭受的风险程度与研究预期的受益相比是否在合理范围之内

C. 是否有对受试者个人信息及相关资料的保密措施

D. 是否向受试者明确告知其应当享有的权益，包括在研究过程中可以随时无理由退出且不受歧视的权利等

E. 受试者参加研究的合理支出是否得到了合理补偿；受试者参加研究受到损害时，给予的治疗和赔偿是否合理、合法

F. 对受试者在研究中可能承受的风险是否有预防和应对措施

答案与解析：ABCDEF。《涉及人的生物医学研究伦理审查办法》第三章第二十条规定，伦理委员会收到申请材料后，应当及时组织伦理审查，并重点审查以下内容：（一）研究者的资格、经验、技术能力等是否符合试验要求；（二）研究方案是否科学，并符合伦理原则的要求。中医药项目研究方案的审查，还应当考虑其传统实践经验；（三）受试者可能遭受的风险程度与研究预期的受益相比是否在合理范围之内；（四）知情同意书提供的有关信息是否完整易懂，获得知情同意的过程是否合规恰当；（五）是否有对受试者个人信息及相关资料的保密措施；（六）受试者的纳入和排除标准是否恰当、公平；（七）是否向受试者明确告知其应当享有的权益，包括在研究过程中可以随时无理由退出且不受歧视的权利等；（八）受试者参加研究的合理支出是否得到了合理补偿；受试者参加研究受到损害时，给予的治疗和赔偿是否合理、合法；（九）是否有具备资格或者经培训后的研究者负责获取知情同意，并随时接受有关安全问题的咨询；（十）对受试者在研究中可能承受的风险是否有预防和应对措施；（十一）研究是否涉及利益冲突；（十二）研究是否存在社会舆论风险；（十三）需要审查的其他重点内容。

15. 伦理委员会批准研究项目的基本标准是（　）

A. 坚持生命伦理的社会价值

B. 研究方案科学

C. 公平选择受试者

D. 合理的风险与受益比例

E. 知情同意书规范

F. 尊重受试者权利

G. 遵守科研诚信规范

答案与解析：ABCDEFG。《涉及人的生物医学研究伦理审查办法》第三章第二十二条规定，伦理委员会批准研究项目的基本标准是：（一）坚持生命伦理的社会价值；（二）研究方案科学；（三）公平选择受试者；（四）合理的风险与受益比例；（五）知情同意书规范；（六）尊重受试者权利；（七）遵守科研诚信规范。

16. 关于伦理委员会，以下说法正确的是

（ ）

A. 医疗卫生机构未设立伦理委员会的，不得开展涉及人的生物医学研究工作

B. 伦理委员会在开展伦理审查时，可以要求研究者提供审查所需材料、知情同意书等文件以及修改研究项目方案，就此作出伦理审查意见

C. 伦理委员会应当配备专（兼）职工作人员、设备、场所等，保障伦理审查工作顺利开展

D. 伦理委员会应当接受所在医疗卫生机构的管理和受试者的监督

答案与解析：ABCD。《涉及人的生物医学研究伦理审查办法》第二章第七条规定，医疗卫生机构未设立伦理委员会的，不得开展涉及人的生物医学研究工作。第十二条规定，伦理委员会在开展伦理审查时，可以要求研究者提供审查所需材料、知情同意书等文件以及修改研究项目方案，并根据职责对研究项目方案、知情同意书等文件提出伦理审查意见。第十五条规定，伦理委员会应当配备专（兼）职工作人员、设备、场所等，保障伦理审查工作顺利开展。第十六条规定，伦理委员会应当接受所在医疗卫生机构的管理和受试者的监督。

17. 关于伦理审查，以下说法正确的是（ ）

A. 伦理委员会应当建立伦理审查工作制度或者操作规程，保证伦理审查过程独立、客观、公正

B. 涉及人的生物医学研究应当符合知情同意原则、控制风险原则、免费和补偿原则、保护隐私原则、依法赔偿原则、特殊保护原则

C. 伦理委员会委员与研究项目存在利害关系的，应当回避；伦理委员会对与研究项目有利害关系的委员应当要求其回避

D. 经伦理委员会批准的研究项目在实施前，研究项目负责人应当将该研究项目的主要内容、伦理审查决定在医学研究登记备案信息系统进行登记

答案与解析：ABCD。《涉及人的生物医学研究伦理审查办法》第三章第十七条规定，伦理委员会应当建立伦理审查工作制度或者操作规程，保证伦理审查过程独立、客观、公正。第十八条规定，涉及人的生物医学研究应当符合以下伦理原则：（一）知情同意原则；（二）控制风险原则；（三）免费和补偿原则；（四）保护隐私原则；（五）依法赔偿原则；（六）特殊保护原则。第二十一条规定，伦理委员会委员与研究项目存在利害关系的，应当回避；伦理委员会对与研究项目有利害关系的委员应当要求其回避。第二十五条规定，经伦理委员会批准的研究项目在实施前，研究项目负责人应当将该研究项目的主要内容、伦理审查决定在医学研究登记备案信息系统进行登记。

18. 伦理委员会应当建立伦理审查工作制度或者操作规程，保证伦理审查过程（ ）

A. 独立　　B. 高效

C. 客观　　D. 公正

答案与解析：ACD。《涉及人的生物医学研究伦理审查办法》第三章第十七条规定，伦理委员会应当建立伦理审查工作制度或者操作规程，保证伦理审查过程独立、客观、公正。

19. 关于知情同意原则，以下说法正确的是（ ）

A. 尊重和保障受试者是否参加研究的自主决定权

B. 严格履行知情同意程序

C. 防止使用欺骗、利诱、胁迫等手段使受试者同意参加研究

D. 允许受试者在任何阶段无条件退出研究

答案与解析：ABCD。《涉及人的生物医学研究伦理审查办法》第三章第十八条规定，（一）知情同意原则。尊重和保障受试者是否参加研究的自主决定权，严格履行知情同意

程序，防止使用欺骗、利诱、胁迫等手段使受试者同意参加研究，允许受试者在任何阶段无条件退出研究。

20. 关于免费和补偿原则，以下说法正确的是（　）

A. 应当公平、合理地选择受试者

B. 对受试者参加研究不得收取任何费用

C. 对于受试者在受试过程中支出的合理费用还应当给予适当补偿

D. 应对受试者提出的一切免费要求给予满足

答案与解析：ABC。《涉及人的生物医学研究伦理审查办法》第三章第十八条规定，（三）免费和补偿原则。应当公平、合理地选择受试者，对受试者参加研究不得收取任何费用，对于受试者在受试过程中支出的合理费用还应当给予适当补偿。

21. 关于保护隐私原则，以下说法正确的是（　）

A. 切实保护受试者的隐私

B. 如实将受试者个人信息的储存、使用及保密措施情况告知受试者

C. 未经授权不得将受试者个人信息向第三方透露

D. 受试者退出试验后，其试验相关的信息均不得使用

答案与解析：ABC。《涉及人的生物医学研究伦理审查办法》第三章第十八条规定，（四）保护隐私原则。切实保护受试者的隐私，如实将受试者个人信息的储存、使用及保密措施情况告知受试者，未经授权不得将受试者个人信息向第三方透露。

22. 对已批准实施的研究项目，伦理委员会应当指定委员进行跟踪审查，包括（　）

A. 是否按照已通过伦理审查的研究方案进行试验

B. 研究过程中是否擅自变更项目研究内容

C. 是否发生严重不良反应或者不良事件

D. 是否需要暂停或者提前终止研究项目

答案与解析：ABCD。《涉及人的生物医学研究伦理审查办法》第三章第二十七条规定，对已批准实施的研究项目，伦理委员会应当指定委员进行跟踪审查。跟踪审查包括以下内容：（一）是否按照已通过伦理审查的研究方案进行试验；（二）研究过程中是否擅自变更项目研究内容；（三）是否发生严重不良反应或者不良事件；（四）是否需要暂停或者提前终止研究项目；（五）其他需要审查的内容。跟踪审查的委员不得少于2人，在跟踪审查时应当及时将审查情况报告伦理委员会。

23. 关于伦理审查工作具有的独立性，以下说法正确的是（　）

A. 医疗机构或授权的监管部门应避免对审查工作的行政干预

B. 任何单位和个人不得干预伦理委员会的伦理审查过程及审查决定

C. 医疗机构的伦理审查委员会可以独立作出审查决议

D. 医疗机构应当设立直接隶属于医疗机构、独立行政建制的伦理审查委员会办公室，确保伦理委员会能够独立开展伦理审查工作

答案与解析：ABCD。《涉及人的生物医学研究伦理审查办法》第三章第三十二条规定，伦理审查工作具有独立性，任何单位和个人不得干预伦理委员会的伦理审查过程及审查决定。第三章第十七条规定，伦理委员会应当建立伦理审查工作制度或者操作规程，保证伦理审查过程独立、客观、公正。

24. 知情同意书应当包含（　）

A. 研究目的、基本研究内容、流程、方法、研究时限，研究者基本信息及研究机构资质

B. 风险和获益，以及受试者在参与研究前、研究后和研究过程中的注意事项

C. 对受试者的保护措施，研究数据和受

试者个人资料的保密范围和措施

D. 受试者的权利，包括自愿参加和随时退出、知情、同意或不同意、保密、补偿、受损害时获得免费治疗和赔偿、新信息的获取、新版本知情同意书的再次签署、获得知情同意书等

答案与解析：ABCD。《涉及人的生物医学研究伦理审查办法》第四章第三十六条规定，知情同意书应当包括以下内容：（一）研究目的、基本研究内容、流程、方法及研究时限；（二）研究者基本信息及研究机构资质；（三）研究结果可能给受试者、相关人员和社会带来的益处，以及给受试者可能带来的不适和风险；（四）对受试者的保护措施；（五）研究数据和受试者个人资料的保密范围和措施；（六）受试者的权利，包括自愿参加和随时退出、知情、同意或不同意、保密、补偿、受损害时获得免费治疗和赔偿、新信息的获取、新版本知情同意书的再次签署、获得知情同意书等；（七）受试者在参与研究前、研究后和研究过程中的注意事项。

25. 以下属于受试者权利的有（ ）

A. 自愿参加和随时退出研究的权利

B. 同意或不同意参加研究的权利

C. 受损害时可以获得免费治疗和赔偿的权利

D. 获取新信息的权利

答案与解析：ABCD。《涉及人的生物医学研究伦理审查办法》第四章第三十六条规定，知情同意书应当包括以下内容：（六）受试者的权利，包括自愿参加和随时退出、知情、同意或不同意、保密、补偿、受损害时获得免费治疗和赔偿、新信息的获取、新版本知情同意书的再次签署、获得知情同意等；（七）受试者在参与研究前、研究后和研究过程中的注意事项。

26. 研究者应当再次获取受试者签署的知情同意书的情况有（ ）

A. 研究方案、范围、内容发生变化的

B. 利用过去用于诊断、治疗的有身份标识的样本进行研究的

C. 生物样本数据库中有身份标识的人体生物学样本或者相关临床病史资料，再次使用进行研究的

D. 利用既往不可识别身份信息的病史资料进行研究的

答案与解析：ABC。《涉及人的生物医学研究伦理审查办法》第四章第三十八条规定，当发生下列情形时，研究者应当再次获取受试者签署的知情同意书：（一）研究方案、范围、内容发生变化的；（二）利用过去用于诊断、治疗的有身份标识的样本进行研究的；（三）生物样本数据库中有身份标识的人体生物学样本或者相关临床病史资料，再次使用进行研究的；（四）研究过程中发生其他变化的。

27. 经伦理委员会审查批准后，可以免除签署知情同意书的情况有（ ）

A. 对于既往存档的数据、文件、记录、病理标本或诊断标本的收集或研究，并且这些资源是公共资源，或者是以研究者无法联系受试者的方式（直接联系或通过标识符）记录信息的

B. 利用可识别身份信息的人体材料或者数据进行研究，已无法找到该受试者，且研究项目不涉及个人隐私和商业利益的

C. 生物样本捐献者已经签署了知情同意书，同意所捐献样本及相关信息可用于所有医学研究的

D. 研究风险不大于最小风险，不涉及弱势群体、个人隐私及敏感性问题，通过无创手段前瞻性的采集用于研究的生物学样本

答案与解析：BC。《涉及人的生物医学研究伦理审查办法》第四章第三十九条规定，以下情形经伦理委员会审查批准后，可以免除签署知情同意书：（一）利用可识别身份信息的

人体材料或者数据进行研究，已无法找到该受试者，且研究项目不涉及个人隐私和商业利益的；（二）生物样本捐献者已经签署了知情同意书，同意所捐献样本及相关信息可用于所有医学研究的。

28. 县级以上地方卫生计生主管部门应当加强对本行政区域涉及人的生物医学研究伦理审查工作的日常监督管理，主要监督检查（　）

A. 医疗卫生机构是否按照要求设立伦理委员会，并进行备案

B. 伦理委员会是否建立伦理审查制度；伦理审查内容和程序是否符合要求；审查的研究项目是否如实在我国医学研究登记备案信息系统进行登记；伦理审查结果执行情况

C. 伦理审查文档管理情况；伦理委员会委员的伦理培训、学习情况

D. 对国家和省级医学伦理专家委员会提出的改进意见或者建议是否落实

答案与解析：ABCD。《涉及人的生物医学研究伦理审查办法》第五章第四十条规定，国家卫生计生委负责组织全国涉及人的生物医学研究伦理审查工作的检查、督导；国家中医药管理局负责组织全国中医药研究伦理审查工作的检查、督导。县级以上地方卫生计生行政部门应当加强对本行政区域涉及人的生物医学研究伦理审查工作的日常监督管理。主要监督检查以下内容：（一）医疗卫生机构是否按照要求设立伦理委员会，并进行备案；（二）伦理委员会是否建立伦理审查制度；（三）伦理审查内容和程序是否符合要求；（四）审查的研究项目是否如实在我国医学研究登记备案信息系统进行登记；（五）伦理审查结果执行情况；（六）伦理审查文档管理情况；（七）伦理委员会委员的伦理培训、学习情况；（八）对国家和省级医学伦理专家委员会提出的改进意见或者建议是否落实；（九）其他需要监督检查的相关内容。

29. 医疗卫生机构及其伦理委员会违反本办法规定，由县级以上地方卫生计生行政部门责令限期整改，并可根据情节轻重给予通报批评、警告；对机构主要负责人和其他责任人员，依法给予处分的情况有（　）

A. 伦理委员会组成、委员资质不符合要求的

B. 未建立伦理审查工作制度或者操作规程的

C. 未按照伦理审查原则和相关规章制度进行审查的

D. 泄露研究项目方案、受试者个人信息以及委员审查意见的

E. 未按照规定进行备案的

答案与解析：ABCDE。《涉及人的生物医学研究伦理审查办法》第六章第四十六条规定，医疗卫生机构及其伦理委员会违反本办法规定，有下列情形之一的，由县级以上地方卫生计生行政部门责令限期整改，并可根据情节轻重给予通报批评、警告；对机构主要负责人和其他责任人员，依法给予处分：（一）伦理委员会组成、委员资质不符合要求的；（二）未建立伦理审查工作制度或者操作规程的；（三）未按照伦理审查原则和相关规章制度进行审查的；（四）泄露研究项目方案、受试者个人信息以及委员审查意见的；（五）未按照规定进行备案的；（六）其他违反本办法规定的情形。

30. 项目研究者违反《涉及人的生物医学研究伦理审查办法》规定，由县级以上地方卫生健康管理部门责令限期整改，并可根据情节轻重给予通报批评、警告；对主要负责人和其他责任人员，依法给予处分的情况有（　）

A. 研究项目或者研究方案未获得伦理委员会审查批准擅自开展项目研究工作的

B. 研究过程中发生严重不良反应或者严重不良事件未及时报告伦理委员会的

C. 违反知情同意相关规定开展项目研究的

D. 其他违反本办法规定的情形

答案与解析：ABCD。《涉及人的生物医学研究伦理审查办法》第六章第四十七条规定，项目研究者违反本办法规定，有下列情形之一的，由县级以上地方卫生计生行政部门责令限期整改，并可根据情节轻重给予通报批评、警告；对主要负责人和其他责任人员，依法给予处分：（一）研究项目或者研究方案未获得伦理委员会审查批准擅自开展项目研究工作的；（二）研究过程中发生严重不良反应或者严重不良事件未及时报告伦理委员会的；（三）违反知情同意相关规定开展项目研究的；（四）其他违反本办法规定的情形。

三、是非题

1. 收集和存储有关人的样本的研究不需要经过伦理委员会的审查。

答案与解析：错。《涉及人的生物医学研究伦理审查办法》第三条规定，本办法所称涉及人的医学研究活动包括以下活动：（三）采用流行病学、社会学、心理学等方法收集、记录、使用、报告或者储存有关人的样本、医疗记录、行为等科学研究资料的活动。

2. 对于涉及人的医学研究来说，科学和社会利益是首要的，其次才是受试者人身安全以及健康权益。

答案与解析：错。《涉及人的生物医学研究伦理审查办法》第十八条规定，（二）控制风险原则。首先将受试者人身安全、健康权益放在优先地位，其次才是科学和社会利益。

3. 涉及人的医学研究，对受试者参加研究不得收取任何费用，对于受试者在受试过程中支出的合理费用还应当给予适当补偿。

答案与解析：对。《涉及人的生物医学研究伦理审查办法》第十八条规定，（三）免费和补偿原则。对受试者参加研究不得收取任何费用，对于受试者在受试过程中支出的合理费用还应当给予适当补偿。

4. 伦理委员会作出决定应当得到伦理委员会参会委员的二分之一以上同意。伦理审查时应当通过会议审查方式，充分讨论达成一致意见。

答案与解析：错。《涉及人的生物医学研究伦理审查办法》第二十三条规定，伦理委员会作出决定应当得到伦理委员会全体委员的二分之一以上同意。伦理审查时应当通过会议审查方式，充分讨论达成一致意见。

5. 临床试验中，对儿童、孕妇、智力低下者、精神障碍患者等特殊人群的受试者，应当予以特别保护。

答案与解析：对。《涉及人的生物医学研究伦理审查办法》第十八条规定，（六）特殊保护原则。对儿童、孕妇、智力低下者、精神障碍患者等特殊人群的受试者，应当予以特别保护。

6. 临床试验中，研究者为了让受试者依从临床试验要求，可以采取提高访视交通补贴、抽血补贴的方式，或提出不便安排退出试验后的诊治服务等条件。

答案与解析：错。《涉及人的生物医学研究伦理审查办法》第十八条规定，（一）知情同意原则。尊重和保障受试者是否参加研究的自主决定权，严格履行知情同意程序，防止使用欺骗、利诱、胁迫等手段使受试者同意参加研究，允许受试者在任何阶段无条件退出研究。

《药品注册管理办法》相关试题

一、单选题

1. 我国现行的《药品注册管理办法》施行时间为（　）

A. 2020 年 6 月 1 日

B. 2020 年 7 月 1 日

C. 2020 年 8 月 1 日

D. 2020 年 9 月 1 日

答案与解析：B。《药品注册管理办法》第十章第一百二十六条规定，本办法自 2020 年 7 月 1 日起施行。

2.《药品注册管理办法》化学药品注册分类有（　）

A. 3 类　　B. 4 类

C. 5 类　　D. 6 类

答案与解析：C。2016 年 3 月国家食品药品监管总局发布的《总局关于发布化学药品注册分类改革工作方案的公告》（2016 年第 51 号）已将化学药品注册分类类别由原来的 6 类调整为 5 类。《药品注册管理办法》附件《化学药品注册分类及申报资料要求》也对分类进行了调整。

3.《药品注册管理办法》治疗用生物制品注册分类有（　）

A. 6 类　　B. 5 类

C. 4 类　　D. 3 类

答案与解析：D。《药品注册管理办法》附件《生物制品注册分类及申报资料要求》已将治疗用生物制品注册分类由原来的 15 类调整为 3 类。

4. 药品注册申请人取得药品注册证书后称为（　）

A. 药品上市许可持有人

B. 药品上市申请持有人

C. 药品注册持有人

D. 药品上市持有人

答案与解析：A。《药品注册管理办法》第一章第三条规定，申请人取得药品注册证书后，为药品上市许可持有人。

5. 药品注册证书有效期为（　）

A. 三年　　B. 五年

C. 十年　　D. 十五年

答案与解析：B。《药品注册管理办法》第二章第十二条规定，药品注册证书有效期为五年，药品注册证书有效期内持有人应当持续保证上市药品的安全性、有效性和质量可控性，并在有效期届满前六个月申请药品再注册。

6. 药品注册申请人获准开展药物临床试验的称为（　）

A. 药品上市许可持有人

B. 药物临床试验研究者

C. 药物临床试验申办者

D. 药物临床试验发起者

答案与解析：C。《药品注册管理办法》第三章第二十三条规定，申请人获准开展药物临床试验的为药物临床试验申办者。

7. 我国药物临床试验应当在批准后（　）内实施

A. 二年　　B. 三年

C. 四年　　D. 五年

答案与解析：B。《药品注册管理办法》第三章第三十二条规定，药物临床试验应当在批准后三年内实施。药物临床试验申请自获准之日起，三年内未有受试者签署知情同意书的，该药物临床试验许可自行失效。仍需实施药物临床试验的，应当重新申请。

8. 我国药物临床试验自申请批准后三年内实施，对于有效实施的定义为（　）

A. 三年内通过组长单位伦理委员会批准

B. 三年内获得组长单位药物临床试验机构的批准立项

C. 三年内有受试者签署知情同意书

D. 三年内有受试者入组

答案与解析：C。《药品注册管理办法》第三章第三十二条规定，药物临床试验应当在批准后三年内实施。药物临床试验申请自获准之日起，三年内未有受试者签署知情同意书的，该药物临床试验许可自行失效。仍需实施药物临床试验的，应当重新申请。

9. 我国主管全国药品注册管理工作的部门是

（ ）

A. 国家卫生健康委员会

B. 国家药品监督管理局

C. 国家科学技术部

D. 国家发展与改革委员会

答案与解析：B。《药品注册管理办法》第一章第五条规定，国家药品监督管理局主管全国药品注册管理工作，负责建立药品注册管理工作体系和制度，制定药品注册管理规范，依法组织药品注册审评审批以及相关的监督管理工作。

10. 开展药物临床试验前，负责在药品审评中心药物临床试验登记与信息公示平台登记和更新药物临床试验相关信息的主体为（ ）

A. 研究者

B. 申办者

C. 合同研究组织（CRO）

D. 药物临床试验机构

答案与解析：B。《药品注册管理办法》第三章第三十三条规定，申办者应当在开展药物临床试验前在药物临床试验登记与信息公示平台登记药物临床试验方案等信息。药物临床试验期间，申办者应当持续更新登记信息，并在药物临床试验结束后登记药物临床试验结果等信息。登记信息在平台进行公示，申办者对药物临床试验登记信息的真实性负责。

11. 我国《药品注册管理办法》规定从事药物研制和药品注册活动应当（ ）

A. 遵守有关法律、法规、规章、标准和规范

B. 证明其科学性、适用性

C. 保证全过程信息真实、准确、完整和可追溯

D. 以上均是

答案与解析：D。《药品注册管理办法》第二章第八条规定，从事药物研制和药品注册活动，应当遵守有关法律、法规、规章、标准和规范；参照相关技术指导原则，采用其他评价方法和技术的，应当证明其科学性、适用性；应当保证全过程信息真实、准确、完整和可追溯。

12. 我国药物临床试验实施申请默许制，在规定时限内未收到药品审评中心通知的，视为同意可按递交方案开展临床试验，该时限为（ ）

A. 三十日　　B. 四十日

C. 五十日　　D. 六十日

答案与解析：D。《药品注册管理办法》第三章第二十三条规定，对药物临床试验申请应当自受理之日起六十日内决定是否同意开展，并通过药品审评中心网站通知申请人审批结果；逾期未通知的，视为同意，申请人可以按照提交的方案开展药物临床试验。

13. 申办者应当定期在药品审评中心网站提交研发期间安全性更新报告，递交频率为（ ）

A. 每半年一次　　B. 每年一次

C. 两年一次　　D. 三年一次

答案与解析：B。《药品注册管理办法》第三章第二十八条规定，申办者应当定期在药品审评中心网站提交研发期间安全性更新报告。研发期间安全性更新报告应当每年提交一次，于药物临床试验获准后每满一年后的两个月内提交。药品审评中心可以根据审查情况，要求申办者调整报告周期。

14. 药品审评中心综合审评结论通过的，批准药品上市的发给申请人（ ）

A. 药品上市证书

B. 药品注册证书

C. 上市持有人证书

D. 药品合格证书

答案与解析：B。《药品注册管理办法》第三章第三十九条规定，综合审评结论通过的，批准药品上市，发给药品注册证书。

15. 药物临床试验期间，符合（ ）的药品，可以申请附条件批准

A. 治疗严重危及生命且尚无有效治疗手段的疾病的药品，药物临床试验已有数据证实疗效并能预测其临床价值的

B. 公共卫生方面急需的药品，药物临床试验已有数据显示疗效并能预测其临床价值的

C. 应对重大突发公共卫生事件急需的疫苗或者国家卫生健康委员会认定急需的其他疫苗，经评估获益大于风险的

D. 以上均是

答案与解析：D。《药品注册管理办法》第四章第六十三条规定，药物临床试验期间，符合以下情形的药品，可以申请附条件批准：（一）治疗严重危及生命且尚无有效治疗手段的疾病的药品，药物临床试验已有数据证实疗效并能预测其临床价值的；（二）公共卫生方面急需的药品，药物临床试验已有数据显示疗效并能预测其临床价值的；（三）应对重大突发公共卫生事件急需的疫苗或者国家卫生健康委员会认定急需的其他疫苗，经评估获益大于风险的。

16. 在发生突发公共卫生事件的威胁时以及突发公共卫生事件发生后，可以依法决定对突发公共卫生事件应急所需防治药品实行特别审批的部门是（　）

A. 卫生健康委员会

B. 国务院

C. 国家药品监督管理局

D. 国家科学技术部

答案与解析：C。《药品注册管理办法》第四章第七十二条规定，在发生突发公共卫生事件的威胁时以及突发公共卫生事件发生后，国家药品监督管理局可以依法决定对突发公共卫生事件应急所需防治药品实行特别审批。

17. 药品持有人应当在药品注册证书有效期届满前（　）申请再注册

A. 四个月　　B. 五个月

C. 六个月　　D. 七个月

答案与解析：C。《药品注册管理办法》第五章第八十二条规定，持有人应当在药品注册证书有效期届满前六个月申请再注册。境内生产药品再注册申请由持有人向其所在地省、自治区、直辖市药品监督管理部门提出，境外生产药品再注册申请由持有人向药品审评中心提出。

18. 药物临床试验申请、药物临床试验期间补充申请的审评审批时限为（　）

A. 三十日　　B. 四十日

C. 五十日　　D. 六十日

答案与解析：D。《药品注册管理办法》第七章第九十六条规定，（一）药物临床试验申请、药物临床试验期间补充申请的审评审批时限为六十日。

19. 应定期组织开展药物临床试验机构日常监督检查的部门是（　）

A. 省、自治区、直辖市药品监督管理部门

B. 省、自治区、直辖市卫生健康主管部门

C. 国家药品监督管理部门

D. 国家卫生监督管理部门

答案与解析：A。《药品注册管理办法》第八章第一百零七条规定，省、自治区、直辖市药品监督管理部门应当组织对辖区内药物非临床安全性评价研究机构、药物临床试验机构等遵守药物非临床研究质量管理规范、药物临床试验质量管理规范等情况进行日常监督检查，监督其持续符合法定要求。

20. 由国家药品监督管理局注销药品注册证书，并予以公布的情形包括但不限于（　）

A. 持有人自行提出注销药品注册证书的

B. 持有人药品注册证书被依法吊销或者撤销的

C. 药品疗效不确切、不良反应大或者因其他原因危害人体健康的

D. 以上均是

答案与解析：D。《药品注册管理办法》第八章第一百一十条规定，具有下列情形之一的，由国家药品监督管理局注销药品注册证书，并予以公布：（一）持有人自行提出注销药品注册证书的；（二）按照本办法规定不予再注册的；（三）持有人药品注册证书、药品生产许可证等行政许可被依法吊销或者撤销的；（四）按照《药品管理法》第八十三条的规定，疗效不确切、不良反应大或者因其他原因危害人体健康的；（五）按照《疫苗管理法》第六十一条的规定，经上市后评价，预防接种异常反应严重或者其他原因危害人体健康的；（六）按照《疫苗管理法》第六十二条的规定，经上市后评价发现该疫苗品种的产品设计、生产工艺、安全性、有效性或者质量可控性明显劣于预防、控制同种疾病的其他疫苗品种的；（七）违反法律、行政法规规定，未按照药品批准证明文件要求或者药品监督管理部门要求在规定时限内完成相应研究工作且无合理理由的；（八）其他依法应当注销药品注册证书的情形。

21. 负责药物临床试验申请、药品上市许可申请、补充申请和境外生产药品再注册申请等审评的机构是（ ）
    A. 国家药品监督管理局食品药品审核查验中心
    B. 国家药品监督管理局药品审评中心
    C. 中国食品药品检定研究院
    D. 国家药品监督管理局药品评价中心

答案与解析：B。《药品注册管理办法》第一章第五条规定，国家药品监督管理局药品审评中心负责药物临床试验申请、药品上市许可申请、补充申请和境外生产药品再注册申请等的审评。中国食品药品检定研究院、国家药典委员会、国家药品监督管理局食品药品审核查验中心、国家药品监督管理局药品评价中心、国家药品监督管理局行政事项受理服务和投诉举报中心、国家药品监督管理局信息中心等药品专业技术机构，承担依法实施药品注册管理所需的药品注册检验、通用名称核准、核查、监测与评价、制证送达以及相应的信息化建设与管理等相关工作。

22. 国家药品监督管理局建立的化学药品目录集不包括（ ）
    A. 药品名称　　B. 活性成分
    C. 用法用量　　D. 是否为参比制剂

答案与解析：C。《药品注册管理办法》第二章第十八条规定，国家药品监督管理局建立收载新批准上市以及通过仿制药质量和疗效一致性评价的化学药品目录集，载明药品名称、活性成分、剂型、规格、是否为参比制剂、持有人等相关信息，及时更新并向社会公开。化学药品目录集收载程序和要求，由药品审评中心制定，并向社会公布。

23. 药品审评中心在审评药品制剂注册申请时，可以申请单独审评审批的是（ ）
    A. 直接接触药品的包装材料
    B. 仿制境内已上市药品所用的化学原料药
    C. 辅料
    D. 化学原料药

答案与解析：B。《药品注册管理办法》第三章第四十三条规定，仿制境内已上市药品所用的化学原料药的，可以申请单独审评审批。

24. 负责核准药品通用名称的是（ ）
    A. 药典委
    B. 药品审评中心
    C. 药品评价中心
    D. 药品核查中心

答案与解析：A。《药品注册管理办法》第三章第三十七条规定，申报药品拟使用的药品通用名称，未列入国家药品标准或者药品注册标准的，申请人应当在提出药品上市许可申请时同时提出通用名称核准申请。药品上市许可申请受理后，通用名称核准相关资料转药典委，药典委核准后反馈药品审评中心。

25. 由中检院组织口岸药品检验机构实施药品

注册检验的是（　）

A. 创新药　　B. 境外生产药品

C. 生物制品　　D. 放射性药品

答案与解析：B。《药品注册管理办法》第三章第五十三条规定，境外生产药品的药品注册检验由中检院组织口岸药品检验机构实施。

26. 对于临床急需的境外已上市境内未上市的罕见病药品，纳入优先审评审批程序的药品上市许可申请，审评时限为（　）

A. 一百三十日　　B. 七十日

C. 二百日　　D. 四十日

答案与解析：B。《药品注册管理办法》第四章第七十条规定，（二）临床急需的境外已上市境内未上市的罕见病药品，审评时限为七十日。

27. 开展药品上市后研究，对药品的安全性、有效性和质量可控性进行进一步确证，加强对已上市药品的持续管理的是（　）

A. 研究者

B. 药品监督管理局

C. 申请人

D. 药品上市许可持有人

答案与解析：D。《药品注册管理办法》第五章第七十六条规定，持有人应当主动开展药品上市后研究，对药品的安全性、有效性和质量可控性进行进一步确证，加强对已上市药品的持续管理。

28. 持有人无须以补充申请方式申报并经批准后才可实施的变更是（　）

A. 药品生产过程中的重大变更

B. 药品说明书中涉及有效性内容以及增加安全性风险的其他内容的变更

C. 持有人转让药品上市许可

D. 药品包装标签内容的变更

答案与解析：D。《药品注册管理办法》第五章第七十八条规定，以下变更，持有人应当以补充申请方式申报，经批准后实施：（一）药品生产过程中的重大变更；（二）药品说明书中涉及有效性内容以及增加安全性风险的其他内容的变更；（三）持有人转让药品上市许可；（四）国家药品监督管理局规定需要审批的其他变更。

29. 境内生产药品再注册申请由持有人向（　）提出

A. 药品审评中心

B. 药品评价中心

C. 持有人所在地省、自治区、直辖市药品监督管理部门

D. 药品审核查验中心

答案与解析：C。《药品注册管理办法》第五章第八十二条规定，持有人应当在药品注册证书有效期届满前六个月申请再注册。境内生产药品再注册申请由持有人向其所在地省、自治区、直辖市药品监督管理部门提出，境外生产药品再注册申请由持有人向药品审评中心提出。

30. 经国家药品监督管理局核准的药品质量标准为（　）

A. 通用技术要求

B. 药品注册标准

C. 《中华人民共和国药典》

D. 技术指导原则

答案与解析：B。《药品注册管理办法》第二章第八条规定，药品应当符合国家药品标准和经国家药品监督管理局核准的药品质量标准。经国家药品监督管理局核准的药品质量标准，为药品注册标准。药品注册标准应当符合《中华人民共和国药典》通用技术要求，不得低于《中华人民共和国药典》的规定。申报注册品种的检测项目或者指标不适用《中华人民共和国药典》的，申请人应当提供充分的支持性数据。

31. 国家药品监督管理局建立药品加快上市注册制度，支持以（　）为导向的药物创新

A. 社会收益　　B. 患者需求

C. 医院发展　　D. 临床价值

答案与解析：D。《药品注册管理办法》第二章第十三条规定，国家药品监督管理局建立药品加快上市注册制度，支持以临床价值为导向的药物创新。

32. 基于风险进行药品注册生产现场核查、上市前药品生产质量管理规范检查的药物是（ ）

A. 创新药　　B. 改良型新药

C. 仿制药　　D. 生物制品

答案与解析：C。《药品注册管理办法》第三章第四十七条规定，对于仿制药等，根据是否已获得相应生产范围药品生产许可证且已有同剂型品种上市等情况，基于风险进行药品注册生产现场核查、上市前药品生产质量管理规范检查。

33. 药品审评中心在审评过程中，发现申报资料真实性存疑或有明显线索举报等，需要现场检查核实的，应当启动（ ）

A. 常规检查　　B. 日常监督检查

C. 有因检查　　D. 现场检查

答案与解析：C。《药品注册管理办法》第三章第四十九条规定，药品审评中心在审评过程中，发现申报资料真实性存疑或者有明确线索举报等，需要现场检查核实的，应当启动有因检查，必要时进行抽样检验。

34. 组织制定公布药品注册检验启动的原则、程序、时限等要求的是（ ）

A. 药品审评中心　　B. 中检院

C. 药典委　　D. 药品核查中心

答案与解析：A。《药品注册管理办法》第三章第五十一条规定，药品注册检验启动的原则、程序、时限等要求，由药品审评中心组织制定公布。

35. 药品检验机构应当在（ ）内对申请人提交的检验用样品及资料等进行审核，作出是否接收的决定，同时告知药品审评中心

A. 三日　　B. 五日

C. 七日　　D. 九日

答案与解析：B。《药品注册管理办法》第三章第五十七条规定，药品检验机构应当在五日内对申请人提交的检验用样品及资料等进行审核，作出是否接收的决定，同时告知药品审评中心。需要补正的，应当一次性告知申请人。

36. 对纳入优先审评审批程序的药品上市许可申请，给予的政策支持是（ ）

A. 药品上市许可申请的审评时限为一百三十日

B. 临床急需的境外已上市境内未上市的罕见病药品，审评时限为七十日

C. 需要核查、检验和核准药品通用名称的，予以优先安排

D. 以上均是

答案与解析：D。《药品注册管理办法》第四章第七十条规定，对纳入优先审评审批程序的药品上市许可申请，给予以下政策支持：（一）药品上市许可申请的审评时限为一百三十日；（二）临床急需的境外已上市境内未上市的罕见病药品，审评时限为七十日；（三）需要核查、检验和核准药品通用名称的，予以优先安排；（四）经沟通交流确认后，可以补充提交技术资料。

37. 药品审评中心收到申请人全部补充资料后启动审评，适用优先审评审批程序的，审评时限延长（ ）

A. 二分之一　　B. 三分之一

C. 四分之一　　D. 五分之一

答案与解析：C。《药品注册管理办法》第六章第八十七条规定，药品注册申请受理后，需要申请人在原申报资料基础上补充新的技术资料的，药品审评中心原则上提出一次补充资料要求，列明全部问题后，以书面方式通知申请人在八十日内补充提交资料。申请人应当一次性按要求提交全部补充资料，补充资料时间不计入药品审评时限。药品审评中心收到申请人全部补充资料后启动审评，

审评时限延长三分之一；适用优先审评审批程序的，审评时限延长四分之一。

38. 药品通用名称核准时限为（ ）

A. 三十日　　B. 六十日

C. 九十日　　D. 一百二十日

答案与解析：A。《药品注册管理办法》第七章第九十六条规定，（五）药品通用名称核准时限为三十日。

39. 药品再注册审查审批时限为（ ）

A. 三十日　　B. 六十日

C. 九十日　　D. 一百二十日

答案与解析：D。《药品注册管理办法》第七章第九十九条规定，药品再注册审查审批时限为一百二十日。

40. 制定公开药品品种档案和编码管理相关制度的部门是（ ）

A. 药品审评中心

B. 药品评价中心

C. 信息中心

D. 药品核查中心

答案与解析：C。《药品注册管理办法》第八章第一百零六条规定，信息中心负责建立药品品种档案，对药品实行编码管理，汇集药品注册申报、临床试验期间安全性相关报告、审评、核查、检验、审批以及药品上市后变更的审批、备案、报告等信息，并持续更新。药品品种档案和编码管理的相关制度，由信息中心制定公布。

41. 在药品注册过程中，提供虚假的证明、数据、资料、样品或者采取其他手段骗取临床试验许可或者药品注册等许可的，撤销相关许可，（ ）内不受理其相应申请，并处五十万元以上五百万元以下的罚款

A. 三年　　B. 五年

C. 八年　　D. 十年

答案与解析：D。《药品注册管理办法》第九章第一百一十一条规定，在药品注册过程中，提供虚假的证明、数据、资料、样品或者采取其他手段骗取临床试验许可或者药品注册等许可的，按照《药品管理法》第一百二十三条处理。《药品管理法》第一百二十三条规定，提供虚假的证明、数据、资料、样品或者采取其他手段骗取临床试验许可、药品生产许可、药品经营许可、医疗机构制剂许可或者药品注册等许可的，撤销相关许可，十年内不受理其相应申请，并处五十万元以上五百万元以下的罚款；情节严重的，对法定代表人、主要负责人、直接负责的主管人员和其他责任人员，处二万元以上二十万元以下的罚款，十年内禁止从事药品生产经营活动，并可以由公安机关处五日以上十五日以下的拘留。

二、多选题

1. 我国《药品注册管理办法》的适用范围包括（ ）

A. 药品研制

B. 药品注册

C. 药品监督管理活动

D. 药品的销售

答案与解析：ABC。《药品注册管理办法》第一章第二条规定，在中华人民共和国境内以药品上市为目的，从事药品研制、注册及监督管理活动，适用本办法。

2. 我国的药品注册按照（ ）进行分类注册管理

A. 中药　　B. 仿制药

C. 化学药　　D. 生物制品

答案与解析：ACD。《药品注册管理办法》第一章第四条规定，药品注册按照中药、化学药和生物制品等进行分类注册管理。

3. 我国《药品注册管理办法》化学药品注册分类包括（ ）

A. 创新药

B. 仿制药

C. 改良型新药

D. 境外已上市境内未上市化学药品

答案与解析：ABCD。《药品注册管理办法》附件《化学药品注册分类及申报资料要求》化学药品注册分类分为创新药、改良型新药、仿制药、境外已上市境内未上市化学药品。

4. 药物临床试验分为（　）
   A. Ⅰ期临床试验
   B. Ⅲ期临床试验
   C. Ⅳ期临床试验
   D. 生物等效性试验

答案与解析：ABCD。《药品注册管理办法》第三章第二十一条规定，药物临床试验分为Ⅰ期临床试验、Ⅱ期临床试验、Ⅲ期临床试验、Ⅳ期临床试验以及生物等效性试验。

5. 药物临床试验期间可以要求申办者调整药物临床试验方案、暂停或者终止药物临床试验的情形包括但不限于（　）
   A. 伦理委员会未履行职责的
   B. 不能有效保证受试者安全的
   C. 药物临床试验过程中弄虚作假的
   D. 临床试验受试者认为试验药物无效的

答案与解析：ABC。《药品注册管理办法》第三章第三十条规定，药物临床试验期间，发现存在安全性问题或者其他风险的，申办者应当及时调整临床试验方案、暂停或者终止临床试验，并向药品审评中心报告。有下列情形之一的，可以要求申办者调整药物临床试验方案、暂停或者终止药物临床试验：（一）伦理委员会未履行职责的；（二）不能有效保证受试者安全的；（三）申办者未按照要求提交研发期间安全性更新报告的；（四）申办者未及时处置并报告可疑且非预期严重不良反应的；（五）有证据证明研究药物无效的；（六）临床试验用药品出现质量问题的；（七）药物临床试验过程中弄虚作假的；（八）其他违反药物临床试验质量管理规范的情形。

6. 申办者和药物临床试验机构应当立即停止药物临床试验的情形有（　）
   A. 出现大范围、非预期的严重不良反应
   B. 伦理委员会未履行职责的
   C. 有证据证明临床试验用药品存在严重质量问题
   D. 申办者未能按照要求提交研发期间安全性更新报告的

答案与解析：AC。《药品注册管理办法》第三章第三十条规定，药物临床试验中出现大范围、非预期的严重不良反应，或者有证据证明临床试验用药品存在严重质量问题时，申办者和药物临床试验机构应当立即停止药物临床试验。

7. 需由中检院或者经国家药品监督管理局指定的药品检验机构承担检验的药品包括但不限于（　）
   A. 创新药
   B. 仿制药
   C. 生物制品、放射性药品
   D. 按照药品管理的体外诊断试剂

答案与解析：ACD。《药品注册管理办法》第三章第五十三条规定，中检院或者经国家药品监督管理局指定的药品检验机构承担以下药品注册检验：（一）创新药；（二）改良型新药（中药除外）；（三）生物制品、放射性药品和按照药品管理的体外诊断试剂；（四）国家药品监督管理局规定的其他药品。境外生产药品的药品注册检验由中检院组织口岸药品检验机构实施。其他药品的注册检验，由申请人或者生产企业所在地省级药品检验机构承担。

8. 国家药品监督管理局建立药品加快上市注册制度，药品加快上市注册程序包括（　）
   A. 突破性治疗药物程序
   B. 附条件批准程序
   C. 优先审评审批程序
   D. 特别审批程序

答案与解析：ABCD。《药品注册管理办法》第四章规定，药品加快上市注册程序包括突破性治疗药物程序、附条件批准程序、优先审评审批程序和特别审批程序。

9. 国家药品监督管理部门对药品注册监督的管理主要为（　）

A. 对药品研制活动进行监督检查

B. 对药物临床试验机构进行日常监督检查

C. 建立药品品种档案并对药品实现编码管理

D. 建立药品安全信用管理制度

答案与解析：ABCD。《药品注册管理办法》第八章第一百零四条规定，国家药品监督管理局承担药品注册管理相关工作的监督管理、考核评价与指导。第一百零五条至第一百零八条规定，主要工作包括对药品研制活动进行监督检查、对药物临床试验机构进行日常监督检查、建立药品品种档案并对药品实现编码管理和建立药品安全信用管理制度等。

10. 国家药品监督管理局主管（　）

A. 全国药品注册管理工作

B. 负责建立药品注册管理工作体系和制度

C. 制定药品注册管理规范

D. 依法组织药品注册审评审批以及相关的监督管理工作

答案与解析：ABCD。《药品注册管理办法》第一章第五条规定，国家药品监督管理局主管全国药品注册管理工作，负责建立药品注册管理工作体系和制度，制定药品注册管理规范，依法组织药品注册审评审批以及相关的监督管理工作。

11. 国家药品监督管理局建立药品加快上市注册制度，对符合条件的申请人可以申请（　）

A. 立即注册程序

B. 突破性治疗药物程序

C. 附条件批准程序

D. 优先审评审批及特别审批程序

答案与解析：BCD。《药品注册管理办法》第二章第十三条规定，国家药品监督管理局建立药品加快上市注册制度，支持以临床价值为导向的药物创新。对符合条件的药品注册申请，申请人可以申请适用突破性治疗药物、附条件批准、优先审评审批及特别审批程序。

12. 注册申请人可以就重大问题与药品审评中心等专业技术机构进行沟通交流的关键阶段有（　）

A. 药物临床试验申请前

B. 药物临床试验过程中

C. 药品上市许可申请前

D. 药品上市许可申请后

答案与解析：ABC。《药品注册管理办法》第二章第十六条规定，申请人在药物临床试验申请前、药物临床试验过程中以及药品上市许可申请前等关键阶段，可以就重大问题与药品审评中心等专业技术机构进行沟通交流。药品注册过程中，药品审评中心等专业技术机构可以根据工作需要组织与申请人进行沟通交流。

13. 药物临床试验根据药物特点和研究目的，研究内容包括（　）

A. 临床药理学研究

B. 探索性临床试验

C. 确证性临床试验

D. 上市后研究

答案与解析：ABCD。《药品注册管理办法》第三章第二十一条规定，药物临床试验分为Ⅰ期临床试验、Ⅱ期临床试验、Ⅲ期临床试验、Ⅳ期临床试验以及生物等效性试验。根据药物特点和研究目的，研究内容包括临床药理学研究、探索性临床试验、确证性临床试验和上市后研究。

14. 获准开展药物临床试验的，申办者应完成（　）后再开展后续分期药物临床试验

A. 制定相应的药物临床试验方案

B. 经伦理委员会审查同意

C. 在药品审评中心网站提交相应的药物临床试验方案

D. 在药品审评中心网站提交相应的支持性资料

答案与解析：ABCD。《药品注册管理办法》第三章第二十六条规定，获准开展药物临床试验的，申办者在开展后续分期药物临床试验前，应当制定相应的药物临床试验方案，经伦理委员会审查同意后开展，并在药品审评中心网站提交相应的药物临床试验方案和支持性资料。

15. 药物临床试验许可自行失效，需重新提出药物临床试验申请的情形有（　）

A. 药物临床试验暂停时间满三年且未申请并获准恢复药物临床试验的

B. 药物临床试验过程中试验药物过期的

C. 药物临床试验终止的

D. 药物临床试验暂停的

答案与解析：AC。《药品注册管理办法》第三章第三十一条规定，药物临床试验被责令暂停后，申办者拟继续开展药物临床试验的，应当在完成整改后提出恢复药物临床试验的补充申请，经审查同意后方可继续开展药物临床试验。药物临床试验暂停时间满三年且未申请并获准恢复药物临床试验的，该药物临床试验许可自行失效。药物临床试验终止后，拟继续开展药物临床试验的，应当重新提出药物临床试验申请。

16. 经申请人评估可以申请豁免药物临床试验的药品有（　）

A. 仿制药

B. 按照药品管理的体外诊断试剂

C. 创新药

D. 中成药

答案与解析：AB。《药品注册管理办法》第三章第三十五条规定，仿制药、按照药品管理的体外诊断试剂以及其他符合条件的情形，经申请人评估，认为无需或者不能开展药物临床试验，符合豁免药物临床试验条件的，申请人可以直接提出药品上市许可申请。豁免药物临床试验的技术指导原则和有关具体要求，由药品审评中心制定公布。

17. 药品审评中心根据药品注册申报资料、核查结果、检验结果等，进行综合审评的指标有（　）

A. 安全性　　B. 有效性

C. 适宜性　　D. 质量可控性

答案与解析：ABD。《药品注册管理办法》第三章第三十八条规定，药品审评中心根据药品注册申报资料、核查结果、检验结果等，对药品的安全性、有效性和质量可控性等进行综合审评，非处方药还应当转药品评价中心进行非处方药适宜性审查。

18. 药物临床试验期间，申请人可以申请适用突破性治疗药物程序的情形有（　）

A. 用于防治严重危及生命，且尚无有效防治手段

B. 用于防治严重影响生存质量的疾病，且尚无有效防治手段

C. 用于防治严重危及生命，且与现有治疗手段相比有足够证据表明具有明显临床优势的创新药

D. 用于防治严重影响生存质量的疾病，且与现有治疗手段相比有足够证据表明具有明显临床优势的改良型新药

答案与解析：ABCD。《药品注册管理办法》第四章第五十九条规定，药物临床试验期间，用于防治严重危及生命或者严重影响生存质量的疾病，且尚无有效防治手段或者与现有治疗手段相比有足够证据表明具有明显临床优势的创新药或者改良型新药等，申请人可以申请适用突破性治疗药物程序。

19. 药品上市许可申请时，具有明显临床价值的药品可以申请适用优先审评审批程序的有（　）

A. 临床常见疾病的创新药和改良型新药

B. 符合儿童生理特征的儿童用药品新品种、剂型和规格

C. 疾病预防、控制急需的疫苗和创新

疫苗

D. 符合附条件批准的药品

答案与解析： BCD。《药品注册管理办法》第四章第六十八条规定，药品上市许可申请时，以下具有明显临床价值的药品，可以申请适用优先审评审批程序：（一）临床急需的短缺药品、防治重大传染病和罕见病等疾病的创新药和改良型新药；（二）符合儿童生理特征的儿童用药品新品种、剂型和规格；（三）疾病预防、控制急需的疫苗和创新疫苗；（四）纳入突破性治疗药物程序的药品；（五）符合附条件批准的药品；（六）国家药品监督管理局规定其他优先审评审批的情形。

20. 药品上市后的变更，按照其对药品安全性、有效性和质量可控性的风险和产生影响的程度实行分类管理，具体分为（ ）

A. 审批类变更 B. 备案类变更

C. 核查类变更 D. 报告类变更

答案与解析： ABD。《药品注册管理办法》第五章第七十七条规定，药品上市后的变更，按照其对药品安全性、有效性和质量可控性的风险和产生影响的程度，实行分类管理，分为审批类变更、备案类变更和报告类变更。

21. 药品注册申请不予批准的情形有（ ）

A. 药物临床试验申请的研究资料不足以支持开展药物临床试验或者不能保障受试者安全的

B. 申报资料显示其申请药品安全性、有效性、质量可控性等存在较大缺陷的

C. 申请人拒绝接受或者无正当理由未在规定时限内接受药品注册核查、检验的

D. 药品注册现场核查或者样品检验结果不符合规定的

答案与解析： ABCD。《药品注册管理办法》第六章第九十二条规定，药品注册申请符合法定要求，予以批准。药品注册申请有下列情形之一的，不予批准：（一）药物临床试验申请的研究资料不足以支持开展药物临床试验或者不能保障受试者安全的；（二）申报资料显示其申请药品安全性、有效性、质量可控性等存在较大缺陷的；（三）申报资料不能证明药品安全性、有效性、质量可控性，或者经评估认为药品风险大于获益的；（四）申请人未能在规定时限内补充资料的；（五）申请人拒绝接受或者无正当理由未在规定时限内接受药品注册核查、检验的；（六）药品注册过程中认为申报资料不真实，申请人不能证明其真实性的；（七）药品注册现场核查或者样品检验结果不符合规定的；（八）法律法规规定的不应当批准的其他情形。

22. 国家药品监督管理局建立的关联审评审批制度，在审评药品制剂时，一并审评的有（ ）

A. 化学原料药

B. 辅料

C. 直接接触药品的包装材料

D. 直接接触药品的容器

答案与解析： ABCD。《药品注册管理办法》第二章第十四条规定，国家药品监督管理局建立化学原料药、辅料及直接接触药品的包装材料和容器关联审评审批制度。在审批药品制剂时，对化学原料药一并审评审批，对相关辅料、直接接触药品的包装材料和容器一并审评。

23. 对于药物临床试验期间出现的（ ），申办者应当按照相关要求及时向药品审评中心报告

A. 严重不良事件

B. 可疑且非预期严重不良反应

C. 药品不良反应

D. 其他潜在的严重安全性风险信息

答案与解析： BD。《药品注册管理办法》第三章第二十八条规定，对于药物临床试验期间出现的可疑且非预期严重不良反应和其他潜在的严重安全性风险信息，申办者应当按照相关要求及时向药品审评中心报告。

24. 可以直接提出非处方药上市许可申请的情形有（　）

A. 境内已有相同活性成分、适应症（或者功能主治）、剂型、规格的非处方药上市的药品

B、经国家药品监督管理局确定的非处方药改变剂型或者规格，但不改变适应症（或者功能主治）、给药剂量以及给药途径的药品

C、使用国家药品监督管理局确定的非处方药的活性成份组成的新的复方制剂

D. 其他直接申报非处方药上市许可的情形

答案与解析：ABCD。《药品注册管理办法》第三章第三十六条规定，符合以下情形之一的，可以直接提出非处方药上市许可申请：（一）境内已有相同活性成分、适应症（或者功能主治）、剂型、规格的非处方药上市的药品；（二）经国家药品监督管理局确定的非处方药改变剂型或者规格，但不改变适应症（或者功能主治）、给药剂量以及给药途径的药品；（三）使用国家药品监督管理局确定的非处方药的活性成份组成的新的复方制剂；（四）其他直接申报非处方药上市许可的情形。

25. 药品审评中心基于风险决定是否开展药品注册研制现场核查，考虑的因素包括（　）

A. 申办者

B. 药物创新程度

C. 药物研究机构既往接受核查情况

D. 地域因素

答案与解析：BC。《药品注册管理办法》第三章第四十六条规定，药品审评中心根据药物创新程度、药物研究机构既往接受核查情况等，基于风险决定是否开展药品注册研制现场核查。

26. 应当进行药品注册生产现场核查和上市前药品生产质量管理规范检查的药品有（　）

A. 仿制药　　B. 创新药

C. 改良型新药　　D. 生物制品

答案与解析：BCD。《药品注册管理办法》第三章第四十七条规定，对于创新药、改良型新药以及生物制品等，应当进行药品注册生产现场核查和上市前药品生产质量管理规范检查。

27. 药品注册检验包括（　）

A. 标准复核　　B. 样品检验

C. 制定标准　　D. 标准品检测

答案与解析：AB。《药品注册管理办法》第三章第五十一条规定，药品注册检验，包括标准复核和样品检验。

28. 不予再注册的情形有（　）

A. 有效期届满未提出再注册申请的

B. 未在规定时限内完成药品批准证明文件和药品监督管理部门要求的研究工作且无合理理由的

C. 药品注册证书有效期内持有人不能履行持续考察药品质量、疗效和不良反应责任的

D. 经上市后评价，属于疗效不确切、不良反应大或者因其他原因危害人体健康的

答案与解析：ABCD。《药品注册管理办法》第五章第八十四条规定，有下列情形之一的，不予再注册：（一）有效期届满未提出再注册申请的；（二）药品注册证书有效期内持有人不能履行持续考察药品质量、疗效和不良反应责任的；（三）未在规定时限内完成药品批准证明文件和药品监督管理部门要求的研究工作且无合理理由的；（四）经上市后评价，属于疗效不确切、不良反应大或者因其他原因危害人体健康的；（五）法律、行政法规规定的其他不予再注册情形。

29. 药品注册核查时限依据的规定有（　）

A. 药品审评中心应当在药品注册申请受

理后四十日内通知药品核查中心启动核查，并同时通知申请人

B. 药品审评中心应当在药品注册申请受理后六十日内通知药品核查中心启动核查，并同时通知申请人

C. 药品核查中心原则上在审评时限届满六十日前完成药品注册生产现场核查，并将核查情况、核查结果等相关材料反馈至药品审评中心

D. 药品核查中心原则上在审评时限届满四十日前完成药品注册生产现场核查，并将核查情况、核查结果等相关材料反馈至药品审评中心

答案与解析：AD。《药品注册管理办法》第七章第九十七条规定，药品注册核查时限，按照以下规定执行：（一）药品审评中心应当在药品注册申请受理后四十日内通知药品核查中心启动核查，并同时通知申请人；（二）药品核查中心原则上在审评时限届满四十日前完成药品注册生产现场核查，并将核查情况、核查结果等相关材料反馈至药品审评中心。

30. 不计入相关工作时限的情形有（ ）

A. 申请人补充资料、核查后整改以及按要求核对生产工艺、质量标准和说明书等所占用的时间

B. 因申请人原因延迟核查、检验、召开专家咨询会等的时间

C. 根据法律法规的规定中止审评审批程序的，中止审评审批程序期间所占用的时间

D. 启动境外核查的，境外核查所占用的时间

答案与解析：ABCD。《药品注册管理办法》第七章第一百零三条规定，以下时间不计入相关工作时限：（一）申请人补充资料、核查后整改以及按要求核对生产工艺、质量标准和说明书等所占用的时间；（二）因申请人原因延迟核查、检验、召开专家咨询会等的时间；（三）根据法律法规的规定中止审评审批程序的，中止审评审批程序期间所占用的时间；（四）启动境外核查的，境外核查所占用的时间。

31. 省、自治区、直辖市药品监督管理部门负责的本行政区域内药品注册相关管理工作有（ ）

A. 境内生产药品再注册申请的受理、审查和审批

B. 药品上市后变更的备案、报告事项管理

C. 组织对药物非临床安全性评价研究机构、药物临床试验机构的日常监管及违法行为的查处

D. 参与国家药品监督管理局组织的药品注册核查、检验等工作

答案与解析：ABCD。《药品注册管理办法》第一章第六条规定，省、自治区、直辖市药品监督管理部门负责本行政区域内以下药品注册相关管理工作：（一）境内生产药品再注册申请的受理、审查和审批；（二）药品上市后变更的备案、报告事项管理；（三）组织对药物非临床安全性评价研究机构、药物临床试验机构的日常监管及违法行为的查处；（四）参与国家药品监督管理局组织的药品注册核查、检验等工作；（五）国家药品监督管理局委托实施的药品注册相关事项。省、自治区、直辖市药品监督管理部门设置或者指定的药品专业技术机构，承担依法实施药品监督管理所需的审评、检验、核查、监测与评价等工作。

32. 药品注册管理遵循的原则是（ ）

A. 公开　　B. 平等

C. 公正　　D. 公平

答案与解析：ACD。《药品注册管理办法》第一章第七条规定，药品注册管理遵循公开、公平、公正原则，以临床价值为导向，鼓励研究和创制新药，积极推动仿制药发展。

33. 使用境外研究资料和数据支持药品注册的，应当符合国际人用药品注册技术要求协调会通行原则，并符合我国药品注册管理的相关要求，包括（　）

A. 资料和数据来源

B. 研究机构或实验室条件

C. 质量体系要求

D. 其他管理条件

答案与解析：ABCD。《药品注册管理办法》第二章第十条规定，使用境外研究资料和数据支持药品注册的，其来源、研究机构或者实验室条件、质量体系要求及其他管理条件等应当符合国际人用药品注册技术要求协调会通行原则，并符合我国药品注册管理的相关要求。

34. 非处方药的药品注册证书应载明（　）

A. 药品批准文号　B. 持有人

C. 非处方药类别　D. 生产企业

答案与解析：ABCD。《药品注册管理办法》第三章第三十九条规定，药品注册证书载明药品批准文号、持有人、生产企业等信息。非处方药的药品注册证书还应当注明非处方药类别。

35. 药品审评中心经过综合审评后批准药品上市，发放药品注册证书的同时，还应将（　）作为附件一并发给申请人

A. 核准的药品说明书

B. 核准的药品生产工艺

C. 核准的药品标签

D. 核准的质量标准

答案与解析：ABCD。《药品注册管理办法》第三章第三十九条规定，经核准的药品生产工艺、质量标准、说明书和标签作为药品注册证书的附件一并发给申请人，必要时还应当附药品上市后研究要求。上述信息纳入药品品种档案，并根据上市后变更情况及时更新。

36. 对纳入突破性治疗药物程序的药物临床试验，给予的政策支持有（　）

A. 申请人可以在药物临床试验的关键阶段向药品审评中心提出沟通交流申请，药品审评中心安排审评人员进行沟通交流

B. 申请人可以将阶段性研究资料提交药品审评中心，药品审评中心基于已有研究资料，对下一步研究方案提出意见或者建议，并反馈给申请人

C. 药品上市许可申请的审评时限为一百三十日

D. 需要核查、检验和核准药品通用名称的，予以优先安排

答案与解析：AB。《药品注册管理办法》第四章第六十一条规定，对纳入突破性治疗药物程序的药物临床试验，给予以下政策支持：（一）申请人可以在药物临床试验的关键阶段向药品审评中心提出沟通交流申请，药品审评中心安排审评人员进行沟通交流；（二）申请人可以将阶段性研究资料提交药品审评中心，药品审评中心基于已有研究资料，对下一步研究方案提出意见或者建议，并反馈给申请人。

37. 经审评，符合附条件批准要求的，在药品注册证书中载明（　）

A. 药品注册证书的有效期

B. 上市后需要继续完成的研究工作

C. 完成时限

D. 标准复核

答案与解析：ABC。《药品注册管理办法》第四章第六十四条规定，经审评，符合附条件批准要求的，在药品注册证书中载明附条件批准药品注册证书的有效期、上市后需要继续完成的研究工作及完成时限等相关事项。

38. 对实施特别审批的药品注册申请，国家药品监督管理局组织加快并同步开展药品注册受理、审评、核查、检验工作的原则有（　）

A. 统一指挥　　B. 早期介入

C. 快速高效 D. 科学审批

答案与解析：ABCD。《药品注册管理办法》第四章第七十三条规定，对实施特别审批的药品注册申请，国家药品监督管理局按照统一指挥、早期介入、快速高效、科学审批的原则，组织加快并同步开展药品注册受理、审评、核查、检验工作。特别审批的情形、程序、时限、要求等按照药品特别审批程序规定执行。

39. 持有人应当在变更实施前，报所在地省、自治区、直辖市药品监督管理部门备案的变更有（ ）

A. 药品生产过程中的中等变更

B. 药品包装标签内容的变更

C. 药品分包装

D. 国家药品监督管理局规定需要备案的其他变更

答案与解析：ABCD。《药品注册管理办法》第五章第七十九条规定，以下变更，持有人应当在变更实施前，报所在地省、自治区、直辖市药品监督管理部门备案：（一）药品生产过程中的中等变更；（二）药品包装标签内容的变更；（三）药品分包装；（四）国家药品监督管理局规定需要备案的其他变更。

40. 药品监督管理部门收到药品注册申请后进行形式审查，作出是否受理决定的情形有（ ）

A. 申请事项依法不需要取得行政许可的，应当即时作出不予受理的决定，并说明理由

B. 申请事项依法不属于本部门职权范围的，应当即时作出不予受理的决定，并告知申请人向有关行政机关申请

C. 申报资料存在可以当场更正的错误的，应当允许申请人当场更正；更正后申请材料齐全、符合法定形式的，应当予以受理

D. 申请事项属于本部门职权范围，申报资料齐全、符合法定形式，或者申请人按照要求提交全部补正资料的，应当受理药品注册申请

答案与解析：ABCD。《药品注册管理办法》第六章第八十五条规定，（一）申请事项依法不需要取得行政许可的，应当即时作出不予受理的决定，并说明理由。（二）申请事项依法不属于本部门职权范围的，应当即时作出不予受理的决定，并告知申请人向有关行政机关申请。（三）申报资料存在可以当场更正的错误的，应当允许申请人当场更正；更正后申请材料齐全、符合法定形式的，应当予以受理。（四）申报资料不齐全或者不符合法定形式的，应当当场或者在五日内一次告知申请人需要补正的全部内容。按照规定需要在告知时一并退回申请材料的，应当予以退回。申请人应当在三十日内完成补正资料。申请人无正当理由逾期不予补正的，视为放弃申请，无需作出不予受理的决定。逾期未告知申请人补正的，自收到申请材料之日起即为受理。（五）申请事项属于本部门职权范围，申报资料齐全、符合法定形式，或者申请人按照要求提交全部补正资料的，应当受理药品注册申请。

41. 国家药品监督管理局药品核查中心负责建立药物临床试验机构药品安全信用档案，记录（ ）

A. 许可颁发

B. 日常监督检查结果

C. 违法行为查处

D. 项目开展情况

答案与解析：ABC。《药品注册管理办法》第八章第一百零八条规定，国家药品监督管理局建立药品安全信用管理制度，药品核查中心负责建立药物非临床安全性评价研究机构、药物临床试验机构药品安全信用档案，记录许可颁发、日常监督检查结果、违法行为查处等情况，依法向社会公布并及时更新。

42. 在药品注册过程中，药物临床试验机构未

按照规定遵守药物临床试验质量管理规范的，按照《药品管理法》第一百二十六条处以（ ）

A. 责令限期改正，给予警告

B. 逾期不改正的，处十万元以上五十万元以下的罚款

C. 逾期不改正的，处二十万元以上五十万元以下的罚款

D. 情节严重的，处五十万元以上二百万元以下的罚款，责令停产停业整顿直至吊销药品批准证明文件、药品生产许可证、药品经营许可证等，药物临床试验机构等五年内不得开展药物临床试验，对法定代表人、主要负责人、直接负责的主管人员和其他责任人员，没收违法行为发生期间自本单位所获收入，并处所获收入百分之十以上百分之五十以下的罚款，十年直至终身禁止从事药品生产经营等活动

答案与解析：ABD。《药品注册管理办法》第九章第一百一十三条规定，在药品注册过程中，药物非临床安全性评价研究机构、药物临床试验机构等，未按照规定遵守药物非临床研究质量管理规范、药物临床试验质量管理规范等的，按照《药品管理法》第一百二十六条处理。《药品管理法》第一百二十六条规定，除本法另有规定的情形外，药品上市许可持有人、药品生产企业、药品经营企业、药物非临床安全性评价研究机构、药物临床试验机构等未遵守药品生产质量管理规范、药品经营质量管理规范、药物非临床研究质量管理规范、药物临床试验质量管理规范等的，责令限期改正，给予警告；逾期不改正的，处十万元以上五十万元以下的罚款；情节严重的，处五十万元以上二百万元以下的罚款，责令停产停业整顿直至吊销药品批准证明文件、药品生产许可证、药品经营许可证等，药物非临床安全性评价研究机构、药物临床试验机构等五年内不得开展药物非临床安全性评价研究、药物临床试验，对法定代表人、主要负责人、直接负责的主管人员和其他责任人员，没收违法行为发生期间自本单位所获收入，并处所获收入百分之十以上百分之五十以下的罚款，十年直至终身禁止从事药品生产经营等活动。

三、是非题

1. 省、自治区、直辖市药品监督管理部门负责药物临床试验机构的日常监管及违法行为的查处。

答案与解析：对。《药品注册管理办法》第一章第六条规定，省、自治区、直辖市药品监督管理部门负责本行政区域内的药品注册相关管理工作：（三）组织对药物非临床安全性评价研究机构、药物临床试验机构的日常监管及违法行为的查处。

2. 申请人在申请药品上市注册前，应当完成药学、药理毒理学和药物临床试验等相关研究工作。

答案与解析：对。《药品注册管理办法》第二章第十条规定，申请人在申请药品上市注册前，应当完成药学、药理毒理学和药物临床试验等相关研究工作。

3. 药物临床试验应当经批准，其中生物等效性试验应当备案后开展。

答案与解析：对。《药品注册管理办法》第二章第十条规定，药物临床试验应当经批准，其中生物等效性试验应当备案。

4. 药物临床试验是指以药品上市注册为目的，为确定药物安全性与有效性在人体开展的药物研究。

答案与解析：对。《药品注册管理办法》第三章第二十条规定，药物临床试验是指以药品上市注册为目的，为确定药物安全性与有效性在人体开展的药物研究。

5. 开展药物临床试验，应当经伦理委员会审查同意。

答案与解析：对。《药品注册管理办法》第三

章第二十五条规定，开展药物临床试验，应当经伦理委员会审查同意。

6. 境外申请人可以直接在我国办理相关药品注册事项。

答案与解析：错。《药品注册管理办法》第二章第九条规定，申请人应当为能够承担相应法律责任的企业或者药品研制机构等。境外申请人应当指定中国境内的企业法人办理相关药品注册事项。

7. 药物临床试验应当在药物非临床研究质量管理规范认证的机构开展。

答案与解析：错。《药品注册管理办法》第二章第十条规定，申请人在申请药品上市注册前，应当完成药学、药理毒理学和药物临床试验等相关研究工作。药物非临床安全性评价研究应当在经过药物非临床研究质量管理规范认证的机构开展，并遵守药物非临床研究质量管理规范。药物临床试验应当经批准，其中生物等效性试验应当备案；药物临床试验应当在符合相关规定的药物临床试验机构开展，并遵守药物临床试验质量管理规范。

8. 医疗机构具备开展药物临床试验条件即可承接临床试验项目。

答案与解析：错。《药品注册管理办法》第三章第二十二条规定，药物临床试验应当在具备相应条件并按规定备案的药物临床试验机构开展。

9. 在临床试验过程中申请人可直接根据试验情况增加适应症或药物联合用药。

答案与解析：错。《药品注册管理办法》第三章第二十七条规定，获准开展药物临床试验的药物拟增加适应症（或者功能主治）以及增加与其他药物联合用药的，申请人应当提出新的药物临床试验申请，经批准后方可开展新的药物临床试验。

10. 注册申请人可未经备案直接在符合条件的医疗机构开展生物等效性试验。

答案与解析：错。《药品注册管理办法》第三章第二十四条规定，申请人拟开展生物等效性试验的，应当按照要求在药品审评中心网站完成生物等效性试验备案后，按照备案的方案开展相关研究工作。

11. 药品监督管理部门对药物临床试验机构有不良信用记录的，增加监督检查频次，并可以按照国家规定实施联合惩戒。

答案与解析：对。《药品注册管理办法》第八章第一百零八条规定，药品监督管理部门对有不良信用记录的，增加监督检查频次，并可以按照国家规定实施联合惩戒。

12. 未经批准开展药物临床试验的，没收违法所得，责令停产停业整顿，并处五十万元以上五百万元以下的罚款；情节严重的，对法定代表人、主要负责人、直接负责的主管人员和其他责任人员处二万元以上二十万元以下的罚款，十年直至终身禁止从事药品生产经营活动。

答案与解析：对。《药品注册管理办法》第九章第一百一十四条规定，未经批准开展药物临床试验的，按照《药品管理法》第一百二十五条处理。《药品管理法》第一百二十五条规定，违反本法规定，有下列行为之一的，没收违法生产、销售的药品和违法所得以及包装材料、容器，责令停产停业整顿，并处五十万元以上五百万元以下的罚款；情节严重的，吊销药品批准证明文件、药品生产许可证、药品经营许可证，对法定代表人、主要负责人、直接负责的主管人员和其他责任人员处二万元以上二十万元以下的罚款，十年直至终身禁止从事药品生产经营活动：（一）未经批准开展药物临床试验；（二）使用未经审评的直接接触药品的包装材料或者容器生产药品，或者销售该类药品；（三）使用未经核准的标签、说明书。

13. 开展生物等效性试验未备案的，责令限期改正，给予警告；逾期不改正的，处十万元以上五十万元以下的罚款。

答案与解析：对。《药品注册管理办法》第九章第一百一十四条规定，开展生物等效性试验未备案的，按照《药品管理法》第一百二十七条处理。《药品管理法》第一百二十七条规定，违反本法规定，有下列行为之一的，责令限期改正，给予警告；逾期不改正的，处十万元以上五十万元以下的罚款：（一）开展生物等效性试验未备案；（二）药物临床试验期间，发现存在安全性问题或者其他风险，临床试验申办者未及时调整临床试验方案、暂停或者终止临床试验，或者未向国务院药品监督管理部门报告；（三）未按照规定建立并实施药品追溯制度；（四）未按照规定提交年度报告；（五）未按照规定对药品生产过程中的变更进行备案或者报告；（六）未制订药品上市后风险管理计划；（七）未按照规定开展药品上市后研究或者上市后评价。

《中华人民共和国人类遗传资源管理条例》相关试题

一、单选题

1.《中华人民共和国人类遗传资源管理条例》施行的时间为（ ）

A. 2020 年 1 月 1 日

B. 2018 年 7 月 1 日

C. 2019 年 7 月 1 日

D. 2018 年 12 月 1 日

答案与解析：C。《中华人民共和国人类遗传资源管理条例》于2019 年3 月20 日国务院第41 次常务会议通过，自 2019 年 7 月 1 日起施行。

2. 利用我国人类遗传资源开展国际合作科学研究，合作双方应当在国际合作活动结束后（ ）内提交合作研究情况报告

A. 1 个月　　B. 3 个月

C. 6 个月　　D. 12 个月

答案与解析：C。《中华人民共和国人类遗传资源管理条例》第三章第二十六条规定，利用我国人类遗传资源开展国际合作科学研究，合作双方应当在国际合作活动结束后6 个月内共同向国务院科学技术行政部门提交合作研究情况报告。

3. 筛选人数超（ ）例的临床试验需要申报人类遗传资源采集审批

A. 300　　B. 400

C. 500　　D. 600

答案与解析：C。《中国人类遗传资源采集审批行政许可事项服务指南》“一、适用范围”规定，本许可适用于在中国境内从事的中国人类遗传资源采集活动，包括重要遗传家系、特定地区人类遗传资源和国务院科学技术行政部门规定种类、数量的人类遗传资源的采集活动的规范和管理。国务院科学技术行政部门规定的种类是指罕见病、具有显著性差异的特殊体质或生理特征的人群；规定数量是指累积 500 人以上。

4. 以下需要进行人类遗传资源采集审批申报的情形是（ ）

A. 涉及重要遗传家系

B. 合作方包含第三方检测单位

C. 合作方包含 CRO 公司

D. 采集含有人类遗传资源信息的病例

答案与解析：A。《中华人民共和国人类遗传资源管理条例》第二章第十一条规定，采集我国重要遗传家系、特定地区人类遗传资源或者采集国务院科学技术行政部门规定种类、数量的人类遗传资源的，应当符合下列条件，并经国务院科学技术行政部门批准：（一）具有法人资格；（二）采集目的明确、合法；（三）采集方案合理；（四）通过伦理审查；（五）具有负责人类遗传资源管理的部门和管理制度；（六）具有与采集活动相适应的场所、设施、设备和人员。

5. 利用我国人类遗传资源开展国际合作科学研究，合作双方应当按照（ ）原则，依

法签订合作协议

A. 互惠互利、诚实保密、共同参与、共享成果

B. 平等互助、诚实保密、共同发起、独享成果

C. 平等互利、诚实信用、共同参与、共享成果

D. 平等互助、诚实信用、共同参与、独享成果

答案与解析：C。《中华人民共和国人类遗传资源管理条例》第三章第二十五条规定，利用我国人类遗传资源开展国际合作科学研究，合作双方应当按照平等互利、诚实信用、共同参与、共享成果的原则，依法签订合作协议，并依照本条例第二十四条的规定对相关事项作出明确、具体的约定。

6. 具有外资背景的申办方委托第三方检测单位并与之签订合同，筛选例数 388 例，应该按照（　）类型的人类遗传资源审批申报/备案

A. 中国人类遗传资源采集审批

B. 中国人类遗传资源保藏审批

C. 中国人类遗传资源国际合作科学研究审批

D. 中国人类遗传资源国际合作临床试验备案

答案与解析：C。《中国人类遗传资源国际合作科学研究审批行政许可事项服务指南》附件 1“中国人类遗传资源国际合作科学研究审批申请书”的填写说明第 1 条规定，合作方是指参与合作的所有中方单位、外方单位。为获得相关药品和医疗器械在我国上市许可的临床试验合作方包括临床试验申办方、医疗机构（组长单位）、合同研究组织、第三方实验室等。

7. 以下可以选择“人类遗传资源国际合作临床试验备案”审批的情形是（　）

A. 非上市研究

B. 在临床机构利用我国人类遗传资源开展国际合作临床试验、不涉及人类遗传资源材料出境

C. 涉及样本出境

D. 合作方含有非临床机构方委托的外资第三方实验室

答案与解析：B。《中国人类遗传资源国际合作临床试验备案范围和程序》“一、备案范围”规定，（二）所涉及的人类遗传资源在临床机构内采集，由临床机构委托的单位进行检测、分析和剩余样本处理等。临床机构应与其委托的单位签署正式协议，明确委托检测和分析的人类遗传资源材料的种类、数量、检测内容、转运方式、剩余样本和数据信息处理方式等，并对其委托的活动负责。

8. 以下不属于制定《中华人民共和国人类遗传资源管理条例》目的的是（　）

A. 为了有效保护和合理利用我国人类遗传资源

B. 维护公众健康

C. 维护国家安全和社会公共利益

D. 避免涉外单位使用我国人类遗传资源

答案与解析：D。《中华人民共和国人类遗传资源管理条例》第一章第一条规定，为了有效保护和合理利用我国人类遗传资源，维护公众健康、国家安全和社会公共利益，制定本条例。

9.“人类遗传资源国际合作临床试验备案”申报时，附件不需要上传的文件是（　）

A. 组长单位与申办方已签署的合同

B. 临床试验方案

C. 申办方营业执照

D. 组长单位与申办方合同草案

答案与解析：D。《中国人类遗传资源国际合作临床试验备案范围和程序》“三、备案材料”列出了详细材料。

10. 关于人类遗传资源国际合作临床试验备案申报，以下说法正确的是（　）

A. 组长单位及参与中心应同时办理备案

手续

B. 备案制无纸质版遗传办批件

C. 备案制的分中心备案需要纸质版和电子版的承诺书以及伦理批件

D. 非上市研究（探索性研究）可以用备案制进行申报

答案与解析：B。《中国人类遗传资源国际合作临床试验备案范围和程序》“二、备案程序”规定，（二）备案材料提交成功，获得备案号后，即可开展国际合作临床试验。备案手续应由中国境内依法成立的法人单位办理。涉及多中心的临床试验的，应当合并办理备案手续，不得拆分备案。涉及多中心临床试验的，医疗机构组长单位通过伦理审查即可办理备案手续。参与医疗机构在组长单位获得备案号后，将本单位伦理审查认可或同意的批件及本单位签字盖章的承诺书上传至网上平台，即可开展国际合作临床试验。

11. 关于人类遗传资源国际合作科学研究审批条件，以下说法不正确的是（　）

A. 应当由中国境内依法成立的法人单位办理报批手续

B. 同一国际合作科学研究，涉及两个以上中国境内法人单位的，应当合并办理报批手续，不得拆分报批

C. 医疗机构（组长单位）未通过伦理审查即可办理报批手续

D. 参与医疗机构在组长单位取得行政许可后，将本单位伦理审查认可或同意的批件及本单位签字的承诺书提交至科技部，即可开展国际合作

答案与解析：C。《中国人类遗传资源国际合作科学研究审批行政许可事项服务指南》“七、办事条件”规定，（二）审批条件（6）通过合作双方各自所在国（地区）的伦理审查。

12. 关于中国人类遗传资源采集审批，以下说法不正确的是（　）

A. 临床试验中只要筛选例数超 500 人，就必须额外申报采集审批

B. 采集审批必须由中方单位发起申报

C. 外方单位不得进行采集（需与中方单位合作）

D. 如首次申请病例数未超 500 人，过程中超过 500 人，可以不用进行采集审批申报。

答案与解析：D。《中国人类遗传资源采集审批行政许可事项服务指南》“一、适用范围”规定，本许可适用于在中国境内从事的中国人类遗传资源采集活动，包括重要遗传家系、特定地区人类遗传资源和国务院科学技术行政部门规定种类、数量的人类遗传资源的采集活动的规范和管理。国务院科学技术行政部门规定的种类是指罕见病、具有显著性差异的特殊体质或生理特征的人群；规定数量是指累积 500 人以上。

13. 关于人类遗传资源管理申报过程，以下说法正确的是（　）

A. 境外机构开展人类遗传资源研究需要审批，外资在中国境内设立机构则不需要审批

B. 样本不出境，不需要进行审批

C. 只有人类遗传资源实体样本需要申报，其产生的相关信息不需要申报

D. 外国组织不得在我国境内采集、保藏我国人类遗传资源，不得向境外提供我国人类遗传资源

答案与解析：D。《中华人民共和国人类遗传资源管理条例》第一章第七条规定，外国组织、个人及其设立或者实际控制的机构不得在我国境内采集、保藏我国人类遗传资源，不得向境外提供我国人类遗传资源。

14.《中华人民共和国人类遗传资源管理条例》中规定的人类遗传资源包括（　）

A. 人类遗传资源材料

B. 人类遗传资源信息

C. 人类遗传资源材料和人类遗传资源信息

D. 以上都不是

答案与解析：C。《中华人民共和国人类遗传资源管理条例》第一章第二条规定，本条例所称人类遗传资源包括人类遗传资源材料和人类遗传资源信息。人类遗传资源材料是指含有人体基因组、基因等遗传物质的器官、组织、细胞等遗传材料。人类遗传资源信息是指利用人类遗传资源材料产生的数据等信息资料。

15. 采集我国人类遗传资源，应当告知人类遗传资源提供者的信息有（　）
    A. 告知人类遗传资源提供者采集目的、采集用途、对健康可能产生的影响、个人隐私保护措施及其享有的自愿参与和随时无条件退出的权利
    B. 征得人类遗传资源提供者书面同意
    C. 告知信息，必须是全面、完整、真实、准确，不得隐瞒、误导、欺骗的
    D. 以上都是

答案与解析：D。《中华人民共和国人类遗传资源管理条例》第二章第十二条规定，采集我国人类遗传资源，应当事先告知人类遗传资源提供者采集目的、采集用途、对健康可能产生的影响、个人隐私保护措施及其享有的自愿参与和随时无条件退出的权利，征得人类遗传资源提供者书面同意。在告知人类遗传资源提供者前款规定的信息时，必须全面、完整、真实、准确，不得隐瞒、误导、欺骗。

16. 以下适用中国人类遗传资源国际合作临床试验备案的情形是（　）
    A. 基础研究
    B. 以上市为目的的临床医疗器械试验，样本材料的采集、检测、销毁皆在医疗机构，不涉及样本材料的出境
    C. 医疗机构研究者发起的研究，不涉及样本材料的出境
    D. 以上市为目的的临床器械试验，采集检测样本在与申办方签署合同的第三方实验室进行检测，不涉及样本材料的出境

答案与解析：B。《中国人类遗传资源国际合作临床试验备案范围和程序》“一、备案范围”规定，适用于为获得相关药品和医疗器械在我国上市许可，在临床机构利用我国人类遗传资源开展国际合作临床试验、不涉及人类遗传资源材料出境的。

17. 以下不需要人类遗传资源数据备案备份的情形是（　）
    A. EDC 公司为纯内资公司，服务器且在国内
    B. EDC 公司为纯内资公司，服务器在国外
    C. EDC 公司具有外资背景但在中国境内依法成立，服务器在国内
    D. 以上都是

答案与解析：A。《中国人类遗传资源信息对外提供或开放使用备案范围和程序》“一、备案范围”规定，适用于将人类遗传资源信息向外国组织、个人及其设立或者实际控制的机构提供或开放使用。

18. 依据人类遗传资源国际合作临床试验备案程序，参与单位提交人类遗传资源承诺书的时间是（　）
    A. 承诺书可与项目申报材料同时提交
    B. 在组长单位获得科技部遗传办备案号后提交
    C. A 与 B 均可
    D. A 与 B 均有误

答案与解析：B。《人类遗传资源管理办理流程》“五、人类遗传资源国际合作临床试验备案程序”规定，（二）备案材料提交成功，获得备案号后，即可开展国际合作临床试验。备案手续应由中国境内依法成立的法人单位办理。涉及多中心的临床试验的，应当合并办理备案手续，不得拆分备案。涉及多中心临床试验的，医疗机构组长单位通过伦理审查即可办理备案手续。参与医疗机构在组长

单位获得备案号后，将本单位伦理审查认可或同意的批件及本单位签字盖章的承诺书上传至网上平台，即可开展国际合作临床试验。

19. 关于人类遗传资源申报时，提供虚假材料或者采取其他欺骗手段取得行政许可，以下惩处方式正确的是（ ）

A. 国务院科学技术行政部门撤销已经取得的行政许可，处 50 万元以上 500 万元以下罚款，5 年内不受理相关责任人及单位提出的许可申请

B. 国务院科学技术行政部门撤销已经取得的行政许可，处 50 万元以上 500 万元以下罚款，违法所得在 100 万元以上的，处违法所得 5 倍以上 10 倍以下罚款

C. 国务院科学技术行政部门撤销已经取得的行政许可，处 100 万元以上 1000 万元以下罚款，违法所得在 100 万元以上的，处违法所得 5 倍以上 10 倍以下罚款

D. 国务院科学技术行政部门撤销已经取得的行政许可，处 100 万元以上 1000 万元以下罚款，5 年内不受理相关责任人及单位提出的许可申请

答案与解析：A。《中华人民共和国人类遗传资源管理条例》第五章第三十七条规定，提供虚假材料或者采取其他欺骗手段取得行政许可的，由国务院科学技术行政部门撤销已经取得的行政许可，处 50 万元以上 500 万元以下罚款，5 年内不受理相关责任人及单位提出的许可申请。

20. 人类遗传资源各保藏单位每年提交年度的报告时间是（ ）

A. 每年 12 月 31 日前提交

B. 每年 1 月 1 日前提交

C. 每年 1 月 31 日前提交

D. 每年 12 月 1 日前提交

答案与解析：C。《中华人民共和国人类遗传资源管理条例》第十五条规定，保藏单位应当就本单位保藏人类遗传资源情况向国务院科学技术行政部门提交年度报告。根据 2020 年 6 月《中国人类遗传资源管理办公室关于提交保藏年度报告以及国际合作科学研究总结报告的通知》，各保藏单位提交时间为于通知发布后 1 个月内提交 2019 年年度报告，以后于每年 1 月 31 日前提交上年度报告。

21. 进行中国人类遗传资源信息对外提供或开放使用备案时，申办方为外方单位的对外提供的数据备份备案操作流程是（ ）

A. 申办方作为填报主体，先备份后备案

B. 医疗机构组长单位作为填报主体，先备份后备案

C. 申办方作为填报主体，备份、备案同步进行

D. 医疗机构组长单位作为填报主体，备份备案同步进行

答案与解析：B。《中国人类遗传资源信息对外提供或开放使用备案范围和程序》“一、备案范围”规定，申请单位为中方单位。“二、备案程序”规定，（一）申请人登录网上平台（网址：https：//202. 108. 211. 75）提交信息备份，并确定备份成功，获得信息备份号。（二）信息备份成功后，申请人可登录网上平台（网址：https：//grants. most. gov. cn）在线提交备案材料，获得备案号。

22. 以下作为人类遗传资源采集审批的申报主体的单位是（ ）

A. 申办方

B. CRO（合同研究组织）

C. 数据统计单位

D. 具有法人资格的中方单位

答案与解析：D。《中国人类遗传资源采集审批行政许可事项服务指南》“七、办事条件”规定，（一）申请人条件 具有法人资格的中方单位。

23. 人类遗传资源对外提供信息备案获得备案号完成（　）步骤则为备案成功

A. 成功提交备份信息

B. 取得备份号

C. 取得备案号

D. 完成线上备案材料提交

答案与解析：C。《人类遗传资源管理办理流程》“六、人类遗传资源信息对外提供或开放使用备案程序”规定，（三）申请人获得备案号，即可将人类遗传资源信息向外国组织、个人及其设立或者实际控制的机构提供或开放使用。

24. 关于临床试验人类遗传资源国际合作科学研究审批，以下说法正确的是（　）

A. 拟使用的人类遗传资源种类、数量及其用途可在临床试验开展后确定

B. 在临床机构利用我国人类遗传资源开展国际合作临床试验、不涉及人类遗传资源材料出境的临床试验，不需要审批

C. 仅能由中方单位提出申请，不能由合作双方共同提出申请

D. 研究成果归属与利益分配方案可在申报后明确

答案与解析：B。《中华人民共和国人类遗传资源管理条例》第三章第二十二条规定，利用我国人类遗传资源开展国际合作科学研究的，应当符合下列条件，并由合作双方共同提出申请，经国务院科学技术行政部门批准：（一）对我国公众健康、国家安全和社会公共利益没有危害；（二）合作双方为具有法人资格的中方单位、外方单位，并具有开展相关工作的基础和能力；（三）合作研究目的和内容明确、合法，期限合理；（四）合作研究方案合理；（五）拟使用的人类遗传资源来源合法，种类、数量与研究内容相符；（六）通过合作双方各自所在国（地区）的伦理审查；（七）研究成果归属明确，有合理明确的利益分配方案。

为获得相关药品和医疗器械在我国上市许可，在临床机构利用我国人类遗传资源开展国际合作临床试验、不涉及人类遗传资源材料出境的，不需要审批。但是，合作双方在开展临床试验前应当将拟使用的人类遗传资源种类、数量及其用途向国务院科学技术行政部门备案。国务院科学技术行政部门和省、自治区、直辖市人民政府科学技术行政部门加强对备案事项的监管。

25. 关于人类遗传资源国际合作科学研究审批需要递交的纸质材料，以下说法不正确的是（　）

A. 遗传办申请书

B. 参与中心的承诺书

C. 组长单位伦理审查批件

D. 所有申报参与单位的营业执照或法人证书

答案与解析：D。《中国人类遗传资源国际合作科学研究审批行政许可事项服务指南》“八、申请材料”列出了详细材料。

26. 关于同属于一个研究的人类遗传资源国际合作申请和人类遗传资源采集申请使用账号的问题，以下操作正确的是（　）

A. 可由中方单位一同负责国际合作和采集审批申报

B. 必须均由申办方账号进行申请

C. 必须均由组长单位账号进行申请

D. 申办方负责国际合作申请，各采集单位负责各自的采集申请

答案与解析：A。《中国人类遗传资源采集审批行政许可事项服务指南》中规定申请人为“具有法人资格的中方单位”；《中国人类遗传资源国际合作科学研究审批行政许可事项服务指南》中规定申请人为“具有法人资格的中方单位、外方单位”；《中国人类遗传资源国际合作临床试验备案范围和程序》中规定“备案手续应由中国境内依法成立的法人单位

办理”。综上所述，A选项中方单位均可进行以上事项的审批/备案。具体依据在科学技术部政务服务平台 - 人类遗传资源管理 - 服务指南 - 第一、三、五项。

27. 一般情况下，国务院科学技术行政部门应当自受理依照本条例规定提出的采集、保藏我国人类遗传资源，开展国际合作科学研究以及将我国人类遗传资源材料运送、邮寄、携带出境申请之日起（　）内，作出批准或者不予批准的决定

A. 7个工作日　　B. 10个工作日

C. 15个工作日　　D. 20个工作日

答案与解析：D。《中华人民共和国人类遗传资源管理条例》第四章第三十二条规定，国务院科学技术行政部门应当自受理依照本条例规定提出的采集、保藏我国人类遗传资源，开展国际合作科学研究以及将我国人类遗传资源材料运送、邮寄、携带出境申请之日起20个工作日内，作出批准或者不予批准的决定；不予批准的，应当说明理由。因特殊原因无法在规定期限内作出审批决定的，经国务院科学技术行政部门负责人批准，可以延长10个工作日。

28. 开展人类遗传资源国际合作科学研究未及时提交合作研究情况报告，将会受到的处罚是（　）

A. 责令改正，给予警告，可以处50万元以下罚款

B. 责令改正，给予警告，可以处20万元以下罚款

C. 责令改正，给予警告，可以处20万元以上罚款

D. 责令改正，给予警告，可以处100万元以下罚款

答案与解析：A。《中华人民共和国人类遗传资源管理条例》第五章第四十条规定，违反本条例规定，有下列情形之一的，由国务院科学技术行政部门责令改正，给予警告，可以处50万元以下罚款：（一）保藏我国人类遗传资源过程中未完整记录并妥善保存人类遗传资源的来源信息和使用信息；（二）保藏我国人类遗传资源未提交年度报告；（三）开展国际合作科学研究未及时提交合作研究情况报告。

29. 对于已开展的项目，采集、保藏、利用、对外提供我国人类遗传资源未通过伦理审查的，将受到的处罚是（　）

A. 处20万元以上50万元以下罚款，违法所得在100万元以上的，处违法所得5倍以上10倍以下罚款

B. 处100万元以上1000万元以下罚款，违法所得在100万元以上的，处违法所得5倍以上10倍以下罚款

C. 处50万元以上100万元以下罚款，违法所得在100万元以上的，处违法所得5倍以上10倍以下罚款

D. 处100万元以上500万元以下罚款，违法所得在100万元以上的，处违法所得5倍以上10倍以下罚款

答案与解析：C。《中华人民共和国人类遗传资源管理条例》第五章第三十九条规定，违反本条例规定，有下列情形之一的，由省、自治区、直辖市人民政府科学技术行政部门责令停止开展相关活动，没收违法采集、保藏的人类遗传资源和违法所得，处50万元以上100万元以下罚款，违法所得在100万元以上的，处违法所得5倍以上10倍以下罚款：（一）采集、保藏、利用、对外提供我国人类遗传资源未通过伦理审查；（二）采集我国人类遗传资源未经人类遗传资源提供者事先知情同意，或者采取隐瞒、误导、欺骗等手段取得人类遗传资源提供者同意；（三）采集、保藏、利用、对外提供我国人类遗传资源违反相关技术规范；（四）将人类遗传资源信息向外国组织、个人及其设立或者实际控制的机构提供或者开放使用，未向国务院科学技

术行政部门备案或者提交信息备份。

30. 以下不属于“中国人类遗传资源采集审批”范畴的样本采集是（　）

A. 特定地区人类遗传资源

B. 国务院科学技术行政部门规定的种类是指罕见病、具有显著性差异的特殊体质或生理特征的人群

C. 重要遗传家系

D. 临床诊疗、采供血服务大于 500 人

答案与解析：D。《中国人类遗传资源采集审批行政许可事项服务指南》“一、适用范围”规定，本许可适用于在中国境内从事的中国人类遗传资源采集活动，包括重要遗传家系、特定地区人类遗传资源和国务院科学技术行政部门规定种类、数量的人类遗传资源的采集活动的规范和管理。国务院科学技术行政部门规定的种类是指罕见病、具有显著性差异的特殊体质或生理特征的人群；规定数量是指累积 500 人以上。以临床诊疗、采供血服务、查处违法犯罪、兴奋剂检测和殡葬等活动需要，对人类遗传资源进行的采集，按照国家相关法律法规管理，不在本许可的适用范围内。

二、多选题

1. 以下属于遗传办合作方的有（　）

A. 临床试验申办方

B. 医疗机构（单中心或组长单位）

C. 合同研究组织

D. EDC 公司

答案与解析：ABC。《中国人类遗传资源国际合作科学研究审批申请书》填写说明，提供商不实质性参与合作，不应填写为合作方。

2. 以下应当办理人类遗传资源变更审批手续的有（　）

A. 合作方　　B. 研究目的

C. 研究内容　　D. 合作期限

答案与解析：ABCD。《中华人民共和国人类遗传资源管理条例》第三章第二十三条规定，在利用我国人类遗传资源开展国际合作科学研究过程中，合作方、研究目的、研究内容、合作期限等重大事项发生变更的，应当办理变更审批手续。

3. 人类遗传资源国际合作科学研究活动变更内容不涉及人类遗传资源（　）的，可进行符合简化流程的变更申请

A. 种类　　B. 数量

C. 用途　　D. 运输方式

答案与解析：ABC。《中国人类遗传资源管理办公室关于对部分行政审批项目实施简化审批流程的通知》“一、适用范围”规定，（一）人类遗传资源国际合作科学研究活动变更。在利用我国人类遗传资源开展国际合作科学研究过程中，合作方、研究目的、研究内容、合作期限等重大事项发生变更的，应当办理变更审批手续。其中变更内容不涉及人类遗传资源种类、数量、用途变化的，可以按照简化流程办理，主要包含以下情况：变更参与单位；变更合作各方外的其他单位；延长活动期限；研究方案变更，但不涉及人类遗传资源种类、数量、用途的变化的，如药物临床试验过程中改变给药剂量；研究方案变更，但变更后的内容不超出已批准范围的，如药物临床试验过程中减少给药剂量组。

4. 不得在我国境内采集、保藏我国人类遗传资源，不得向境外提供我国人类遗传资源的单位有（　）

A. 外国组织

B. 外国组织在我国设立的机构

C. 具有外资背景的企业

D. 外国个人在我国设立的机构

答案与解析：ABCD。《中华人民共和国人类遗传资源管理条例》第一章第七条规定，外国组织、个人及其设立或者实际控制的机构不得在我国境内采集、保藏我国人类遗传资源，不得向境外提供我国人类遗传资源。

5. 人类遗传资源信息的类型有（ ）
   A. 临床数据，如人口学信息、一般实验室检查信息等
   B. 影像数据，如 B 超、CT、PET－CT、核磁共振、X 射线等
   C. 生物标志物数据，如诊断性生物标志物、监测性生物标志物、药效学/反应生物标志物、预测性生物标志物、预后生物标志物、安全性生物标志物、易感性/风险生物标志物
   D. 基因数据，如全基因组测序、外显子组测序、目标区域测序、人线粒体测序、全基因组甲基化测序、lncRNA 测序、转录组测序、单细胞转录组测序、small RNA 测序等

答案与解析：ABCD。《中华人民共和国人类遗传资源管理条例》第一章第二条规定，人类遗传资源材料是指含有人体基因组、基因等遗传物质的器官、组织、细胞等遗传材料。人类遗传资源信息是指利用人类遗传资源材料产生的数据等信息资料。

6. 关于“采集、保藏、利用、对外提供我国人类遗传资源”，以下说法正确的是（ ）
   A. 不得危害我国公众健康、国家安全和社会公共利益
   B. 符合伦理原则，并按照国家有关规定进行伦理审查
   C. 尊重人类遗传资源提供者的隐私权，可在事后取得其知情同意
   D. 遵守国务院科学技术行政部门制定的技术规范

答案与解析：ABD。《中华人民共和国人类遗传资源管理条例》第一章第八条规定，采集、保藏、利用、对外提供我国人类遗传资源，不得危害我国公众健康、国家安全和社会公共利益。第九条规定，采集、保藏、利用、对外提供我国人类遗传资源，应当符合伦理原则，并按照国家有关规定进行伦理审查。采集、保藏、利用、对外提供我国人类遗传资源，应当尊重人类遗传资源提供者的隐私权，取得其事先知情同意，并保护其合法权益。采集、保藏、利用、对外提供我国人类遗传资源，应当遵守国务院科学技术行政部门制定的技术规范。

7. “中国人类遗传资源国际合作科学研究审批”分中心备案材料包括（ ）
   A. 承诺书盖章原件
   B. 伦理审查批件复印件
   C. 合同复印件（已签署）
   D. 营业执照/事业单位法人证书

答案与解析：AB。《中国人类遗传资源国际合作科学研究审批行政许可事项服务指南》“八、申请材料”列出了详细材料。

8. 人类遗传资源国际合作临床试验备案需要准备的申请材料有（ ）
   A. 申请方的事业单位法人证
   B. 组长单位及各参与合作医疗机构的伦理审查批件
   C. 临床机构与其委托的检测机构签署的合作协议
   D. 变更说明

答案与解析：ABC。《中国人类遗传资源国际合作临床试验备案范围和程序》“三、备案材料”列出了详细材料。

9. 人类遗传资源国际合作科学研究审批变更申报增加第三方中心实验室，需要提供的材料有（ ）
   A. 统一社会信用代码
   B. 营业执照
   C. 资格认定证书
   D. 申办方与其合作协议

答案与解析：ABD。《中国人类遗传资源国际合作科学研究审批行政许可事项服务指南》附件 2“中国人类遗传资源国际合作科学研究审批变更申请书”列出了详细材料。

10. 关于中国人类遗传资源国际合作科学研究审批变更，以下说法正确的是（ ）

A. 获得变更审批决定前可按照原获批事项开展研究

B. 变更的事项应在获得同意变更审批决定后方可开展

C. 涉及样本量变更的，所有分中心均需提供变更申报的承诺书进行备案

D. 不涉及样本量变更的，只涉及新增分中心的变更，本次新增的分中心提供承诺书即可，既往已经提供承诺书的中心无需提供

答案与解析：ABCD。《中国人类遗传资源国际合作科学研究审批行政许可事项服务指南》“七、办事条件”规定，对于已获得许可利用中国人类遗传资源开展国际合作涉及变更的，获得变更审批决定前可按照原获批事项开展研究，变更的事项应在获得同意变更审批决定后方可开展。附件2“中国人类遗传资源国际合作科学研究审批变更申请书”列出了承诺书及附件清单。

11. 以下满足“人类遗传资源国际合作临床试验备案”审批要求的是（　）

A. 非药品上市为目的

B. 不涉及出境

C. 在临床机构开展试验

D. 临床机构委托其他单位完成

答案与解析：BCD。《中国人类遗传资源国际合作临床试验备案范围和程序》“一、备案范围”规定，适用于为获得相关药品和医疗器械在我国上市许可，在临床机构利用我国人类遗传资源开展国际合作临床试验、不涉及人类遗传资源材料出境的。“在临床机构”包括：（一）所涉及的人类遗传资源仅在临床机构内采集、检测、分析和剩余样本处理等；（二）所涉及的人类遗传资源在临床机构内采集，由临床机构委 托的单位进行检测、分析和剩余样本处理等。临床机构应与其委托的单位签署正式协议，明确委托检测和分析的人类遗传资源材料的种 类、数量、检测内容、转运方式、剩余样本和数据信息处理方式等，并对其委托的活动负责。

12. 利用我国人类遗传资源开展国际合作科学研究，产生的成果申请专利的，应当由合作双方共同提出申请，专利权归合作双方共有。研究产生的应由合作双方通过合作协议约定的其他科技成果包括（　）

A. 使用权　　B. 转让权

C. 利益分享办法　D. 收益权

答案与解析：ABC。《中华人民共和国人类遗传资源管理条例》第三章第二十四条规定，利用我国人类遗传资源开展国际合作科学研究，产生的成果申请专利的，应当由合作双方共同提出申请，专利权归合作双方共有。研究产生的其他科技成果，其使用权、转让权和利益分享办法由合作双方通过合作协议约定；协议没有约定的，合作双方都有使用的权利，但向第三方转让须经合作双方同意，所获利益按合作双方贡献大小分享。

13. 关于人类遗传资源采集申报，以下说法错误的是（　）

A. 合作方有一家为外方单位，需进行采集申报

B. 人类遗传资源数据信息对外提供，需进行采集申报

C. 临床试验筛选受试者例数超过500例，需进行采集申报

D. 外方单位可以作为采集申报的填报单位

答案与解析：ABD。《中国人类遗传资源采集审批行政许可事项服务指南》“一、适用范围”规定，本许可适用于在中国境内从事的中国人类遗传资源采集活动，包括重要遗传家系、特定地区人类遗传资源和国务院科学技术行政部门规定种类、数量的人类遗传资源的采集活动的规范和管理。国务院科学技术行政部门规定的种类是指罕见病、具有显著性差异的特殊体质或生理特征的人群；规定数量是指累积500人以上。

14. 人类遗传资源包括（ ）

A. 人类遗传资源信息是指含有公民个人姓名、性别、年龄和联系方式等个人信息的资料

B. 人类遗传资源材料是指含有人体基因组、基因等遗传物质的器官、组织、细胞等遗传材料

C. 人类遗传资源材料是指含有种族家系、婚配和遗传疾病等人口资源材料

D. 人类遗传资源信息是指利用人类遗传资源材料产生的数据等信息资料

答案与解析：BD。《中华人民共和国人类遗传资源管理条例》第一章第二条规定，本条例所称人类遗传资源包括人类遗传资源材料和人类遗传资源信息。人类遗传资源材料是指含有人体基因组、基因等遗传物质的器官、组织、细胞等遗传材料。人类遗传资源信息是指利用人类遗传资源材料产生的数据等信息资料。

15. 中国人类遗传资源国际合作科学研究审批合作方有（ ）

A. 申办方

B. 临床机构（组长单位）

C. 第三方实验室

D. SMO 公司

E. 合同研究组织

答案与解析：ABCE。《中国人类遗传资源国际合作科学研究审批行政许可事项服务指南》“中国人类遗传资源国际合作科学研究审批申请书”的填写说明第 1 条规定，合作方是指参与合作的所有中方单位、外方单位。为获得相关药品和医疗器械在我国上市许可的临床试验合作方包括临床试验申办方、医疗机构（组长单位）、合同研究组织、第三方实验室等。

16. 人类遗传资源国际合作科学研究活动变更，以下适合简化审批的流程有（ ）

A. 变更参与医疗机构

B. 变更合作各方外的其他单位

C. 药物临床试验过程中改变给药剂量

D. 研究方案变更，但变更后的内容不超出已批准范围的，如药物临床试验过程中减少给药剂量组

E. 延长活动期限

答案与解析：ABCDE。《中国人类遗传资源管理办公室关于对部分行政审批项目实施简化审批流程的通知》“一、适用范围”规定（一）人类遗传资源国际合作科学研究活动变更。在利用我国人类遗传资源开展国际合作科学研究过程中，合作方、研究目的、研究内容、合作期限等重大事项发生变更的，应当办理变更审批手续。其中变更内容不涉及人类遗传资源种类、数量、用途变化的，可以按照简化流程办理，主要包含以下情况：变更参与单位；变更合作各方外的其他单位；延长活动期限；研究方案变更，但不涉及人类遗传资源种类、数量、用途的变化的，如药物临床试验过程中改变给药剂量；研究方案变更，但变更后的内容不超出已批准范围的，如药物临床试验过程中减少给药剂量组。

17. 中国人类遗传资源采集审批经国务院科学技术行政部门批准需要满足的条件有（ ）

A. 具有法人资格及通过伦理审查

B. 采集目的明确、合法

C. 采集方案合理

D. 具有负责人类遗传资源管理的部门和管理制度

E. 具有与采集活动相适应的场所、设施、设备和人员

答案与解析：ABCDE。《中华人民共和国人类遗传资源管理条例》第二章第十一条规定，采集我国重要遗传家系、特定地区人类遗传资源或者采集国务院科学技术行政部门规定种类、数量的人类遗传资源的，应当符合下列条件，并经国务院科学技术行政部门批准：（一）具有法人资格；（二）采集目的明确、合法；（三）采集方案合理；（四）通过伦理

审查；（五）具有负责人类遗传资源管理的部门和管理制度；（六）具有与采集活动相适应的场所、设施、设备和人员。

18. 我国人类遗传资源材料运送、邮寄、携带出境的，应当（　）
    A. 对我国公众健康、国家安全和社会公共利益没有危害
    B. 具有法人资格及通过伦理审查
    C. 人类遗传资源材料采集合法或者来自合法的保藏单位
    D. 取得省、自治区、直辖市人民政府科学技术行政部门出具的人类遗传资源材料出境证明
    E. 有明确的境外合作方和合理的出境用途

答案与解析：ABCE。《中华人民共和国人类遗传资源管理条例》第三章第二十七条规定，利用我国人类遗传资源开展国际合作科学研究，或者因其他特殊情况确需将我国人类遗传资源材料运送、邮寄、携带出境的，应当符合下列条件，并取得国务院科学技术行政部门出具的人类遗传资源材料出境证明：（一）对我国公众健康、国家安全和社会公共利益没有危害；（二）具有法人资格；（三）有明确的境外合作方和合理的出境用途；（四）人类遗传资源材料采集合法或者来自合法的保藏单位；（五）通过伦理审查。

19. 可以由具有外资背景的申办方来申报人类遗传资源的国际合作有（　）
    A. 中国人类遗传资源采集审批
    B. 中国人类遗传资源国际合作科学研究审批
    C. 中国人类遗传资源国际合作临床试验备案
    D. 中国人类遗传资源信息对外提供或开放使用备案

答案与解析：BC。《中国人类遗传资源采集审批行政许可事项服务指南》“七、办事条件”规定，（一）申请人条件：具有法人资格的中方单位。《中国人类遗传资源国际合作科学研究审批行政许可事项服务指南》“七、办事条件”规定，（一）申请人条件：1. 具有法人资格的中方单位、外方单位。《中国人类遗传资源国际合作临床试验备案范围和程序》“二、备案程序”规定，备案手续应由中国境内依法成立的法人单位办理。《中国人类遗传资源对外提供或开放使用备案范围和程序》“一、备案范围”规定，申请单位应为中方单位。

20. 首次开通人类遗传资源网上申报系统，应该提交（　）
    A. 人类遗传资源管理制度
    B. 资料申请表
    C. 本单位的营业执照或组织机构代码证、法人证书
    D. 单位为中方/外方单位的说明材料

答案与解析：BCD。科学技术部政务服务平台 https://fuwu.most.gov.cn/服务事项－人类遗传资源管理－办理材料“七、开通网上申报系统提交材料清单”列出了详细资料。

21. 在中国境内需要申报采集审批的活动为（　）
    A. 采集中国重要遗传家系、特定地区的人类遗传资源活动
    B. 采集国务院科学技术行政部门规定种类的人类遗传资源活动
    C. 采集国务院科学技术行政部门规定数量的人类遗传资源活动
    D. 中国境内从事的采集为科学研究提供基础中国人类遗传资源活动

答案与解析：ABC。《中国人类遗传资源采集审批行政许可事项服务指南》“一、适用范围”规定，本许可适用于在中国境内从事的中国人类遗传资源采集活动，包括重要遗传家系、特定地区人类遗传资源和国务院科学技术行政部门规定种类、数量的人类遗传资源的采集活动的规范和管理。所称人类遗传资源包括人类遗传资源材料和人类遗传资源

信息。

22. 以上市为目的的临床试验，材料不需要出境，EDC 服务器在国外，外资申办方涉及例数超过 500 例，需要进行（ ）
   A. 中国人类遗传资源采集审批
   B. 中国人类遗传资源国际合作科学研究审批
   C. 中国人类遗传资源材料出境审批
   D. 中国人类遗传资源信息对外提供或开放使用备案

答案与解析：ABD。《中国人类遗传资源采集审批行政许可事项服务指南》《中国人类遗传资源国际合作科学研究审批行政许可事项服务指南》《中国人类遗传资源材料出境审批行政许可事项服务指南》《中国人类遗传资源信息对外提供或开放使用备案范围和程序》等指南均列出了申请人条件。

23. 为获得相关药品和医疗器械在我国上市许可，在临床机构利用我国人类遗传资源开展国际合作临床试验、不涉及人类遗传资源材料出境的活动需进行备案，“在临床机构”包括（ ）
   A. 所涉及的人类遗传资源仅在临床机构内采集、检测，由申办方委托的第三方实验室进行分析、销毁样本
   B. 所涉及的人类遗传资源仅在临床机构内采集、检测、分析，临床机构委托第三方公司进行销毁样本
   C. 所涉及的人类遗传资源在临床机构内采集，由临床机构委托的单位进行检测、分析和剩余样本处理等，临床机构应与其委托的单位签署正式协议
   D. 所涉及的人类遗传资源仅在临床机构内采集、检测、分析和剩余样本处理等

答案与解析：BCD。《中国人类遗传资源国际合作临床试验备案范围和程序》“一、备案范围”规定，备案范围适用于为获得相关药品和医疗器械在我国上市许可，在临床机构利用我国人类遗传资源开展国际合作临床试验、不涉及人类遗传资源材料出境的。“在临床机构”包括：（一）所涉及的人类遗传资源仅在临床机构内采集、检测、分析和剩余样本处理等；（二）所涉及的人类遗传资源在临床机构内采集，由临床机构委托的单位进行检测、分析和剩余样本处理等。临床机构应与其委托的单位签署正式协议，明确委托检测和分析的人类遗传资源材料的种类、数量、检测内容、转运方式、剩余样本和数据信息处理方式等，并对其委托的活动负责。

24. 以下需要申报中国人类遗传资源国际合作科学研究审批的情形有（ ）
   A. 申办方有外资背景
   B. 申办方为纯内资，第三方实验室有外资背景
   C. 申办方为纯内资，CRO 为外资
   D. 申办方为纯内资，CRO 为合资

答案与解析：ABCD。《中华人民共和国人类遗传资源管理条例》第三章第二十一条规定，外国组织及外国组织、个人设立或者实际控制的机构需要利用我国人类遗传资源开展科学研究活动的，应当遵守我国法律、行政法规和国家有关规定，并采取与我国科研机构、高等学校、医疗机构、企业合作的方式进行。

25. 以下属于人类遗传资源信息的有（ ）
   A. 临床数据
   B. 影像数据
   C. 生物标志物数据
   D. 基因数据
   E. 蛋白质数据

答案与解析：ABCDE。《中华人民共和国人类遗传资源管理条例》第一章第二条规定，人类遗传资源信息是指利用人类遗传资源材料产生的数据等信息资料。《遗传办申报最新 65 问与答》（V2.0）60. 人类遗传资源信息的类型有哪些？临床数据，如人口学信息、一般实验室检查信息等；影像数据，如 B 超、CT、PET－CT、核磁共振、X 射线等；生物标志物

数据，如诊断性生物标志物、监测性生物标志物、药效学/反应生物标志物、预测性生物标志物、预后生物标志物、安全性生物标志物、易感性/风险生物标志物；基因数据，如全基因组测序、外显子组测序、目标区域测序、人线粒体测序、全基因组甲基化测序、lncRNA 测序、转录组测序、单细胞转录组测序、small RNA 测序等；蛋白质数据；代谢数据。

26. 以下需要人类遗传资源国际合作审批变更申报的情形有（　）

A. 申办方性质改变，由中方变为外方

B. 新增参与医疗机构

C. 延长合作期限

D. SMO 公司更换公司名称

E. 研究目的改变

答案与解析：ABCE。《中国人类遗传资源管理办公室关于对部分行政审批项目实施简化审批流程的通知》“一、适用范围”规定，(一) 人类遗传资源国际合作科学研究活动变更。在利用我国人类遗传资源开展国际合作科学研究过程中，合作方、研究目的、研究内容、合作期限等重大事项发生变更的，应当办理变更审批手续。

27.《中国人类遗传资源国际合作科学研究审批行政许可事项服务指南》附件清单法人资格材料需上传（　）

A. 申办方

B. SMO

C. 医疗机构（组长单位）

D. 参与医疗机构

答案与解析：AC。《中国人类遗传资源国际合作科学研究审批行政许可事项服务指南》“八、申请材料”列出了详细资料。

28. 国家鼓励（　）根据自身条件和相关研究开发活动需要，利用我国人类遗传资源开展国际合作科学研究，提升相关研究开发能力和水平

A. 科研机构　　B. 高等学校

C. 医疗机构　　D. 国内企业

E. 外方单位

答案与解析：ABCD。《中华人民共和国人类遗传资源管理条例》第三章第十九条规定，国家鼓励科研机构、高等学校、医疗机构、企业根据自身条件和相关研究开发活动需要，利用我国人类遗传资源开展国际合作科学研究，提升相关研究开发能力和水平。

29. 国家支持合理利用人类遗传资源用于（　），从而提高我国生物安全保障能力，提升人民健康保障水平

A. 开展科学研究

B. 发展生物医药产业

C. 提高诊疗技术

D. 对外提供我国人类遗传资源

答案与解析：ABC。《中华人民共和国人类遗传资源管理条例》第一章第六条规定，国家支持合理利用人类遗传资源开展科学研究、发展生物医药产业、提高诊疗技术，提高我国生物安全保障能力，提升人民健康保障水平。

30. 以下需要申报遗传办的情形有（　）

A. 中港合资单位

B. 纯内资企业，港股上市

C. 纯内资企业，但股东一家公司为合资企业

D. 纯内资企业，美股上市

答案与解析：ABCD。《中华人民共和国人类遗传资源管理条例》第三章第二十一条规定，外国组织及外国组织、个人设立或者实际控制的机构需要利用我国人类遗传资源开展科学研究活动的，应当遵守我国法律、行政法规和国家有关规定，并采取与我国科研机构、高等学校、医疗机构、企业合作的方式进行。《遗传办申报最新 65 问与答》（V2.0）47. 中港合资需要上报遗传办吗？需要。48. 纯内资企业，但在港股上市了，需要上报遗传办吗？需要。49. 纯内资企业，但在美股上市了，需

要上报遗传办吗？需要。50. 纯内资企业，但股东一家公司为合资企业，需要上报遗传办吗？需要。

31. 在我国开展人类遗传资源开展国际合作科学研究，需要满足的条件有（ ）
   A. 对我国公众健康、国家安全和社会公共利益没有危害
   B. 合作双方为具有法人资格的中方单位、外方单位，并具有开展相关工作的基础和能力
   C. 合作研究目的和内容明确、合法，期限合理
   D. 合作研究方案合理
   E. 拟使用的人类遗传资源来源合法，种类、数量与研究内容相符

答案与解析：ABCDE。《中华人民共和国人类遗传资源管理条例》第三章第二十二条规定，利用我国人类遗传资源开展国际合作科学研究的，应当符合下列条件，并由合作双方共同提出申请，经国务院科学技术行政部门批准：（一）对我国公众健康、国家安全和社会公共利益没有危害；（二）合作双方为具有法人资格的中方单位、外方单位，并具有开展相关工作的基础和能力；（三）合作研究目的和内容明确、合法，期限合理；（四）合作研究方案合理；（五）拟使用的人类遗传资源来源合法，种类、数量与研究内容相符；（六）通过合作双方各自所在国（地区）的伦理审查；（七）研究成果归属明确，有合理明确的利益分配方案。

32. 关于人类遗传资源国际合作科学研究审批时长，以下说法正确的是（ ）
   A. 递交形审5个工作日会出形审结果
   B. 形审后递交纸质材料，状态变为拟汇总时，将会在最近的一次会议上会
   C. 形审后递交纸质材料，状态变为初步汇总时，表示已上会制作批件中
   D. 遗传办递交纸质材料，状态变为已汇总时，表示已上会并通过会议审查

答案与解析：ABC。《中国人类遗传资源国际合作科学研究审批行政许可事项服务指南》“十一、办理方式”规定，本行政许可按照一般程序办理，包括申请、受理、技术评审、决定和文书送达等。具体查看服务指南，官网可下载。

33. 关于中国人类遗传资源采集审批，以下说法正确的是（ ）
   A. 采集样本超过500人，但未签署知情同意书，不需要申报
   B. 采集样本超过500人，需要申报
   C. 采集样本超过500人，并签署知情同意书，需要申报
   D. 采集样本未达500人，但收集样本超过500份，则需要申报

答案与解析：BC。《中国人类遗传资源采集审批行政许可事项服务指南》“一、适用范围”规定，规定数量是指累计500人以上。

34. 人类遗传资源国际合作临床试验备案涉及多中心临床试验的参与医疗机构的备案应提供（ ）
   A. 已签署的合作协议
   B. 单位法人证书
   C. 参加中心的伦理审查批件
   D. 参加中心的遗传办承诺书

答案与解析：CD。《中国人类遗传资源国际合作临床试验备案范围和程序》“三、备案材料”列出了详细材料。

35. 人类遗传资源审批/备案程序通过后，不会取得审批书的是（ ）
   A. 人类遗传资源国际合作科学研究审批
   B. 人类遗传资源材料出境审批
   C. 人类遗传资源国际合作临床试验备案
   D. 人类遗传资源采集审批
   E. 人类遗传资源信息对外提供或开放使用

答案与解析：CE。《中国人类遗传资源国际合作临床试验备案范围和程序》“二、备案程

序”规定，（一）登录网上平台（网址：https：//grants. most. gov. cn）在线提交备案材料。（二）备案材料提交成功，获得备案号后，即可开展国际合作临床试验。《中国人类遗传资源信息对外提供或开放使用备案范围和程序》“二、备案程序”规定，（一）申请人登录网上平台（网址：https：//202. 108. 211. 75）提交信息备份，并确定备份成功，获得信息备份号。（二）信息备份成功后，申请人可登录网上平台（网址：https：//grants. most. gov. cn）在线提交备案材料，获得备案号。

36. 将我国人类遗传资源材料通过（　）方式出境的，可凭人类遗传资源材料出境证明办理海关手续

A. 运送　　B. 邮寄

C. 买卖　　D. 携带

答案与解析：ABD。《中华人民共和国人类遗传资源管理条例》第三章第二十七条规定，将我国人类遗传资源材料运送、邮寄、携带出境的，凭人类遗传资源材料出境证明办理海关手续。

37. 国务院科学技术行政部门和省、自治区、直辖市人民政府科学技术行政部门进行人类遗传资源监督检查，可以采取的措施有（　）

A. 进入现场检查

B. 询问相关人员

C. 查阅、复制有关资料

D. 查封、扣押有关人类遗传资源

答案与解析：ABCD。《中华人民共和国人类遗传资源管理条例》第四章第三十四条规定，国务院科学技术行政部门和省、自治区、直辖市人民政府科学技术行政部门进行监督检查，可以采取下列措施：（一）进入现场检查；（二）询问相关人员；（三）查阅、复制有关资料；（四）查封、扣押有关人类遗传资源。

38. 以下将被处50万元以上500万元以下罚款，违法所得在100万元以上的，处违法所得5倍以上10倍以下罚款的人类遗传资源违法情况有（　）

A. 未经批准，保藏我国人类遗传资源

B. 未经批准将我国人类遗传资源材料运送、邮寄、携带出境

C. 未经批准，利用我国人类遗传资源开展国际合作科学研究

D. 采集、保藏、利用、对外提供我国人类遗传资源未通过伦理审查

答案与解析：AC。《中华人民共和国人类遗传资源管理条例》第五章第三十六条规定，违反本条例规定，有下列情形之一的，由国务院科学技术行政部门责令停止违法行为，没收违法采集、保藏的人类遗传资源和违法所得，处50万元以上500万元以下罚款，违法所得在100万元以上的，处违法所得5倍以上10倍以下罚款：（一）未经批准，采集我国重要遗传家系、特定地区人类遗传资源，或者采集国务院科学技术行政部门规定种类、数量的人类遗传资源；（二）未经批准，保藏我国人类遗传资源；（三）未经批准，利用我国人类遗传资源开展国际合作科学研究；（四）未通过安全审查，将可能影响我国公众健康、国家安全和社会公共利益的人类遗传资源信息向外国组织、个人及其设立或者实际控制的机构提供或者开放使用；（五）开展国际合作临床试验前未将拟使用的人类遗传资源种类、数量及其用途向国务院科学技术行政部门备案。第三十九条规定，违反本条例规定，有下列情形之一的，由省、自治区、直辖市人民政府科学技术行政部门责令停止开展相关活动，没收违法采集、保藏的人类遗传资源和违法所得，处50万元以上100万元以下罚款，违法所得在100万元以上的，处违法所得5倍以上10倍以下罚款：（一）采集、保藏、利用、对外提供我国人类遗传资源未通过伦理审查；（二）采集我国人类遗

传资源未经人类遗传资源提供者事先知情同意，或者采取隐瞒、误导、欺骗等手段取得人类遗传资源提供者同意；（三）采集、保藏、利用、对外提供我国人类遗传资源违反相关技术规范；（四）将人类遗传资源信息向外国组织、个人及其设立或者实际控制的机构提供或者开放使用，未向国务院科学技术行政部门备案或者提交信息备份。

39. 非法买卖人类遗传资源的，将受到的处罚有（ ）

A. 没收违法采集、保藏的人类遗传资源和违法所得

B. 处100万元以上1000万元以下罚款

C. 情节严重的禁止其1至5年内从事我国人类遗传资源的相关活动

D. 违法行为的单位的法定代表人、主要负责人、直接负责的主管人员以及其他责任人员，依法给予处分，没收其违法所得，处50万元以下罚款

答案与解析：ABCD。《中华人民共和国人类遗传资源管理条例》第五章第四十二条规定，违反本条例规定，买卖人类遗传资源的，由国务院科学技术行政部门责令停止违法行为，没收违法采集、保藏的人类遗传资源和违法所得，处100万元以上1000万元以下罚款，违法所得在100万元以上的，处违法所得5倍以上10倍以下罚款。第四十三条规定，对有本条例第三十六条、第三十九条、第四十一条、第四十二条规定违法行为的单位，情节严重的，由国务院科学技术行政部门或者省、自治区、直辖市人民政府科学技术行政部门依据职责禁止其1至5年内从事采集、保藏、利用、对外提供我国人类遗传资源的活动；情节特别严重的，永久禁止其从事采集、保藏、利用、对外提供我国人类遗传资源的活动。对有本条例第三十六条至第三十九条、第四十一条、第四十二条规定违法行为的单位的法定代表人、主要负责人、直接负责的主管人员以及其他责任人员，依法给予处分，并由国务院科学技术行政部门或者省、自治区、直辖市人民政府科学技术行政部门依据职责没收其违法所得，处50万元以下罚款；情节严重的，禁止其1至5年内从事采集、保藏、利用、对外提供我国人类遗传资源的活动；情节特别严重的，永久禁止其从事采集、保藏、利用、对外提供我国人类遗传资源的活动。

三、是非题

1. 人类遗传资源国际合作变更审批，申请增加人类遗传资源样本的，应同时申请增加相应的人类遗传资源信息。

答案与解析：对。《中国人类遗传资源国际合作科学研究审批行政许可事项服务指南》附件2“中国人类遗传资源国际合作科学研究审批变更申请书”一、变更申请信息表。

2. 申办方为合资企业开通人类遗传资源行政审批网上申报系统时，其性质为中方单位。

答案与解析：错。《中华人民共和国人类遗传资源管理条例》第三章第二十一条规定，外国组织及个人设立或者实际控制的机构需要利用我国人类遗传资源开展科学研究活动的，应当遵守我国法律、行政法规和国家有关规定，并采取与我国科研机构、高等学校、医疗机构、企业合作的方式进行。

3. 利用我国人类遗传资源开展国际合作科学研究，合作双方应当在国际合作活动结束后6个月内共同向国务院科学技术行政部门提交合作研究情况报告。

答案与解析：对。《中华人民共和国人类遗传资源管理条例》第十五条规定，保藏单位应当就本单位保藏人类遗传资源情况向国务院科学技术行政部门提交年度报告。第二十六条规定，利用我国人类遗传资源开展国际合作科学研究，合作双方应当在国际合作活动结束后6个月内共同向国务院科学技术行政部门提交合作研究情况报告。

4. 合同研究组织不属于人类遗传国际合作中

的合作方。

答案与解析：错。《中国人类遗传资源国际合作科学研究审批行政许可事项服务指南》附件1“中国人类遗传资源国际合作科学研究审批书”的填写说明第1条规定，合作方是指参与合作的所有中方单位、外方单位。为获得相关药品和医疗器械在我国上市许可的临床试验合作方包括临床试验申办方、医疗机构（组长单位）、合同研究组织、第三方实验室等。

5. 研究者发起的临床研究如涉及与外方合作，需进行人类遗传资源国际合作临床试验备案。

答案与解析：错。《中国人类遗传资源国际合作临床试验备案范围和程序》“一、备案范围”规定，适用于为获得相关药品和医疗器械在我国上市许可，在临床机构利用我国人类遗传资源开展国际合作临床试验、不涉及人类遗传资源材料出境的。研究者发起的临床研究不在此备案范围内。

6. 申办方和有外资成分第三方实验室签署合同，申报人类遗传资源国际合作科学研究审批。

答案与解析：对。《中华人民共和国人类遗传资源管理条例》第三章第二十一条规定，外国组织及外国组织、个人设立或者实际控制的机构需要利用我国人类遗传资源开展科学研究活动的，应当遵守我国法律、行政法规和国家有关规定，并采取与我国科研机构、高等学校、医疗机构、企业合作的方式进行。

7. 参与医疗机构的知情同意书、伦理审查批件及承诺书在获得人类遗传资源国际合作的同意批件后递交。

答案与解析：对。《中国人类遗传资源国际合作科学研究审批行政许可事项服务指南》“七、办事条件”规定，对于开展多中心临床试验的，医疗机构（组长单位）通过伦理审查即可办理报批手续；参与医疗机构在组长单位取得行政许可后，将本单位伦理审查认可或同意的批件及本单位签字盖章的承诺书提交至科学技术部，即可开展国际合作临床试验。

8. 根据拟开展项目的合作协议，按照人类遗传资源申请书填写要点如实填写中外双方在知识产权归属和分享中的相关约定。

答案与解析：对。《中国人类遗传资源国际合作科学研究审批行政许可事项服务指南》附件1“中国人类遗传资源国际合作科学研究审批申请书”六、知识产权归属和分享安排。

《医疗器械临床试验机构条件和备案管理办法》相关试题

一、单选题

1.《医疗器械临床试验机构条件和备案管理办法》发布的时间是（　）

A. 2017年10月24日

B. 2017年11月24日

C. 2018年1月1日

D. 2019年1月1日

答案与解析：B。2017年11月24日，国家食品药品监督管理总局和国家卫生计生委联合发布《医疗器械临床试验机构条件和备案管理办法》，确定医疗器械试验机构备案制于2018年1月1日实施。

2. 医疗器械临床试验机构应具有能够承担医疗器械临床试验的人员，医疗器械临床试验主要研究者应当具有的职称是（　）

A. 初级　B. 中级　C. 高级　D. 正高级

答案与解析：C。《医疗器械临床试验机构条件和备案管理办法》第二章第四条规定，（八）具有能够承担医疗器械临床试验的人员，医疗器械临床试验主要研究者应当具有高级职称，其中开展创新医疗器械产品或需进行临床试验审批的第三类医疗器械产品临床试验的主要研究者应参加过3个以上医疗器械或药物临床试验。

3. 开展医疗器械临床试验的机构应具有的资质是（　）

A. 二级乙等以上　B. 二级甲等以上

C. 三级乙等以上　D. 三级甲等

答案与解析：B。《医疗器械临床试验机构条件和备案管理办法》第二章第四条规定，医疗器械临床试验机构应当符合医疗器械临床试验质量管理规范的要求，具备开展医疗器械临床试验机构应具有二级甲等以上资质。

4. 临床试验机构若承担需进行临床试验审批的第三类医疗器械临床试验，应具有的资质是（　）

A. 二级乙等以上　B. 二级甲等以上

C. 三级乙等以上　D. 三级甲等

答案与解析：D。《医疗器械临床试验机构条件和备案管理办法》第二章第四条规定，（三）承担需进行临床试验审批的第三类医疗器械临床试验的，应为三级甲等医疗机构。

5. 开展创新医疗器械产品或需进行临床试验审批的第三类医疗器械产品临床试验的主要研究者应参加过（　）医疗器械或药物临床试验

A. 三个以上　B. 三个

C. 二个以上　D. 二个

答案与解析：A。《医疗器械临床试验机构条件和备案管理办法》第二章第四条规定，（八）临床试验机构应具有能够承担医疗器械临床试验的人员，医疗器械临床试验主要研究者应当具有高级职称，其中开展创新医疗器械产品或需进行临床试验审批的第三类医疗器械产品临床试验的主要研究者应参加过3个以上医疗器械或药物临床试验。

6. 医疗器械临床试验机构备案，是指医疗器械临床试验机构按照规定的条件和要求，将机构概况、专业技术水平、组织管理能力、伦理审查能力等信息提交食品药品监督管理部门进行（　）的过程

A. 审查、备案　B. 存档、备查

C. 备案　D. 备查

答案与解析：B。《医疗器械临床试验机构条件和备案管理办法》第一章第二条规定，本办法所指的医疗器械临床试验机构备案，是指医疗器械临床试验机构按照本办法规定的条件和要求，将机构概况、专业技术水平、组织管理能力、伦理审查能力等信息提交食品药品监督管理部门进行存档、备查的过程。

7.《医疗器械临床试验机构条件和备案管理办法》实施的时间是（　）

A. 2017年12月1日

B. 2018年1月1日

C. 2018年12月1日

D. 2019年1月1日

答案与解析：B。2017年11月24日，国家食品药品监督管理总局和国家卫生计生委联合发布《医疗器械临床试验机构条件和备案管理办法》，确定医疗器械试验机构备案制于2018年1月1日实施。

8. 医疗器械临床试验机构应当在每年（　）前在线提交上一年度开展医疗器械临床试验工作总结报告

A. 1月31日　B. 2月15日

C. 3月1日　D. 3月31日

答案与解析：A。《医疗器械临床试验机构条件和备案管理办法》第三章第十二条规定，医疗器械临床试验机构应当在每年1月31日前在线提交上一年度开展医疗器械临床试验工作总结报告。

9. 医疗器械临床试验机构决定不再开展医疗器械临床试验的，应当（　）

A. 通知所在地市级食品药品监督管理部门，取消备案

B. 通知所在地省级食品药品监督管理部门，取消备案

C. 通知国家食品药品监督管理部门，取消备案

D. 自行登录备案系统，取消备案

答案与解析：D。《医疗器械临床试验机构条件和备案管理办法》第三章第十三条规定，医疗器械临床试验机构决定不再开展医疗器械临床试验的，应登录备案系统，取消备案。

10. 医疗器械临床试验机构备案管理信息系统由（　）组织建立
    A. 国家卫生计生委员会
    B. 国家食品药品监督管理总局
    C. 各省、自治区和直辖市食品药品监督管理局
    D. 伦理委员会

答案与解析：B。《医疗器械临床试验机构条件和备案管理办法》第三章第六条规定，国家食品药品监督管理总局组织建立医疗器械临床试验机构备案管理信息系统，用于开展医疗器械临床试验机构备案管理工作。

11. 隐瞒有关情况或者提供虚假材料办理临床试验机构备案的，或者存在缺陷、不适宜继续承担临床试验的临床试验机构，由（　）按照《医疗器械监督管理条例》的规定进行处理
    A. 市级以上卫生计生主管部门
    B. 市级以上食品药品监督管理部门
    C. 省级以上卫生计生主管部门
    D. 省级以上食品药品监督管理部门

答案与解析：D。《医疗器械临床试验机构条件和备案管理办法》第四章第十六条规定，隐瞒有关情况或者提供虚假材料办理临床试验机构备案的，或者存在缺陷、不适宜继续承担临床试验的临床试验机构，省级以上食品药品监督管理部门按照《医疗器械监督管理条例》的规定进行处理。国家食品药品监督管理总局取消其机构或相关专业的备案信息，通报国家卫生和计划生育委员会，并进行公告。

12. 医疗器械临床试验机构备案号格式为（　）
    A. 备临机构械 +4 位年代号 +5 位顺序编号
    B. 备临机构械 +5 位顺序编号 +4 位年代号
    C. 械临机构备 +4 位年代号 +5 位顺序编号
    D. 械临机构备 +5 位顺序编号 +4 位年代号

答案与解析：C。《医疗器械临床试验机构条件和备案管理办法》第五章第十八条规定，医疗器械临床试验机构备案号格式为：械临机构备 +4 位年代号 +5 位顺序编号。

13. 省级以上药品监督管理部门按照（　）的规定，对隐瞒有关情况或者提供虚假材料办理医疗器械临床试验机构备案的的临床试验机构进行处理
    A.《医疗器械临床试验质量管理规范》
    B.《医疗器械监督管理条例》
    C.《医疗器械监督管理办法》
    D.《医疗器械注册管理办法》

答案与解析：B。《医疗器械临床试验机构条件和备案管理办法》第四章第十六条规定，隐瞒有关情况或者提供虚假材料办理临床试验机构备案的，或者存在缺陷、不适宜继续承担临床试验的临床试验机构，省级以上食品药品监督管理部门按照《医疗器械监督管理条例》的规定进行处理。

14. 省级以上食品药品监督管理部门应当（　）将本行政区域医疗器械临床试验机构备案的相关信息通报同级卫生行政管理部门
    A. 每年定期　　B. 每年不定期
    C. 每半年定期　　D. 每半年不定期

答案与解析：A。《医疗器械临床试验机构条件和备案管理办法》第四章第十四条规定，省级以上食品药品监督管理部门应当每年定期将本行政区域医疗器械临床试验机构备案的相关信息通报同级卫生计生行政部门。

15. 血液中心和中心血站、设区的市级以上疾病预防控制机构、戒毒中心等非医疗机构

可开展（ ）

A. 医疗器械临床试验

B. 体内诊断试剂临床试验

C. 按医疗器械管理的体外诊断试剂临床试验

D. 按药品管理的体外诊断试剂临床试验

答案与解析：C。《医疗器械临床试验机构条件和备案管理办法》第二章第五条规定，其他承担体外诊断试剂临床试验的血液中心和中心血站、设区的市级以上疾病预防控制机构、戒毒中心等非医疗机构开展按医疗器械管理的体外诊断试剂临床试验。

二、多选题

1. 医疗器械临床试验机构备案，是指医疗器械临床试验机构按照《医疗器械临床试验机构条件和备案管理办法》规定的条件和要求，将包括（ ）在内的有关信息提交药品监督管理部门进行存档、备查的过程

A. 机构概况　　B. 专业技术水平

C. 组织管理能力　　D. 伦理审查能力

答案与解析：ABCD。《医疗器械临床试验机构条件和备案管理办法》第一章第二条规定，本办法所指的医疗器械临床试验机构备案，是指医疗器械临床试验机构按照本办法规定的条件和要求，将机构概况、专业技术水平、组织管理能力、伦理审查能力等信息提交食品药品监督管理部门进行存档、备查的过程。

2. 承担开展创新医疗器械产品或需进行临床试验审批的第三类医疗器械产品临床试验的主要研究者应满足的条件有（ ）

A. 具有高级职称

B. 具有中级职称

C. 参加过 3 个以上医疗器械或药物临床试验

D. 参加过 3 个以上医疗器械临床试验

答案与解析：AC。《医疗器械临床试验机构条件和备案管理办法》第二章第四条规定，（八）医疗器械临床试验机构应具有能够承担医疗器械临床试验的人员，医疗器械临床试验主要研究者应当具有高级职称，其中开展创新医疗器械产品或需进行临床试验审批的第三类医疗器械产品临床试验的主要研究者应参加过 3 个以上医疗器械或药物临床试验。

3. 医疗器械临床试验机构应当符合医疗器械临床试验质量管理规范的要求，具备的条件包括（ ）

A. 医疗机构执业资格

B. 二级甲等以上资质

C. 符合医疗器械临床试验质量管理规范要求的伦理委员会

D. 具有医疗器械临床试验管理制度和标准操作规程

答案与解析：ABCD。《医疗器械临床试验机构条件和备案管理办法》第二章第四条规定，医疗器械临床试验机构应当符合医疗器械临床试验质量管理规范的要求，具备开展医疗器械临床试验相应的专业技术水平、组织管理能力、伦理审查能力等以下条件：（一）具有医疗机构执业资格；（二）具有二级甲等以上资质；（三）承担需进行临床试验审批的第三类医疗器械临床试验的，应为三级甲等医疗机构；（四）具有医疗器械临床试验管理部门，配备适宜的管理人员、办公条件，并具有对医疗器械临床试验的组织管理和质量控制能力；（五）具有符合医疗器械临床试验质量管理规范要求的伦理委员会；（六）具有医疗器械临床试验管理制度和标准操作规程；（七）具有与开展相关医疗器械临床试验相适应的诊疗科目，且应与医疗机构执业许可诊疗科目一致等。

4. 医疗器械临床试验机构应当按照要求，在备案系统中应如实填写（ ）

A. 机构名称、机构性质、地址、联系方式

B. 机构级别、规模概况，包括床位、人员配备、建筑面积、医疗设备

C. 拟开展医疗器械临床试验的专业及主要研究者概况

D. 医疗器械临床试验管理部门负责人和联系方式

答案与解析：ABCD。《医疗器械临床试验机构条件和备案管理办法》第三章第八条规定，医疗器械临床试验机构应当按照要求，在备案系统中如实填写以下内容：（一）机构名称、机构性质、地址、联系方式；（二）机构级别、规模概况，包括床位、人员配备、建筑面积、医疗设备等；（三）拟开展医疗器械临床试验的专业及主要研究者概况；（四）医疗器械临床试验管理部门负责人和联系方式。

5. 医疗器械临床试验机构在进行备案时，提交的自查报告内容包括（ ）

A. 临床试验管理部门概况、人员介绍、管理制度、标准操作规程

B. 伦理委员会或伦理审查工作概况，包括人员、制度

C. 医疗器械临床试验质量管理体系建立运行概况

D. 防范和处理医疗器械临床试验中突发事件、严重不良事件的应急机制和处置能力情况

答案与解析：ABCD。《医疗器械临床试验机构条件和备案管理办法》第三章第八条规定，（五）提交包含如下内容的自查报告：1. 临床试验管理部门概况、人员介绍、管理制度、标准操作规程等；2. 伦理委员会或伦理审查工作概况，包括人员、制度等；3. 医疗器械临床试验质量管理体系建立运行概况；4. 临床试验管理部门人员、研究者的医疗器械临床试验相关法规和专业知识培训情况；5. 防范和处理医疗器械临床试验中突发事件、严重不良事件的应急机制和处置能力情况；6. 既往开展医疗器械临床试验的情况；7. 其他需要说明的情况。

6. 医疗器械进行备案时，临床试验机构应按照备案系统要求上传的材料包括（ ）

A. 医疗机构执业资格许可证照

B. 医疗机构级别证明文件

C. 其他机构资质证明文件

D. 备案专业信息

答案与解析：ABCD。《医疗器械临床试验机构条件和备案管理办法》第三章第九条规定，医疗器械临床试验机构应按照备案系统要求，上传医疗机构执业资格许可证照、医疗机构级别证明文件、其他机构资质证明文件和资料符合性声明等材料。

7. 医疗器械临床试验备案系统能查询到的信息包括（ ）

A. 已备案的医疗器械临床试验机构名称、地址、联系人、联系方式

B. 医疗机构执业资格许可证

C. 主要研究者信息

D. 资料符合性声明

答案与解析：AC。《医疗器械临床试验机构条件和备案管理办法》第三章第十条规定，医疗器械临床试验机构办理备案获得备案号后可以承担医疗器械临床试验。已备案的医疗器械临床试验机构名称、地址、联系人、联系方式和主要研究者等有关备案信息可在备案系统中查询。

8. 在按规定完成备案之后，可以开展按医疗器械管理的体外诊断试剂临床试验的有（ ）

A. 医疗机构

B. 血液中心

C. 疾病预防控制机构

D. 戒毒中心

答案与解析：ABCD。《医疗器械临床试验机构条件和备案管理办法》第二章第五条规定，除符合本办法第四条条件的医疗机构外，其他承担体外诊断试剂临床试验的血液中心和中心血站、设区的市级以上疾病预防控制机构、戒毒中心等非医疗机构开展按医疗器械管理的体外诊断试剂临床试验。

9. 医疗器械临床试验机构应当登录备案系统，在线更新备案信息的情形有（ ）

A. 医疗器械临床试验机构名称、级别、地址发生变化时

B. 医疗器械临床试验机构负责人员发生变化时

C. 医疗器械临床试验备案专业和主要研究者备案信息发生变化时

D. 伦理委员会备案信息发生变化时

答案与解析：ABCD。《医疗器械临床试验机构条件和备案管理办法》第三章第十一条规定，医疗器械临床试验机构名称、机构级别、机构负责人员、地址、伦理委员会、医疗器械临床试验专业和主要研究者备案信息发生变化时，医疗器械临床试验机构应当登录备案系统，在线填写相关信息变更情况。

10. 医疗器械临床试验机构的备案信息涉及（　）的，应当符合《中华人民共和国保守国家秘密法》及其他相关法律法规的规定

A. 医院执业科室信息

B. 国家机密

C. 商业秘密

D. 个人隐私

答案与解析：BCD。《医疗器械临床试验机构条件和备案管理办法》第四章第十七条规定，医疗器械临床试验机构的备案信息涉及国家机密、商业秘密或者个人隐私的，应当符合《中华人民共和国保守国家秘密法》及其他相关法律法规的规定。

11. 省级以上食品药品监督管理部门按照《医疗器械监督管理条例》的规定，可以处理的情形有（　）

A. 隐瞒有关情况办理临床试验机构备案的临床试验机构

B. 提供虚假材料办理临床试验机构备案的临床试验机构

C. 存在缺陷、不适宜继续承担临床试验的临床试验机构

D. 已备案不承接医疗器械临床试验的临床试验机构

答案与解析：ABC。《医疗器械临床试验机构条件和备案管理办法》第四章第十六条规定，隐瞒有关情况或者提供虚假材料办理临床试验机构备案的，或者存在缺陷、不适宜继续承担临床试验的临床试验机构，省级以上食品药品监督管理部门按照《医疗器械监督管理条例》的规定进行处理。

12. 具备《医疗器械临床试验机构条件和备案管理办法》要求的其他条件后，可备案成为医疗器械临床试验机构的有（　）

A. 具有二级乙等资质的医疗机构

B. 具有二级甲等资质的医疗机构

C. 具有三级乙等资质的医疗机构

D. 具有三级甲等资质的医疗机构

答案与解析：BCD。《医疗器械临床试验机构条件和备案管理办法》第二章第四条规定，（二）医疗器械临床试验机构应具有医疗机构执业资格，具有二级甲等以上资质。

13. 医疗器械临床试验机构的管理部门应（　）

A. 配备适宜的管理人员

B. 配备适宜的办公条件

C. 具有对医疗器械临床试验的组织管理能力

D. 具有对医疗器械临床试验的质量控制能力

答案与解析：ABCD。《医疗器械临床试验机构条件和备案管理办法》第二章第四条规定，（四）医疗器械临床试验机构应具有医疗器械临床试验管理部门，配备适宜的管理人员、办公条件，并具有对医疗器械临床试验的组织管理和质量控制能力。

14. 血液中心和中心血站、设区的市级以上疾病预防控制机构、戒毒中心等非医疗机构备案为医疗器械临床试验机构，应具备的条件有（　）

A. 能够开展伦理审查工作

B. 具有体外诊断试剂临床试验管理制度

和标准操作规程

C. 具有与开展体外诊断试剂临床试验相适应的诊疗科目，且应与本机构业务范围一致

D. 已开展相关业务，能够满足体外诊断试剂临床试验所需的受试人群要求等

答案与解析：ABCD。《医疗器械临床试验机构条件和备案管理办法》第二章第五条规定，除符合本办法第四条条件的医疗机构外，其他承担体外诊断试剂临床试验的血液中心和中心血站、设区的市级以上疾病预防控制机构、戒毒中心等非医疗机构开展按医疗器械管理的体外诊断试剂临床试验，其应当具备以下条件：（一）具有相应业务主管部门发放的机构资质证明文件；（二）具有体外诊断试剂临床试验的管理部门，配备相应人员、办公条件，并具有对体外诊断试剂临床试验的组织管理和质量控制能力；（三）能够开展伦理审查工作；（四）具有体外诊断试剂临床试验管理制度和标准操作规程；（五）具有与开展体外诊断试剂临床试验相适应的诊疗科目，且应与本机构业务范围一致；（六）具有能够承担临床试验的人员，临床试验主要研究者应当具有高级职称；（七）已开展相关业务，能够满足体外诊断试剂临床试验所需的受试人群要求等；（八）具有防范和处理医疗器械临床试验中突发事件和严重不良事件的应急机制和处置能力；（九）国家食品药品监督管理总局、国家卫生和计划生育委员会规定的其他条件。

三、是非题

1. 承担需进行临床试验审批的第三类医疗器械临床试验的，应为二级甲等以上医疗机构。

答案与解析：错。《医疗器械临床试验机构条件和备案管理办法》第二章第四条规定，医疗器械临床试验机构应当符合医疗器械临床试验质量管理规范的要求，具备开展医疗器械临床试验相应的专业技术水平、组织管理能力、伦理审查能力等以下条件：（三）承担需进行临床试验审批的第三类医疗器械临床试验的，应为三级甲等医疗机构。

2. 医疗器械临床试验机构应具有与开展相关医疗器械临床试验相适应的诊疗科目，可与医疗机构执业许可诊疗科目不一致。

答案与解析：错。《医疗器械临床试验机构条件和备案管理办法》第二章第四条规定，医疗器械临床试验机构应当符合医疗器械临床试验质量管理规范的要求，具备开展医疗器械临床试验相应的专业技术水平、组织管理能力、伦理审查能力等以下条件：（七）具有与开展相关医疗器械临床试验相适应的诊疗科目，且应与医疗机构执业许可诊疗科目一致。

3. 医疗器械临床试验主要研究者应当具有高级职称。

答案与解析：对。《医疗器械临床试验机构条件和备案管理办法》第二章第四条规定，医疗器械临床试验机构应当符合医疗器械临床试验质量管理规范的要求，具备开展医疗器械临床试验相应的专业技术水平、组织管理能力、伦理审查能力等以下条件：（八）具有能够承担医疗器械临床试验的人员，医疗器械临床试验主要研究者应当具有高级职称，其中开展创新医疗器械产品或需进行临床试验审批的第三类医疗器械产品临床试验的主要研究者应参加过 3 个以上医疗器械或药物临床试验。

4. 医疗器械临床试验机构应当对本单位是否具备医疗器械临床试验条件和能力进行评估，并自行在备案系统中备案。

答案与解析：对。《医疗器械临床试验机构条件和备案管理办法》第三章第七条规定，医疗器械临床试验机构应当根据本办法的要求对本单位是否具备医疗器械临床试验条件和能力进行评估，并自行在备案系统中备案。

5. 食品药品监督管理部门实施临床试验机构备案和监督管理，可按规定收取费用。

答案与解析：错。《医疗器械临床试验机构条件和备案管理办法》第五章第十九条规定，食品药品监督管理部门实施临床试验机构备案和监督管理，不得收取任何费用。

《中华人民共和国药品管理法》相关试题

一、单选题

1. 药品上市许可持有人是指（ ）
   A. 取得药品注册证书的企业或者药品研制机构等
   B. 该药品的生产企业
   C. 该药品的经营企业
   D. 药品的总经销商

答案与解析：A。《药品管理法》第三章第三十条规定，药品上市许可持有人是指取得药品注册证书的企业或者药品研制机构等。

2. 药品上市许可持有人依法对药品研制、生产、经营、使用全过程中药品的（ ）负责
   A. 安全性、有效性
   B. 有效性、质量可控性
   C. 安全性、质量可控性
   D. 安全性、有效性和质量可控性

答案与解析：D。《药品管理法》第一章第六条规定，国家对药品管理实行药品上市许可持有人制度。药品上市许可持有人依法对药品研制、生产、经营、使用全过程中药品的安全性、有效性和质量可控性负责。

3. 国家建立的对药品不良反应及其他与用药相关的有害反应进行监测、识别、评估和控制的制度是（ ）
   A. 药品追溯制度
   B. 国家基本药物制度
   C. 药物警戒制度
   D. 药品上市许可持有人制度

答案与解析：C。《药品管理法》第一章第十二条规定，国家建立药物警戒制度，对药品不良反应及其他与用药有关的有害反应进行监测、识别、评估和控制。

4. 药物创新应该以（ ）为导向
   A. 临床价值　　B. 市场需求
   C. 商业价值　　D. 资本

答案与解析：A。《药品管理法》第二章第十六条规定，国家支持以临床价值为导向、对人的疾病具有明确或者特殊疗效的药物创新。

5. 在我国申报药物临床试验的，自申请受理之日起（ ）内，申请人未收到国务院药品监督管理部门否定或质疑意见的，可按照提交的方案开展药物临床试验
   A. 十五个工作日　　B. 三十个工作日
   C. 六十个工作日　　D. 九十个工作日

答案与解析：C。《药品管理法》第二章第十九条规定，开展药物临床试验，应当按照国务院药品监督管理部门的规定如实报送研制方法、质量指标、药理及毒理试验结果等有关数据、资料和样品，经国务院药品监督管理部门批准。国务院药品监督管理部门应当自受理临床试验申请之日起六十个工作日内决定是否同意并通知临床试验申办者，逾期未通知的，视为同意。其中，开展生物等效性试验的，报国务院药品监督管理部门备案。

6. 可以直接报国务院药品监督管理部门备案后开展的试验是（ ）
   A. 生物等效性试验
   B. Ⅰ期临床试验
   C. Ⅱ期临床试验
   D. Ⅲ期临床试验

答案与解析：A。《药品管理法》第二章第十九条规定，开展药物临床试验，应当按照国务院药品监督管理部门的规定如实报送研制方法、质量指标、药理及毒理试验结果等有关数据、资料和样品，经国务院药品监督管理部门批准。国务院药品监督管理部门应当自受理临床试验申请之日起六十个工作日内决定是否同意并通知临床试验申办者，逾期

未通知的，视为同意。其中，开展生物等效性试验的，报国务院药品监督管理部门备案。

7. 药物临床试验机构实行（　）

A. 注册管理　　B. 备案管理

C. 限制管理　　D. 批准管理

答案与解析：B。《药品管理法》第二章第十九条规定，开展药物临床试验，应当在具备相应条件的临床试验机构进行。药物临床试验机构实行备案管理，具体办法由国务院药品监督管理部门、国务院卫生健康主管部门共同制定。

8.（　）应当建立伦理审查工作制度，保证伦理审查过程独立、客观、公正，监督规范开展药物临床试验，保障受试者合法权益，维护社会公共利益

A. 药物临床试验机构办公室

B. 伦理委员会

C. 申办者

D. 研究者

答案与解析：B。《药品管理法》第二章第二十条规定，开展药物临床试验，应当符合伦理原则，制定临床试验方案，经伦理委员会审查同意。伦理委员会应当建立伦理审查工作制度，保证伦理审查过程独立、客观、公正，监督规范开展药物临床试验，保障受试者合法权益，维护社会公共利益。

9. 药物临床试验期间，发现存在安全性问题或者其他风险的，临床试验申办者应当（　）

A. 及时调整临床试验方案

B. 及时暂停或者终止临床试验

C. 向国务院药品监督管理部门报告

D. 以上都是

答案与解析：D。《药品管理法》第二章第二十二条规定，药物临床试验期间，发现存在安全性问题或者其他风险的，临床试验申办者应当及时调整临床试验方案、暂停或者终止临床试验，并向国务院药品监督管理部门报告。必要时，国务院药品监督管理部门可以责令调整临床试验方案、暂停或者终止临床试验。

10. 对正在开展临床试验的用于治疗严重危及生命且尚无有效治疗手段的疾病的药物，经医学观察可能获益，并且符合伦理原则的，在开展临床试验的机构内用于其他病情相同的患者（　）

A. 需要经过科研管理部门审批

B. 需要经过伦理委员会审批

C. 需要经过伦理委员会审批、患者知情同意

D. 可直接使用

答案与解析：C。《药品管理法》第二章第二十三条规定，对正在开展临床试验的用于治疗严重危及生命且尚无有效治疗手段的疾病的药物，经医学观察可能获益，并且符合伦理原则的，经审查、知情同意后可以在开展临床试验的机构内用于其他病情相同的患者。

11. 对治疗严重危及生命且尚无有效治疗手段的疾病以及公共卫生方面急需的药品，药物临床试验已有数据显示疗效并能预测其临床价值的，可以（　）

A. 直接批准

B. 附条件批准

C. 免审批

D. 按正常流程批准

答案与解析：B。《药品管理法》第二章第二十六条规定，对治疗严重危及生命且尚无有效治疗手段的疾病以及公共卫生方面急需的药品，药物临床试验已有数据显示疗效并能预测其临床价值的，可以附条件批准，并在药品注册证书中载明相关事项。

12. 药品上市后不良反应监测应当由（　）负责组织实施，收集、跟踪分析疑似药品不良反应信息，对已识别风险的药品及时采取风险控制措施

A. 药品上市许可持有人

B. 药品生产企业

C. 药品经营企业

D. 医疗机构

答案与解析：A。《药品管理法》第七章第八十条规定，药品上市许可持有人应当开展药品上市后不良反应监测，主动收集、跟踪分析疑似药品不良反应信息，对已识别风险的药品及时采取风险控制措施。

13. （ ）应当经常考察本单位的药品质量、疗效和不良反应，发现疑似不良反应应当及时上报

A. 药品上市许可持有人、药品生产企业

B. 药品经营企业

C. 医疗机构

D. 以上都是

答案与解析：D。《药品管理法》第七章第八十一条规定，药品上市许可持有人、药品生产企业、药品经营企业和医疗机构应当经常考察本单位所生产、经营、使用的药品质量、疗效和不良反应。发现疑似不良反应的，应当及时向药品监督管理部门和卫生健康主管部门报告。具体办法由国务院药品监督管理部门会同国务院卫生健康主管部门制定。

14. 对已确认发生严重不良反应的药品，国务院或者省、自治区、直辖市人民政府的药品监督管理部门规定组织鉴定的时间是（ ）内

A. 三日　　B. 五日

C. 七日　　D. 十日

答案与解析：B。《药品管理法》第七章第八十一条规定，对已确认发生严重不良反应的药品，由国务院药品监督管理部门或者省、自治区、直辖市人民政府药品监督管理部门根据实际情况采取停止生产、销售、使用等紧急控制措施，并应当在五日内组织鉴定，自鉴定结论作出之日起十五日内依法作出行政处理决定。

15. 国家鼓励短缺药品的研制和生产，对临床急需的短缺药品、防治重大传染病和罕见病等疾病的新药予以（ ）

A. 直接通过

B. 免审评审批

C. 优先审评审批

D. 按正常流程审评审批

答案与解析：C。《药品管理法》第九章第九十六条规定，国家鼓励短缺药品的研制和生产，对临床急需的短缺药品、防治重大传染病和罕见病等疾病的新药予以优先审评审批。

16. 以下不属于假药的是（ ）

A. 药品成份的含量不符合国家药品标准

B. 以非药品冒充药品或者以他种药品冒充此种药品

C. 药品所标明的适应症或者功能主治超出规定范围

D. 变质的药品

答案与解析：A。《药品管理法》第十章第九十八条规定，有下列情形之一的，为假药：（一）药品所含成份与国家药品标准规定的成份不符；（二）以非药品冒充药品或者以他种药品冒充此种药品；（三）变质的药品；（四）药品所标明的适应症或者功能主治超出规定范围。

17. 以下不属于劣药的是（ ）

A. 药品成份的含量不符合国家药品标准

B. 被污染的药品

C. 未注明或者更改产品批号的药品

D. 变质的药品

答案与解析：D。《药品管理法》第十章第九十八条规定，有下列情形之一的，为劣药：（一）药品成份的含量不符合国家药品标准；（二）被污染的药品；（三）未标明或者更改有效期的药品；（四）未注明或者更改产品批号的药品；（五）超过有效期的药品；（六）擅自添加防腐剂、辅料的药品；（七）其他不符合药品标准的药品。

18. 将被撤销相关许可，十年内不受理其相应

申请，并处以五十万元以上五百万元以下罚款的骗取临床试验许可的行为是（　）

A. 提供虚假的数据

B. 提供虚假的资料

C. 提供虚假的样品

D. 以上都是

答案与解析：D。《药品管理法》第十一章第一百二十三条规定，提供虚假的证明、数据、资料、样品或者采取其他手段骗取临床试验许可、药品生产许可、药品经营许可、医疗机构制剂许可或者药品注册等许可的，撤销相关许可，十年内不受理其相应申请，并处五十万元以上五百万元以下的罚款；情节严重的，对法定代表人、主要负责人、直接负责的主管人员和其他责任人员，处二万元以上二十万元以下的罚款，十年内禁止从事药品生产经营活动，并可以由公安机关处五日以上十五日以下的拘留。

19. 提供虚假的证明、数据、资料、样品或者采取其他手段骗取临床试验许可的，撤销相关许可，（　）不受理其相应申请

A. 三年内　　B. 五年内

C. 十年内　　D. 永久

答案与解析：C。《药品管理法》第十一章第一百二十三条规定，提供虚假的证明、数据、资料、样品或者采取其他手段骗取临床试验许可、药品生产许可、药品经营许可、医疗机构制剂许可或者药品注册等许可的，撤销相关许可，十年内不受理其相应申请，并处五十万元以上五百万元以下的罚款；情节严重的，对法定代表人、主要负责人、直接负责的主管人员和其他责任人员，处二万元以上二十万元以下的罚款，十年内禁止从事药品生产经营活动，并可以由公安机关处五日以上十五日以下的拘留。

20. 药物临床试验机构未遵守药物临床试验质量管理规范等且情节严重的，处五十万元以上二百万元以下的罚款，且（　）不得开展药物临床试验

A. 三年内　　B. 五年内

C. 十年内　　D. 永久

答案与解析：B。《药品管理法》第十一章第一百二十六条规定，除本法另有规定的情形外，药品上市许可持有人、药品生产企业、药品经营企业、药物非临床安全性评价研究机构、药物临床试验机构等未遵守药品生产质量管理规范、药品经营质量管理规范、药物非临床研究质量管理规范、药物临床试验质量管理规范等的，责令限期改正，给予警告；逾期不改正的，处十万元以上五十万元以下的罚款；情节严重的，处五十万元以上二百万元以下的罚款，责令停产停业整顿直至吊销药品批准证明文件、药品生产许可证、药品经营许可证等，药物非临床安全性评价研究机构、药物临床试验机构等五年内不得开展药物非临床安全性评价研究、药物临床试验，对法定代表人、主要负责人、直接负责的主管人员和其他责任人员，没收违法行为发生期间自本单位所获收入，并处所获收入百分之十以上百分之五十以下的罚款，十年直至终身禁止从事药品生产经营等活动。

二、多选题

1.《药品管理法》规定，国家对药品管理实行药品上市许可持有人制度。药品上市许可持有人依法对药品研制、生产、经营、使用全过程中药品的（　）负责

A. 价格低廉性　　B. 安全性

C. 有效性　　D. 经济性

E. 质量可控性

答案与解析：BCE。《药品管理法》第一章第六条规定，国家对药品管理实行药品上市许可持有人制度。药品上市许可持有人依法对药品研制、生产、经营、使用全过程中药品的安全性、有效性和质量可控性负责。

2.《药品管理法》规定，从事药品研制、生产、经营、使用活动，应当遵守法律、法规、规章、标准和规范，保证全过程信息

（　）

A. 真实　　B. 准确

C. 完整　　D. 可追溯

E. 方便获取

答案与解析：ABCD。《药品管理法》第一章第七条规定，从事药品研制、生产、经营、使用活动，应当遵守法律、法规、规章、标准和规范，保证全过程信息真实、准确、完整和可追溯。

3.《药品管理法》规定，开展药物临床试验，应当按照国务院药品监督管理部门的规定如实报送（　）等有关数据、资料和样品，经国务院药品监督管理部门批准

A. 研制方法　　B. 药品销量

C. 药品定价　　D. 质量指标

E. 药理及毒理试验结果

答案与解析：ADE。《药品管理法》第二章第十九条规定，开展药物临床试验，应当按照国务院药品监督管理部门的规定如实报送研制方法、质量指标、药理及毒理试验结果等有关数据、资料和样品，经国务院药品监督管理部门批准。

4.《药品管理法》规定，开展药物临床试验，应当符合伦理原则，制定临床试验方案，经伦理委员会审查同意。伦理委员会应当建立伦理审查工作制度，保证伦理审查过程（　），监督规范开展药物临床试验，保障受试者合法权益，维护社会公共利益

A. 简便　　B. 独立

C. 客观　　D. 公正

E. 公开

答案与解析：BCD。《药品管理法》第二章第二十条规定，开展药物临床试验，应当符合伦理原则，制定临床试验方案，经伦理委员会审查同意。伦理委员会应当建立伦理审查工作制度，保证伦理审查过程独立、客观、公正，监督规范开展药物临床试验，保障受试者合法权益，维护社会公共利益。

5.《药品管理法》规定，实施药物临床试验，应当向（　）如实说明和解释临床试验的目的和风险等详细情况，取得受试者或者其监护人自愿签署的知情同意书，并采取有效措施保护受试者合法权益

A. 监查员　　B. 受试者

C. 临床协调员　　D. 受试者监护人

E. 质量管理员

答案与解析：BD。《药品管理法》第二章第二十一条规定，实施药物临床试验，应当向受试者或者其监护人如实说明和解释临床试验的目的和风险等详细情况，取得受试者或者其监护人自愿签署的知情同意书，并采取有效措施保护受试者合法权益。

6.《药品管理法》规定，药物临床试验期间，发现存在安全性问题或者其他风险的，临床试验申办者应当（　）

A. 及时调整临床试验方案

B. 如实记录安全性问题，但不做任何处理

C. 暂停或者终止临床试验

D. 可不做任何处理继续按原方案进行临床试验

E. 向国务院药品监督管理部门报告

答案与解析：ACE。《药品管理法》第二章第二十二条规定，药物临床试验期间，发现存在安全性问题或者其他风险的，临床试验申办者应当及时调整临床试验方案、暂停或者终止临床试验，并向国务院药品监督管理部门报告。必要时，国务院药品监督管理部门可以责令调整临床试验方案、暂停或者终止临床试验。

7.《药品管理法》规定，对正在开展临床试验的用于治疗严重危及生命且尚无有效治疗手段的疾病的药物，经医学观察可能获益，并且符合伦理原则的，经（　）后可以在开展临床试验的机构内用于其他病情相同的患者

A. 伦理审查　　B. 监查员审核

C. 知情同意　　D. 院领导审核

E. 申办方审核

答案与解析：AC。《药品管理法》第二章第二十三条规定，对正在开展临床试验的用于治疗严重危及生命且尚无有效治疗手段的疾病的药物，经医学观察可能获益，并且符合伦理原则的，经审查、知情同意后可以在开展临床试验的机构内用于其他病情相同的患者。

8.《药品管理法》规定，药品上市许可持有人是指取得药品注册证书的企业或者药品研制机构等。药品上市许可持有人应当依照本法规定，对药品的（ ）等承担责任

A. 非临床研究　　B. 临床试验

C. 生产经营　　D. 上市后研究

E. 不良反应监测及报告与处理

答案与解析：ABCDE。《药品管理法》第三章第三十条规定，药品上市许可持有人是指取得药品注册证书的企业或者药品研制机构等。药品上市许可持有人应当依照本法规定，对药品的非临床研究、临床试验、生产经营、上市后研究、不良反应监测及报告与处理等承担责任。

9.《药品管理法》规定，药品上市许可持有人应当建立年度报告制度，每年将药品（ ）等情况按照规定向省、自治区、直辖市人民政府药品监督管理部门报告

A. 生产销售　　B. 利润分配

C. 上市后研究　　D. 原料药价格

E. 风险管理

答案与解析：ACE。《药品管理法》第三章第三十七条规定，药品上市许可持有人应当建立年度报告制度，每年将药品生产销售、上市后研究、风险管理等情况按照规定向省、自治区、直辖市人民政府药品监督管理部门报告。

10.《药品管理法》规定，药品上市许可持有人应当制定药品上市后风险管理计划，主动开展药品上市后研究，对药品的（ ）进行进一步确证，加强对已上市药品的持续管理

A. 安全性　　B. 有效性

C. 市场份额　　D. 质量可控性

E. 销售利润

答案与解析：ABD。《药品管理法》第七章第七十七条规定，药品上市许可持有人应当制定药品上市后风险管理计划，主动开展药品上市后研究，对药品的安全性、有效性和质量可控性进行进一步确证，加强对已上市药品的持续管理。

11. 将被撤销相关许可，十年内不受理其相应申请，并处以五十万元以上五百万元以下罚款的骗取临床试验许可的行为是（ ）

A. 提供虚假的数据

B. 提供虚假的资料

C. 提供虚假的样品

D. 提供虚假的证明

E. 多个版本的临床试验方案

答案与解析：ABCD。《药品管理法》第十一章第一百二十三条规定，提供虚假的证明、数据、资料、样品或者采取其他手段骗取临床试验许可、药品生产许可、药品经营许可、医疗机构制剂许可或者药品注册等许可的，撤销相关许可，十年内不受理其相应申请，并处五十万元以上五百万元以下的罚款；情节严重的，对法定代表人、主要负责人、直接负责的主管人员和其他责任人员，处二万元以上二十万元以下的罚款，十年内禁止从事药品生产经营活动，并可以由公安机关处五日以上十五日以下的拘留。

12. 除《药品管理法》另有规定的情形外，未遵守药品生产质量管理规范、药品经营质量管理规范、药物非临床研究质量管理规范、药物临床试验质量管理规范等的，责令限期改正，给予警告；逾期不改正的，处十万元以上五十万元以下罚款的单位是（ ）

A. 药品上市许可持有人

B. 药品生产企业
C. 药品经营企业
D. 药物非临床安全性评价研究机构
E. 药物临床试验机构

答案与解析：ABCDE。《药品管理法》第十一章第一百二十六条规定，除本法另有规定的情形外，药品上市许可持有人、药品生产企业、药品经营企业、药物非临床安全性评价研究机构、药物临床试验机构等未遵守药品生产质量管理规范、药品经营质量管理规范、药物非临床研究质量管理规范、药物临床试验质量管理规范等的，责令限期改正，给予警告；逾期不改正的，处十万元以上五十万元以下的罚款。

13. 药品上市许可持有人、药品生产企业、药品经营企业、药物非临床安全性评价研究机构、药物临床试验机构等未遵守药品生产质量管理规范、药品经营质量管理规范、药物非临床研究质量管理规范、药物临床试验质量管理规范等的将受到的处罚有（ ）

A. 责令限期改正，给予警告
B. 逾期不改正的，处十万元以上五十万元以下的罚款
C. 情节严重的，处五十万元以上二百万元以下的罚款，责令停产停业整顿直至吊销药品批准证明文件、药品生产许可证、药品经营许可证等
D. 药物非临床安全性评价研究机构、药物临床试验机构等五年内不得开展药物非临床安全性评价研究、药物临床试验
E. 法定代表人、主要负责人、直接负责的主管人员和其他责任人员，没收违法行为发生期间自本单位所获收入，并处所获收入百分之十以上百分之五十以下的罚款，十年直至终身禁止从事药品生产经营等活动

答案与解析：ABCDE。《药品管理法》第十一章第一百二十六条规定，除本法另有规定的情形外，药品上市许可持有人、药品生产企业、药品经营企业、药物非临床安全性评价研究机构、药物临床试验机构等未遵守药品生产质量管理规范、药品经营质量管理规范、药物非临床研究质量管理规范、药物临床试验质量管理规范等的，责令限期改正，给予警告；逾期不改正的，处十万元以上五十万元以下的罚款；情节严重的，处五十万元以上二百万元以下的罚款，责令停产停业整顿直至吊销药品批准证明文件、药品生产许可证、药品经营许可证等，药物非临床安全性评价研究机构、药物临床试验机构等五年内不得开展药物非临床安全性评价研究、药物临床试验，对法定代表人、主要负责人、直接负责的主管人员和其他责任人员，没收违法行为发生期间自本单位所获收入，并处所获收入百分之十以上百分之五十以下的罚款，十年直至终身禁止从事药品生产经营等活动。

14. 以下属于假药的是（ ）

A. 药品所含成份与国家药品标准规定的成份不符
B. 以非药品冒充药品或者以他种药品冒充此种药品
C. 药品所标明的适应症或者功能主治超出规定范围
D. 变质的药品
E. 被污染的药品

答案与解析：ABCD。《药品管理法》第十章第九十八条规定，有下列情形之一的，为假药：（一）药品所含成份与国家药品标准规定的成份不符；（二）以非药品冒充药品或者以他种药品冒充此种药品；（三）变质的药品；（四）药品所标明的适应症或者功能主治超出规定范围。

15. 以下属于劣药的是（ ）

A. 药品成份的含量不符合国家药品标准
B. 被污染的药品
C. 未标明或者更改有效期的药品

D. 未注明或者更改产品批号的药品

E. 超过有效期的药品

答案与解析：ABCDE。《药品管理法》第十章第九十八条规定，有下列情形之一的，为劣药：（一）药品成份的含量不符合国家药品标准；（二）被污染的药品；（三）未标明或者更改有效期的药品；（四）未注明或者更改产品批号的药品；（五）超过有效期的药品；（六）擅自添加防腐剂、辅料的药品；（七）其他不符合药品标准的药品。

三、是非题

1. 国务院药品监督管理部门应当自受理临床试验申请之日起六十个工作日内决定是否同意并通知临床试验申办者，逾期未通知的，视为同意。

答案与解析：对。临床试验审批为默示许可制，《药品管理法》第二章第十九条规定，开展药物临床试验，应当按照国务院药品监督管理部门的规定如实报送研制方法、质量指标、药理及毒理试验结果等有关数据、资料和样品，经国务院药品监督管理部门批准。国务院药品监督管理部门应当自受理临床试验申请之日起六十个工作日内决定是否同意并通知临床试验申办者，逾期未通知的，视为同意。

2. 实施药物临床试验，紧急情况下可不取得受试者或者其监护人自愿签署的知情同意书。

答案与解析：对。《药品管理法》第二章第二十一条规定，实施药物临床试验，应当向受试者或者其监护人如实说明和解释临床试验的目的和风险等详细情况，取得受试者或者其监护人自愿签署的知情同意书，并采取有效措施保护受试者合法权益。《药物临床试验质量管理规范》第四章第二十三条规定，紧急情况下，参加临床试验前不能获得受试者的知情同意时，其监护人可以代表受试者知情同意，若其监护人也不在场时，受试者的入选方式应当在试验方案以及其他文件中清楚表述，并获得伦理委员会的书面同意；同时应当尽快得到受试者或者其监护人可以继续参加临床试验的知情同意。

3. 药物临床试验期间，发现存在安全性问题或者其他风险的，临床试验申办者应当及时调整临床试验方案、暂停或者终止临床试验，并向国务院药品监督管理部门报告。

答案与解析：对。《药品管理法》第二章第二十二条规定，药物临床试验期间，发现存在安全性问题或者其他风险的，临床试验申办者应当及时调整临床试验方案、暂停或者终止临床试验，并向国务院药品监督管理部门报告。

4. 对所有正在开展临床试验的药物，经医学观察可能获益，并且符合伦理原则的，经审查、知情同意后可以在开展临床试验的机构内用于其他病情相同的患者。

答案与解析：错。《药品管理法》第二章第二十三条规定，对正在开展临床试验的用于治疗严重危及生命且尚无有效治疗手段的疾病的药物，经医学观察可能获益，并且符合伦理原则的，经审查、知情同意后可以在开展临床试验的机构内用于其他病情相同的患者。

5. 药品生产企业应对药品的非临床研究、临床试验、生产经营、上市后研究、不良反应监测及报告与处理等承担责任。

答案与解析：错。《药品管理法》第三章第三十条规定，药品上市许可持有人是指取得药品注册证书的企业或者药品研制机构等。药品上市许可持有人应当依照本法规定，对药品的非临床研究、临床试验、生产经营、上市后研究、不良反应监测及报告与处理等承担责任。其他从事药品研制、生产、经营、储存、运输、使用等活动的单位和个人依法承担相应责任。

6. 变质的药品属于劣药。

答案与解析：错。《药品管理法》第十章第九十八条规定，有下列情形之一的，为假药：（一）药品所含成份与国家药品标准规定的成份不符；（二）以非药品冒充药品或者以他种药品冒充此种药品；（三）变质的药品；（四）药品所标明的适应症或者功能主治超出规定范围。

7. 某医疗机构使用的罗红霉素分散片中主药含量低于国家药品标准，该药品属于劣药。

答案与解析：对。《药品管理法》第十章第九十八条规定，有下列情形之一的，为劣药：（一）药品成份的含量不符合国家药品标准；（二）被污染的药品；（三）未标明或者更改有效期的药品；（四）未注明或者更改产品批号的药品；（五）超过有效期的药品；（六）擅自添加防腐剂、辅料的药品；（七）其他不符合药品标准的药品。

8. 国家对儿童用药品予以优先审评审批。

答案与解析：对。《药品管理法》第二章第十六条规定，国家采取有效措施，鼓励儿童用药品的研制和创新，支持开发符合儿童生理特征的儿童用药品新品种、剂型和规格，对儿童用药品予以优先审评审批。

二、 国家药品监督管理局药品审评中心指导原则相关试题

一、单选题

1. 疫苗临床试验，（ ）以上的疾病预防控制机构，且经过国家局资质认定的，可以选作为临床试验负责机构

A. 省级　　B. 市级

C. 县级　　D. 社区医院

答案与解析：A。《疫苗临床试验质量管理指导原则（试行）》第三条规定，申办者负责临床试验机构的评估与选择。应依据临床试验的实施条件要求，对疫苗临床试验的负责机构及所有试验现场进行全面实地评估，撰写评估报告。通常应选择省级以上疾病预防控制机构作为临床试验负责机构，选定主要研究者，并在负责机构的协助下，选择一个或者多个市、县级疾病预防控制机构和/或医疗机构作为试验现场。

2. 关于疫苗临床试验，以下说法错误的是（ ）

A. 申办者不可以委托临床试验负责机构进行试验结果的统计分析

B. 试验中如需设置研究助理，可以由申办者派出或是临床试验机构招聘

C. 试验用疫苗要有中国食品药品检定研究院出具的检验报告

D. 不良事件监测及报告由受试者、不良事件调查员、研究者共同完成

答案与解析：B。《疫苗临床试验质量管理指导原则（试行）》第四十七条规定，申办者可以委托独立第三方进行临床试验的统计分析，但临床试验负责机构不应对试验结果进行统计分析。第四十三条规定，试验中如需设置研究助理，不应由申办者派出。第二十七条规定，申办者应为研究者提供研究者手册，向研究者提供易于识别并有正确编码的试验疫苗和对照疫苗（包括安慰剂）及由中国食品药品检定研究院出具的检验报告，并标明仅供临床试验使用。试验用疫苗的生产应符合《药品生产质量管理规范》条件。第十八条规定，疫苗临床试验不良事件监测及报告由受试者、不良事件调查员、研究者分阶段在不同的观察时点共同完成。

3. 国际多中心药物临床试验数据用于在中国申报药品注册的，至少需涉及包括我国在内的（ ）个国家同时开展

A. 5　　B. 4

C. 3　　D. 2

答案与解析：D。《国际多中心药物临床试验指南（试行）》“三、总体要求”规定，国际

多中心药物临床试验数据用于在我国申报药品注册的，至少需涉及包括我国在内的两个国家，并应参照本指南的要求。

4. 关于国际多中心药物临床试验数据用于支持在我国的药品注册申请，以下说法正确的是（　）
   A. 仅需要对全球的临床试验数据进行整体评价
   B. 需要对亚洲和我国的临床试验数据进行分析
   C. 国际多中心药物临床试验境外研究中心，可拒绝我国药品监管部门的现场核查
   D. 该试验药物在我国患者的安全性有效性评价，无须强制要求有足够量的我国受试者

答案与解析：B。《国际多中心药物临床试验指南（试行）》“七、注册申报”规定，国际多中心药物临床试验数据用于支持在我国的药品注册申请时，一是需要对全球的临床试验数据进行整体评价后，再针对亚洲和我国的临床试验数据进一步进行趋势性分析。在对我国的临床试验数据进行分析时，需考虑入组患者的情况是否与我国医疗实践中患者整体情况一致，即研究人群的特征是否具有代表性；二是需要关注我国受试者样本量是否足够用于评价和推论该试验药物在我国患者中的安全性和有效性，满足统计学以及相关法规要求；三是参与国际多中心药物临床试验的境内和境外研究中心，均应接受我国药品监管部门组织的相关现场核查。

5. 关于儿科人群的药物临床试验对于数据和安全监查委员会的职责，以下说法错误的是（　）
   A. 确保受试者安全和利益
   B. 确保试验的完整性和可信性
   C. 确保试验结果的有效性
   D. 及时、准确地将试验结果反馈到临床试验相关的领域

答案与解析：C。《儿科人群药物临床试验技术指导原则》“3. 数据和安全监察”规定，临床试验数据监察委员会（Data Monitoring Committee，DMC）也称为数据和安全监察委员会（Data Safety and Monitoring Boards，DSMB；Data and Safety Monitoring Committee，DSMC），由一组具备相关专业知识和经验的与试验无任何利益关系的专业人员组成，定期对试验数据进行分析评价。其职责是：确保受试者安全和利益；确保试验的完整性和可信性；及时、准确地将试验结果反馈到临床试验相关的领域。

6. 关于启动儿科人群药物临床试验的时间点，以下说法错误的是（　）
   A. 考虑利用成人试验资源的可能性，将有限的儿科试验资源合理安排在关键的环节
   B. 如果成人无法提供充分信息，可直接在目标年龄段儿科人群中开展临床试验
   C. 获得成人初步安全性及潜在获益的数据后，尽早地开展儿科人群临床试验
   D. 若有可选择治疗药物，且成人Ⅲ期试验中的获益大于风险，方可启动儿科人群试验

答案与解析：B。《儿科人群药物临床试验技术指导原则》“5. 启动儿科人群药物临床试验的时间点”规定，出于对儿科受试者的保护，通常首先应考虑利用成人临床试验资源的可能性。

启动儿科人群药物临床试验的时间点分以下两种情况：（1）拟用于儿科特有疾病或患者主要为儿科人群的疾病的药物，如果成人无法提供充分信息，则在获得了成人的初步安全性和药代动力学数据之后，即可在目标年龄段儿科人群中开展临床试验。（2）拟用于成人和儿科人群共患疾病的药物，①如果该疾病是目前缺乏有效治疗的危重症或进展性预后不良疾病，应考虑在获得成人初步安全性及潜在获益的临床试验数据后，例如Ⅱ期

结束或完成概念验证性研究后，尽早地开展儿科人群临床试验；②如果该疾病已有可选择的治疗药物，应在成人Ⅲ期确证性研究证明了其在成人患者中的获益大于风险后，再启动儿科人群临床试验；③如果预期有较大的安全性风险，建议在该药品成人应用上市后获得充分的安全性数据时再开展儿科人群药物临床试验。

7. 关于儿科人群药物临床试验设计中应关注的要点，以下说法错误的是（　）
   A. 针对儿童和成人生理和心理发育程度不同，需采用适宜的评价方法
   B. 不可使用安慰剂对照
   C. 药物上市后仍需继续收集对儿科人群生长发育影响的数据
   D. 应在方案中对可能受到影响的目标器官或功能以及随访时间及方法进行明确规定

答案与解析：B。《儿科人群药物临床试验技术指导原则》

6.4. 儿科人群药物临床试验设计中应关注的要点

6.4.1. 评价指标的选择

受到生理和心理发育程度不同的影响，儿科人群对病症和治疗的理解程度及主观体验是不同的。常用于成人药物临床试验的评价指标可能并不适用于儿科人群，特别是那些需要良好配合和充分理解的指标，例如，疼痛评估、肺功能检查等。因此，需要针对目标受试者的认知水平采用适宜的评价方法。

6.4.2. 安慰剂对照的设立

当受试药物的有效性处于探索和待确认时，在合理的试验设计前提下，使用安慰剂对照不会将受试者置于额外的风险之中。在儿科人群药物临床试验中使用安慰剂可能包括以下几种情况：（1）当没有其他可接受的治疗方法，受试药物是首个可能有效的药物时；（2）当常规使用的治疗方法的有效性未得到确证时；（3）当常规使用的治疗方法伴随严重的、高发的不良反应，且风险可能明显大于获益时；（4）当用于证明一种已被确证疗效的治疗附加另一种新的治疗后的有效性时；（5）疾病的进程具有不确定性时，例如自发恶化或缓解；（6）需要确定药物的绝对有效性时。在依据充分时，可以选择其他替代双盲安慰剂试验的研究方法，例如，用一种标准治疗作为对照，或者患者自身对照（历史对照或含有无药期的自身交叉对照）等。标准治疗可以是一种阳性药物或一种治疗模式，例如，行为矫正、心理治疗、饮食控制等。在试验方案中需提供明确的设计依据。

6.4.3. 生长发育的监测

儿科人群药物临床试验的随访时间通常较成人试验长，用以观察对生长发育的影响。应在方案中对可能受到影响的目标器官或功能以及随访时间及方法进行明确规定。鼓励建立儿科受试者试验数据库，利于长期的追踪随访。有些药物在获准上市前已开展了儿科人群药物临床试验，无论该药物是否继续儿科应用的开发，其上市后均应继续对暴露于该药物的儿科受试者进行长期随访，收集其对生长发育影响的数据。

8. 关于儿科人群药物临床试验选择安慰剂对照需要满足的条件，以下说法错误的是（　）
   A. 当没有其他可接受的治疗方法，受试药物是首个可能有效的药物时
   B. 当常规使用的治疗方法的有效性未得到确证时
   C. 当常规使用的治疗方法费用比较高昂时
   D. 疾病的进程具有不确定性时，例如自发恶化或缓解

答案与解析：C。《儿科人群药物临床试验技术指导原则》“6.4.2. 安慰剂对照的设立”规定，当受试药物的有效性处于探索和待确认时，在合理的试验设计前提下，使用安慰剂对照不会将受试者置于额外的风险之中。在儿科人群药物临床试验中使用安慰剂可能

包括以下几种情况：（1）当没有其他可接受的治疗方法，受试药物是首个可能有效的药物时；（2）当常规使用的治疗方法的有效性未得到确证时；（3）当常规使用的治疗方法伴随严重的、高发的不良反应，且风险可能明显大于获益时；（4）当用于证明一种已被确证疗效的治疗附加另一种新的治疗后的有效性时；（5）疾病的进程具有不确定性时，例如自发恶化或缓解；（6）需要确定药物的绝对有效性时。

9. 关于儿科人群药物临床试验药物剂型的选择，以下说法错误的是（ ）
   A. 对剂型的接受程度受年龄、生理和心理、药品本身的口感、气味等的影响
   B. 评价接受程度是儿科药品开发的重要环节，应作为临床试验的一部分
   C. 选择测量和评估儿科人群对药品的接受程度的方法，应在方案中说明选择依据
   D. 开发儿科人群药物时，无须考虑为患儿给药的父母/看护者使用的便利性

答案与解析：D。《儿科人群药物临床试验技术指导原则》“7. 儿科剂型的选择”规定，由于不同年龄段的儿科人群对同种剂型的接受程度可能存在差别，目前还没有单一剂型能够满足所有年龄段儿科人群的应用需求。儿科人群对剂型的接受程度受到年龄、生理和心理发育情况、被看护环境等多方面条件的影响，药品本身的口感、气味和质地等也是重要的影响因素。另外，在开发儿科人群药物时，除了考虑患儿对剂型的接受程度，还需要考虑到为患儿给药的父母/看护者（包括幼儿园或学校的老师）的使用便利性。对于需要父母/看护者操作的药物，建议在临床试验中评价操作者的接受程度。

10. 关于设计国际多中心药物临床试验方案，以下说法错误的是（ ）
    A. 无须关注参研各国的诊疗差异
    B. 高度关注各国医疗实践差异带来的诊断标准、治疗原则、对照药选择等方面的不同
    C. 充分考虑参研各国的诊疗差异对临床试验方案设计和实施可能带来的影响
    D. 保证临床试验的科学性、可操作性和可解释性

答案与解析：A。《国际多中心药物临床试验指南（试行）》“四、科学方面的考虑”规定，（二）医疗实践差异情况。在设计国际多中心药物临床试验方案时，要有主要参加区域或国家的专家成员参加，并应高度关注各国医疗实践差异带来的诊断标准、治疗原则、对照药选择等方面的不同，并充分考虑这些不同对临床试验方案设计和实施可能带来的影响，保证临床试验的科学性、可操作性和可解释性。

11. 关于国际多中心临床试验有效性评价指标选择需要注意的点，以下说法不正确的是（ ）
    A. 根据需要设立统一的主要研究指标的终点判定委员会
    B. 对主要疗效指标进行统一、独立的评价
    C. 对重要实验室指标应分散在各 site 检测
    D. 在不同的国家和地区进行量表效度和信度的验证，确保评价工具的科学性和可靠性

答案与解析：C。《国际多中心药物临床试验指南（试行）》“四、科学方面的考虑”规定，（六）有效性评价指标。对关键性国际多中心药物临床试验，建议根据需要设立统一的主要研究指标的终点判定委员会，对主要疗效指标进行统一、独立的评价；建立中心实验室，对重要实验室指标进行统一检测，保证研究结果的客观一致性。与语言、文化相关的量表应用，要谨慎考虑，要在不同中心涉及的国家和地区进行量表效度和信度的验证，确保评价工具的科学性和可靠性。

12. 关于申办者将国际多中心药物临床试验数

据用于支持在我国药品注册申请需要满足的条件，以下说法错误的是（ ）

A. 临床试验报告要对全球的整体临床试验数据进行总结和分析

B. 临床试验报告要针对亚洲人群的有效性和安全性与非亚洲人群进行比较和分析

C. 临床试验报告要针对我国人群的有效性和安全性数据与其他国家的进行比较和分析

D. 按照ICH文件要求，报送全球临床试验报告，无须进行亚组研究结果分析

答案与解析：D。《国际多中心药物临床试验指南（试行）》"七、注册申报"规定，申办者将国际多中心药物临床试验数据用于支持在我国药品注册申请的，要按照ICH通用技术文件（ICH－CTD）的内容与格式要求，报送完成的国际多中心药物临床试验的全球临床试验报告、统计分析报告和数据库，以及相关的支持数据；同时还要进行亚组的研究结果总结和比较性分析。临床试验报告首先要对全球的整体临床试验数据进行总结和分析；其次要针对亚洲人群的有效性和安全性与非亚洲人群进行比较和趋势性分析；还要针对我国人群的有效性和安全性数据与其他国家人群的相应数据进行比较和趋势性分析。对提前终止或失败的国际多中心药物临床试验，申办者要将临床试验研究结果摘要和原因等情况报告相关的药品监管部门。

13. 关于国际多中心药物临床试验的现场核查，以下说法错误的是（ ）

A. 核查可以针对申办者、CRO、临床试验机构/研究者和伦理委员会等有关各方

B. 现场核查主要内容包括临床试验方案、原始记录与总结报告的一致性等

C. 现场核查主要内容包括临床试验实施是否规范、可靠、合规，是否符合伦理要求等

D. 严重违规的试验，其结果在相关国家仍可接受作为注册申请材料

答案与解析：D。《国际多中心药物临床试验指南（试行）》"八、现场核查"规定，药品监管部门可基于风险以及审评的需要，对国际多中心药物临床试验进行注册现场核查，或进行有因核查等。核查可以针对申办者、CRO、临床试验机构/研究者和伦理委员会等有关各方。开展现场核查，药品监管部门通常提前通知申办者实施现场核查的时间、地点等相关信息。申办者应按要求及时提交相关资料，如需要，要提前调集相关资料。申办者确有特殊原因须推迟现场核查的，要提出书面申请并说明理由。现场核查主要内容包括临床试验方案、原始记录与总结报告的一致性等；临床试验实施是否规范、可靠、合规，是否符合伦理要求等。必要时，可对临床试验用药品制备及运输管理等情况进行核查，对临床试验用药品进行抽查检验；针对所发现的问题进行所需的取证。现场核查可根据需要扩大核查范围，对其他临床试验中心或有关方进行核查。要求申办者提供进一步的说明资料，或进行更大范围的稽查，以确定违规的严重程度。对严重违规的临床试验，其结果不予接受用作注册申报资料，并通知相关国家和地区的药品监管机构。我国药品监管部门将加强与其他国家和地区药品监管机构的沟通、交流与合作，提高监管效率。

14. 关于试验用疫苗管理，以下说法错误的是（ ）

A. 申办者应向研究者提供易于识别并有正确编码的试验疫苗和对照疫苗（包括安慰剂）

B. 试验用疫苗只要有省级食品药品检定研究院出具的检验报告

C. 试验用疫苗的生产应符合药品生产质量管理规范条件

D. 试验用疫苗的冷链管理要求、冷链中

断的疫苗处置等应有明确的文件规定

答案与解析：B。《疫苗临床试验质量管理指导原则（试行）》第二十七条规定，申办者应为研究者提供研究者手册，向研究者提供易于识别并有正确编码的试验疫苗和对照疫苗（包括安慰剂）及由中国食品药品检定研究院出具的检验报告，并标明仅供临床试验使用。试验用疫苗的生产应符合《药品生产质量管理规范》条件。申办者应建立试验用疫苗的管理制度和记录系统。对试验用疫苗的冷链管理要求、冷链中断的疫苗处置等应有明确的文件规定。

15. 关于疫苗临床试验盲态设置和揭盲，以下说法错误的是（　）
   A. 编盲由申办者委托的独立第三方完成
   B. 应急盲底应由编盲方密封，随同包装编盲的疫苗一同交研究方保存
   C. 应急信封应保存在编盲方
   D. 具有破盲程序，紧急破盲需报告负责机构和申办者，并保存相关记录

答案与解析：C。《疫苗临床试验质量管理指导原则（试行）》第二十七条规定，编盲由申办者委托独立的第三方完成。应急盲底应由编盲方密封，随同包装编盲的疫苗一同交研究方保存。应急信封应保存在试验现场，由指定人员进行管理，保证需要时可及时打开。具有破盲程序，紧急破盲需报告负责机构和申办者，并保存相关记录。

16. 关于试验用疫苗在试验现场的管理，以下说法错误的是（　）
   A. 要有试验用疫苗的管理制度
   B. 应专人专柜上锁管理，保管条件符合试验用疫苗贮藏条件
   C. 疫苗的领取和分发使用应有详细记录，接种过程应可溯源
   D. 所有废弃、过期、剩余的疫苗必须在试验现场统一销毁

答案与解析：D。《疫苗临床试验质量管理指导原则（试行）》第三十一条规定，试验用疫苗应独立分区、按项目存放；应专人专柜上锁管理，保管条件符合试验用疫苗贮藏条件。第三十二条规定，疫苗的领取和分发使用应有详细记录，要符合方案的随机化要求，设盲试验需维持盲态管理。第三十三条规定，疫苗接种过程应可溯源，包括受试者分配时间、分配人和分配接种的疫苗信息如编号和批号等，保留所有疫苗包装（活性疫苗至少保留外包装）直到经过监查员确认。第三十四条规定，疫苗管理员要及时回收剩余的疫苗，定期进行清点并留有清点记录，疫苗使用和剩余数量如与总数不符，应说明理由。第三十五条规定，废弃、过期、剩余的疫苗应根据试验方案退回申办者或进行销毁，并做好相关记录，由疫苗管理员、申办者代表签字。

17. 关于疫苗临床试验中生物样本的管理，以下说法错误的是（　）
   A. 专人负责保存和运输，保证生物样本的完整性和活性不受影响
   B. 生物样本应设置备份，送检样本和备份样本需要同批转运
   C. 生物样本采样现场应设专人核对标本质量
   D. 生物样本的标识应易于识别，具有唯一性和可溯源性

答案与解析：B。《疫苗临床试验质量管理指导原则（试行）》第三十六条规定，生物样本管理应符合试验方案和标准操作规程的要求，在规定的时间窗内进行采集和处理，由专人负责保存和运输，保证其完整性和活性不受影响，并做好记录。生物样本应设置备份，送检样本和备份样本不应同时同批转运，备份样本应妥善保存到临床试验报告完成以后。第三十七条规定，生物样本的标识应易于识别，具有唯一性和可溯源性。采样现场应设专人核对标本质量。第三十八条规定，生物样本应由专人管理，建立样本保管档案和温湿度记录。剩余样本的处理要经过申办者确

认，并留有记录。

18. 关于疫苗临床试验的质量管理，以下说法错误的是（ ）
    A. 申办者对疫苗临床试验的质量管理应贯穿整个研究过程
    B. 在试验前充分评估和预测疫苗的疗效和安全性，评估不良反应的类型、分布和发生率
    C. 试验过程中组织监查，加强不良事件的监测和报告，保证受试者安全
    D. 疫苗临床试验不适用于基于风险的监查理念

答案与解析：D。《疫苗临床试验质量管理指导原则（试行）》第四十九条规定，申办者对疫苗临床试验的质量管理应贯穿整个研究过程。在试验前充分评估和预测疫苗的疗效和安全性，评估不良反应的类型、分布和发生率。在试验过程中组织监查和稽查，加强不良事件的监测和报告，保证受试者安全。充分分析试验实施过程中的风险和问题，根据影响程度和可能性评估，提前制定对策。第五十条规定，申办者应委派足够数量的监查员对临床试验进行全程监查。监查员应具备医学、药学或相关专业的教育背景和工作经验。申办者对疫苗临床试验指定的监查员人数，应根据对该试验的监查频率、试验方案设计的复杂程度等来决定。监查员应按照监查计划的要求进行临床试验的监查并提交监查报告。试验现场应配合临床试验项目的监查和/或稽查，保存相关记录。对监查、检查和稽查发现的问题，制定改进计划，采取相应的管理措施，提高试验质量。

19. 关于疫苗临床试验项目协调员的职责，以下说法错误的是（ ）
    A. 协助主要研究者对试验实施有效的管理，保证试验实施质量
    B. 负责与申办方、合同研究组织、试验现场负责研究者沟通联系
    C. 参与试验方案的制定、知情同意书和现场应用表格的设计
    D. 完成不良事件的处理与报告

答案与解析：D。《疫苗临床试验质量管理指导原则（试行）》第十三条规定，（二）项目协调员：协助主要研究者对试验实施有效的管理，保证试验实施质量；负责与申办方、合同研究组织、试验现场负责研究者沟通联系，并将沟通结果及时报告主要研究者；参与试验方案的制定、知情同意书和现场应用表格的设计；参与研究者培训的课程安排；组织现场试验工作，指导不良事件报告和处理，必要时请示主要研究者。

20. 关于疫苗临床试验现场不良事件调查员的职责，以下说法错误的是（ ）
    A. 负责受试者疫苗的接种和接种后的留观
    B. 每次接种后按规定时间点对受试者进行上门随访或电话随访
    C. 及时记录随访结果
    D. 协助对不良事件的调查处理

答案与解析：A。《疫苗临床试验质量管理指导原则（试行）》第十四条规定，（二）试验现场研究者：是指参与临床试验的医生和护士，负责受试者登记、知情同意、体检、问诊、采集生物样本、接种、留观等。（四）不良事件调查员：负责在每次接种后按规定时间点对受试者进行上门随访或电话随访，随访内容包括接种后有无发生不良事件，体温是否按时测量，及时记录随访结果，协助对不良事件的调查处理。

21. 药物临床试验的电子数据采集设置中，由知情同意书签署日期减去该受试者的出生日期转化而来的变量是（ ）
    A. 数据变量　　B. 系统验证
    C. 变更控制　　D. 衍生变量

答案与解析：D。《药物临床试验的电子数据采集技术指导原则》“六、名词解释”规定，衍生变量（Derived Variable）：是经原始数据转化而来的变量，如受试者的年龄可以由知

情同意书签署日期减去该受试者的出生日期转化而来。

22. 电子数据采集技术要求，任何记录的改变都不能使过去的记录被掩盖或消失，且电子能够独立追溯系统用户输入、修改或删除的日期、时间等，这一计算机系统功能被称作（　）

A. 稽查轨迹　　B. 系统验证

C. 版本控制　　D. 逻辑核查

答案与解析：A。《药物临床试验的电子数据采集技术指导原则》“六、名词解释”规定，稽查轨迹（Audit Trail）：是计算机系统（如数据管理系统）的基本功能。是指系统采用安全的和计算机产生的带有时间烙印的电子记录，以便能够独立追溯系统用户输入、修改或删除每一条电子数据记录的日期，时间，以及修改原因，以便日后数据的重现。任何记录的改变都不会使过去的记录被掩盖或消失。只要受试者的电子记录保存不变，这类稽查轨迹文档记录就应当始终保留，并可供监管视察或稽查员审阅和复制。

23. 生物等效性研究方法按照研究方法评价效力，其优先顺序为（　）

A. 药效动力学研究、药代动力学、体外研究、临床研究

B. 药代动力学研究、药效动力学研究、临床研究、体外研究

C. 药代动力学研究、药效动力学研究、体外研究、临床研究

D. 临床研究、体外研究、药代动力学研究、药效动力学研究

答案与解析：B。《以药动学参数为终点评价指标的化学药物仿制药人体生物等效性研究技术指导原则》“一、概述”规定，生物等效性研究方法按照研究方法评价效力，其优先顺序为药代动力学研究、药效动力学研究 、临床研究和体外研究。

24. 关于以药动学参数为终点评价指标的化学药物仿制药人体生物等效性研究的总体设计要求，以下说法正确的是（　）

A. 两制剂、单次给药 、交叉的试验设计，较适用于半衰期较长的药物

B. 重复试验设计可作为备选方案，可设计为单制剂重复或两制剂均重复

C. 重复试验设计适用于部分高变异药物，没什么优势

D. 对于高变异药物，即使有充分的调整依据，等效性评价标准也不可调整

答案与解析：B。《以药动学参数为终点评价指标的化学药物仿制药人体生物等效性研究技术指导原则》　“二、基本要求”规定，（一）研究总体设计：根据药物特点，可选用1）两制剂、单次给药、交叉试验设计；2）两制剂、单次给药、平行试验设计；3）重复试验设计。对于一般药物，推荐选用第 1 种试验设计，纳入健康志愿者参与研究，每位受试者依照随机顺序接受受试制剂和参比制剂。对于半衰期较长的药物，可选择第 2 种试验设计，即每个制剂分别在具有相似人口学特征的两组受试者中进行试验。第 3 种试验设计（重复试验设计）是前两种的备选方案，是指将同一制剂重复给予同一受试者，可设计为部分重复（单制剂重复，即三周期）或完全重复（两制剂均重复，即四周期）。重复试验设计适用于部分高变异药物（个体内变异≥30%），优势在于可以入选较少数量的受试者进行试验。对于高变异药物，可根据参比制剂的个体内变异，将等效性评价标准作适当比例的调整，但调整应有充分的依据。

25. 以下不属于药物临床试验应具备的安全性基础的是（　）

A. 开展任何临床试验之前，非临床研究或以往临床研究的结果，足以说明药物在所推荐的人体研究中有可被接受的安全性基础

B. 在整个药物研发过程中，应当由药理毒理专家和临床专家等动态地对药理

毒理数据和临床数据进行评价

C. 参与药物临床试验的有关各方应当按各自职责承担保护受试者职责进行评价

D. 任何情况下，都不可对于正在进行的临床试验方案进行调整

答案与解析：D。《药物临床试验的一般考虑指导原则》“二、临床试验基本原则”规定，2. 应具备的安全性基础：开展任何临床试验之前，其非临床研究或以往临床研究的结果必须足以说明药物在所推荐的人体研究中有可接受的安全性基础。在整个药物研发过程中，应当由药理毒理专家和临床专家等动态地对药理毒理数据和临床数据进行评价，以评估临床试验可能给受试者带来的安全性风险。对于正在或将要进行的临床试验方案，也应进行必要的调整。

26. 关于紧急状态下实施药物临床试验（如新冠肺炎疫情期间），以下说法正确的是（ ）

A. 因疫情原因导致受试者的任何与试验相关的方案偏离，无须记录和上报

B. 因紧急状态下设立的临床试验实施地点，如新冠肺炎救治定点医院，均无须备案

C. 远程监查可以取代现场监查

D. 新冠肺炎疫情期间，与研究者及临床试验机构达成一致后可考虑进行现场或远程稽查

答案与解析：D。《新冠肺炎疫情期间药物临床试验管理指导原则（试行）》“一、基本原则”规定，（三）遵循药物临床试验质量管理规范：因疫情原因导致受试者的任何与试验相关的方案偏离、退出或终止试验、安全性信息等均应按照 GCP 中原始文件的要求进行记录、修改和报告。二、新冠肺炎药物的临床试验管理（三）临床试验实施地点的管理未进行药物临床试验机构备案的新冠肺炎救治定点医院，应按照《药物临床试验机构管理规定》完成备案。（四）临床试验监查和稽查的特殊考虑：远程监查主要关注原始数据溯源，因可能涉及受试者隐私，应在保证受试者隐私安全的前提下慎重选择。稽查通常应该推迟或者取消。对于稽查被认为是必不可少的关键试验，在与研究者及临床试验机构达成一致后可考虑进行现场或远程稽查。

27. 关于紧急状态下的药物临床试验实施（如新冠肺炎疫情期间），以下说法正确的是（ ）

A. 申办者可自主决定是否暂停或者终止治疗，决定后及时报告研究者和伦理委员会

B. 试验用药品变更运输和存储安排，不应违背治疗盲法设计

C. 若申办者或者临床试验机构有对受试者有疫情防护相关的筛查要求，都必须作为方案变更进行报告

D. 方案的变更等如需重新知情同意的，已经参与临床试验的受试者必须特意来院签署

答案与解析：B。《新冠肺炎疫情期间药物临床试验管理指导原则（试行）》“三、其他在研药物的临床试验管理”规定，（一）重新评估临床试验的启动和进行。3. 暂停或终止治疗：申办者应与研究者协商，决定是否暂停或者终止治疗，并及时报告伦理委员会，以确保受试者安全。（二）改进临床试验安全管理的可能措施。2. 受试者的访视：若申办者或者临床试验机构有对受试者进行 COVID－19 筛查的要求，除非申办者将收集的数据作为新的研究目标，否则即使在临床研究访视期间进行，也无须作为方案变更进行报告，但应做好相关记录。4. 知情同意的变更：已经参与临床试验的受试者可能对方案的变更等需要重新知情同意，应避免受试者仅为了重新知情同意而特意前往临床试验机构，可考虑用替代手段获得重新知情同意。

28. 关于紧急状态下临床试验相关各方沟通交

流（如新冠肺炎疫情期间），以下说法正确的是（　）

A. 由于与受试者安全性无关的原因而暂停临床试验，例如为避免对医疗人员造成不必要的压力，申办者无须通知监督管理部门

B. 在锁定数据库之前，申办者无须统计分析因疫情导致的方案偏离

C. 试验实施的变更，研究者只需与机构和受试者进行沟通，不需要告知申办者

D. 影响受试者安全的变更，即使不需要申办者或研究者立即采取行动，申办者仍应将其作为重大修订提交申请

答案与解析：D。《新冠肺炎疫情期间药物临床试验管理指导原则（试行）》“三、其他在研药物的临床试验管理”规定，（三）临床试验相关各方沟通交流。1. 申办者与监督管理部门的沟通：在锁定数据库之前，申办者应在统计分析计划中说明如何处理因 COVID－19 疫情导致的方案偏离，以完成预定的统计分析。即使由于与受试者安全性无关的原因而暂停临床试验，例如为避免对医疗人员造成不必要的压力，申办者应通知监督管理部门。2. 申办者与研究者、临床试验机构的沟通：申办者应就试验实施的相关变更，与研究者、临床试验机构进行商定。

29. 以下不视为拒绝或逃避检查情况的是（　）

A. 拖延、限制、拒绝检查人员进入被检查场所或者区域的，或者限制检查时间的

B. 检查人员为核实某一数据，联系受试者，但受试者未接通来电的

C. 以声称相关人员不在，故意欺骗、误导、逃避检查的

D. 拒绝或者限制拍摄、复印、抽样等取证工作的

答案与解析：B。《仿制药质量和疗效一致性评价有因检查指导原则》“三、程序与要求”规定，（二）基本要求。1. 被检查单位应配合检查，被检查单位有下列情形之一的，视为拒绝、逃避检查：（1）拖延、限制、拒绝检查人员进入被检查场所或者区域的，或者限制检查时间的；（2）无正当理由不提供或者延迟提供与检查相关的文件、记录、票据、凭证、电子数据等材料的；（3）以声称工作人员不在、故意停止生产经营等方式欺骗、误导、逃避检查的；（4）拒绝或者限制拍摄、复印、抽样等取证工作的；（5）其他不配合检查的情形。

30. Ⅰ期临床试验在探索剂量递增方案时，为避免更多受试者使用无效药物，在每一剂量水平应选用尽量少的可达到评价要求的患者，一般至少有（　）可评价的受试者

A. 1 名或 1 名以上

B. 2 名或 2 名以上

C. 3 名或 3 名以上

D. 4 名或 4 名以上

答案与解析：C。《抗肿瘤药物临床试验技术指导原则》“三、临床研究一般过程”规定，（一）Ⅰ期临床试验。3. 给药方案：为避免更多受试者使用无效药物，在每一剂量水平应选用尽量少的可达到评价要求的患者，一般至少有 3 名或 3 名以上可评价的受试者。若出现明显毒性，应考虑增加受试者例数。

31. 根据《抗精神病药物的临床试验技术指导原则》，研究目的是证明药物对精神分裂症整体症状的治疗作用，对阳性与阴性症状量表（PANSS）与临床总体印象量表疾病严重程度（CGIS）评分的建议是（　）

A. PANSS 总分 ≥ 60 分；CGIS 评分 ≥ 3 分

B. PANSS 总分 ≥ 65 分；CGIS 评分 ≥ 4 分

C. PANSS 总分 ≥ 70 分；CGIS 评分 ≥ 4 分

D. PANSS 总分 ≥ 70 分；CGIS 评分 ≥

3 分

答案与解析：C。《抗精神病药物的临床试验技术指导原则》“三、确证性试验设计考虑要点”规定，（二）受试者。基于量表评分的严重程度筛选与研究目的相关。如果研究目的是证明药物对精神分裂症整体症状的治疗作用，通常，建议阳性与阴性症状量表（The Positive and Negative Syndrome Scale，PANSS）总分≥70 分；临床总体印象量表－疾病严重程度（Clinical Global Impressions Scale Severity，CGIS）评分≥4 分。量表单项分的要求可根据研究目的，在试验方案中予以明确规定。

32. 关于确证性的抗精神病药物临床试验试验设计需要考虑的要点，以下说法错误的是（　）

A. 心理咨询、康复治疗和物理治疗等是精神科临床中常见的辅助治疗方式，不会影响对试验药物安全有效性的客观评价

B. 全新靶点/机制药物的试验，建议将原研药作为首选（如有）

C. 试验方案中应对复发事件及复发给出明确的可操作性的量化标准

D. 应包括证明药物能够缓解症状和药物能够维持疗效

答案与解析：A。《抗精神病药物的临床试验技术指导原则》“三、确证性试验设计考虑要点”规定，（六）合并治疗。心理咨询、康复治疗和物理治疗等是精神科临床中常见的辅助治疗方式。这些方式本身可能对缓解症状有所助益，也可能会增加安慰剂效应，从而影响对试验药物安全有效性的客观评价，特别是当这些方式的运用在各个研究中心间不统一时。

33. 关于试验结束阶段数据库的锁定，以下说法正确的是（　）

A. 按项目初期制定的 SOP，到时间直接锁定

B. 数据库锁定前，不一定要完成数据库锁定清单中要求的所有任务

C. 数据库锁定前，要核实研究者的电子签名

D. 数据库锁定要取消所有用户对数据的编辑权限，除了各中心的 PI

答案与解析：C。《临床试验的电子数据采集技术指导原则》“五、电子数据采集系统的应用要求”规定，（三）试验结束阶段。1. 数据库的锁定：（2）数据库锁定：数据库锁定的条件和流程应遵守数据库锁定的 SOP。当完成了数据库锁定清单的所有任务，核实了研究者的电子签名，完成了数据质量评估，数据库锁定得到批准，并通知试验相关人员之后，方可正式进行整个数据库的锁定，取消所有用户对数据的编辑权限。锁定后的数据可以用作最终分析和归档。

34. 关于临床试验结束阶段数据库的锁定，以下做法正确的是（　）

A. 研究者在 eCRF 只需签名一次，电子签名后改动某个数据不受影响

B. 数据库锁库后不得解锁，不需具备解锁功能

C. 整个数据库的锁定不需要通知试验相关人员

D. 数据库锁定前，要进行数据质量评估

答案与解析：D。《临床试验的电子数据采集技术指导原则》“五、电子数据采集系统的应用要求”规定，（三）试验结束阶段。1. 数据库的锁定：（1）核实电子签名：如果在已经签名的 eCRF 上改动某个数据，研究者必须在该 eCRF 上重新签名。（2）数据库锁定：当完成了数据库锁定清单的所有任务，核实了研究者的电子签名，完成了数据质量评估，数据库锁定得到批准，并通知试验相关人员之后，方可正式进行整个数据库的锁定，取消所有用户对数据的编辑权限。（3）数据库解锁：EDC 系统应该具备解锁功能以允许对锁定后的数据进行必要的更改。数据库一般不得解锁，如需解锁，其解锁条件和流程必

须执行相应的 SOP，且解锁的过程必须谨慎控制，仔细记录。

35. 关于临床试验数据库的构建与测试，以下说法错误的是（　）

A. 数据库的建立及用户测试要在研究项目招募第一个受试者之前完成

B. eCRF 的设计，应严格依据研究方案采集与研究分析内容相关的数据点

C. EDC 系统应构建逻辑核查，系统应限制不合理数据的录入

D. EDC 系统用户接受测试由申办者或其委托的第三方负责

答案与解析：C。《药物临床试验的电子数据采集技术指导原则》“五、电子数据采集系统的应用要求”规定，（一）试验启动阶段。2. 数据库的构建与测试：（2）逻辑核查的构建：当遇到不合理数据时，系统可以提醒研究者进行录入数据的检查，但不能阻止数据的继续录入，也不能诱导研究者录入所谓“正确”的数据。

36. 在数据现场核查中，发现会被认作规范性和真实性问题的是（　）

A. 已签署的知情同意书数量与总结报告中的筛选和入选病例数一致

B. 多份知情同意书上受试者的签署字迹与医疗文件上的字迹不一致

C. 受试者筛选时间不早于其知情同意书签署时间

D. 由 PI 授权且在本院具备执业资质的研究者，向受试者解释试验内容并获得知情同意

答案与解析：B。《药物临床试验数据现场核查要点》一、2. 2 知情同意书的签署与试验过程的真实完整性列出了详细要点。

37. 关于设计抗精神病药物临床试验的特殊考量，以下说法不正确的是（　）

A. 不建议在 ≤12 岁的精神分裂症患者中开展抗精神病药的临床试验

B. 应重视对儿科人群自杀风险的监测

C. 精神疾病患者往往属于弱势群体，建议在抗精神病药的临床试验中建立 DMC

D. 为扩大适应人群，建议在成人确证性临床试验中同时纳入儿科人群患者

答案与解析：D。《抗精神病药物的临床试验技术指导原则》“四、特殊考虑”规定，（一）特殊人群试验。2. 儿科人群：应首先在成人中开展确证性临床试验，证明抗精神病药治疗成人精神分裂症安全有效，之后，可以考虑扩展抗精神病药的适应症范围至儿科人群，具体方法参考相关指导原则。不建议在缺乏成人安全有效性数据时，直接在儿科人群中开展抗精神病药临床试验。

38. 关于抗肿瘤药物Ⅲ期临床试验的中期分析，以下说法正确的是（　）

A. 中期分析后，一定会对试验方案进行修订

B. 中期分析的方法，可在试验进行中进行评估决定，不需在方案中规定

C. 进行中期分析的人员应该是参加临床试验的人员

D. 中期分析人员要接受独立的数据监查委员会的监督

答案与解析：D。《抗肿瘤药物临床试验技术指导原则》“三、临床研究一般过程”规定，（三）Ⅲ期临床试验。7. 中期分析：由于抗肿瘤药物Ⅲ期临床试验通常选择生存期作为疗效观察指标，所需时间长，投资风险较大。因此，考虑进行必要的中期分析是可行的，可以对安全性和有效性进行监控，也可依据中期分析结果对后续临床研究的实施提出建议，如是否需要对方案进行修订，是否需要调整随机分组概率，是否需要重新估计样本含量，是否终止试验等。中期分析必须事先在方案中确定，中期分析的方法，以及中期分析后不同情况下所要采取的措施，均需事先详细阐明。中期分析包含了已揭盲的数据

及结果，因此，进行中期分析的人员应该是不直接参加临床试验的人员，并接受独立的数据监察委员会（Independent Data Monitoring Committee，IDMC）的监督，分析结果必须保持盲态，研究者仅仅会被告知是否继续试验或需要对试验方案进行修改。

39. 以下不能体现 BE/ PK 试验要求生物样本的管理轨迹和分析测试图谱具备可溯源性这一点的是（ ）

A. 试验保存了生物样本的接收、入库、存放原始记录

B. 图谱上的文件编码/测试样本编码与受试者生物样本编码的对应关系能够追溯

C. 分析测试的关键实验设备、仪器有相关维护记录

D. 方法学验证样本及随行标准曲线、QC 样本的图谱，能够在源计算机溯源

答案与解析：C。选项 C 属于实验室检测设备与条件。《药物临床试验数据现场核查要点》附件二、5.3 生物样本的管理轨迹可溯源；5.4 分析测试图谱的可溯源性列出了详细要点。

40. 关于源数据核查确认（SDV），以下说法错误的是（ ）

A. 源数据核查确认是确保临床数据真实完整性的必要措施之一

B. 源数据核查确认后的 EDC 数据不可修改

C. 源数据的确认可借助系统的数据质疑功能完成

D. 对源数据的核查工作，EDC 系统应具备标注的功能

答案与解析：B。《临床试验的电子数据采集技术指导原则》"四、电子数据采集系统的基本要求"规定，（一）软件。3. 系统的基本功能：（5）源数据核查确认：源数据核查确认是确保临床数据真实完整性的必要措施之一。临床监查员负责对保存在 EDC 系统中的数据进行源数据核查。源数据的确认可借助系统的数据质疑功能完成。对源数据的核查工作，EDC 系统应具备标注的功能。

41. 目前使用的最新版本的实体瘤疗效评价标准是（ ）

A. Recist 1.0　　B. Recist 1.1

C. Recist 4.03　　D. Recist 5.0

答案与解析：B。2000 年公布了 Recist 1.0 版，2009 年公布了 Recist 1.1 版。

42. 根据 Recist 1.1 对于靶病灶的选择，以下说法错误的是（ ）

A. 可重复测量病灶，在 5mm 薄层 CT 上，肿瘤实体病灶长径≥10mm，淋巴结短径≥15mm

B. 包括所有累及的器官

C. 每个器官最多 5 个

D. 靶病灶总数最多 5 个

答案与解析：C。靶病灶，每个器官最多 2 个。

43. 根据 Recist 1.1 对于非靶病灶的选择，以下说法错误的是（ ）

A. 非淋巴结病灶最长径 <10mm，10mm≤病理淋巴结短径 <15mm

B. 无法测量的病灶，如骨病灶、腹水、胸腔/心包积液等

C. 未被选为靶病灶的其他可测量病灶

D. 非靶病灶总数最多 5 个

答案与解析：D。靶病灶总数最多 5 个，非靶病灶总数没有要求。

44. 关于根据 Recist 1.1 中影像学评价疾病进展的标准，以下说法错误的是（ ）

A. 整个试验中所有测量的靶病灶直径之和的最小值为参照，直径和相对增加至少 20%

B. 必须满足直径和的绝对值增加至少 5mm

C. 出现一个或多个新病灶

D. 靶病灶直径之和比基线水平减少至

少 30%

答案与解析：D。部分缓解（PR）：靶病灶直径之和比基线水平减少至少 30%。

45. 某肺癌临床试验，治疗每 6 周进行一次肿瘤评估，35002 受试者基线靶病灶长径总和 100mm，第一次肿瘤评估靶病灶长径总和 60mm，无新发病灶，根据 Recist 1.1，疗效评价是（　）

A. CR　　B. PR

C. SD　　D. PD

答案与解析：B。基线靶病灶长径和 100mm，第一次肿瘤评估 60mm，（100 - 60）/100 × 100% = 40%。部分缓解（PR）：靶病灶直径之和比基线水平减少至少 30%。

46. 某肺癌临床试验，治疗每 6 周进行一次肿瘤评估，35002 受试者基线靶病灶长径总和 100mm，第一次肿瘤评估靶病灶长径总和 60mm，第二次肿瘤评估靶病灶长径总和 80mm，无新发病灶，根据 Recist 1.1，疗效评价是（　）

A. CR　　B. PR

C. SD　　D. PD

答案与解析：D。第二次靶病灶直径总和 80mm，长径总和最小值 60mm，（80 - 60）/60 × 100% ≈33%，疾病进展（PD）：所有测量的靶病灶直径之和的最小值为参照，直径和相对增加至少 20%，总和的绝对值增大至少 5mm。

47. 某肿瘤临床试验，试验用药品 ASA2020 有两种规格：0.5ml/20mg 和 1ml/40mg，研究者计算出受试者本次需要使用剂量为 128mg，以下取药方法正确的是（　）

A. 3 支 1ml 的 ASA2020

B. 6 支 0.5ml 的 ASA2020

C. 3 支 1ml 的 ASA2020 和 1 支 20mg 的 ASA2020

D. 4 支 0.5ml 的 ASA2020

答案与解析：C。3 支 40mg 的 ASA2020 和 1 支 20mg 的 ASA2020 试验用药品总剂量为 3 × 40 + 1 × 20 = 140mg。

48. 某乳腺癌临床试验，如果受试者的体重相对于基线（首次研究治疗日）体重波动小于 10%，则基线体重被用来计算给药量。反之，则按计划给药当日的体重计算用药剂量。32001 首次研究治疗日体重为 60kg，研究者需要调整计算药量体重数值的访视为（　）

A. C2　63kg　　B. C4　64kg

C. C8　65kg　　D. C9　66.5kg

答案与解析：D。选项 D 体重增加 为（66.5 - 60）/60 × 100% ≈10.8%，体重波动大于 10%，需要按照给药当天的体重 66.5kg 计算试验用药品剂量。

49. 以下中英文对应的描述不正确的是（　）

A. Recist 1.1：实体瘤疗效评价标准

B. IrRC（Immune - Related Response Criteria）：免疫相关反应标准

C. IRECIST（modified RECIST 1.1 for immune based therapeutics）：Recist 1.1 基础上的实体瘤免疫治疗疗效评价标准

D. irAE：不良事件

答案与解析：D。irAE：免疫相关不良反应。

50. 关于体外诊断试剂的临床试验对于临床试验总样本数的要求，以下说法正确的是（　）

A. 第三类产品：临床试验的总样本数至少为 1000 例。第二类产品：临床试验的总样本数至少为 200 例

B. 第三类产品：临床试验的总样本数至少为 1000 例。第二类产品：临床试验的总样本数至少为 500 例

C. 第三类产品：临床试验的总样本数至少为 500 例。第二类产品：临床试验的总样本数至少为 200 例

D. 第三类产品：临床试验的总样本数至

少为500例。第二类产品：临床试验的总样本数至少为500例

答案与解析：A。《体外诊断试剂临床试验技术指导原则》“三、临床试验设计原则”规定，（三）临床试验样本量。1.1 第三类产品：临床试验的总样本数至少为1000例。1.2 第二类产品：临床试验的总样本数至少为200例。

51. 关于药物Ⅰ期临床试验中研究者在风险管理中的职责，以下说法错误的是（　）
    A. 在临床试验开始前，研究者应与申办者商讨制订风险控制措施
    B. 在临床试验开始前，主要研究者应明确实验室超出规定范围的实验数值的报告方式
    C. 多中心试验，主要研究者在临床试验开始前，需要对各研究室之间的交流程序作出规定
    D. 在分析实验过程中发现任何不正常或超出规定范围的数值时，不需要报告给主要研究者，报告各申办者即可

答案与解析：D。《药物Ⅰ期临床试验管理指导原则（试行）》第二十五条规定，研究者在风险管理中的职责：（一）研究者应在临床试验开始前与申办者商讨制订风险控制措施，并在临床试验过程中认真执行；（二）主要研究者应在试验开始前，建立与临床试验相关的试验病房和实验室研究者之间的有效沟通渠道，尤其要明确实验室超出规定范围的实验数值的报告方式；如果是多中心试验，需要对各研究室之间的交流程序作出规定；（三）在分析实验过程中发现任何不正常或超出规定范围的数值时，应及时报告给主要研究者。

52. 关于治疗2型糖尿病的新药，在提交上市申请时对于样本量和研究持续时间的要求，以下不正确的是（　）
    A. 推荐Ⅲ期临床试验至少有2500名受试者使用试验药物（新药）
    B. 至少1300～1500名受试者使用试验药物治疗1年或更长时间
    C. 至少需要300～500名受试者使用试验药物治疗18个月或更长时间
    D. 至少800～1000名受试者使用试验药物治疗1年或更长时间

答案与解析：D。《治疗糖尿病药物及生物制品临床试验指导原则》“四、治疗糖尿病药物的临床研发”规定，（三）样本量与研究持续时间。在提交以治疗2型糖尿病为目的的新药的上市申请时，推荐Ⅲ期临床试验至少有2500名受试者使用试验药物（新药）；其中至少1300～1500名受试者使用试验药物治疗1年或更长时间；至少需要300～500名受试者使用试验药物治疗18个月或更长的时间。

53. 部分特殊类型的药品注册申请时，如经评估其境外临床试验数据属于“部分接受”情形的，可采用有条件接受临床试验数据方式，在药品上市后收集进一步的有效性和安全性数据用于评价，其中不包含的药品类型是（　）
    A. 用于危重疾病的药品
    B. 用于罕见病的药品
    C. 保健品
    D. 用于儿科且缺乏有效治疗手段的药品

答案与解析：C。《接受药品境外临床试验数据的技术指导原则》“五、境外临床试验数据的可接受性”规定，对于用于危重疾病、罕见病、儿科且缺乏有效治疗手段的药品注册申请，经评估其境外临床试验数据属于“部分接受”情形的，可采用有条件接受临床试验数据方式，在药品上市后收集进一步的有效性和安全性数据用于评价。

54. 提交境外临床试验数据用于中国药品注册申请的资料，鼓励药品注册申请人提交的文件格式为（　）
    A. 通用技术文件格式（CTD）
    B. AAS
    C. ABF

D. ACE

答案与解析：A。《接受药品境外临床试验数据的技术指导原则》“四、境外临床试验数据的提交情况及基本技术要求”规定，提交境外临床试验数据用于中国药品注册申请的资料，应包括生物药剂学、临床药理学、有效性和安全性资料数据。鼓励药 品注册申请人采用通用技术文件格式（CTD）提交。

55. 省级食品药品监督管理部门原则上应在接收/受理申报资料后（　）内组织研制现场核查

A. 20 日　　B. 30 日

C. 50 日　　D. 60 日

答案与解析：B。《仿制药质量和疗效一致性评价研制现场核查指导原则》“三、程序”规定，（一）国内仿制药品。1. 省级食品药品监督管理部门原则上应在接收/受理申报资料后 30 日内组织研制现场核查，并结合申请人提交的《仿制药质量和疗效一致性评价申请表》《仿制药质量和疗效一致性评价研制情况申报表》《一致性评价申报资料》等内容制定检查方案。检查准备工作完成后，应发出现场检查通知，明确检查员、检查时间等信息。

56. 关于省级食品药品监督管理部门对仿制药质量和疗效一致性评价研制现场核查时，对于检查组检查员组成的要求，以下说法正确的是（　）

A. 检查组一般由 4～5 名检查员组成，至少有 1 名检查员具有药品质量控制的实验室工作经验

B. 检查组一般由 1～2 名检查员组成，至少有 1 名检查员具有药品质量控制的实验室工作经验

C. 检查组一般由 2～3 名检查员组成，至少有 1 名检查员具有药品质量控制的实验室工作经验

D. 检查组一般由 3～4 名检查员组成，至少有 2 名检查员具有药品质量控制的实验室工作经验

答案与解析：C。《仿制药质量和疗效一致性评价研制现场核查指导原则》“三、程序”规定，（一）国内仿制药品。2. 检查组一般由 2～3 名检查员组成，至少有 1 名检查员具有药品质量控制的实验室工作经验。检查组按照检查方案开展检查，并完成《仿制药质量和疗效一致性评价研制现场核查报告》。

57. 涉及境外研制现场的，国家食品药品监督管理总局食品药品审核查验中心结合境外检查工作安排，在当年接收的资料中选择不低于（　）的企业列入第二年的境外检查计划，组织研制现场核查

A. 20%　　B. 30%

C. 40%　　D. 50%

答案与解析：B。《仿制药质量和疗效一致性评价研制现场核查指导原则》“三、程序”规格，（二）进口仿制药品。1. 涉及境外研制现场的，核查中心结合境外检查工作安排，在当年接收的资料中选择不低于 30% 的企业列入第二年的境外检查计划，组织研制现场核查。原则上在每五年内，对所有接收资料的企业的现场检查覆盖率达到 100%。

58. 涉及境内研制现场的，国家食品药品监督管理总局审核查验中心一般在收到国家食品药品监督管理总局行政事项受理服务和投诉举报中心转来的申报资料后（　）内组织研制现场核查

A. 20 日　　B. 30 日

C. 40 日　　D. 50 日

答案与解析：B。《仿制药质量和疗效一致性评价研制现场核查指导原则》“三、程序”规定，（二）进口仿制药品。2. 涉及境内研制现场的，核查中心一般在收到国家食品药品监督管理总局行政事项受理服务和投诉举报中心转来的申报资料后 30 日内组织研制现场核查，并结合申请人提交的《仿制药质量和疗效一致性评价申请表》《仿制药质量和疗效一致性评价研制情况申报表》《一致性评价申报资料》等内容制定检查方案。检查准备工

作完成后，应发出现场检查通知，明确检查员、检查时间等信息。

59. 以下不属于国家食品药品监督管理总局对仿制药质量和疗效一致性评价临床试验数据核查基本要求的是（　）

A. 确保受试者的安全与权益得到保护

B. 确保评价产品的一致性

C. 确保数据的真实性、可靠性和临床试验开展的合规性

D. 确保仿制药的有效性

答案与解析：D。《仿制药质量和疗效一致性评价研制现场核查指导原则》《仿制药质量和疗效一致性评价临床试验数据核查指导原则》"四、基本要求"规定，（一）真实性；（二）一致性；（三）数据可靠性；（四）合规性。

60. 以下不属于仿制药质量和疗效评价有因检查目的的是（　）

A. 对一致性评价工作中发现的问题进行检查

B. 对一致性评价工作中发现的质疑进行检查

C. 对一致性评价工作中的举报进行检查

D. 对一致性评价工作中结果完好的进行复审检查

答案与解析：D。《仿制药质量和疗效一致性评价有因检查指导原则》"一、目的"规定，有因检查是针对一致性评价工作中发现的问题、质疑、举报等情形开展的针对性检查。

61. 药物临床试验期间进行安全性数据快速报告，为实现 E2A 快速报告的目的，可以第一时间接收英文版的报告，但需在规定的提交时间后（　）内递交中文版报告

A. 18 天　　B. 17 天

C. 16 天　　D. 15 天

答案与解析：D。关于《药物临床试验期间安全性数据快速报告标准和程序》有关事项的通知规定，2. 为了实现 E2A 快速报告的目的，可以第一时间接收英文版的报告，但需在规定的提交时间后 15 天内递交中文版报告。如有问题可发送电子邮件至 ywjjxtwt@cde.org.cn。

62. 设计糖尿病临床试验时，能反映血糖控制的改善和长期微血管并发症控制的指标是（　）

A. HCT（红细胞压积）

B. RBC（红细胞计数）

C. HbA1c（糖基化血红蛋白或糖化血红蛋白）

D. WBC（白细胞计数）

答案与解析：C。《治疗糖尿病药物及生物制品临床试验指导原则》"一、介绍"规定，本指导原则不讨论临床试验设计或统计学分析的一般问题。本指导原则重点是特定药物的研发和试验设计。同测量糖化血红蛋白（HbA1c，糖基化血红蛋白或糖化血红蛋白）的改变一样，这些问题仅用于糖尿病研究中。HbA1c 的下降直接反应血糖控制的改善。因此，对于糖尿病的短期高血糖治疗和长期微血管并发症的控制，HbA1c 被认为是一个良好的有效替代指标。

63. 治疗糖尿病药物的探索性Ⅱ期临床试验在设计随机分组之前，建议申请人设计导入期。导入期可以起到的作用不包括（　）

A. 能够最准确地评价药物不同剂量的有效性

B. 假设临床试验期间强化其治疗干预和患者的依从性，如不设计导入期，会导致过度夸大真正的治疗效果

C. Ⅲ期临床试验中，能够帮助筛除依从性差的受试者

D. 能够提高试验药物的有效性

答案与解析：D。《治疗糖尿病药物及生物制品临床试验指导原则》"四、治疗糖尿病药物的临床开发"规定，（一）试验设计和实施。1. 血糖控制和糖尿病相关合并症治疗的优化：

当开始计划探索性的Ⅱ期临床研究时，建议申请人设计随机分组之前的导入期，允许进行糖尿病患者教育，优化饮食和运动的依从性。这6~8周导入期的目的也是考虑到代谢控制参数的稳定性（例如，HbA1c、果糖胺），以便能够最准确地评价药物不同剂量的有效性。假设临床试验期间强化其治疗干预和患者的依从性，那么没有这个导入期可能会导致过度夸大真正的治疗效果，而通常一般的医疗过程中无法达到这样强化的治疗干预和良好的依从性。除此之外Ⅲ期临床试验中安慰剂导入期能够帮助筛除依从性差的受试者。建议可以通过严格设计的研究为新药提供有效性数据。

64. 对于包括胰岛素和胰岛素类似物在内的治疗用蛋白制剂和单克隆抗体，提交上市申请前，应该在可合理代表其目标人群的受试者中进行至少（　）的研究来评价其免疫原性

A. 4~6个月　　B. 6~12个月

C. 8~10个月　　D. 1~12个月

答案与解析：B。《治疗糖尿病药物及生物制品临床试验指导原则》“四、治疗糖尿病药物的临床开发”规定，（三）样本量与研究持续时间。对于包括胰岛素和胰岛素类似物在内的治疗用蛋白制剂和单克隆抗体，提交上市申请前，应该在可合理代表其目标人群的受试者中进行至少6~12个月的研究来评价其免疫原性。如果确认其有过敏反应或免疫反应等不良事件特性，那么可能会要求持续时间长于12个月的额外研究。

65. 目前，全球儿科人群药物超说明书使用现象普遍，设计儿科临床试验时，以下考虑项中恰当的是（　）

A. 儿科患者开展临床试验的伦理挑战与成人临床试验没有差别

B. 应该更多鼓励在儿科人群上开展临床试验，避免儿科人群药物超说明书使用现象

C. 需要考虑儿科人群生长/发育显著差异

D. 儿科人群药物临床试验较容易通过大规模确证性临床试验来获得儿科人群的研究数据

答案与解析：C。《成人用药数据外推至儿科人群的技术指导原则》“1 概述”规定，目前，全球儿科人群药物超说明书使用现象普遍，我国也不例外。其主要原因包括在儿科患者（以下简称患儿）开展临床试验存在的特有伦理挑战（如安慰剂的使用）、实际操作困难（如疗效评估、研究中需要为患儿提供特殊保护）、生长/发育显著差异等，使得开展儿科人群药物临床试验的难度远远大于成人。基于上述原因，难以通过大规模确证性临床试验获得患儿的研究数据，支持其用于每个特定年龄阶段的安全性和有效性。从伦理学考虑，采用新技术和建立新方法，减少不必要的儿科人群药物临床试验，有利于儿科人群的痛苦最小化。因此，最大程度利用已有数据，尽可能减少儿科人群药物临床试验受试者数量，通过数据外推来完善和丰富儿科人群用药信息，指导临床用药，是提高保证患儿用药安全有效的最有效途径之一。

66. 关于《成人用药数据外推至儿科人群的技术指导原则》的适用范围，以下说法错误的是（　）

A. 该指导原则适用于已有中国成人数据的产品外推至中国儿科人群

B. 该指导原则适用于无中国成人数据产品的外推

C. 该指导原则供研发企业参考，不具有强制性的法律约束力

D. 鼓励研发企业在儿科人群用药开发的早期阶段就数据外推与监管部门进行沟通

答案与解析：B。《成人用药数据外推至儿科人群的技术指导原则》“1 概述”规定，本指导原则仅适用于已有中国成人数据的产品外推至中国儿科人群，无中国成人数据产品的

外推不在本指导原则中体现。考虑到目标人群、治疗领域和药物性质的差异，数据外推方法有其多样性和灵活性，本指导原则仅提出数据外推的一般要求。鼓励研发企业在儿科人群用药开发的早期阶段就数据外推与监管部门进行沟通。

本指导原则仅代表药品监管部门当前的观点和认识，供研发企业参考，不具有强制性的法律约束力，随着科学研究的进展，本指导原则中的相关内容将不断完善。

67.《慢性乙型肝炎抗病毒治疗药物临床试验技术指导原则》主要适用的临床试验类型是（　）

A. 国内外均未上市的慢性乙型肝炎抗病毒创新药物

B. 乙型肝炎的辅助治疗用药

C. 乙型肝炎的预防用药

D. 国内外均未上市的慢性丙型肝炎抗病毒创新药物

答案与解析：A。《慢性乙型肝炎抗病毒治疗药物临床试验技术指导原则》“一、概述”规定，本指导原则主要适用于国内外均未上市的慢性乙型肝炎抗病毒创新性药物，不适用于乙型肝炎的辅助治疗用药和预防用药。

68. 数据外推的方法不可以应用于（　）

A. 体外试验或动物实验数据外推至人体试验

B. 健康志愿者药代动力学数据外推至患者人群

C. 相同机制药物或类似机制药物之间药效学数据外推

D. Ⅰ期试验数据外推至Ⅲ期试验

答案与解析：D。《成人用药数据外推至儿科人群的技术指导原则》“2 概念”规定，外推的方法已广泛应用于药物开发领域，如体外试验或动物实验数据外推至人体试验，以确定人体首次剂量及预测有效剂量；健康志愿者药代动力学数据外推至患者人群；相同机制药物或类似机制药物之间药效学数据外推等。

69. 关于现阶段中药新药治疗恶性肿瘤的临床定位和疗效指标，以下说法错误的是（　）

A. 肿瘤治疗用药的中药新药，应以生存期延长和/或生活质量的改善作为主要疗效指标

B. 肿瘤治疗辅助用药的中药新药，指在不影响原有常规治疗方法（如手术、放疗、化疗等）疗效的前提下，预防和/或减轻肿瘤治疗所致的不良反应的药物

C. 改善肿瘤症状用药不能作为中药新药治疗恶性肿瘤的适应症进行注册申请

D. 改善肿瘤症状用药的中药新药，应以改善肿瘤相关的主要症状为疗效指标

答案与解析：C。《中药新药治疗恶性肿瘤临床研究技术指导原则》“二、临床定位”规定，第一类：肿瘤治疗用药：以生存期延长和/或生活质量的改善作为主要疗效指标，同时瘤灶缩小或持续稳定等为前提条件。第二类：肿瘤治疗辅助用药：在不影响原有常规治疗方法（如手术、放疗、化疗等）疗效的前提下，预防和/或减轻肿瘤治疗所致的不良反应的药物。1. 以单一不良反应为治疗目的，例如：放疗后的口干，化疗后的呕吐等。第三类：改善肿瘤症状用药：以改善肿瘤相关的主要症状为疗效指标，包括癌性疼痛、癌性发热、癌因性疲乏等。

二、多选题

1. 申办者选择的疫苗临床试验负责机构，应该具备的条件有（　）

A. 必须是医疗机构

B. 有完善的疫苗运送、储藏冷链设备

C. 有足够的受试者资源

D. 具有防范和处理疫苗临床试验中突发事件的管理机制和措施

E. 研究团队应接受 GCP 及疫苗临床试验技术等相关培训

答案与解析：BCDE。《疫苗临床试验质量管理指导原则（试行）》第七条规定，疫苗临床试验的负责机构应具备如下条件：（一）建立完善的疫苗临床试验组织管理体系和质量管理体系。临床试验管理科室负责疫苗临床试验的组织管理和实施，配备科室负责人、科室秘书、质量控制人员和资料档案管理员等，具有经过 GCP 和疫苗临床试验技术培训，能够承担疫苗临床试验所必需的流行病学和实验室检验的临床研究专业人员。（二）具有防范和处理疫苗临床试验中突发事件的管理机制和措施，有严重不良事件（SAE）应急处理专家队伍及处理严重不良事件的技术能力。（三）具有完善的疫苗运送、储藏冷链设备，可保证试验用疫苗、样本安全储备和运送。（四）具有所管辖的临床试验现场，有疫苗相关疾病流行病学本底资料和疫苗覆盖信息，所管辖区域受试者资源满足疫苗临床试验需要。（五）制定、修订和定期审阅管理制度和标准操作规程（SOP），进行培训并有培训记录，确保各试验现场准确执行相关管理制度和标准操作规程。（六）建立完善的教育培训和考核制度，制定年度培训计划，对本机构及试验现场的研究人员进行 GCP 及疫苗临床试验技术等相关培训，并有培训记录。

2. 疫苗临床试验的试验现场应具备的条件有（　）
   A. 具有卫计委批准的预防接种资质
   B. 有经过培训的足够数量的研究人员
   C. 有疫苗临床试验相关的标准操作规程，和 SAE 医疗救治绿色通道
   D. 根据疫苗不同的接种与访视流程，设置有接待室和功能区

答案与解析：ABCD。《疫苗临床试验质量管理指导原则（试行）》第八条规定，疫苗临床试验的试验现场应具备如下条件：（一）具有卫生计生行政部门批准的预防接种资质，具有有效的通讯系统和设备的市、县级疾病预防控制机构或医疗机构。（二）具有相对固定、足够数量的临床试验研究人员，研究人员均经过 GCP 和疫苗临床试验技术培训。（三）具有所研究疫苗相关疾病流行病学本底资料，根据研究目的确定研究地区，保证受试者数量满足临床试验要求。（四）配备有疫苗临床试验相关的标准操作规程，进行培训并有培训记录，标准操作规程方便取用。（五）与当地医疗机构合作建立疫苗临床试验 SAE 医疗救治绿色通道。（六）根据疫苗临床试验不同的接种与访视流程，设置有接待区、知情同意室、体检及问诊筛查室、生物标本采集室、疫苗接种室、急救室、医学观察室、疫苗储存室、档案室、样本处理保存室、病例筛查实验室和医疗废弃物暂时贮存场所等功能分区，建立急救绿色通道，试验现场备有救护车及相关救护人员、急救物品。各功能分区有明确的指示标志。

3. 关于疫苗临床试验负责机构人员分工，以下说法正确的是（　）
   A. 主要研究者：负责试验的运行管理、组织实施、质量管理和标准操作规程
   B. 项目协调员：协助主要研究者对试验实施有效的管理，保证试验实施质量
   C. 临床试验质控员：协助项目协调员开展对现场的质量控制工作
   D. 临床试验质控员：组织临床试验中不良事件报告和处理，撰写临床试验总结报告

答案与解析：ABC。《疫苗临床试验质量管理指导原则（试行）》第十三条规定，疫苗临床试验负责机构在试验开始前进行人员分工，指定如下人员：（一）主要研究者：全面负责试验的运行管理、组织实施，制定试验的现场执行方案、质量管理计划和标准操作规程，组织临床试验中不良事件报告和处理，撰写临床试验总结报告。（二）项目协调员：协助主要研究者对试验实施有效的管理，保证试验实施质量；负责与申办方、合同研究组织、试验现场负责研究者沟通联系，并将沟通结

果及时报告主要研究者；参与试验方案的制定、知情同意书和现场应用表格的设计；参与研究者培训的课程安排；组织现场试验工作，指导不良事件报告和处理，必要时请示主要研究者。（三）临床试验质控员：协助项目协调员共同开展对现场的质量控制工作，对不同流程环节进行管理，包括遵循试验方案和GCP等情况，受试者的知情同意，疫苗管理，标本采集，不良事件的核实以及数据修改规范；负责协调组织各项工作，现场操作技术的指导和试验方案的解释，协助处置突发情况。

4. 关于疫苗临床试验现场的人员分工授权，以下说法正确的是（ ）
   A. 试验现场研究者：参与临床试验的医生和护士，负责知情同意、问诊、接种和留观等
   B. 疫苗物资管理员：负责疫苗及物资管理、发放、领取、回收和疫苗冷链维护等
   C. 不良事件调查员：负责在每次接种后对受试者进行上门随访或电话随访
   D. 生物样本管理员：负责生物样本的处理、保管、登记和记录

答案与解析：ABCD。《疫苗临床试验质量管理指导原则（试行）》第十四条规定，（二）试验现场研究者：是指参与临床试验的医生和护士，负责受试者登记、知情同意、体检、问诊、采集生物样本、接种、留观等。（三）疫苗物资管理员：负责疫苗及物资管理、发放、领取、回收和疫苗冷链维护等。（四）不良事件调查员：负责在每次接种后按规定时间点对受试者进行上门随访或电话随访，随访内容包括接种后有无发生不良事件，体温是否按时测量，及时记录随访结果，协助对不良事件的调查处理。（五）生物样本管理员：负责生物样本的处理、保管、登记和记录。

5. 关于申办者疫苗临床试验安全信息监测和报告的职责，以下说法正确的是（ ）
   A. 申办者是安全信息监测、评价与SAE报告的责任主体
   B. 指定专职人员负责安全信息监测与SAE报告的管理
   C. 会同研究者制订安全信息监测与SAE报告的标准操作规程
   D. 掌握最新安全信息，及时向所有临床试验机构/研究者及监管部门等通报

答案与解析：ABCD。《疫苗临床试验质量管理指导原则（试行）》第十七条规定，申办者是疫苗临床试验安全信息监测、评价与SAE报告的责任主体。应指定专职人员负责临床试验安全信息监测与SAE报告的管理。应会同研究者制订临床试验安全信息监测与SAE报告的标准操作规程，并对所有相关人员进行培训。应掌握整个临床试验安全信息的最新状况，并及时向所有临床试验机构/研究者及监管部门等通报。

6. 疫苗临床试验，研究者获知受试者发生SAE后，应在24小时内报告给（ ）
   A. 申办者　　B. 伦理委员会
   C. 国家药监局　　D. 省药监局

答案与解析：ABD。《疫苗临床试验质量管理指导原则（试行）》第十九条规定，研究者获知SAE后，应及时（24小时内）报告申办者、伦理委员会以及所在省监管部门，并提交后续报告。

7. 关于SUSAR的报告时限，以下说法正确的是（ ）
   A. 致死或危及生命的SUSAR，申办者首次获知后7天内报告
   B. 致死或危及生命的SUSAR，首次报告后的8天内报告完善随访信息
   C. 非致死或非危及生命的SUSAR，申办者首次获知后15天内报告
   D. 非致死或非危及生命的SUSAR，申办者首次获知后30天内报告

答案与解析：ABC。《药物临床试验期间安全

性数据快速报告标准和程序》九规定，（一）对于致死或危及生命的非预期严重不良反应，申请人应在首次获知后尽快报告，但不得超过7天，并在随后的8天内报告、完善随访信息。注：申请人首次获知当天为第0天。（二）对于非致死或危及生命的非预期严重不良反应，申请人应在首次获知后尽快报告，但不得超过15天。

8. 以下英文缩写对应的英文全称和中文翻译正确的是（　）
   A. MRSD：Maximum Recommended Starting Dose（最大推荐起始剂量）
   B. NOAEL：No Observed Adverse Effect Level（未见明显毒性反应剂量）
   C. HED：Human Equivalent Dose（人体等效剂量）
   D. MABEL：Minimal Anticipated Biological Effect Level（最低预期生物效应剂量）

答案与解析：ABCD。《健康成年志愿者首次临床试验药物最大推荐起始剂量的估算指导原则》规定，最大推荐起始剂量（Maximum Recommended Starting Dose，MRSD）、以动物毒理学试验的未见明显毒性反应剂量（No Observed Adverse Effect Level，NOAEL）、人体等效剂量（Human Equivalent Dose，HED）、最低预期生物效应剂量（Minimal Anticipated Biological Effect Level，MABEL）。

9. 一个新化合物进入临床试验前，可能会经历的临床前研究有（　）
   A. 药效学研究
   B. 动物药代动力学研究（吸收、分布、代谢和排泻）
   C. 毒理学及毒代动力学研究
   D. Ⅰ期试验

答案与解析：ABC。《健康成年志愿者首次临床试验药物最大推荐起始剂量的估算指导原则》“一、概述”规定，在一个新化合物进入临床试验之前，申请人应完成一系列的临床前研究。其中包括：药效学研究、动物药代动力学研究（吸收、分布、代谢和排泻）、毒理学及毒代动力学研究。在确定MRSD时，应考虑所有的临床前研究数据，以达到既避免不良反应，又能迅速达到Ⅰ期临床试验的目标。

10. 申办者在我国计划和实施国际多中心药物临床试验时，应遵守相关法律法规要求，同时需综合考虑（　）
   A. 与全球开发保持协同的同时，推进在中国的新药研发
   B. 在全球各研究中心采用同一临床试验方案，并对研究人员进行统一的培训
   C. 开展全球同步研发或区域性同步研发的策略
   D. 国际多中心药物临床试验数据用于中国药品注册申请的要求

答案与解析：ABCD。《国际多中心药物临床试验指南（试行）》“三、总体要求”规定，（一）国际多中心药物临床试验的基本条件。申办者要事先明确我国在全球整体临床开发计划中的位置，在与全球开发保持协同的同时，推进在我国的新药研发。国际多中心药物临床试验，应在全球各研究中心采用同一临床试验方案，并对研究人员进行统一的培训，包括临床试验方案、标准操作规程、试验用记录表格、计算机使用等内容，并对各类定义进行明确解释和翻译，统　诊断、疗效和安全性评价指标，确保研究人员对临床试验方案的理解和相关指标评价的一致性，减少各中心之间和研究人员之间操作和评价上的差异。在大规模的国际多中心药物临床试验中，通常要考虑设立独立数据监察委员会和对关键指标的终点判定委员会。（二）国际多中心药物临床试验策略选择。制定全球研发计划时，需针对各国家和地区的疾病流行病学、医疗实践等情况开展相关研究，明确上述与药物治疗评价密切相关的因素在各国家或地区之间的差异，在研发早期应针对药物在人体内的吸收、分布、代谢、排泄情

况，以及人体对药物的反应和耐受情况，确定后期研发策略，即开展全球同步研发或区域性同步研发，还是针对不同国家和地区分别选择不同的研发策略。（三）国际多中心药物临床试验数据用于药品注册申请的要求。

11. 关于与国际多中心药物临床试验的形式，以下说法正确的是（　）
   A. 多个区域的多个中心按照同一临床试验方案同时开展的临床试验
   B. 某区域内不同国家的多个中心按照同一临床试验方案同时开展的临床试验
   C. 多个区域的多个中心按照各自的临床试验方案同时开展的临床试验
   D. 某区域内不同国家的多个中心按照各自的临床试验方案同时开展的临床试验

答案与解析：AB。《国际多中心药物临床试验指南（试行）》“一、背景”规定，如果多个区域的多个中心按照同一临床试验方案同时开展临床试验，则该临床试验为多区域临床试验。出于科学和安全性等方面的考量，申办者也可以在某区域内不同国家的多个中心按照同一临床试验方案同时开展区域性临床试验。上述两种形式的临床试验均属于国际多中心药物临床试验。

12. 在设计国际多中心药物临床试验时，疾病流行病学对制定药物整体研发策略有着十分重要的指导意义，需要考虑（　）
   A. 发病率/患病率 B. 病因
   C. 危险因素　　　D. 预后情况

答案与解析：ABCD。《国际多中心药物临床试验指南（试行）》“四、科学性方面的考虑”规定，（一）疾病流行病学情况。疾病的流行病学特征是药物研发中需要首先考虑的问题，对制定药物整体研发策略有着十分重要的指导意义。主要的考虑因素包括：发病率/患病率、病因、危险因素、预后情况等。

13. 在设计国际多中心药物临床试验时，为了降低国家、地域、人群、医疗、文化等的差异对试验结果的准确性和可靠性的影响，科学性考虑的内容主要包括（　）
   A. 疾病流行病学情况和医疗实践差异情况
   B. 药物代谢方面的差异和剂量的选择
   C. 对照药的选择和有效性评价指标
   D. 样本量的考虑和统计学考虑
   E. 不良事件/反应的收集和评价

答案与解析：ABCDE。《国际多中心药物临床试验指南（试行）》“四、科学性方面的考虑”规定，（一）疾病流行病学情况；（二）医疗实践差异情况；（三）药物代谢方面的差异；（四）剂量的选择；（五）对照药的选择；（六）有效性评价指标；（七）样本量的考虑；（八）统计学方面的其他考虑；（九）不良事件/反应的收集和评价；（十）其他考虑。

14. 审查儿科人群药物临床试验的伦理委员会的组成应包括（　）
   A. 具备儿科药学、儿科临床医学和接受过儿童心理学专业培训的人员
   B. 律师
   C. 社区代表（幼儿园或学校老师、育有与受试人群同年龄段子女的人员）
   D. 市药监局代表人员

答案与解析：ABC。《儿科人群药物临床试验技术指导原则》“2. 伦理学考虑”规定，2.1伦理委员会：审查儿科人群药物临床试验的伦理委员会的组成应包括具备儿科药学、儿科临床医学和接受过儿童心理学专业培训的人员，以及律师和社区代表（幼儿园或学校老师、育有与受试人群同年龄段子女的人员）。

15. 伦理委员会批准儿科人群药物临床试验的条件包括（　）
   A. 试验不超过最小风险
   B. 试验虽超过最小风险，但是对受试者具有可预见的直接获益
   C. 试验虽超过最小风险，但是可能揭示

该疾病人群的重要知识

D. 试验虽超过最小风险，但是可以揭示预防或消除严重影响儿科人群健康的方法

答案与解析：ABCD。《儿科人群药物临床试验技术指导原则》“2. 伦理学考虑”规定，2.1 伦理委员会：通常，伦理委员会批准儿科人群药物临床试验的条件包括：（1）不超过最小风险；（2）虽超过最小风险，但是①对受试者具有可预见的直接获益，或②可能揭示该疾病人群的重要知识，或③可以通过该试验揭示预防或消除严重影响儿科人群健康的医学问题的方法。

16. 基于现有认识，关于成人临床试验数据向儿科人群的外推限于疗效数据，以下说法正确的是（　）

A. 决策（或推断）成人临床试验疗效数据能否外推以及如何外推是基于科学基础

B. 需要对所有可获得的信息和数据进行综合分析

C. 从目标适应症的疾病进程和治疗反应在成人和儿科人群间是否相似进行推断

D. 药物的体内暴露效应关系在成人和儿科人群间是否相似进行推断

答案与解析：ABCD。《儿科人群药物临床试验技术指导原则》“6. 儿科人群药物临床试验设计”规定，6.1. 成人临床试验数据的使用：合理地使用成人临床试验数据可以避免不必要的儿科人群临床试验，将有限的儿科试验资源合理安排在关键的研究环节。基于现有认识，成人临床试验数据向儿科人群的外推限于疗效数据。儿科人群安全性数据需要在儿科人群中开展试验。决策（或推断）成人临床试验疗效数据能否外推以及如何外推是基于科学基础的。首先，需要对所有可获得的信息和数据进行综合分析，包括不同年龄段人群器官功能的差异及对药理学特征的影响、疾病知识、流行病学情况、非临床实验数据、相同或类似机制药物在成人及儿科人群间的药动学、药效学、临床有效性和安全性差异等。然后，从以下 2 个方面进行决策（或推断）：（1）目标适应症的疾病进程和治疗反应在成人和儿科人群间是否相似；（2）药物的体内暴露效应关系（Exposure - Response relationship）在成人和儿科人群间是否相似。

17. 关于抗肿瘤临床试验终点的选择，正确的有（　）

A. 总生存期（Overall Survival，OS）

B. 无病生存期（Disease - Free Survival ，DFS）

C. 完全缓解（Complete Response，CR）

D. 疾病进展时间（Time to Progression，TTP）

E. 无进展生存期（Progression - Free Survival，PFS）

答案与解析：ABCDE。《抗肿瘤药物临床试验终点技术指导原则》“二、关于临床试验终点的一般考虑”规定，本节中将讨论的临床试验终点包括总生存期（Overall Survival ，OS）、基于肿瘤测量的终点如无病生存期（Disease - Free Survival ，DFS）、ORR（Objective response rate 客观缓解率）、完全缓解（Complete Response，CR）、疾病进展时间（Time to Progression ，TTP）、无进展生存期（Progression - Free Survival ，PFS）和基于症状评价的终点。

18. 关于抗肿瘤临床试验终点的定义，以下说法正确的是（　）

A. 疾病进展时间（TTP）：从随机分组开始至出现肿瘤客观进展之间的时间

B. 无进展生存期（PFS）：从随机分组开始至出现肿瘤客观进展或死亡之间的时间

C. 无病生存期（DFS）：从随机分组开始到出现肿瘤复发或由任何原因引起死

亡之间的时间

D. 客观缓解率（ORR）：肿瘤体积缩小达到预先规定值并能维持最低时限要求的患者比例

答案与解析：ABCD。《抗肿瘤药物临床试验终点技术指导原则》“二、关于临床试验终点的一般考虑”规定，（二）基于肿瘤测量的临床试验终点。无病生存期（DFS）通常定义为患者从随机分组开始到出现肿瘤复发或由任何原因引起死亡之间的时间。疾病进展时间（TTP）和无进展生存期（PFS），TTP 定义为从随机分组开始至出现肿瘤客观进展之间的时间；TTP 不包括死亡。PFS 定义为从随机分组开始至出现肿瘤客观进展或死亡之间的时间。客观缓解率（ORR）是指肿瘤体积缩小达到预先规定值并能维持最低时限要求的患者比例。

19. 在医疗器械临床试验现场检查中，会被判定为存在真实性问题的情形有（ ）

A. 编造受试者访视信息，影响医疗器械安全性、有效性评价结果

B. 临床试验数据，如主要疗效指标、重要的安全性指标等不能溯源

C. 瞒报与临床试验用医疗器械相关的 SAE 和可能导致 SAE 的医疗器械缺陷

D. 注册申请的临床试验报告中安全性或有效性评价数据与临床试验机构保存的临床试验报告中的数据不一致

答案与解析：ABCD。《国家药监局综合司关于印发医疗器械临床试验检查要点及判定原则的通知》“二、判定原则”规定，根据检查发现的问题，检查结果按以下原则判定：（一）有以下情形之一的，判定为存在真实性问题：1. 编造受试者信息、主要试验过程记录、研究数据、检测数据等临床试验数据，影响医疗器械安全性、有效性评价结果的；2. 临床试验数据，如入选排除标准、主要疗效指标、重要的安全性指标等不能溯源的；3. 试验用医疗器械不真实，如以对照用医疗器械替代试验用医疗器械、以试验用医疗器械替代对照用医疗器械，以及以其他方式使用虚假试验用医疗器械的；4. 瞒报与临床试验用医疗器械相关的严重不良事件和可能导致严重不良事件的医疗器械缺陷、使用方案禁用的合并用药或医疗器械的；5. 注册申请的临床试验报告中数据与临床试验机构保存的临床试验报告中的数据不一致，影响医疗器械安全性、有效性评价结果的；6. 注册申请的临床试验统计分析报告中数据与临床试验统计数据库中数据或分中心临床试验小结中数据不一致，影响医疗器械安全性、有效性评价结果的；7. 其他故意破坏医疗器械临床试验数据真实性的情形。

20. 根据《国家药监局综合司关于印发医疗器械临床试验检查要点及判定原则的通知》，会被判定为存在真实性问题的情形有（ ）

A. 受试者已经死亡，但是仍有随访的病历记录

B. 试验组的受试者使用的是对照组的医疗器械

C. 研究中心受试者的病历中记录有术后感染，但是注册申请的试验报告中记录无受试者出现术后感染

D. 研究中心保存了两份已签署的知情同意书，没有给到受试者一份

答案与解析：ABC。《国家药监局综合司关于印发医疗器械临床试验检查要点及判定原则的通知》“二、判定原则”规定，（一）有以下情形之一的，判定为存在真实性问题：1. 编造受试者信息、主要试验过程记录、研究数据、检测数据等临床试验数据，影响医疗器械安全性、有效性评价结果的；3. 试验用医疗器械不真实，如以对照用医疗器械替代试验用医疗器械、以试验用医疗器械替代对照用医疗器械，以及以其他方式使用虚假试验用医疗器械的；5. 注册申请的临床试验报告中数据与临床试验机构保存的临床试验报告

告中的数据不一致，影响医疗器械安全性、有效性评价结果的。

21. 在医疗器械临床试验中，可能会影响临床试验质量的情形包括但不限于（ ）

A. 受试者漏做筛选期检查

B. 术后受试者回访率低，访视数据缺失

C. 术中研究者选择的医疗器械规格型号与方案要求不符

D. 受试者达到方案退出标准后，仍继续使用试验用医疗器械

答案与解析：ABCD。《国家药监局综合司关于印发医疗器械临床试验检查要点及判定原则的通知》。

22. 按研究目的分类，临床试验可分为（ ）

A. 临床药理学研究

B. 探索性临床试验

C. 确证性临床试验

D. 上市后研究

答案与解析：ABCD。《药物临床试验的一般考虑指导原则》“二、临床试验基本原则”规定，（二）临床试验基本方法。按研究目的分类，将临床试验分为临床药理学研究、探索性临床试验、确证性临床试验、上市后研究。

23. 按研发阶段分类，临床试验可分为（ ）

A. Ⅰ期临床试验 B. Ⅱ期临床试验

C. Ⅲ期临床试验 D. Ⅳ期临床试验

答案与解析：ABCD。《药物临床试验的一般考虑指导原则》“二、临床试验基本原则”规定，（二）临床试验基本方法。按研发阶段分类，将临床试验分为Ⅰ期临床试验、Ⅱ期临床试验、Ⅲ期临床试验和Ⅳ期临床试验。

24. 在药物临床研发阶段，为充分暴露试验药的安全性隐患，进行样本量设定时应考虑（ ）

A. 药物的暴露时限

B. 暴露时限内药物不良事件发生的时间和程度

C. 不良事件随着治疗时间延长的变化趋势

D. 样本量越多越好

答案与解析：ABC。《药物临床试验的一般考虑指导原则》“二、临床试验基本原则规定”，（二）临床试验基本方法。5. 安全性的总体考虑：为充分暴露药物的安全性隐患，进行样本量设定时应考虑以下几点：（1）药物的暴露时限；（2）暴露时限内药物不良事件发生的时间和程度；（3）不良事件随着治疗时间延长的变化趋势。

25. 如果某个机构因为疫情无法继续参与临床研究，则申办者应考虑是否将其关闭，但需要考虑的首要前提是（ ）

A. 不损害已入组受试者安全

B. 不影响研究者参与试验的意愿

C. 不影响临床试验数据质量

D. 不损害申办者的经济利益

答案与解析：AC。《新冠肺炎疫情期间药物临床试验管理指导原则（试行）》“三、其他在研药物的临床试验管理”规定，（一）重新评估临床试验的启动和进行。2. 关闭临床试验机构和启动新临床试验机构：如果某个机构因为疫情无法继续参与临床研究，则申办者应考虑是否将其关闭，以及如何在不损害已入组受试者安全和数据质量的前提下进行。

26. 电子化系统风险管理的基本过程包括（ ）

A. 风险严重性的评估

B. 出现风险的可能性分析

C. 实际风险的监测

D. 风险的纠正和预防

答案与解析：ABCD。《药物临床试验的电子数据采集技术指导原则》“三、应用电子数据采集技术的基本考虑”规定，（二）系统的风险管理。电子化系统的风险管理对于保证临床试验的数据质量和真实完整性十分重要。风险管理的基本过程包括风险严重性的评估、出现风险的可能性分析、实际风险的监测、风险的纠正和预防等方面。

27. 以下属于电子数据采集系统的基本要求的是（ ）

A. 软件

B. 硬件

C. 人员

D. 系统的环境及使用要求

答案与解析：ABCD。《临床试验的电子数据采集技术指导原则》“四、电子数据采集系统的基本要求”规定，EDC系统作为一种计算机化系统，由所有相关的软硬件及其配套环境组成，包括功能性软件、配套的硬件设施、研发和使用人员的资历和培训、设备运行管理（如标准操作程序、维护等）及系统应用环境（如变更管理和安全保障、后台数据存储要求和管理、不同系统间的数据交换管理及其程序）等。

28. 关于抗肿瘤的药代动力学研究，以下说法正确的是（ ）

A. 可单独进行

B. 可与耐受性试验合并进行

C. 鼓励建立群体PK/PD分析模型

D. 进行人体药代动力学研究无须征得受试者知情同意

答案与解析：ABC。《抗肿瘤药物临床试验技术指导原则》“三、临床研究一般过程”规定，（一）Ⅰ期临床试验。5. 药代动力学：药代动力学研究主要描述药物的人体单次和多次给药的药代动力学特征，确定主要药代参数，试验设计包括吸收、分布、代谢和排泄的全过程研究。应重点评价药代动力学与其给药剂量、安全性和临床疗效之间的关系（暴露－效应关系），鼓励建立群体PK/PD分析模型，这将有助于解释毒性反应，设计最佳给药剂量和给药方案。药代动力学研究可单独进行，也可与耐受性试验合并进行。但进行人体药代动力学研究需征得受试者知情同意。

29. Ⅰ期抗肿瘤药物临床试验的总结通常包括（ ）

A. 最大耐受剂量（MTD）或剂量限制性的毒性（DLT）

B. 毒性反应的类型、发生率、严重程度、预防和控制措施、与剂量和疗程的关系等

C. 所考察的每个瘤种的客观缓解率

D. 药代动力学参数及其与药效/毒性间的关系（PK/PD）

E. Ⅱ期临床试验的拟定受试人群、推荐剂量和给药方法

答案与解析：ABCDE。《抗肿瘤药物临床试验技术指导原则》“三、临床研究一般过程”规定，（一）Ⅰ期临床试验。8. Ⅰ期临床试验的总结：通常应对以下内容进行总结：1）最大耐受剂量（MTD）或剂量限制性的毒性（DLT）；2）毒性反应的类型、发生率、严重程度、预防和控制措施、与剂量和疗程的关系等；3）初步疗效结果，如肿瘤客观缓解率（ORR，Objective Response Rate），包括疗效评价的肿瘤标志物；4）药代动力学参数及其与药效/毒性间的关系（PK/PD）；5）Ⅱ期临床试验的拟定受试人群、推荐剂量和给药方法。若单项Ⅰ期临床试验结果难以支持后续的Ⅱ期临床试验，可进行的其他项目的Ⅰ期临床试验，或非临床研究。

30. Ⅱ期抗肿瘤药物临床试验可获得的信息有（ ）

A. 判断药物是否具有抗肿瘤活性

B. 判断对药物敏感瘤种以决定进一步开发

C. 判断对药物不敏感瘤种从而停止对这些瘤种的开发

D. 判断给药剂量与方案的可行性

答案与解析：ABCD。《抗肿瘤药物临床试验技术指导原则》“三、临床研究一般过程”规定，（二）Ⅱ期临床试验。Ⅱ期临床试验可获得以下几方面的信息：判断药物是否具有抗肿瘤活性；判断对药物敏感瘤种以决定进一步开发；判断对药物不敏感瘤种从而停止对

这些瘤种的开发；判断给药剂量与方案的可行性等。

31. 对Ⅱ期抗肿瘤药物临床试验的结束或中止，可能采取的行动计划是（ ）
   A. 若探索出敏感瘤种及合理的给药方案，即可考虑选择敏感瘤种进行Ⅲ期确证性试验
   B. 某瘤种没有达到期望的效果，则可以认为该药物对该瘤种无抗肿瘤价值，终止试验
   C. 若较预期的疗效好，可以提前开始Ⅲ期临床试验
   D. 出现不可耐受或蓄积性的毒性导致患者无法继续用药，应考虑让其提前中止或退出

答案与解析：ABCD。《抗肿瘤药物临床试验技术指导原则》“三、临床研究一般过程”规定，（二）Ⅱ期临床试验。7. 试验的结束或中止：若探索出敏感瘤种及合理的给药方案，即可考虑选择敏感瘤种进行Ⅲ期确证性试验。研究方案中应事先规定试验中止标准。如果药物在Ⅱ期临床试验中对某瘤种没有达到期望的效果（如抗肿瘤活性太低以及毒性太高），则可以认为该药物对该瘤种无抗肿瘤价值，终止试验；如果较预期的疗效好，也可以提前开始Ⅲ期临床试验。若遇到以下情况时，应考虑患者提前中止或退出试验：1）有证据表明疾病进展；2）出现不可耐受的毒性或出现蓄积性毒性导致患者无法继续用药；3）患者要求退出；4）研究者判断不宜继续进行临床试验。

32. Ⅲ期抗肿瘤药物临床试验目前常用的疗效观察指标包括（ ）
   A. 总生存期（OS）、无病生存期（DFS）
   B. 无进展生存期（PFS）、疾病进展时间（TTP）
   C. 治疗失败时间（TTF）、客观缓解率（ORR）
   D. 患者自评结果（PRO）和健康相关的生活质量（HRQoL）以及生物标志物（Biomarker）

答案与解析：ABCD。《抗肿瘤药物临床试验技术指导原则》“三、临床研究一般过程”规定，（三）Ⅲ期临床试验。5. 疗效观察和评价：目前常用的抗肿瘤疗效观察指标包括总生存期（Overall Survival，OS）、无病生存期（Disease－Free Survival，DFS）、无进展生存期（Progression－Free Survival，PFS）、疾病进展时间（Time to Progression，TTP）、治疗失败时间（Time to Treatment Failure，TTF）、客观缓解率（Objective Response Rate，ORR）、患者自评结果（Patient－reported Outcomes，PRO）和健康相关的生活质量（Health－related Quality of Life，HRQoL）以及生物标志物（Biomarker）等。

33. 确证性的抗精神病药物临床试验，入排标准应考虑受试者的（ ）
   A. 病史和病程条件
   B. 家庭条件
   C. 症状严重程度量表评分条件
   D. 基础治疗药物条件，如采用加载试验设计

答案与解析：ACD。《抗精神病药物的临床试验技术指导原则》“三、确证性试验设计考虑要点”规定，（二）受试者。如果研究目的是证明药物对精神分裂症某一种或几种症状群的治疗作用。应设计合理的入排标准，筛选符合研究目的的受试者。入排标准的考虑因素包括但不限于病史条件、病程条件、症状严重程度量表评分条件。如果采用加载试验设计，还应考虑基础治疗药物条件。

34. 关于细胞治疗产品研究对供者细胞的要求，以下说法正确的是（ ）
   A. 供者细胞来源应符合国家相关的法律法规和伦理的要求
   B. 供者细胞的操作步骤应经过研究和验证，并在此基础上制订明确的规范和要求，比如供者细胞的保存状态、检

验情况等

C. 原则上，对于适合于建立细胞库的供者细胞应建立细胞库进行保存和生产

D. 常规采集前应对供者进行筛查，包括健康状况的全面检查、病原微生物的感染筛查和在危险疫区停留情况的调查等

答案与解析：ABCD。《细胞治疗产品研究与评价技术指导原则（试行）》“四、药学研究”规定，（一）一般原则。一般情况下，采集前应对供者进行筛查，包括健康状况的全面检查（如一般信息、既往病史和家族性遗传病等）、病原微生物的感染筛查和在危险疫区停留情况的调查等。（二）生产用材料。1.1. 供者细胞：供者细胞来源应符合国家相关的法律法规和伦理的要求，供者细胞的获取、运输、分选、检验或保存等操作步骤应经过研究和验证，并在此基础上制订明确的规范和要求，比如供者细胞的特征、培养情况、代次、生长特性、保存状态、保存条件以及检验情况等。原则上，对于适合于建立细胞库的供者细胞应建立细胞库进行保存和生产。

35. 药物临床试验电子数据采集系统的环境及使用要求包括（ ）

A. 物理和网络环境

B. 数据的安全性

C. 权限控制

D. 系统的标准操作程序

答案与解析：ABCD。《药物临床试验的电子数据采集技术指导原则》“四、电子数据采集系统的基本要求”规定，（四）系统的环境及使用要求。1. 物理和网络环境；2. 数据的安全性；3. 权限控制；4. 系统的标准操作程序。

36. 关于临床试验进行中的现场稽查人员在EDC系统中的权限分配，以下说法错误的是（ ）

A. 为稽查人员分配仅限浏览功能的用户权限

B. 为稽查人员分配出具质疑的用户权限

C. 稽查工作结束后应及时关闭该权限

D. 稽查人员无须分配使用权限，可以使用研究者账号查看，不做修改即可

答案与解析：BD。《药物临床试验的电子数据采集技术指导原则》“五、电子数据采集系统的应用要求”规定，（二）试验进行阶段。7. 监管部门的现场视察：临床试验进行中的现场视察，应在EDC系统中为视察人员分配仅限浏览功能的用户权限，视察工作结束后应及时关闭该权限。

37. 关于药物临床试验结束阶段对数据的归档，以下说法正确的是（ ）

A. 归档文件应包括整个试验过程中采集到的所有受试者的最终数据，不需显示稽查轨迹

B. 申办者将归档的eCRF存储在比较持久的，且不能进行编辑的储存介质中，自行保存，不需要交给研究机构

C. 归档文件也可能采用多种文件格式存储

D. 申办方需归档空白的eCRF

答案与解析：CD。《药物临床试验的电子数据采集技术指导原则》“五、电子数据采集系统的应用要求”规定，（三）试验结束阶段。2. 归档：归档文件应包括整个试验过程中采集到的所有受试者的数据及其稽查轨迹，以确保自数据库创建后，在EDC系统中发生的所有数据的录入和修改都有保存和记录，以便稽查时数据的重建。（1）研究机构的归档文件：研究结束后，申办者将归档的eCRF存储在比较持久的，且不能进行编辑的储存介质中，并交研究机构保存。由于归档eCRF中通常会包括多种不同格式的数据信息，因此归档文件也可能采用多种文件格式，并在不能进行编辑的储存介质中保存。（2）申办者的归档文件：采用EDC系统进行的临床试验，除了GCP对临床试验文件保存的要求外，还要保

存以下的文档，但不限于：5）空白的 eCRF 和注释 eCRF（PDF 格式）。

38. 关于药物临床试验试验进行阶段对电子数据管理的要求，以下说法正确的是（ ）
    A. 采集的方式包括通过终端的人工录入或自动载入数据库
    B. 数据的录入时限要求一般在数据管理计划中详细规定
    C. 变更后的系统需充分测试，重新上线时应及时以适当的途径告知所有系统使用人员
    D. 在数据录入完成，且数据质疑都已关闭后，研究者在 EDC 系统里对 eCRF 做电子签名

答案与解析：ABCD。《药物临床试验的电子数据采集技术指导原则》“五、电子数据采集系统的应用要求”规定，（二）试验进行阶段。1. 数据来源：源数据包括研究者检查获取的、仪器自动采集的以及受试者日志等，可以是纸质来源，也可是电子来源。采集的方式包括通过终端的人工录入或自动载入数据库。5. 变更控制：变更后的系统需进行充分测试，重新上线时应及时以适当的途径告知所有系统使用人员。6. 研究者签名：在数据录入完成，并且所有数据质疑都已关闭后，研究者在 EDC 系统里对 eCRF 做电子签名。

39. 关于 EDC 系统的权限控制，以下说法正确的是（ ）
    A. 具备用户管理、角色管理、权限管理功能模块
    B. 每家研究中心多位研究者只需拥有唯一的用户名和密码组合
    C. 所有用户的密码在系统内部必须以加密方式存储，无须更换
    D. 应保存用户每次登录的日期和时间、IP 地址、操作内容和操作者

答案与解析：AD。《药物临床试验的电子数据采集技术指导原则》“四、电子数据采集系统的基本要求”规定，（四）系统的环境及使用要求。3. 权限控制：EDC 系统应具备用户管理、角色管理和权限管理功能模块。EDC 系统的所有用户必须拥有唯一的用户名和密码组合。密码在系统内部必须以加密方式存储，建议定期更换以增加系统的安全性。也可以用动态口令卡、USB - KEY 数字证书、生物学标记（如指纹）等更高级别的安全措施来替代密码。EDC 系统应保存用户每次登录的日期和时间、IP 地址、操作内容和操作者。

40. 关于以注册为目的的药物临床试验对其实施的前提和条件，以下说法正确的是（ ）
    A. 应在具备相应条件并按规定备案的药物临床试验机构开展
    B. 具有合法的《药物临床试验批件》或《临床试验通知书》
    C. 获取药物临床试验伦理委员会批件
    D. 研究者、机构与申办者在试验开始前签署临床试验合同，对相关的责任义务进行约定

答案与解析：ABCD。《药品注册管理办法》第三章第二十二条规定，药物临床试验应当在具备相应条件并按规定备案的药物临床试验机构开展。《药物临床试验质量管理规范》第五条规定，试验方案应当清晰、详细、可操作。试验方案在获得伦理委员会同意后方可执行。第三十二条规定，（三）申办者应当与研究者和临床试验机构等所有参加临床试验的相关单位签订合同，明确各方职责。第四十一条规定，临床试验开始前，申办者应当向药品监督管理部门提交相关的临床试验资料，并获得临床试验的许可或者完成备案。递交的文件资料应当注明版本号及版本日期。

41. 临床试验过程的记录及报告至关重要，会构成真实性和规范性问题的情形有（ ）
    A. 锁定的数据库中 AE 数量及判断与原始病历/总结报告中不一致
    B. 筛选失败、脱落、中止和退出的原因

与总结报告中的描述不一致

C. CRF 中记录的数据无法在门诊/住院病历系统中溯源

D. 研究者按照申办者提供的指南填写和修改病例报告表

答案与解析：ABC。《药物临床试验数据现场核查要点》一规定，2.1.1＊申报资料的总结报告中筛选、入选和完成临床试验的例数与分中心小结表及实际临床试验例数一致，若不一致须追查例数修改的环节。2.3 临床试验过程记录及临床检查、化验等数据的溯源：2.3.8 核查 CRF 的不良事件（AE）的记录及判断与原始病历/总结报告一致，核实并记录漏填的 AE 例数。2.4 CRF 中违背方案和严重不良事件（SAE）例数等关键数据（是否与门诊/住院病历一致）。

42. 某中心机构对即将关中心的 A 项目进行自查，其中违背方案和 SAE 例数数据自查的情形包括但不限于（ ）

A. 方案禁用药物使用的病历记录与医院 HIS 系统记录是否一致

B. 上报至伦理的偏离和/或违背方案相关记录和处理与实际发生例数是否一致

C. CRF 中填写的 SAE 报告记录，与原始病历及上报申办者的书面报告是否一致

D. 检查试验原始记录中病史或伴随疾病访视的用药医嘱、病情记录等信息与及 HIS 系统的关联性

答案与解析：ABCD。《药物临床试验数据现场核查要点》一规定，2.3.4 核查 CRF 中的数据和信息与住院病历（HIS）中入组、知情同意、用药医嘱、访视、病情记录等关联性记录；核实完全不能关联的受试者临床试验的实际过程。2.4.2 核查 CRF 中违背方案的合并禁用药的记录与门诊/住院病历记载是否一致，核实并记录漏填合并方案禁用药的例数；若一致则核实其与总结报告是否一致。2.4.3 CRF 中偏离和/或违背方案相关记录和处理与实际发生例数（门诊/住院病历）及总结报告一致；核实并记录漏填的例数。2.4.4＊CRF 中发生的 SAE 处理和报告记录，与原始病历（住院病历、门诊/研究病历）、总结报告一致；核实并记录瞒填的例数。

43. 为保障试验用药品/疫苗管理顺利通过数据现场核查，研究人员在执行时需（ ）

A. 保留试验用药品/疫苗的来源证明、检验报告和在 GMP 条件下生产的证明文件

B. 试验用药品/疫苗管理的环节应有记录，且使用和剩余数量要与申办者提供的数量一致

C. 试验用药品/疫苗的管理运输与贮存的温度应符合方案要求

D. 指派有资格的药师或其他人员管理试验用药品

答案与解析：ABCD。《药物临床试验数据现场核查要点》一规定，2.5.1＊试验用药品/疫苗的来源和药检具有合法性（参比制剂的合法来源证明为药检报告、药品说明书等）。2.5.2＊试验用药品/疫苗的接收、保存、发放、使用和回收有原始记录；核实原始记录各环节的完整性和原始性。2.5.4 试验用药品/疫苗运输和储存过程中的温度均符合要求。

44. 申办方/研究者委托的部门及单位应具备资质，药监部门应核查（ ）

A. 被委托机构进行的工作是否有委托证明材料

B. 委托单位、时间、项目及方案等是否与申报资料记载一致

C. 被委托机构出具的报告书或图谱是否为加盖其公章的原件

D. 不会对被委托机构进行现场核查

答案与解析：ABC。《药物临床试验数据现场核查要点》一规定，3.1 其他部门或单位进行的研究、检测等工作，是否有委托证明材料。委托证明材料反映的委托单位、时间、项目及方案等是否与申报资料记载一致。被委托

机构出具的报告书或图谱是否为加盖其公章的原件。对被委托机构进行现场核查，以确证其研究条件和研究情况。

45. BE/PK药物临床试验中，关于生物样本检测部分，需做的核查前准备有（　）
   A. 分析检测单位具备承担生物样品分析项目的条件及与之适应的实验设备
   B. 提供复测生物样本应有复测数量、复测原因、采用数据的说明
   C. 检查生物样本的管理轨迹以及分析测试图谱可溯源
   D. 检查影响 C_{max}、AUC等BE评价数据手动积分的正确性

答案与解析：ABCD。《药物临床试验数据现场核查要点》二规定，5.1具备与试验项目相适应实验室检测设备与条件；5.3生物样本的管理轨迹可溯源；5.5核查并记录影响 C_{max}、AUC等BE评价数据手动积分；5.6复测生物样本应有复测数量、复测原因、采用数据的说明。

46. 为保证Ⅱ、Ⅲ期临床试验/疫苗临床试验源数据、统计分析、总结报告与锁定数据库的一致性，以下说法正确的是（　）
   A. 任何情况下，均不可对锁定的数据库锁定进行修改
   B. 录入数据库中的入组、完成例数与实际发生的入组、完成例数对应一致
   C. 现场核查会对统计报告、总结报告与锁定数据库的一致性进行核对
   D. 数据库与原始病历记录保持一致，尤其是不可擅自修改主要疗效指标及安全性指标的数据

答案与解析：BCD。《药物临床试验数据现场核查要点》三规定，6.1.1＊数据库锁定后是否有修改及修改说明；核实和记录无说明擅自修改的数据。6.1.2＊锁定数据库的入组、完成例数与实际发生的入组、完成例数对应一致；核实和记录不一致的例数。6.1.3＊核查锁定数据库与CRF和原始病历记录的主要疗效指标及安全性指标一致性（如有修改需进一步核查疑问表的修改记录）；记录检查例数和擅自修改的数据。6.1.4核对统计报告例数与锁定数据库的一致性。6.1.5核对总结报告例数与锁定数据库的一致性。

47. 体外诊断试剂临床试验观察性研究中，采用试验体外诊断试剂与临床参考标准进行比较研究，临床参考标准是指现有条件下临床上可获得的能够用来确定受试者目标状态的最佳方法，通常来自临床和实验室的医学实践，包括（　）
   A. 组织病理学检查
   B. 影像学检查
   C. 病原体分离培养鉴定
   D. 长期随访所得的结论
   E. 疾病诊疗指南中明确的疾病诊断方法，行业内专家共识推荐的或临床上公认的、合理的参考方法

答案与解析：ABCDE。《体外诊断试剂临床试验技术指导原则》“三、临床试验设计”规定，（一）设计类型。2. 观察性研究中对比方法的选择：一般情形下，观察性研究中，采用试验体外诊断试剂与临床参考标准进行比较研究，评价试验体外诊断试剂检测结果与受试者目标状态的相关性，临床评价指标一般包括临床灵敏度和临床特异度等。临床参考标准是指现有条件下临床上可获得的能够用来确定受试者目标状态的最佳方法，通常来自临床和实验室的医学实践，包括：现有条件下公认的、可靠的、权威的疾病诊断标准（如组织病理学检查、影像学检查、病原体分离培养鉴定、长期随访所得的结论等），疾病诊疗指南中明确的疾病诊断方法，行业内专家共识推荐的或临床上公认的、合理的参考方法等。临床参考标准可能是一种方法，也可能是多种方法相结合。

48. 关于体外诊断试剂的临床试验机构及要求，以下说法正确的是（　）
   A. 第二类产品应选择不少于2家（含2

家）符合要求的临床试验机构

B. 第二类产品应选择不少于3家（含3家）符合要求的临床试验机构

C. 第三类或新研制产品应选择不少于3家（含3家）符合要求的临床试验机构开展临床试验

D. 需进行变更注册临床试验的，一般可选择不少于2家（含2家）符合要求的临床试验机构开展临床试验

答案与解析：ACD。《体外诊断试剂临床试验技术指导原则》“三、临床试验设计”规定，（三）临床试验机构数量和要求。1. 临床试验机构数量：对于需要进行临床试验的体外诊断试剂，第二类产品应选择不少于2家（含2家）符合要求的临床试验机构、第三类或新研制产品应选择不少于3家（含3家）符合要求的临床试验机构开展临床试验。需进行变更注册临床试验的，一般可选择不少于2家（含2家）符合要求的临床试验机构开展临床试验。

49. 药物Ⅰ期临床试验研究室应建立保障健康与安全的管理制度，以确保研究人员和受试者的健康、安全，包括（ ）

A. 工作场所安全

B. 饮食安全

C. 污染控制

D. 职业暴露防护

E. 有害物质控制

答案与解析：ABCDE。《药物Ⅰ期临床试验管理指导原则》（试行）第十二条：Ⅰ期试验研究室应建立保障健康与安全的管理制度，包括工作场所安全、饮食安全、污染控制、职业暴露防护、有害物质控制等措施，以确保研究人员和受试者的健康、安全。

50. 体外诊断试剂临床试验主要研究者应（ ）

A. 具有设计并实施相关临床试验的能力

B. 具有试验体外诊断试剂临床试验所要求的专业知识和经验

C. 具有统计学专业背景、专业能力

D. 应熟悉相关的临床试验法规要求

答案与解析：ABD。《体外诊断试剂临床试验技术指导原则》“二、基本原则”规定，1. 临床试验机构和人员：临床试验主要研究者应具有设计并实施相关临床试验的能力，具有试验体外诊断试剂临床试验所要求的专业知识和经验，应熟悉相关的临床试验法规要求。参与临床试验的人员经培训后应熟悉相关检测技术的原理、适用范围、操作方法等，并能够对检测结果进行正确判读。临床试验统计学负责人应为具有相关专业背景、专业能力的人员。

51. 药物Ⅰ期临床试验要求施行风险管理，风险评估内容需要包含（ ）

A. 试验设计中的风险要素

B. 试验用药品本身存在的风险要素

C. 受试者自身存在的风险要素

D. 试验操作中的风险要素

答案与解析：ABCD。《药物Ⅰ期临床试验管理指导原则（试行）》。第二十三条规定，风险评估和风险控制计划应具有科学性和可行性，风险评估内容至少应包括以下因素：（一）试验设计中的风险要素；（二）试验用药品本身存在的风险要素；（三）受试者自身存在的风险要素；（四）试验操作中的风险要素。

52. 抗菌药物耐受性试验的受试者一般应为健康志愿者，男女各半，以下不适宜作为受试者的人员有（ ）

A. 老年人　　B. 儿童

C. 孕妇　　D. 哺乳期妇女

答案与解析：ABCD。《抗菌药物临床试验技术指导原则》“三、临床试验基本要求”规定，（一）耐受性试验。2. 设计要求（1）受试者：耐受性试验的受试者一般应为健康志愿者，男女各半。老年人、儿童、孕妇、哺乳期妇女一般不宜作为受试者。对于可能有特殊或其他毒性作用的药物，或对免疫系统

等有较强影响的药物，可以根据药物的具体情况，选择合适的志愿者。

53. 关于抗菌药物临床试验原则，以下说法正确的是（　）
   A. 各剂量组按剂量由低向高逐个递增
   B. 前一剂量组给药结束，临床观察及实验室检查报告全部获得结果后，如未出现不能接受的不良事件时，方可进行下一个剂量组试验
   C. 每名受试者只能接受一个剂量的试验，不得对同一受试者进行剂量递增试验或连续给药，不得多个剂量组同时进行
   D. 如在递增至设定的最大剂量时无受试者发生临床及实验室检查不能接受的任何不良事件时，则可结束耐受性试验
   E. 如尚未达到设定的最大剂量时已出现不能耐受的不良事件时，则应中止耐受性试验

答案与解析：ABCDE。《抗菌药物临床试验技术指导原则》“三、临床试验基本要求”规定，(一) 耐受性试验。2. 设计要求 (4) 试验原则：耐受性试验必须在国家食品药品监督管理局规定的国家药物临床研究机构（Ⅰ期）进行。各剂量组按剂量由低向高逐个递增。在前一剂量组给药结束，临床观察及实验室检查报告全部获得结果后，如未出现不能接受的不良事件时，方可进行下一个剂量组试验。每名受试者只能接受一个剂量的试验，不得对同一受试者进行剂量递增试验或连续给药，不得多个剂量组同时进行。如在递增至设定的最大剂量时无受试者发生临床及实验室检查不能接受的任何不良事件时（包括无临床试验研究者或者临床不能接受的任何不良事件），则可结束耐受性试验。如尚未达到设定的最大剂量时已出现不能耐受的不良事件时，则应中止耐受性试验。此时，前一组剂量即为最大耐受剂量。

54. 境外临床试验用于中国药品注册申请的，对于临床试验数据的要求，以下说法正确的是（　）
   A. 境外临床试验用于中国药品注册申请的，需要提供完整的境外临床试验数据
   B. 已有境外早期临床试验，后续在境内进行临床研发，药品注册申请人应评估早期临床试验数据的完整性，经与药审中心沟通交流后，可用于支持后续临床试验
   C. 所有临床试验已在境外完成尚未上市的，应提供完整的境外临床试验数据包
   D. 已上市的药品应提供完整的境外临床试验数据包、安全性、有效性更新数据

答案与解析：ABCD。《接受药品境外临床试验数据的技术指导原则》“三、接受境外临床试验数据的完整性要求”规定，境外临床试验用于中国药品注册申请的，应提供境外所有临床试验数据，不得选择性提供临床试验数据。保证临床试验数据的完整性是接受注册申请的基本要求。对于已有境外早期临床试验，后续在境内进行临床研发的，药品注册申请人应对早期临床试验数据进行评价，具备完整临床试验数据的，经与药审中心沟通交流后，可用于支持后续临床试验。对于所有临床试验已在境外完成尚未上市的，应提供完整的境外临床试验数据包；已上市的，还应提供安全性、有效性更新数据，方可用于在中国的注册申请。

55. 提交境外临床试验数据用于中国药品注册申请的资料包括（　）
   A. 生物药剂学数据
   B. 临床药理学数据
   C. 有效性数据
   D. 安全性数据

答案与解析：ABCD。《接受药品境外临床试

验数据的技术指导原则》“四、境外临床试验数据的提交情况及基本技术要求”规定，提交境外临床试验数据用于中国药品注册申请的资料，应包括生物药剂学、临床药理学、有效性和安全性资料数据。鼓励药品注册申请人采用通用技术文件格式（CTD）提交。

56. 国家食品药品监督管理总局食品药品审核查验中心进行的核查工作有（ ）
   A. 指导全国一致性评价现场检查工作
   B. 组织对境内用同一条生产线生产上市并在欧盟、美国或日本获准上市的药品和地产化的原研药物进行核查
   C. 对进口仿制药品的境内研制现场进行核查
   D. 对进口仿制药品的境外研制现场进行抽查

答案与解析：ABCD。《仿制药质量和疗效一致性评价研制现场核查指导原则》“二、组织”规定，（二）国家食品药品监督管理总局食品药品审核查验中心负责指导全国一致性评价现场检查工作，负责组织对境内用同一条生产线生产上市并在欧盟、美国或日本获准上市的药品和地产化的原研药品进行核查，对进口仿制药品的境内研制现场进行核查；对进口仿制药品的境外研制现场进行抽查。

57. 国家食品药品监督管理总局食品药品审核查验中心对于仿制药质量和疗效一致性评价研制现场核查的基本要求有（ ）
   A. 真实性　　B. 一致性
   C. 数据可靠性　　D. 合规性

答案与解析：ABCD。《仿制药质量和疗效一致性评价研制现场核查指导原则》“四、基本要求”规定，（一）真实性。开展一致性评价工作应当坚持诚实守信，确保申报资料与原始记录的真实性，禁止任何虚假行为。（二）一致性。1. 用于生物等效性研究、临床研究、体外评价的产品生产、生产现场检查与所抽样品的生产以及拟供应市场产品的商业化生产的处方、生产工艺、原辅料来源、生产车间与设备应当一致。2. 涉及处方和生产工艺变更的，应经充分的研究和验证，确保药品商业化生产的可行性。（三）数据可靠性。应当规范一致性评价过程中的记录与数据的管理，保证数据记录准确真实、清晰可追溯、原始一致、及时同步记录、能归属到人、完整持久，并且采取必要的措施确保数据可靠性。（四）合规性。1. 一致性评价过程应当在符合药品相关法规和质量管理体系的条件下开展，并且具有相应的管理规程，确保工作受控、合规。2. 一致性评价中涉及的生产和质量管理活动，应当符合《药品生产质量管理规范》及相关附录的要求。

58. 国家食品药品监督管理总局食品药品审核查验中心对于仿制药质量和疗效一致性评价研制现场核查的要点有（ ）
   A. 一致性
   B. 物料系统
   C. 生产系统
   D. 质量控制与质量保证系统
   E. 数据可靠性

答案与解析：ABCDE。《仿制药质量和疗效一致性评价生产现场检查指导原则》“五、检查要点”规定，（一）一致性。关注申报资料与药学研究、体外评价、生物等效性研究和临床研究及实际生产过程中原辅料及内包 装材料的来源、成品处方与生产工艺、生产批量的一致性。（二）物料系统。主要围绕物料的采购、接收、贮存、检验、放行、发放、使用、退库、销毁全过程进行的检查。（三）生产系统。检查主要围绕生产过程中生产工艺处方与申报资料一致性、近期的批生产记录及相关的物料发放记录、防止污染与交叉污染措施的有效性等。关注生产环境、设备、设施是否符合品种生产的要求，关键生产设备生产能力是否与品种批量生产 相匹配及相关的工艺验证情况。（四）质量控制与质量保证系统。除对实验室常规检查外，应重点关注产品年度质量回顾（包括 OOS、偏差、变

更）、分析方法的建立与验证、药物溶出度仪确认、稳定性考察情况、关键质量属性研究数据。（五）数据可靠性。

59. 国家食品药品监督管理总局食品药品审核查验中心对于仿制药质量和疗效一致性评价研制现场核查时，核查结论将判定为“不通过”的情形有（　）
   A. 发现真实性问题
   B. 临床研究、体外评价产品及申报资料存在不一致
   C. 生产过程严重不符合《药品生产质量管理规范》
   D. 申请人不配合检查，导致无法继续进行现场检查

答案与解析：ABCD。《仿制药质量和疗效一致性评价生产现场检查指导原则》“六、判断原则”规定，（二）现场检查发现以下问题之一的，核查结论判定为“不通过”：1. 发现真实性问题；2. 药品的处方、生产工艺、批量、原辅料来源以及质量标准与生物等效性研究、临床研究、体外评价产品及申报资料存在不一致；3. 生产过程严重不符合《药品生产质量管理规范》；4. 申请人不配合检查，导致无法继续进行现场检查。

60. 关于开展仿制药质量和疗效一致性评价有因检查，以下说法正确的是（　）
   A. 检查派出机构应当对有因检查任务进行风险研究判断及时组织开展有因检查
   B. 检查组应有 2 名以上检查员组成，依据有因检查的任务配备足够的具有相关专业经验的检查员
   C. 有因检查可采取事前通知或不告知的方式开展，也可参照飞行检查方式开展
   D. 必要时，现场抽取样品送一致性评价办公室指定的药品检验机构进行复核检验
   E. 有因检查重点针对发起的原因开展检查，可以进行必要的延伸检查，可以不进行全面系统的检查

答案与解析：ABCDE。《仿制药质量和疗效一致性评价有因检查指导原则》“三、程序与要求”规定，2. 检查派出机构应当对有因检查任务进行风险研判，及时组织开展有因检查。检查组应有 2 名以上检查员组成，依据有因检查的任务配备足够的具有相关专业经验的检查员。3. 有因检查可采取事前通知或不告知的方式开展，也可参照飞行检查方式开展。4. 必要时，现场抽取样品送一致性评价办公室指定的药品检验机构进行复核检验。5. 有因检查重点针对发起的原因开展检查，可以进行必要的延伸检查，可以不进行全面系统的检查。

61. 中药新药临床研究中，鉴于中医药的特点，伦理需要关注（　）
   A. 药物组方与主治中医证候的方证相应问题
   B. 当中药与化学药物联合应用时，药物间相互作用所可能产生的安全性问题
   C. 有毒药材的安全性问题
   D. 长期临床使用的安全性问题

答案与解析：ABCD。《中药新药临床研究一般原则》“二、伦理学及受试者的保护”规定，鉴于中医药的特点，中药新药临床试验伦理尚需要关注如下问题：药物组方与主治中医证候的方证相应问题；当中药与化学药物联合应用时，药物间相互作用所可能产生的安全性问题；有毒药材或长期临床使用的安全性问题等。

62. 根据《中药新药临床研究一般原则》中的建议，中药新药Ⅰ期人体耐受性试验对受试者的选择，需要符合的要求有（　）
   A. 一般选择健康志愿者，年龄 18 岁至 50 岁
   B. 男女数量最好相等
   C. 女性受试者应排除月经期、妊娠期、哺乳期

D. 体格检查，无阳性体征发现

E. 实验室检查结果均在正常范围内

答案与解析：ABCDE。《中药新药临床研究一般原则》“六、中药新药Ⅰ期人体耐受性试验设计”规定，(一) Ⅰ期人体耐受性试验设计要点。1. 单次给药耐受性试验：(1) 受试者：一般选择健康志愿者，年龄：18岁~50岁，同批受试者年龄相差不宜超过10岁。男女数量最好相等。女性受试者应排除月经期、妊娠期、哺乳期。体格检查包括体重、身高符合标准范围，无阳性体征发现，如心、肺听诊及血压正常，胸、腹部叩、触诊无异常发现，无明显的皮下淋巴结肿大等。实验室检查项目包括：血、尿、大便常规。除本指导原则要求的必须观察的实验室检查项目外，还应进行尽量全面的血液生化学检查、凝血相关指标、传染性疾病筛查以及胸片、B超、心电图（ECG）等检查。上述检查结果均应在正常范围内。

63. 设计出血性中风的中药临床试验需要特别关注（　）

A. 疾病的诊断、分型、分类

B. 纳入疾病的病情

C. 纳入疾病的分期

D. 药物作用特点

E. 合并基础治疗措施

答案与解析：ABCDE。《中药新药治疗中风临床研究技术指导原则》“三、出血性中风（脑出血）临床试验需要关注的问题”规定，出血性中风临床试验中需要特别关注的问题是疾病的诊断、分型、分类以及纳入疾病的病情、疾病分期、药物作用特点、合并基础治疗措施等因素。

64.《中药新药治疗中风临床研究技术指导原则》建议中药新药治疗中风的临床试验进行有效性分析和评价采用的标准有（　）

A. 改良 Rankin 量表（modified Rankin Scale，mRS）

B. 日常生活能力量表巴氏指数（Bathel - Index，BI）

C. 美国国立卫生研究院卒中量表（NIH Stroke Scale，NIHSS）

D. Recist 1.0

答案与解析：ABC。《中药新药治疗中风临床研究技术指导原则》“二、缺血性中风（脑梗死）临床试验要点”规定，(七) 疗效比较与效应分析。1. 根据目前国内外较为普遍的认识，在药物治疗结局评价中，一般多以改良 Rankin 量表（mRS）、巴氏指数（BI）等为主要疗效评价指标，但由于以上指标信息量有限，容易遗漏较多信息，因此，神经功能缺损量表（如 NIHSS 等）也应同时作为重要的疗效评价补充指标。

65.《中药新药治疗恶性肿瘤临床研究技术指导原则》中对于肿瘤治疗用中药新药的临床试验设计要点有（　）

A. 受试者的选择与退出

B. 有效性指标及评价要求

C. 安全性指标及评价要求

D. 给药方案

答案与解析：ABCD。《中药新药治疗恶性肿瘤临床研究技术指导原则》“四、肿瘤治疗用药设计要点”规定，(一) 受试者的选择与退出；(二) 有效性指标及评价要求；(三) 安全性指标及评价要求；(四) 给药方案。

66. 对治疗糖尿病药物及生物制品临床试验进行上市前安全性评估，需要考虑（　）

A. 临床前研究的结果

B. 基于药物作用机制的考虑

C. 具有相似化学结构或作用机制药物的已知毒性

D. 之前的临床试验结果

答案与解析：ABCD。《治疗糖尿病药物及生物制品临床试验指导原则》“四、治疗糖尿病药物的临床研发”规定，(四) 上市前安全性评估。从以下几个方面进行新药的安全性评估：临床前研究的结果、基于药物作用机制的考虑、具有相似化学结构或作用机制药物的已知毒性以及之前的临床试验结果。换句话说，安全性评估就是以先前经验为基础的反复不断的评估过程。

67. 慢性乙型肝炎发展为肝硬化、肝衰竭、肝细胞癌乃至死亡通常是一个长期缓慢的过程，这使得该类药物注册临床试验存在诸多困难，该类临床试验需重点考虑（ ）

A. 受试人群的选择

B. 终点指标

C. 试验周期

D. 安全性评价

E. 申请上市时间

答案与解析：ABCD。《慢性乙型肝炎抗病毒治疗药物临床试验技术指导原则》“二、临床试验的重点考虑”规定，慢性乙型肝炎发展为肝硬化、肝衰竭、肝细胞癌乃至死亡通常是一个长期缓慢的过程，这使得该类药物注册临床试验存在诸多困难。例如：疗程和观察周期、受试人群范围和数量存在局限性，难以使用延长生命这一理想评价标准作为终点。同时抗病毒治疗并不适用于所有感染 HBV 的人群，且多需要长期进行，因此在治疗慢性乙型肝炎药物临床试验中需要重点考虑试验目标人群的选择、主要疗效指标的确定及临床试验的疗程这些基本问题。

三、是非题

1. 申办者是药物临床试验安全性信息监测与可疑且非预期严重不良反应报告的责任主体，若申办者和研究者在不良事件与药物因果关系判断中不能达成一致时，应当以申办者的判断为准。

答案与解析：错。《药物临床试验期间安全性数据快速报告标准和程序》四规定，申请人在药物临床试验期间，判断与试验药物肯定相关或可疑的非预期且严重的不良反应，均需要按本标准和程序以个例安全性报告的方式快速报告。申请人和研究者在不良事件与药物因果关系判断中不能达成一致时，其中任一方判断不能排除与试验药物相关的，也应该进行快速报告。

2. 疫苗Ⅰ期临床试验的临床检验应在三级以上综合医院检验科进行。

答案与解析：错。《疫苗临床试验质量管理指导原则（试行）》第九条规定，疫苗Ⅰ期临床试验的临床检验应在二级以上综合医院检验科进行。

3. 药物临床试验期间安全性数据快速报告开始时间为研究中心拿到伦理委员会批件的日期，结束时间为国内最后一例受试者随访结束日期。

答案与解析：错。《药物临床试验期间安全性数据快速报告标准和程序》十规定，快速报告开始时间为临床试验批准日期/国家药品审评机构默示许可开始日期，结束时间为国内最后一例受试者随访结束日期。

4. 首次临床试验一般以单次、递增的方式给药，其目的是探索人体对新化合物的耐受性，以及新化合物在人体中的药代动力学特征。

答案与解析：对。《健康成年志愿者首次临床试验药物最大推荐起始剂量的估算指导原则》“一、概述”规定，首次临床试验一般以单次、递增的方式给药，其目的是探索人体对新化合物的耐受性，以及新化合物在人体中的药代动力学特征。有时，它也可显示新化合物在人体中的药效动力学特征。

5. 不同的发病率和患病率会影响国际多中心试验对所在国家临床需求重要性的判断，以及进行临床试验入组受试者难易程度的分析。因此，对于同一临床试验结果，不同国家和地区的监管机构可能作出不同的审批结论。

答案与解析：对。《国际多中心药物临床试验指南（试行）》“四、科学方面的考虑”规定，（一）发病率/患病率：不同的发病率和患病率主要会影响对所在国家临床需求重要性的判断以及进行临床试验入组受试者难易程度的分析。对于发病率不同的疾病，其药物安全、有效性评价，包括终点指标的评价原则，以及风险/收益的权衡，可能会有所不同。因此，对于同一临床试验结果，不同国家和地区的监管机构可能作出不同的审批结论。

6. 需要手术使用的医疗器械临床试验，术后的发热、感染、血象变化是常见的术后应激反应，与试验用医疗器械无关，研究者可以选择不记录。

答案与解析：错。《国家药监局综合司关于印发医疗器械临床试验检查要点及判定原则的通知》“二、判定原则”规定，（一）有以下情形之一的，判定为存在真实性问题：4. 瞒报与临床试验用医疗器械相关的严重不良事件和可能导致严重不良事件的医疗器械缺陷、使用方案禁用的合并用药或医疗器械的。如果方案中没有说明术后常见的发热、感染和血象改变等无须记录，那研究者必须在病历中记录相关的不良事件。

7. 抗肿瘤临床试验中的无病生存期（DFS），是指患者从随机分组开始到出现肿瘤复发或由任何原因引起死亡之间的时间。该终点最常用于根治性手术或放疗后的辅助治疗的研究。

答案与解析：对。《抗肿瘤药物临床试验终点技术指导原则》“二、关于临床试验终点的一般考虑”规定，（二）基于肿瘤测量的临床试验终点。1. 无病生存期（DFS）通常定义为患者从随机分组开始到出现肿瘤复发或由任何原因引起死亡之间的时间。该终点最常用于根治性手术或放疗后的辅助治疗的研究。如果某些疾病（例如血液肿瘤）在大部分患者化疗后达到完全缓解时，DFS 也可以作为一个重要终点。

8. 国际多中心临床试验，申办者应将临床试验用文件翻译成符合当地语言习惯的文字，并对翻译的准确性进行验证。受试者使用的知情同意书、受试者日记等文件，必须使用当地的文字，内容应完整易懂。

答案与解析：对。《国际多中心药物临床试验指南（试行）》“五、规范性方面的考虑”规定，（三）申办者应将临床试验用文件翻译成符合当地语言习惯的文字，并对翻译的准确性进行验证。受试者使用的知情同意书、受试者日记等文件，必须使用当地的文字，内容应完整易懂。临床试验方案中要明确规定输入病例报告表的文字。如需要翻译收集的临床试验数据（如受试者日记、病例报告表填写内容），要明确负责翻译部门和翻译时间。

9. 参与儿科人群药物临床试验的研究者需要接受良好培训，具有儿科研究经验，具备判断、处理和评价儿科不良事件的能力，特别是对紧急而严重的不良事件。

答案与解析：对。《儿科人群药物临床试验技术指导原则》“2. 伦理学考虑”规定，试验机构应尽量为参与试验的儿科受试者提供舒适安全的环境，这将有助于减小试验过程引起的紧张和不适感。参与儿科人群药物临床试验的研究者需要接受良好培训，具有儿科研究经验，具备判断、处理和评价儿科不良事件的能力，特别是对紧急而严重的不良事件。

10. 非劣效性（Non－inferiority）试验的目的是通过一个预先规定值（非劣效性界值）论证一个新药的疗效不低于标准治疗药物。非劣效性界值是指疗效的降低必须在临床可接受的范围内，且不得超出阳性对照药的效果。

答案与解析：对。《抗肿瘤药物临床试验终点技术指导原则》“三、临床试验设计考虑”规定，（二）非劣效性研究。非劣效性（Non－inferiority）试验的目的就是通过一个预先规定值（非劣效性界值）论证一个新药的疗效不低于标准治疗药物。非劣效性界值是指疗效的降低必须在临床可接受的范围内，且不得超出阳性对照药的效果。标准治疗药物必须有明确的临床获益（生存获益）。如果一个新药的疗效低于阳性对照药疗效的程度超出了非劣效界值，则可推断该新药是无效的。

11. 在国际多中心的药物临床试验，对中国患者所占比例超过20%的研究，建议将中国专家纳入全球核心的独立数据监察委员会。

答案与解析：对。《国际多中心药物临床试验指南（试行）》“四、科学性方面的考虑”规定，（十）其他考虑。1. 独立数据监察委员会（IDMC）：针对样本量相对较大、研究时间相对较长，特别是由临床事件驱动的关键性临床试验，需设立独立数据监察委员会，建立明确的工作机制和程序。对中国患者所占比例超过20%的研究，建议将中国专家纳入全球核心的独立数据监察委员会。

12. 疫苗临床试验现场应当在接种室同一楼层，且距离不远处设立独立的急救室，急救室应当配备常用急救设备和药物，同时配备的急救医生应有执业资质，且目前正从事急救工作，熟悉疫苗接种常见不良反应紧急处理方法。

答案与解析：对。《疫苗临床试验质量管理指导原则（试行）》附件2“疫苗临床试验现场功能分区要求”规定，六、急救室：设有独立急救室，与接种室和医学观察室同一楼层，且距离不远。急救室内配备医疗救治绿色通道流程图，标明联系电话。急救医生应具备执业资质，经过心肺复苏等技能培训，并且目前正从事急救工作，熟悉疫苗接种常见不良反应紧急处理方法，特别是速发型超敏反应的紧急处理，熟练掌握医疗救治绿色通道流程。如果临床试验涉及儿童受试者，应配备儿科急救医生。急救车设专人管理，配备便携式氧气袋、生命指征监测仪（心电图、血压和脉搏）、简易呼吸机、小儿复苏囊和肾上腺素等常用急救药物，定期检查，及时补充更换急救药品及各种物品。定期检查吸氧装置及配件。

13. 在获得最初的药品上市许可后，如需进行新剂量、新处方或合并用药研究，可使用原始研发计划中或上市后研究及应用中的数据，但需遵循相关法律法规递交补充申请，并增加临床药理学研究。

答案与解析：对。《药物临床试验的一般考虑指导原则》“三、临床研发计划中的方法学考虑”规定，（二）临床试验研发进程。5. 补充申请事项：在获得最初的药品上市许可后，遵循相关法律法规等可以进行新适应症和改变适应症的研究、新给药方案、新给药途径，或其他患者人群的研究。如果是新剂量、新处方或合并用药研究，应增加临床药理学研究。使用原始研发计划中或上市后研究及应用中的数据，有可以省略某些研究的可能性。

14. 远程监查主要关注原始数据溯源，因可能涉及受试者隐私，应在保证受试者隐私安全的前提下慎重选择。

答案与解析：对。《新冠肺炎疫情期间药物临床试验管理指导原则（试行）》“二、新冠肺炎药物的临床试验管理”规定，（四）临床试验监查和稽查的特殊考虑。远程监查主要关注原始数据溯源，因可能涉及受试者隐私，应在保证受试者隐私安全的前提下慎重选择。

15. 在评价药物释放的速度和程度方面，通常多次给药稳态药代研究的方法，比单次给药更易发现制剂释药行为的差异。

答案与解析：错。《以药动学参数为终点评价指标的化学药物仿制药人体生物等效性研究技术指导原则》“二、基本要求”规定，（四）单次给药研究。通常推荐采用单次给药药代动力学 研究方法评价生物等效性，因为单次给药在评价药物释放的速度和程度方面比多次给药稳态药代研究的方法更敏感，更易发现制剂释药行为的差异。

16. 体外研究仅适用于特殊情况，对于进入循环系统起效的药物，不推荐采用体外研究的方法评价等效性。

答案与解析：对。《以药动学参数为终点评价指标的化学药物仿制药人体生物等效性研究技术指导原则》“一、概述”规定，体外研究：体外研究仅适用于特殊情况，例如在肠道内结合胆汁酸的药物等。对于进入循环系统起效的药物，不推荐采用体外研究的方法评价等效性。

17. 对于常释片剂胶囊，建议采用申报的最低规格进行单次给药的空腹及餐后生物等效性研究。

答案与解析：错。《以药动学参数为终点评价指标的化学药物仿制药人体生物等效性研究技术指导原则》“三、常见剂型的生物等效性研究”规定，（二）常释制剂：片剂和胶囊：对于常释片剂和胶囊，建议采用申报的最高规格进行单次给药的空腹 及餐后生物等效性研究。

18. Ⅲ期抗肿瘤药物临床试验不要求采用随机设计。

答案与解析：错。《抗肿瘤药物临床试验技术指导原则》“三、临床研究一般过程”规定，（三）Ⅲ期临床试验。2. 试验设计：Ⅲ期临床试验必须采用随机设计。随机化最主要的优点为可减少研究者在对受试者分组时产生的选择偏倚。由于抗肿瘤药物Ⅲ期临床试验通常选择生存期作为终点指标，而年龄、疾病状态和既往治疗等对疾病预后可能会产生重要影响，因此，应特别注意以上影响因素的组间均衡性。事先对预后因素进行分层随机将有助于结果的评价。

19. BE、PK 生物样本检测部分，现场核查会重新计算血药浓度数据，核查其与对应标准曲线计算的一致性，以核实试验数据的真实性。

答案与解析：对。《药物临床试验数据现场核查要点》二规定，5.2.3＊核查血药浓度数据与对应标准曲线计算的一致性；现场重新计算用以核实试验数据的真实性。

20. 出于伦理上的考虑，Ⅰ期临床试验不应该入选能够在常规药物治疗中获益和症状改善的肿瘤患者，而应选择标准治疗失败或没有标准治疗的晚期肿瘤患者。

答案与解析：对。《抗肿瘤药物临床试验技术指导原则》“三、临床研究一般过程”规定，（一）Ⅰ期临床试验。2. 受试人群的选择：出于伦理上的考虑，Ⅰ期临床试验不应该入选能够在常规药物治疗中获益和症状改善的肿瘤患者，而应选择标准治疗失败或没有标准治疗的晚期肿瘤患者。由于该类肿瘤患者身体状况通常较差，且在进入试验前往往接受了多种其他治疗，可能影响对药物相关反应的观察，因此制定患者入组标准应非常谨慎。

21. Ⅰ期抗肿瘤临床试验的受试人群原则上应排除以往抗肿瘤治疗的持续效应，入组治疗时间应与以往治疗有足够的时间间隔，通常至少在 4 周以上，避免以往治疗的干扰。

答案与解析：对。《抗肿瘤药物临床试验技术指导原则》“三、临床研究一般过程”规定，（一）Ⅰ期临床试验。2. 受试人群的选择：Ⅰ期临床试验的受试人群原则上应至少符合以下基本标准：5）应排除以往抗肿瘤治疗的持续效应。入组治疗时间应与以往治疗有足够的时间间隔，通常至少在 4 周以上，避免以往治疗的干扰。

22. 抗肿瘤药物临床试验中，如临床上具备公认有效的标准治疗方法，肿瘤患者应当采用标准治疗方法作为一线治疗，标准治疗失败或复发的时候，患者才能参加试验药物的临床试验。

答案与解析：对。《抗肿瘤药物临床试验技术指导原则》“二、临床研究的总体考虑”规定，1. 不同受试人群的探索：在临床上已经具备公认有效的标准治疗方法的情况下，肿瘤患者应当采用标准治疗方法作为一线治疗，标准治疗失败或复发的时候，患者才能参加试验药物的临床试验。

23. 体外诊断试剂临床试验申请人应根据产品

特点及其预期用途，综合不同地区人种、流行病学背景、病原微生物的特性等因素选择临床试验机构。

答案与解析：对。《体外诊断试剂临床试验技术指导原则》“二、临床试验的基本原则”规定，（二）临床试验机构及人员的要求。3.申请人应根据产品特点及其预期用途，综合不同地区人种、流行病学背景、病原微生物的特性等因素选择临床试验机构。

24. 药物Ⅰ期临床试验研究室或实验室可以将试验工作转包。

答案与解析：错。《药物Ⅰ期临床试验管理指导原则（试行）》。第二十八条规定，研究室或实验室不可将试验工作转包；如果不能完成部分工作，应事先由申办者与其他相关机构签署相关委托合同。

25. 抗菌药物的临床试验不同于其他药物，在评价临床疗效的同时还需评价微生物学（细菌学）疗效，也包括对体内正常菌群的影响。

答案与解析：对。《抗菌药物临床试验技术指导原则》“一、概述”规定，（三）抗菌药物的临床试验。抗菌药物的临床试验不同于其他药物，在评价临床疗效的同时还需评价微生物学（细菌学）疗效，也包括对体内正常菌群的影响。

26. 抗菌药物耐受性试验必须在国家药品监督管理机构认定的国家药物临床试验机构的Ⅰ期临床试验研究室进行。

答案与解析：对。《抗菌药物临床试验技术指导原则》“三、临床试验基本要求”规定，（一）耐受性试验。2.设计要求（4）试验原则：耐受性试验必须在国家药品监督管理机构认定的国家药物临床试验机构的（Ⅰ期）进行。

27. 在境外开展仿制药研发的临床试验数据，不可用于在中华人民共和国境内进行注册申请。

答案与解析：错。《接受药品境外临床试验数据的技术指导原则》“一、范围”规定，在境外开展仿制药研发，具备完整可评价的生物等效性数据的，也可用于注册申请。

28. 境外临床试验数据的可接受性，可以分为完全接受、部分接受、不接受。

答案与解析：对。《接受药品境外临床试验数据的技术指导原则》“五、境外临床试验数据的可接受性”规定，依据临床试验数据的质量，对临床试验数据接受分为完全接受、部分接受与不接受。

29. 体外诊断试剂临床试验开始前，申请人与临床试验工作人员需要进行临床试验的预试验。

答案与解析：对。《体外诊断试剂临床试验技术指导原则》“二、临床试验的基本原则”规定，（二）临床试验机构及人员的要求。5.在临床试验开始前，申请人应与临床试验工作人员进行临床试验的预试验，使其熟悉并掌握该产品所适用的仪器、操作方法、技术性能等，以最大限度地控制试验误差。

30. 仿制药质量和疗效一致性评价有因检查是指针对一致性评价工作中发现的问题、质疑、举报等情形开展的针对性检查。

答案与解析：对。《仿制药质量和疗效一致性评价有因检查指导原则》“一、目的”规定，有因检查是针对一致性评价工作中发现的问题、质疑、举报等情形开展的针对性检查。

31. 仿制药质量和疗效一致性评价有因检查中，检查组对被检查单位拒绝、逃避检查的行为应当进行书面记录，责令改正并及时报告检查派出单位。

答案与解析：对。《仿制药质量和疗效一致性评价有因检查指导原则》“三、程序与要求”规定，（二）基本要求。检查组对被检查单位拒绝、逃避检查的行为应当进行书面记录，责令改正并及时报告检查派出单位；经责令改正后仍不改正、造成无法完成检查工作的，检查结论判定为不符合。

32. 最大程度利用已有数据，尽可能减少儿科人群药物临床试验受试者数量，通过数据外推来完善和丰富儿科人群用药信息，指导临床用药，是提高保证患儿用药安全有效的最有效途径之一。

答案与解析：对。《成人用药数据外推至儿科人群的技术指导原则》"1 概述"规定，目前，全球儿科人群药物超说明书使用现象普遍，我国也不例外。其主要原因包括在儿科患者（以下简称患儿）开展临床试验存在的特有伦理挑战（如安慰剂的使用）、实际操作困难（如疗效评估、研究中需要为患儿提供特殊保护）、生长/发育显著差异等，使得开展儿科人群药物临床试验的难度远远大于成人。基于上述原因，难以通过大规模确证性临床试验获得患儿的研究数据，支持其用于每个特定年龄阶段的安全性和有效性。从伦理学考虑，采用新技术和建立新方法，减少不必要的儿科人群药物临床试验，有利于儿科人群的痛苦最小化。因此，最大程度利用已有数据，尽可能减少儿科人群药物临床试验受试者数量，通过数据外推来完善和丰富儿科人群用药信息，指导临床用药，是提高保证患儿用药安全有效的最有效途径之一。

2 第二部分 统计设计类试题

一、单选题

1. 体外诊断试剂第二类产品临床试验一般要求总样本量至少为（　）例

A. 1000　　B. 500

C. 300　　D. 200

答案与解析：D。《体外诊断试剂临床试验技术指导原则》“三、临床试验设计原则”规定，（三）临床试验样本量。1.2 第二类产品：临床试验的总样本数至少为200例。

2. 体外诊断试剂第三类产品临床试验一般要求总样本量至少为（　）例

A. 1000　　B. 500

C. 300　　D. 200

答案与解析：A。《体外诊断试剂临床试验技术指导原则》“三、临床试验设计原则”规定，（三）临床试验样本量。1.1 第三类产品：临床试验的总样本数至少为1000例。

3. 第三类体外诊断试剂注册申请人应当选择不少于（　）家临床试验机构，按照有关规定开展临床试验

A. 5　　B. 4

C. 3　　D. 2

答案与解析：C。《体外诊断试剂临床试验技术指导原则》“二、临床试验的基本原则”规定，（二）临床试验机构及人员的要求。第三类体外诊断试剂申请人应当选定不少于3家（含3家）临床试验机构，按照有关规定开展临床试验。

4. 第二类体外诊断试剂注册申请人应当选择不少于（　）家临床试验机构，按照有关规定开展临床试验

A. 5　　B. 4

C. 3　　D. 2

答案与解析：D。《体外诊断试剂临床试验技术指导原则》“二、临床试验的基本原则”规定，（二）临床试验机构及人员的要求。第二类体外诊断试剂申请人应当选定不少于2家（含2家）临床试验机构，按照有关规定开展临床试验。

5. 第三类体外诊断试剂变更时，应当选择不少于（　）家临床试验机构，按照有关规定开展临床试验

A. 5　　B. 4

C. 3　　D. 2

答案与解析：D。《体外诊断试剂临床试验技术指导原则》“三、临床试验设计原则”规定，（三）临床试验样本量。2.7 体外诊断试剂变更时，并在至少2家（含2家）临床试验机构开展临床试验。

6. 体外诊断试剂临床试验的受试者对照组可选择（　）

A. 易与该病相混淆的疾病患者

B. 该病轻型患者

C. 该病早期患者

D. 该病轻、中型患者

答案与解析：A。《体外诊断试剂临床试验技术指导原则》“三、临床试验设计原则”规定，（二）试验方法。1.3 受试者的选择：体外诊断试剂临床试验的受试者对照组应包括确定无该病的患者，及易与本病相混淆疾病的病例。

7. 用于血型检测相关的体外诊断试剂临床试验总样本量至少（　）例

A. 3000　　B. 2000

C. 1000　　D. 500

答案与解析：A。《体外诊断试剂临床试验技

术指导原则》“三、临床试验设计原则”规定，（三）临床试验样本量。2.5 用于血型检测相关的体外诊断试剂：临床试验总样本数至少为3000 例。

8. 诊断试验真实性评价指标中不受患病率影响的是（　）

A. 灵敏度　　B. 特异度

C. 总符合率　　D. 似然比

答案与解析：D。似然比属于同时反映灵敏度和特异度的复合指标，全面反映了筛检试验的诊断价值，不受患病率影响。

9. 诊断试验可靠性评价指标可选择（　）

A. 似然比　　B. Kappa 值

C. 约登指数　　D. 灵敏度

答案与解析：B。诊断试验评价可靠性指标包括变异系数、符合率、Kappa 值。

10. 两个体外诊断试剂诊断价值的比较，可选用（　）

A. 灵敏度

B. 特异度

C. ROC 曲线下面积

D. 约登指数

答案与解析：C。《体外诊断试剂临床试验指导原则》第三章规定，（三）临床试验样本量。对于试验用体外诊断试剂检测结果为定量或半定量数据，临床参考标准判断结果为定性结果的统计学分析，也可采用受试者工作特征（ROC）曲线的方法，以 ROC 曲线下面积（Az）反映试验用体外诊断试剂检测的诊断价值，或同时比较两种试剂的诊断价值。

11. 非劣效性试验的目的是（　）

A. 论证一个新药的疗效不低于标准治疗

B. 论证一个新药的疗效和标准治疗差不多

C. 论证一个新药的疗效优于标准治疗差

D. 论证一个新药的疗效和标准治疗存在差异

答案与解析：A。《抗肿瘤药物临床试验终点的技术指导原则》“三、临床试验设计考虑”规定，（二）非劣效性研究。非劣效试验是论证一个新药的疗效不低于标准药物。

12. 症状改善被认为是（　）

A. 临床获益

B. 安全性终点

C. 疗效指标

D. 有效性终点指标

答案与解析：A。《抗肿瘤药物临床试验终点技术指导原则》第四章规定，症状改善被认为是临床获益。

13. 确证性试验通常的设计类型为（　）

A. 回顾性队列研究

B. 病例对照研究

C. 随机对照试验

D. 横断面研究

答案与解析：C。《药物临床试验的生物统计学指导原则》“二、临床试验的总体考虑”规定，（二）探索性试验和确证性试验。确证性试验是一种事先提出假设并对其进行统计检验的试验，以说明所开发的药物对临床是有益的，一般为随机对照的临床试验。

14. 控制偏倚的重要措施是（　）

A. 随机化和对照

B. 随机化和盲法

C. 随机化和分组

D. 随机化和重复

答案与解析：B。《药物临床试验的生物统计学指导原则》“二、临床试验的总体考虑”规定，（四）偏倚的控制。随机化和盲法是控制偏倚的重要措施。

15. 临床试验的样本量估计基于（　）

A. 主要指标　　B. 复合指标

C. 次要指标　　D. 替代指标

答案与解析：A。《药物临床试验的生物统计学指导原则》“二、临床试验的总体考虑”规定，（三）观察指标。1. 主要指标和次要指标：主要指标将用于临床试验的样本量估计。

16. 有期中分析临床试验常用的设计类型为（　）

A. 非劣效设计　　B. 成组序贯设计

C. 交叉设计　　D. 平行设计

答案与解析：B。《药物临床试验的生物统计学指导原则》“三、试验设计的基本考虑”规定，（五）适应性设计。1. 成组序贯设计常用于有期中分析的临床试验中。

17. 临床试验中所需的样本量应具有足够大的（　）

A. 一类错误

B. 二类错误

C. 统计学检验把握度

D. 允许误差

答案与解析：C。《药物临床试验的生物统计学指导原则》“三、试验设计的基本考虑”规定，（四）样本量。临床试验中所需的样本量应具有足够大的统计学检验把握度，以确保对所提出的问题给予一个可靠的回答。

18. 临床试验方案中主要指标在试验进行过程中不得修改，若必须做修改则应在充分论证的基础上谨慎行事，并在（　）前完成

A. 揭盲　　B. 试验结束

C. 锁库　　D. 关闭中心

答案与解析：A。《药物临床试验的生物统计学指导原则》“二、临床试验的总体考虑”规定，（三）观察指标。1. 主要指标和次要指标：方案中主要指标在试验进行过程中不得修改，若必须做修改则应在充分论证的基础上谨慎行事，并在揭盲前完成，不允许揭盲后对主要指标进行任何修改。

19. 在确证性试验中，最关键的假设产生的根据是（　）

A. 试验主要终点

B. 试验次要终点

C. 试验次要目的

D. 试验主要目的

答案与解析：D。《药物临床试验的生物统计学指导原则》“二、临床试验的总体考虑”规定，（二）探索性试验和确证性试验。在确证性试验中，最关键的假设应根据试验主要目的产生。

20. 偏倚是临床试验在设计、执行、测量、分析过程中产生的、可干扰疗效和安全性评价的（　）

A. 人为误差　　B. 随机误差

C. 系统误差　　D. 仪器误差

答案与解析：C。《药物临床试验的生物统计学指导原则》“二、临床试验的总体考虑”规定，（四）偏倚的控制。偏倚又称偏性，是临床试验在设计、执行、测量、分析过程中产生的、可干扰疗效和安全性评价的系统误差。

21. 评价药物有效性的主要指标除受药物作用之外，常常还有其他因素的影响，这些因素在统计分析中可作为（　）

A. 自变量　　B. 因变量

C. 随机效应变量　　D. 协变量

答案与解析：D。《药物临床试验的生物统计学指导原则》“六、统计分析和报告”规定，（五）统计分析方法。3. 基线与协变量分析：评价药物有效性的主要指标除受药物作用之外，常常还有其他因素的影响，如受试者的基线情况、不同治疗中心受试者之间差异等因素，这些因素在统计分析中可作为协变量处理。

22. 如果在一些受试者中发生主要终点的缺失，应预先在（　）中指定缺失值处理方法

A. 试验方案或数据管理计划书

B. 试验方案或统计计划书

C. 试验方案或数据测试计划书

D. 数据管理计划或统计分析计划书

答案与解析：B。《药物临床试验的生物统计学指导原则》“六、统计分析和报告”规定，（三）缺失值及离群值。如果在一些受试者中发生主要终点的缺失，在试验方案或统计计

划书中应预先指定如何处理缺失值。

23. 随机化是为了保障试验组和对照组受试者在各种已知和未知的可能影响试验结果的基线变量上具有（ ）

A. 可比性　　B. 有效性

C. 安全性　　D. 可行性

答案与解析：A。《医疗器械临床试验设计指导原则》“二、临床试验设计的基本类型和特点”规定，（一）平行对照设计。1. 随机化是为了保障试验组和对照组受试者在各种已知和未知的可能影响试验结果的基线变量上具有可比性。

24. 在完整设盲的临床试验中，对分组信息处于盲态的包括（ ）

A. 受试者　　B. 研究者

C. 评价者　　D. 以上都是

答案与解析：D。《医疗器械临床试验设计指导原则》“二、临床试验设计的基本类型和特点”规定，（一）平行对照设计。盲法：在完整设盲的临床试验中，受试者、研究者和评价者对分组信息均处于盲态。

25. 在交叉设计的临床试验中，每位受试者按照随机分配的排列顺序，先后不同阶段分别接受两种或两种以上的治疗/诊断，可考虑在两个干预阶段之间安排合理的（ ）

A. 导入期　　B. 洗脱期

C. 清理期　　D. 过渡期

答案与解析：B。《医疗器械临床试验设计指导原则》“二、临床试验设计的基本类型和特点”规定，（三）交叉设计。此类设计要求前一阶段的治疗/诊断对后一阶段的另一种治疗/诊断不产生残留效应，后一阶段开始前，受试者一般需回复到基线状态，可考虑在两个干预阶段之间安排合理的洗脱期。

26. 临床试验若必须选择主观评价指标作为主要评价指标，进行指标评价的人员是（ ）

A. 研究者

B. 由多个研究者组成的团队

C. 不参与临床试验的第三方

D. 申办方

答案与解析：C。《医疗器械临床试验设计指导原则》“四、评价指标”规定，（四）主观指标的第三方评价。临床试验若必须选择主观评价指标作为主要评价指标，建议成立独立的评价小组，由不参与临床试验的第三者/第三方进行指标评价，需在试验方案中明确第三者/第三方评价的评价规范。

27. 尽可能接近于包括所有随机化的受试者，包括所有入组且使用过一次器械/接受过一次治疗的受试者，只有在非常有限的情形下才可剔除受试者的分析集是（ ）

A. 安全性数据集

B. 全分析集

C. 符合方案集

D. 意向性分析集

答案与解析：B。《医疗器械临床试验设计指导原则》“八、统计分析”规定，（一）分析数据集的定义。全分析集为尽可能接近于包括所有随机化的受试者的分析集，通常应包括所有入组且使用过一次器械/接受过一次治疗的受试者，只有在非常有限的情形下才可剔除受试者，包括违反了重要的入组标准、入组后无任何观察数据的情形。

28. 为控制临床试验中因“知晓分组信息”而产生偏倚的重要措施是（ ）

A. 匹配　　B. 平行对照

C. 随机　　D. 盲法

答案与解析：D。《医疗器械临床试验设计指导原则》“二、临床试验设计的基本类型和特点”规定，（一）平行对照设计。2. 盲法是控制临床试验中因“知晓分组信息”而产生偏倚的重要措施之一，目的是达到临床试验中的各方人员对分组信息的不可知。

29. 当主要评价指标易受主观影响时，为保障

评价标准的一致性，可采取的措施有（　）

A. 对研究者开展培训后进行一致性评估

B. 选择背对背评价方式

C. 采用独立评价中心

D. 以上都是

答案与解析：D。《医疗器械临床试验设计指导原则》“八、统计分析”规定，（三）统计分析方法。4. 中心效应：当主要评价指标易受主观影响时，建议采取相关措施（如对研究者开展培训后进行一致性评估，采用独立评价中心，选择背对背评价方式等）以保障评价标准的一致性。

30. 在乳房植入体临床试验中选择并发症发生率作为主要评价指标，则该试验主要是确认试验器械的（　）

A. 安全性　　B. 可行性

C. 有效性　　D. 经济性

答案与解析：A。《医疗器械临床试验设计指导原则》“一、医疗器械临床试验目的”规定，（二）临床试验的主要评价指标为安全性指标，以乳房植入体为例，临床试验通常选择并发症发生率（如包膜挛缩率、植入体破裂率）作为主要评价指标。

31. 平行对照、配对设计、交叉设计等临床试验需要遵循的基本原则是（　）

A. 随机化　　B. 盲法

C. 匹配　　D. 对照

答案与解析：A。《医疗器械临床试验设计指导原则》“二、临床试验设计的基本类型和特点”规定，（一）平行对照设计。1. 随机化是平行对照、配对设计、交叉设计等临床试验需要遵循的基本原则。

32. 关于真实世界数据的完整性，以下说法正确的是（　）

A. 数据缺失的比例对研究结论没有影响

B. 数据缺失比例较小的时候不影响研究结论

C. 当数据缺失比例超过一定限度时，会加大研究结论的不确定性，需要慎重考虑该数据能否支持产生真实世界证据

D. 真实世界数据的数据缺失问题指的是变量值的缺失

答案与解析：C。《真实世界证据支持药物研发与审评的指导原则》“二、真实世界研究的相关定义”规定，（二）数据的适用性。真实世界数据完整性是真实世界数据无法避免数据缺失问题，包括变量的缺失和变量值的缺失。当数据缺失比例超过一定限度时，尤其涉及研究的关键变量时，例如影响研究结局的诸多重要预后协变量缺失或变量值缺失，会加大研究结论的不确定性，此时，需要慎重考虑该数据能否支持产生真实世界证据。

33. 关于真实世界证据，以下说法错误的是（　）

A. 来源于日常所收集的各种与患者健康状况和/或诊疗及保健有关的数据

B. 是关于药物的使用情况和潜在获益－风险的临床证据

C. 通过对适用的真实世界数据进行恰当和充分的分析所获得

D. 包括通过对回顾性或前瞻性观察性研究或者实用临床试验等干预性研究获得的证据

答案与解析：A。《真实世界证据支持药物研发与审评的指导原则》“二、真实世界研究的相关定义”规定，（三）真实世界证据。真实世界证据是指通过对适用的真实世界数据进行恰当和充分的分析所获得的关于药物的使用情况和潜在获益－风险的临床证据，包括通过对回顾性或前瞻性观察性研究或者实用临床试验等干预性研究获得的证据。

34. 以下不属于真实世界研究的基本设计的是（　）

A. 实用临床试验

B. 使用真实世界证据作为外部对照的单臂试验

C. 观察性研究

D. 理论研究

答案与解析：D。《真实世界证据支持药物研发与审评的指导原则》"四、真实世界研究的基本设计"规定，真实世界基本研究类型包括：实用临床试验、使用真实世界证据作为外部对照的单臂试验、观察性研究。

35. 关于缺失数据，以下说法错误的是（ ）

A. 研究者和申办方应考虑优化试验设计，尽可能地将缺失率降到最低

B. 在真实世界研究中数据的缺失都是随机发生的

C. 缺失数据在真实世界研究中通常难以避免，不仅结局变量可能缺失，协变量也有可能缺失

D. 对于缺失数据，选择正确的方法进行填补和分析是避免偏倚和信息损失的有效手段，否则会因剔除缺失数据而导致样本量减少、降低研究效率

答案与解析：B。《真实世界证据支持药物研发与审评的指导原则》的附录3《真实世界研究常用统计分析方法》"四、缺失数据考虑"规定，通常真实世界缺失数据按缺失机制可以分为三种情况：完全随机缺失、随机缺失和非随机缺失。

36. 关于真实世界研究分析结果，以下说法错误的是（ ）

A. 应尽可能全面、客观、准确、充分，不能仅仅强调统计学意义（如P值和置信区间），更要注重临床实际意义

B. 不仅要看最终的结论，还要看形成该结论的整个证据链的逻辑性和完整性

C. 只需要看整体结论，不需关注亚组效应

D. 不仅要控制已测或可测的混杂因素，还需控制潜在未测或不可测混杂因素

答案与解析：C。《真实世界证据支持药物研发与审评的指导原则》的附录3《真实世界研究常用统计分析方法》"五、敏感性分析和偏倚的定量分析"规定，对于分析结果的解释，真实世界研究与其他确证性研究一样，应尽可能全面、客观、准确、充分，不能仅仅强调统计学意义，更要注重临床实际意义；不仅要看最终的结论，还要看形成该结论的整个证据链的逻辑性和完整性；不仅要看整体结论，也要关注亚组效应；不仅要控制已测或可测的混杂因素，还需控制潜在未测或不可测混杂因素（如采用历史事件率比进行调整）；此外，对各种可能偏倚和混杂的控制和影响需要给予尽可能详尽的阐述。

37. 关于真实世界研究基本设计中的实用临床试验（PCT），以下说法正确的是（ ）

A. 受试者必须进行随机分组

B. 干预应当统一、标准化

C. 在大多数情况下不采用盲法，不用考虑由此带来的测量偏倚

D. 一般使用临床终点，而避免使用传统RCT中可能使用的替代终点

答案与解析：D。《真实世界证据支持药物研发与审评的指导原则》"四、缺失数据考虑"规定，（一）实用临床试验。实用临床试验（PCT）一般使用临床终点，而避免使用传统RCT中可能使用的替代终点。

38. 关于真实世界研究，以下说法错误的是（ ）

A. 真实世界研究所产生的真实世界证据仅用于支持药物研发与监管决策和市场研究

B. 真实世界研究的类型大致分为观察性研究和干预性研究

C. 真实世界研究是指针对预设的临床问题，在真实世界环境下收集与研究对象健康有关的数据或基于这些数据衍生的汇总数据，通过分析，获得药物的使用情况及潜在获益－风险的临床证据的研究过程

D. 真实世界研究有多样性、设计的复杂性、分析方法的高要求和对结果解释

的不确定性等特点

答案与解析：A。《真实世界证据支持药物研发与审评的指导原则》"二、真实世界研究的相关定义"规定，真实世界研究有多样性、设计的复杂性、分析方法的高要求和对结果解释的不确定性等特点；真实世界研究的类型大致分为非干预性（观察性）研究和干预性研究，真实世界研究是指针对预设的临床问题；真实世界研究是指针对预设的临床问题在真实世界环境下收集与研究对象健康有关的数据（真实世界数据）或基于这些数据衍生的汇总数据，通过分析，获得药物的使用情况及潜在获益－风险的临床证据（真实世界证据）的研究过程；真实世界研究所产生的真实世界证据既可用于支持药物研发与监管决策，也可用于其他科学目的（如不以注册为目的的临床决策等）。

39. 关于真实世界数据，以下说法错误的是（　）
   A. 指来源于日常所收集的各种与患者健康状况或诊疗及保健有关的数据
   B. 真实世界数据经分析后都能成为真实世界证据
   C. 真实世界数据的适用性主要通过数据相关性和可靠性进行评估
   D. 真实世界数据的可靠性主要从数据的完整性、准确性、透明性和质量保证方面进行评价

答案与解析：B。《真实世界证据支持药物研发与审评的指导原则》"二、真实世界研究的相关定义"规定，真实世界数据是指来源于日常所收集的各种与患者健康状况或诊疗及保健有关的数据；真实世界数据的适用性主要通过数据相关性和可靠性进行评估；真实世界数据的可靠性主要从数据的完整性、准确性、透明性和质量保证方面进行评价。

40. 关于真实世界数据准确性，以下说法错误的是（　）
   A. 数据的准确性极为重要，通常需要参照较权威的数据来源进行识别或验证
   B. 数据元素和转化数据的算法均应保证其正确
   C. 数据的准确性还反映在数据的一致性和有效性上
   D. 一致性包括数据库内部的相关数据标准、格式和计算方法等必须一致

答案与解析：C。《真实世界证据支持药物研发与审评的指导原则》"二、真实世界研究的相关定义"规定，（二）数据的适用性。真实世界数据的准确性极为重要，通常需要参照较权威的数据来源进行识别或验证。数据元素和转化数据的算法均应保证其正确。数据的准确性还反映在数据的一致性和合理性上，一致性包括数据库内部的相关数据标准、格式和计算方法等必须一致；合理性包括变量数值的唯一性、合理的区间和分布、相关变量的预期依从关系以及时变型变量是否按预期改变等。

41. 关于设计实用临床试验时需要考虑的潜在因素的影响，以下说法错误的是（　）
   A. 潜在因素的影响包括各种偏倚和混杂因素的影响
   B. 所需要的样本量通常比 RCT 要少
   C. 如果采用随机化方法将减小混杂因素的影响从而提供稳健的因果推断
   D. 对各种可能偏倚和混杂的控制和影响需要给予尽可能详尽的分析和阐述

答案与解析：B。《真实世界证据支持药物研发与审评的指导原则》"四、缺失数据考虑"规定，（一）实用临床试验。实用临床试验（PCT）需要考虑所有可能的潜在因素的影响，包括各种偏倚和混杂因素的影响，故其研究设计和统计分析较为复杂，所需的样本量通常远超 RCT 设计。PCT 如果采用随机化方法将减小混杂因素的影响从而提供稳健的因果推断。

42. 生物等效性研究一般建议采用的设计类型是（　）

A. 平行组设计　　B. 交叉设计
C. 析因设计　　D. 重复测量设计
E. 多中心设计

答案与解析：B。《生物等效性研究的统计学指导原则》"二、研究设计"规定，（一）总体设计考虑。生物等效性研究一般建议采用交叉设计的方法。

43. 推断受试制剂和参比制剂是否生物等效的主要数据集是（　）
A. 药代动力学参数集
B. 安全性数据集
C. 生物等效性集
D. 符合方案集
E. 全分析集

答案与解析：C。《生物等效性研究的统计学指导原则》"三、数据处理和分析"规定，（一）数据集。生物等效性数据集数据集是推断受试制剂和参比制剂是否生物等效的主要数据集。

44. 基于几何均值比的生物等效性标准通常设定范围在（　）
A. 80.00%—110.00%
B. 90.00%—110.00%
C. 80.00%—120.00%
D. 80.00%—125.00%
E. 90.00%—125.00%

答案与解析：D。《生物等效性研究的统计学指导原则》"三、数据处理和分析"规定，（三）统计假设与推断。生物等效性要求受试制剂和参比制剂的 GMR 落在 80.00%—125.00%范围内。

45. 生物等效性（BE）研究中，T_{max} 与药物的临床疗效密切相关时，通常采用的检验方法是（　）
A. 配对非参数方法
B. 配对参数方法
C. 独立样本非参数方法
D. 独立样本参数方法

答案与解析：A。《生物等效性研究的统计学指导原则》"三、数据处理和分析"规定，（三）统计假设与推断。T_{max} 与药物的临床疗效密切相关时，通常采用配对非参数方法对 T_{max} 进行差异性检验。

46. BE 研究中推荐的药代动力学参数（如 AUC 和 C_{max}）数据转换方法是（　）
A. 自然对数变换　　B. 均值化变换
C. 平方变换　　D. 平方根变换
E. 反正旋变换

答案与解析：A。《生物等效性研究的统计学指导原则》"三、数据处理和分析"规定，（二）数据转换。BE 研究中建议对药代动力学参数（如 AUC 和 C_{max}）使用自然对数进行数据转换。

47. BE 研究中受试制剂与参比制剂数据转换后药代参数总体均数差值的置信区间的置信度通常设置为（　）
A. 双侧 95%　　B. 双侧 90%
C. 单侧 95%　　D. 单侧 90%

答案与解析：B。《生物等效性研究的统计学指导原则》"三、数据处理和分析"规定，（四）数据分析。生物等效性标准，通常是构建的双侧 90% 置信区间，若此置信区间落在区间内，则可推断受试制剂和参比制剂满足生物等效。

48. 关于临床试验数据录入要求，以下说法错误的是（　）
A. 数据录入前需制定数据录入说明
B. 纸质 CRF 常用双人双份录入
C. 电子 CRF 由研究者或指定的 CRC 直接录入
D. 所有电子 CRF 均需转换为纸质 CRF 后进行录入

答案与解析：D。《药物临床试验数据管理与统计分析的计划和报告指导原则》"二、数据管理的计划和报告"规定，（二）数据管理计划的基本内容。4. 数据管理步骤与任务：在数据录入前需制定数据录入说明，确定数据录入的要求及方式。纸质 CRF 常用双人双份录入。电子 CRF 由临床研究者或由其指定的 CRC 直接录入。纸质 CRF 表还需定义完成 CRF 的发送、转运、接收方式，如传真、邮寄、监查员收集等。

49. 关于临床试验统计分析计划（SAP）制订，以下说法错误的是（ ）
   A. SAP 的初稿应形成于试验方案和 CRF 确定之后
   B. 不同时点的统计分析计划应标注版本及日期
   C. 正式文件在数据锁定后生成并签署
   D. 如果试验方案有修订，则 SAP 也应做相应的修订

答案与解析：C。《药物临床试验数据管理与统计分析的计划和报告指导原则》“三、统计分析的计划和报告”规定，（一）一般考虑。统计分析计划初稿应形成于试验方案和 CRF 确定之后，在临床试验进行过程中以及数据盲态审核时，可以进行修改、补充和完善，不同时点的统计分析计划应标注版本及日期，正式文件在数据锁定和揭盲之前完成并予以签署。如果试验过程中试验方案有修订，则统计分析计划也应做相应的调整。

50. 保证临床数据质量的最终责任人是（ ）
   A. 申办者　　B. 研究者
   C. 监查员　　D. 数据管理员

答案与解析：A。《临床试验数据管理工作技术指南》“二、数据管理相关人员的责任、资质及培训”规定，（一）相关人员的责任。1. 申办者是保证临床数据质量的最终责任人。

51. 关于 CRF 的设计与填写，以下说法错误的是（ ）
   A. CRF 的设计、制作、批准和版本控制过程均必须有完整记录
   B. 注释 CRF 是对空白 CRF 的标注，记录各数据项的位置及其在相对应的数据库中的变量名和编码
   C. CRF 数据的修改必须遵照 SOP，保留修改痕迹
   D. 注释 CRF 不可采用手工标注

答案与解析：D。《临床试验数据管理工作技术指南》“五、数据管理工作的主要内容”规定，（一）CRF 的设计与填写。CRF 的设计、制作、批准和版本控制过程必须进行完整记录。注释 CRF 是对空白 CRF 的标注，记录 CRF 各数据项的位置及其在相对应的数据库中的变量名和编码。CRF 数据的修改必须遵照 SOP，保留修改痕迹。注释 CRF 可采用手工标注，也可采用电子化技术自动标注。

52. 关于临床试验数据核查，以下说法错误的是（ ）
   A. 数据核查的目的是确保数据的完整性、有效性和正确性
   B. 数据核查应该在未知试验分组情况下进行
   C. 数据核查应由监查员独立完成
   D. 数据核查计划应该在数据核查之前制定

答案与解析：C。《药物临床试验数据管理与统计分析的计划和报告指导原则》“二、数据管理的计划和报告”规定，（二）数据管理计划的基本内容。4. 数据管理步骤与任务：数据核查通常需要数据管理人员、监查员、医学人员及统计师等共同完成。

53. 关于临床试验数据质量评价，以下说法错误的是（ ）
   A. 对 CRF 中关键指标的数据核查，一般随机抽取 10% 的病例进行复查
   B. 数值变量可接受的错误率不超过 0.2%
   C. 文本变量可接受的错误率不超过 0.5%
   D. 如果错误率超过可接受范围，将进行 100% 核对

答案与解析：A。《临床试验数据管理工作技术指南》“六、数据质量的保障及评估”规定，（二）质量评估。对于 CRF 中关键指标

核查，将对数据库进行100%的复查，与CRF及疑问表进行核对，发现的所有错误将被更正。对于非关键指标的核查，如果总病例数大于100，将随机抽取10%的病例进行复查；如果小于100例，则抽取例数为总病例数的平方根进行复查。将数据库与CRF及疑问表进行核对，可接受的错误率为：数值变量不超过0.2%；文本变量不超过0.5%。如错误率超过此标准，将进行100%核对。

54. 关于临床试验数据监察委员会（DSMB），以下说法错误的是（　）
   A. DSMB负责对临床试验中的安全性数据进行核查
   B. DSMB可由实施数据核查的人员组成
   C. 可以作出暂停研究的建议或决定
   D. 可以推荐对正在实施的研究进行更改

答案与解析：B。《药物临床试验数据管理与统计分析的计划和报告指导原则》“二、数据管理的计划和报告”规定，（二）数据管理计划的基本内容。4. 数据管理步骤与任务：在进行数据核查之前，应制定详细的数据核查计划（DVP），明确数据核查内容、方式与核查要求。数据核查通常需要数据管理人员、监查员、医学人员及统计师等共同完成。

55. 以下不属于统计分析报告基本内容的是（　）
   A. 统计分析方法
   B. 样本量及计算依据
   C. 统计分析的结果与结论
   D. 伦理委员会批准情况

答案与解析：D。《药物临床试验数据管理与统计分析的计划和报告指导原则》“三、统计分析的计划和报告”规定，（三）统计分析报告的基本内容。统计分析报告基本内容包括：试验概述、统计分析方法、样本量及计算依据、统计分析的结果与结论。不包括伦理委员会批准情况。

56. 关于临床试验数据管理，以下说法错误的是（　）
   A. 临床试验外部数据包括实验室数据、电子日志、ePRO、随机化数据等
   B. 数据库锁定后的解锁和再锁定，应事先规定并详细说明其条件和流程
   C. 不论是何种数据记录方式，均需对相应CRF填写指南的建立和管理有所阐述
   D. 盲态审核时应抽取50%数据质疑、脱落和方案偏离的病例进行最终确认

答案与解析：D。《药物临床试验数据管理与统计分析的计划和报告指导原则》“二、数据管理的计划和报告”规定，（二）数据管理计划的基本内容。4. 数据管理步骤与任务：临床试验外部数据包括实验室数据、电子日志、ePRO、随机化数据等；数据库锁定后的解锁和再锁定，应事先规定并详细说明其条件和流程；不论是何种数据记录方式，均需对相应CRF填写指南的建立和管理有所阐述；一般地，数据盲态审核时应对所有数据质疑、脱落和方案偏离的病例、合并用药和不良事件的发生情况以及分析数据集的划分进行最终确认。

57. 关于临床试验数据核查与清理，以下说法错误的是（　）
   A. 应描述数据质疑的情况，并按照疑问类型归类汇总
   B. 应描述质疑生成到答疑的时长（中位天数及其范围）
   C. 针对质疑主要异常问题，应描述出现问题的原因或说明
   D. 如有不同于临床数据库的SAE数据库，以临床试验数据库为准

答案与解析：D。《药物临床试验数据管理与统计分析的计划和报告指导原则》“二、数据管理的计划和报告”规定，（三）数据管理报告的基本内容。4. 数据核查和清理：数据管理报告应描述数据质疑的总体情况，并按照疑问类型进行归类汇总。为体现质疑的及时

性，数据管理报告应描述质疑生成到答疑的时长（中位天数及其范围）。针对质疑管理中的主要异常问题，数据管理报告应描述出现问题的原因或说明。对未核查的 SAE 以及经核查不一致的 SAE 应当详细说明其不一致点和修正情况。

二、多选题

1. 医疗器械临床试验设计中入选标准的设定主要考虑（ ）
   A. 适应症
   B. 疾病的分型
   C. 疾病的程度和阶段
   D. 受试者年龄范围

答案与解析：ABCD。《医疗器械临床试验设计指导原则》“三、受试对象”规定，入选标准主要考虑受试对象对总体人群的代表性，如适应症、疾病的分型、疾病的程度和阶段、使用具体部位、受试者年龄范围等因素。

2. 临床试验的设计要素包括（ ）
   A. 主要评价指标
   B. 临床试验样本量
   C. 试验设计类型
   D. 对照试验的比较类型

答案与解析：ABCD。《医疗器械临床试验设计指导原则》“一、医疗器械临床试验目的”规定，临床试验目的决定了临床试验各设计要素，包括主要评价指标、试验设计类型、对照试验的比较类型、临床试验样本量。

3. 医疗器械临床试验主要评价指标应具有（ ）
   A. 客观性强
   B. 被专业领域普遍认可
   C. 重复性高
   D. 可量化

答案与解析：ABCD。《医疗器械临床试验设计指导原则》“四、评价指标”规定，（一）主要评价指标和次要评价指标。主要评价指标应尽量选择客观性强、可量化、重复性高的指标，应是专业领域普遍认可的指标。

4. 以下属于真实世界数据常见来源的有（ ）
   A. 卫生信息系统
   B. 医保系统
   C. 来自移动设备端的数据
   D. 死亡登记数据库

答案与解析：ABCD。《真实世界证据支持药物研发与审评的指导原则》“二、真实世界研究的相关定义”规定，（一）真实世界数据。真实世界数据的常见来源包括但不限于：卫生信息系统，医保系统，疾病登记系统，国家药品不良反应监测哨点联盟，自然人群队列和专病队列数据库，组学相关数据库，患者报告结局数据，来自移动设备端的数据，死亡登记数据库等。

5. 真实世界数据的可靠性评价包括（ ）
   A. 完整性　　B. 准确性
   C. 透明性　　D. 质量保证

答案与解析：ABCD。《真实世界证据支持药物研发与审评的指导原则》“二、真实世界研究的相关定义”规定，（二）数据的适用性。真实世界数据的可靠性主要从数据的完整性、准确性、透明性和质量保证方面进行评价。

6. 属于真实世界证据支持药物监管决策应用范围的是（ ）
   A. 为新药注册上市提供有效性和安全性的证据
   B. 为已上市药物的说明书变更提供证据
   C. 为药物上市后要求或再评价提供证据
   D. 名老中医经验方、中药医疗机构制剂的人用经验总结与临床研发

答案与解析：ABCD。《真实世界证据支持药物研发与审评的指导原则》“三、真实世界证据支持药物监管决策”规定，真实世界证据应用于支持药物监管决策，涵盖上市前临床研发以及上市后再评价等多个环节。例如，为新产品批准上市提供有效性或安全性的证

据；为已获批产品修改说明书提供证据，作为上市后要求的一部分支持监管决策的证据等；名老中医经验方、中药医疗机构制剂的人用经验总结与临床研发。

7. 观察性研究所收集的数据是否适合产生真实世界证据，以支持监管决策，关注要点至少应包括（　）
   A. 数据特征：如数据来源及其质量、研究的人群、数据治理过程、缺失数据的描述等
   B. 研究设计和分析：如有无合适的阳性对照，是否考虑了潜在未测或不可测混杂因素以及可能的测量结果的变异等
   C. 结果的稳健性：为保证结果的稳健性，预先确定了何种敏感性分析、偏倚定量分析和统计诊断方法
   D. 研究中是否进行了随机化

答案与解析：ABC。《真实世界证据支持药物研发与审评的指导原则》“四、真实世界研究的基本设计”规定，（三）观察性研究。观察性研究所收集的数据是否适合产生真实世界证据，以支持监管决策，关注要点至少应包括：①数据特征：例如，数据来源及其质量、研究的人群、暴露和相关终点的数据采集、记录的一致性、数据治理过程、缺失数据的描述等；②研究设计和分析：例如，有无合适的阳性对照，是否考虑了潜在未测或不可测混杂因素以及可能的测量结果的变异，分析方法是否严谨、透明且符合监管要求等；③结果的稳健性：为保证结果的稳健性，预先确定了何种敏感性分析、偏倚定量分析和统计诊断方法。

8. 应用真实世界证据支持已有人用经验中药的临床研发策略可以包括（　）
   A. 探索将观察性研究代替常规临床研发中Ⅰ期和/或Ⅱ期临床试验，用于初步探索临床疗效和安全性
   B. 在观察性研究的基础上，再通过 RCT 或 PCT 进一步确证已有人用经验中药的有效性，为产品的注册上市提供支持证据
   C. 中药的临床研发应当严格按照药物临床试验的要求完成常规临床研发中Ⅰ期和/或Ⅱ期临床试验
   D. 如果经过评价，存在适用的高质量真实世界数据，且通过设计良好的观察性研究形成的真实世界证据科学充分，也可与药品监管部门沟通，申请直接作为支持产品上市的依据

答案与解析：ABD。《真实世界证据支持药物研发与审评的指导原则》“三、真实世界证据支持药物监管决策”规定，（四）名老中医经验方、中医医疗机构制剂的人用经验总结与临床研发。应用真实世界证据支持已有人用经验中药的临床研发策略可以有多种，应根据产品的特点、临床应用情况以及数据适用性等方面的考虑，选择不同的研发策略。例如，可以探索将观察性研究（包括回顾性和前瞻性）代替常规临床研发中Ⅰ期和/或Ⅱ期临床试验，用于初步探索临床疗效和安全性；在观察性研究的基础上，再通过 RCT 或 PCT 进一步确证已有人用经验中药的有效性，为产品的注册上市提供支持证据。如果经过评价，存在适用的高质量真实世界数据，且通过设计良好的观察性研究形成的真实世界证据科学充分，也可与药品监管部门沟通，申请直接作为支持产品上市的依据。

9. 设计实用临床试验时应当考虑（　）
   A. 治疗领域和干预措施等是否符合各种形式的常规临床实践
   B. 是否具有足够的可以用于评价的病例数
   C. 参与 PCT 的各试验中心甚至不同的数据库之间对终点的评价和报告方法是否一致
   D. 是否采用随机化方法控制偏倚
   E. 当盲法不可行时，应考虑非盲对结局变量可能产生的影响，可使用不受治疗分组影响的终点，以减少非盲带来的可能偏倚

答案与解析：ABCDE。《真实世界证据支持药物研发与审评的指导原则》“四、真实世界研究的基本设计”规定，（一）实用临床试验。设计 PCT 时还应考虑以下因素：①收集到的数据是否适用于支持产生真实世界证据；②治疗领域和干预措施等是否符合各种形式的常规临床实践；③是否具有足够的可以用于评价的病例数（特别是临床结局罕见的情况）；④参与 PCT 的各试验中心甚至不同的数据库之间对终点的评价和报告方法是否一致；⑤是否采用随机化方法控制偏倚；⑥当盲法不可行时，应考虑非盲对结局变量（特别是患者报告的结局）可能产生的影响，可使用不受治疗分组影响的终点（如中风、肿瘤大小等），以减少非盲带来的可能偏倚。

10. 以下可以使用真实世界证据作为外部对照的情形有（　）
   A. 针对某些罕见病的临床试验，由于病例稀少导致招募困难
   B. 针对某些缺乏有效治疗措施的危及生命的重大疾病，随机对照试验往往存在伦理问题
   C. 产品属于创新型医疗器械，没有合适的同类产品进行对照
   D. 针对已经十分成熟的医疗器械制造技术，不需要再设置对照组重复验证，增加临床试验成本

答案与解析：AB。《真实世界证据支持药物研发与审评的指导原则》“四、真实世界研究的基本设计”规定，（二）使用真实世界试据作为外部对照的单臂试验。可以使用真实世界证据作为外部对照的情形包括：针对某些罕见病的临床试验，由于病例稀少导致招募困难；针对某些缺乏有效治疗措施的危及生命的重大疾病，随机对照试验往往存在伦理问题。

11. 以下属于为克服单臂试验局限性而采取的措施是（　）
   A. 要确保所采集的数据符合真实世界数据的适用性要求
   B. 采用平行外部对照设计要优于历史对照
   C. 采用恰当的统计分析方法
   D. 要充分使用敏感性分析和偏倚的定量分析来评价已知或已测的混杂因素和未知或不可测量的混杂因素以及模型假设对分析结果的影响

答案与解析：ABCD。《真实世界证据支持药物研发与审评的指导原则》“四、真实世界研究的基本设计”规定，（二）使用真实世界试据作为外部对照的单臂试验。为克服单臂试验局限性，一是要确保所采集的数据符合真实世界数据的适用性要求；二是采用平行外部对照设计要优于历史对照，平行外部对照可采用疾病登记模式，保障数据记录尽可能完整、准确；三是采用恰当的统计分析方法，如合理利用倾向评分（Propensity Scores，PS）方法，虚拟匹配对照方法等。四是要充分使用敏感性分析和偏倚的定量分析来评价已知或已测的混杂因素和未知或不可测量的混杂因素以及模型假设对分析结果的影响。

12. 从真实世界数据到真实世界证据，需要考虑（　）
   A. 研究环境和数据采集接近真实世界，如更有代表性的目标人群，符合临床实践的干预多样化等
   B. 更全面的效果评价
   C. 恰当的统计分析，如因果推断方法的正确使用、合理的缺失数据处理、充分的敏感性分析等
   D. 证据的透明度和再现性
   E. 合理的结果解释

答案与解析：ABCDE。《真实世界证据支持药物研发与审评的指导原则》“五、真实世界证据的评价”规定，（二）真实世界数据到真实世界证据需要考虑以下几点：①研究环境和数据采集接近真实世界，如更有代表性的目标人群，符合临床实践的干预多样化，干预

的自然选择等；②合适的对照；③更全面的效果评价；④有效的偏倚控制，如随机化的使用，测量和评价方法的统一等；⑤恰当的统计分析，如因果推断方法的正确使用、合理的缺失数据处理、充分的敏感性分析等；⑥证据的透明度和再现性；⑦合理的结果解释；⑧各相关方达成共识。

13. BE 研究中交叉设计的样本量需要考虑（　）

A. 检验水准 α

B. 检验效能 1 - β

C. 个体内变异系数

D. 几何均值比

E. 等效性界值

答案与解析：ABCDE。《生物等效性研究的统计学指导原则》"二、研究设计" 规定，（二）样本量。交叉设计的样本量需考虑的因素包括：检验水准 α，通常为双侧 0.1（双单侧 0.05）；检验效能 1 - β，通常至少为 80%；个体内变异系数，可基于文献报道或预试验结果进行估计；几何均值比；等效性界值。

14. BE 研究的数据集应至少包括（　）

A. 药代动力学参数集

B. 安全性数据集

C. 生物等效性集

D. 符合方案集

E. 全分析集

答案与解析：AC。《生物等效性研究的统计学指导原则》"三、数据处理和分析" 规定，（一）数据集。一般情况下，BE 研究的数据集应至少包括药代动力学参数集、生物等效性集。

15. BE 研究中线性混合效应模型的结构应至少包括（　）

A. 序列内嵌套受试者

B. 序列

C. 周期

D. 制剂因素

E. 时间

答案与解析：ABCD。《生物等效性研究的统计学指导原则》"四、结果报告" 规定，（三）统计分析结果。线性混合效应模型应提供包含序列内嵌套受试者、序列、周期和制剂因素的混合效应模型结果。

16. 临床试验数据管理计划应包含（　）

A. 数据管理流程

B. 数据采集与管理

C. 数据管理各步骤及任务

D. 数据管理的质量保障措施

答案与解析：ABCD。《药物临床试验数据管理与统计分析的计划和报告指导原则》"二、数据管理的计划和报告" 规定，（二）数据管理计划的基本内容。数据管理计划应全面且详细地描述数据管理流程、数据采集与管理所使用的系统、数据管理各步骤及任务与数据管理的质量保障措施。

17. 临床试验数据采集/管理系统应该具备（　）

A. 稽查轨迹　　B. 安全管理

C. 权限控制　　D. 数据备份

答案与解析：ABCD。《药物临床试验数据管理与统计分析的计划和报告指导原则》"二、数据管理的计划和报告" 规定，（二）数据管理计划的基本内容。3. 采集/管理系统：数据采集/管理系统应具备稽查轨迹、安全管理、权限控制及数据备份的功能，并通过完整的系统验证。

18. 临床试验数据管理报告不可缺少的附件包括（　）

A. 空白 CRF

B. 注释 CRF

C. 数据库锁定清单及批准文件

D. 数据核查计划 DVP

答案与解析：ABCD。《药物临床试验数据管理与统计分析的计划和报告指导原则》"二、数据管理的计划和报告" 规定，临床试验数据管理报告包括但不限于：数据管理计划；空白 CRF；CRF 填写指南；完成 CRF 的 PDF 格式文件；注释 CRF；数据库设计说明；数据库录入说明；数据核查计划；数据质控核查报告等。

19. 在定义临床试验分析数据集时，需遵循的原则是（　）
   A. 尽可能地减小偏倚
   B. 控制Ⅰ类错误的增加
   C. 消除假阳性
   D. 控制Ⅱ类错误的增加

答案与解析：AB。《药物临床试验数据管理与统计分析的计划和报告指导原则》“三、统计分析的计划和报告”规定，（二）统计分析计划的基本内容。3. 分析数据集：在定义分析数据集时，需遵循两个原则：①尽可能地减小偏倚；②控制Ⅰ类错误的增加。

20. 关于临床试验中主要结局指标的统计分析，以下说法正确的是（　）
   A. 说明主要指标分析采用的统计分析方法和统计分析模型
   B. 分析模型的选择要注意考虑指标的性质及数据分布的特性
   C. 处理效应的估计应尽量给出效应大小、置信区间和假设检验结果
   D. 有些基线特征变量在统计分析中可作为协变量处理，但必须在统计分析计划中事先说明

答案与解析：ABCD。《药物临床试验数据管理与统计分析的计划和报告指导原则》“三、统计分析的计划和报告”规定，（二）统计分析计划的基本内容。5. 统计分析方法：临床试验中主要结局指标的统计分析内容包括：主要指标的分析采用的统计分析方法和统计分析模型。分析模型的选择要注意考虑指标的性质及数据分布的特性。处理效应的估计应尽量给出效应大小、置信区间和假设检验结果。有些基线特征变量在统计分析中可作为协变量处理，但必须在统计分析计划中事先说明。

21. 统计分析报告不可缺少的附件有（　）
   A. 原始数据库、分析数据库及相应的变量说明文件
   B. 受试者分布流程图
   C. 随机化方案（含随机分配表）
   D. 补充正文的统计附图和附表
   E. 盲态审核决议

答案与解析：ABCDE。《药物临床试验数据管理与统计分析的计划和报告指导原则》“三、统计分析的计划和报告”规定，（三）统计分析报告的基本内容。5. 报告附件：统计分析不可缺少的附件包括：原始数据库、分析数据库及相应的变量说明文件（数据库应为 SAS XPORT 传输格式，xpt 格式）；受试者分布流程图；随机化方案（含随机分配表）；盲态审核决议；补充正文的统计附图和附表；SAS 分析代码（必要时）；统计方法的发表文献（必要时）。

22. 临床试验数据管理系统的基本要求有（　）
   A. 系统可靠、稳定、安全
   B. 具备可以为数据提供可溯源性的性能
   C. 完善的系统权限管理
   D. 统计分析功能

答案与解析：ABC。《临床试验数据管理工作技术指南》“三、临床试验数据管理系统”规定，（三）临床试验数据管理系统的基本要求。临床试验数据管理系统的基本要求，系统的可靠性、安全、稳定；临床试验数据的可溯源性；数据管理系统的权限管理。

23. 数据监察委员会作出暂停正在实施的研究的建议或决定的原因可以是（　）
   A. 破盲
   B. 极其显著的疗效
   C. 不可接受的安全性风险
   D. 无效

答案与解析：BCD。《临床试验数据管理工作

技术指南》“七、安全性数据及严重不良事件报告”规定，数据监察委员会可由以下原因作出暂停正在实施的研究的建议或决定：（1）极其显著的疗效；（2）不可接受的安全性风险；（3）无效。

24. 关于临床试验数据统计分析计划，以下说法正确的是（　）

A. 应该明确定义用于统计分析的受试者数据集

B. 应明确偏离原定统计分析计划的修改程序

C. 应该说明主要评价指标的统计假设

D. 明确缺失数据、未用数据和不合逻辑数据的处理方法

答案与解析：ABCD。《药物临床试验数据管理与统计分析的计划和报告指导原则》“三、统计分析的计划和报告”规定，临床试验数据统计分析计划明确内容：应该明确定义用于统计分析的受试者数据集；明确偏离原定统计分析计划的修改程序；说明主要评价指标的统计假设；明确缺失数据、未用数据和不合逻辑数据的处理方法。

25. 临床试验数据管理过程形成的数据通常包括（　）

A. 临床试验数据、外部数据

B. 数据质疑表和程序代码

C. 数据库元数据信息、逻辑检验及衍生数据变更控制列表

D. 实验室检测参考值范围

答案与解析：ABCD。《药物临床试验数据管理与统计分析的计划和报告指导原则》“二、数据管理的计划和报告”规定，（二）数据管理计划的基本内容。4. 数据管理步骤与任务：数据管理过程形成的数据通常包括但不限于：临床试验数据、外部数据、数据库元数据信息、实验室检测参考值范围、逻辑检验及衍生数据变更控制列表、数据质疑表和程序代码等。

26. 当试验组治疗方式与对照组存在明显差异时，难以对受试者、研究者、评价者设盲，为最大限度地减少偏倚，可考虑采用（　）

A. 分配隐藏

B. 在伦理许可的前提下，受试者在完成治疗前，不知晓分组信息

C. 采用盲态数据审核

D. 以上都是

答案与解析：ABCD。《医疗器械临床试验设计指导原则》“二、临床试验设计的基本类型和特点”规定，（一）平行对照设计。2. 盲法：为最大限度地减少偏倚，可考虑采用以下方法：在完成受试者筛选和入组前，受试者和研究者均不知晓分组信息（分配隐藏）；在伦理许可的前提下，受试者在完成治疗前，不知晓分组信息；采用盲态数据审核。

27. 体外诊断试剂变更申请涉及的产品临床试验，对比试验可选择（　）

A. 变更前产品

B. 已上市同类产品

C. 临床普遍认为质量较好的产品

D. 具有可比性的其他产品

答案与解析：AB。《体外诊断试剂临床试验技术指导原则》“三、设计原则”规定，（二）试验方法。3. 关于变更申请中涉及的产品临床试验方法：根据变更情况可能对产品性能带来的影响，采用变更后产品与变更前产品或者已上市同类产品进行对比试验，证明变更后产品与对比试验产品等效。

28. 与麻醉药品、精神药品、医疗用毒性药品检测相关的体外诊断试剂，临床试验总样本数可以是（　）例

A. 1000　　B. 500

C. 300　　D. 200

答案与解析：AB。《体外诊断试剂临床试验技术指导原则》“三、设计原则”规定，（三）临床试验样本量。2. 2 与麻醉药品、精神药品、医疗用毒性药品检测相关的体外诊断试

剂：临床试验总样本数至少为500例。

29. 体外诊断试剂中，与临床治疗相关的标志物，临床试验总样本数可以是（　）例

A. 1500　　B. 1000

C. 500　　D. 300

答案与解析：AB。《体外诊断试剂临床试验技术指导原则》“三、设计原则”规定，（三）临床试验样本量。2.4 与临床治疗、用药密切相关的标志物及其他具有新的临床意义的全新标记物，临床试验总样本数至少为1000例。

30. 体外诊断试剂临床试验的受试者病例组应选择（　）

A. 该病症状典型的患者

B. 该病症状不典型的患者

C. 该病轻、中型患者

D. 该病重型患者

E. 该病晚期患者

答案与解析：ABCDE。《体外诊断试剂临床试验技术指导原则》“三、设计原则”规定，（二）试验方法。1.3 病例组应包括该病种的不同病例，如症状典型和非典型的，病程早、中、晚期的，病情轻、中、重型的，不同性别、不同年龄层次的等，以便能反映该病的全部特征。

31. 体外诊断试剂临床试验的受试者对照组应选择（　）

A. “金标准”确定无该病的受试者

B. 该病轻型患者

C. 易与该病相混淆的疾病病例

D. 该病早期患者

E. 该病症状不典型的患者

答案与解析：AC。《体外诊断试剂临床试验技术指导原则》“三、设计原则”规定，（二）试验方法。1.3 受试者对照组是经“金标准”确定或有临床证据证实无该病的患者或正常人群，作为对照组。对照组应包括确定无该病的患者，及易与本病相混淆疾病的病例。

32. 诊断试验真实性评价指标可选择（　）

A. 似然比　　B. Kappa值

C. 约登指数　　D. 灵敏度

答案与解析：ACD。第八版《流行病学》第七章规定，诊断试验评价真实性的指标有灵敏度与假阴性率、特异度与假阳性率、约登指数和似然比。

33. 与体外诊断试剂临床试验样本量大小有关的参数是（　）

A. 试验灵敏度　　B. 试验特异度

C. 显著性水平　　D. 允许误差

答案与解析：ABCD。《体外诊断试剂临床试验技术指导原则（征求意见稿）》第三章第七节指出，体外诊断试剂临床试验样本量的参数包括：灵敏度、特异度、α（显著性水平），允许误差等。第六章规定，根据样本量计算公式：样本量相关因素为试验灵敏度、特异度、显著性水平与允许误差等。

34. 体外诊断试剂临床试验常见的偏倚有（　）

A. 选择偏倚　　B. 奈曼偏倚

C. 参考试验偏倚　　D. 疾病谱偏倚

答案与解析：CD。《体外诊断试剂临床试验技术指导原则》规定，体外诊断试剂临床试验常见的偏倚包括研究方案设计偏倚、疾病谱偏倚等。

35. 影响体外诊断试剂临床试验预测值的因素有（　）

A. 灵敏度　　B. 特异度

C. 漏诊率　　D. 误诊率

E. 患病率

答案与解析：ABCDE。第八版《流行病学》第七章规定，临床试验预测值的影响因素包括：灵敏度（1－漏诊率）、特异度（1－误诊率）、患病率等。

36. 若测量值为连续型变量，用于选择诊断试验界值的方法可以是（　）

A. 正态分布法　　B. 百分位数法

C. ROC 曲线法　D. 临床判断法

答案与解析：ABCD。诊断试验中确定最佳截点值的方法包括：均数 ± 标准差法、百分位数法、ROC 曲线法、临床判断法。

37. 基于肿瘤测量的临床试验终点包括（　）

A. 无疾病生存期

B. 客观缓解率

C. 治肿瘤进展时间

D. 无进展生存期

E. 总生存期

答案与解析：ABCD。《抗肿瘤药物临床试验终点技术指导原则》"二、关于临床试验终点的一般性考虑"规定，（二）基于肿瘤测量的临床试验终点。基于肿瘤测量的临床试验终点包括无病生存期、客观缓解率、疾病进展时间、无进展生存期和治疗失败时间。

38. 放疗保护剂和化疗保护剂的试验评价的目的包括（　）

A. 评价保护剂是否达到预期减轻抗癌药物毒性的目的

B. 确定保护剂是否危及抗癌疗效

C. 评价保护剂是否有抗肿瘤作用

D. 评价保护剂的副作用

答案与解析：AB。《抗肿瘤药物临床试验终点技术指导原则》"临床试验设计考虑"规定，（三）放疗保护剂与化疗保护剂的试验设计。放疗保护剂和化疗保护剂是专门用于减轻放疗或化疗毒性的药物，这些药物的试验评价通常有两个目标：评价保护剂是否达到预期减轻放疗或化疗毒性的目的；确定保护剂是否危及抗肿瘤疗效。

39. 临床试验中常采用的随机化的方法包括（　）

A. 简单随机化法　B. 区组随机化法

C. 分层随机化法　D. 动态随机化法

E. 中央随机化法

答案与解析：BCDE。区组随机化法、分层随机化法、动态随机化和中央随机化都是临床试验中较常使用的随机化方法。

40. 创新药物的临床研发一般包括（　）

A. Ⅰ期临床试验　B. Ⅱ期临床试验

C. Ⅲ期临床试验　D. 动物实验

E. 生物等效性试验

答案与解析：ABC。《药物临床试验的生物统计学指导原则》"二、临床试验的总体考虑"规定，（一）临床研发规划。创新药物的临床研发一般由Ⅰ期临床试验开始，进入Ⅱ期概念验证试验和剂量探索试验，然后是Ⅲ期确证试验。

41. 根据设盲程度的不同，盲法可分为（　）

A. 全盲　B. 双盲

C. 单盲　D. 开放

E. 半盲

答案与解析：BCD。《药物临床试验的生物统计学指导原则》"二、临床试验的总体考虑"规定，（四）偏倚的控制。2. 盲法：根据设盲程度的不同，盲法分为双盲、单盲和非盲（开放）。

42. 观察指标能反映临床试验中药物的（　）

A. 客观性　B. 有效性

C. 安全性　D. 可靠性

E. 完整性

答案与解析：BC。《药物临床试验的生物统计学指导原则》"二、临床试验的总体考虑"规定，（三）观察指标。观察指标是指能反映临床试验中药物有效性和安全性的观察项目。

43. 一般情况下，临床试验的分析数据集包括（　）

A. 全分析集　B. 符合方案集

C. 安全集　D. 缺失集

E. 补充集

答案与解析：ABC。《药物临床试验数据管理与统计分析的计划和报告指导原则》"三、统计分析的计划和报告"规定，（二）统计分析计划的基本内容。3. 分析数据集：临床试验的分析数据集一般包括 ITT/全分析集、符合方案集、安全性数据集。

44. 独立数据监察委员会（IDMC）具有（ ）

A. 多学科性　B. 可靠性

C. 独立性　D. 保密性

E. 自主性

答案与解析：ACD。《药物临床试验的生物统计学指导原则》“四、试验进行中的基本考虑”规定，（四）独立数据监察委员会（IDMC）具有以下三个特点：多学科性、独立性与保密性。

45. 临床试验中比较的类型，按统计学中的假设检验可分为（ ）

A. 优效性检验　B. 一致性检验

C. 等效性检验　D. 非劣效性检验

E. 差异性检验

答案与解析：ACD。《药物临床试验的生物统计学指导原则》“三、统计分析的计划和报告”规定，（三）比较的类型。临床试验中比较的类型，按统计学中的假设检验可分为优效性检验、等效性检验和非劣效性检验。

46. 应作为药物注册上市的申请材料提交给监管部门的是（ ）

A. 数据管理计划

B. 数据管理总结报告

C. 数据测试计划

D. 统计分析计划

E. 统计分析报告

答案与解析：ABDE。《药物临床试验的生物统计学指导原则》规定，药物注册上市的申请材料包括，数据管理计划和总结报告应作为药物注册上市的申请材料之一提交给监管部门，统计分析报告与统计分析计划一起作为、药物注册上市的申请材料之一提交给监管部门用于对临床试验结果的评价。

47. 应从（ ）方面判断离群值问题

A. 医学　B. 统计学

C. 临床监察　D. 伦理

E. 实际操作

答案与解析：AB。《药物临床试验的生物统计学指导原则》“六、统计分析和报告”规定，（三）缺失值及离群值。离群值问题的处理，应当从医学和统计学专业两方面去判断，尤其应当从医学专业知识判断。

48. 数据管理的目的是确保数据（ ）

A. 完美　B. 可靠

C. 完整　D. 客观

E. 准确

答案与解析：BCE。《药物临床试验的生物统计学指导原则》“五、试验的数据管理”规定，数据管理的目的是确保数据的可靠、完整和准确。

49. 采用疗效/安全性公认的已上市器械或标准治疗方法进行对照的医疗器械临床试验，可根据试验目的选择（ ）

A. 优效性检验　B. 等效性检验

C. 非劣效性检验　D. 差异性试验

答案与解析：ABC。《医疗器械临床试验设计指导原则》“一、医疗器械临床试验目的”规定，采用阳性对照的临床试验的比较类型可选择优效性检验、等效性检验、非劣效性检验。

50. 确定样本量的相关要素一般包括（ ）

A. 临床试验的设计类型

B. 主要评价指标的相关参数

C. Ⅰ类和Ⅱ类错误率

D. 预期的受试者脱落率

答案与解析：ABCD。《医疗器械临床试验设计指导原则》“六、样本量估算”规定，确定样本量的相关要素一般包括临床试验的设计类型和比较类型、主要评价指标的类型和定义、主要评价指标有临床实际意义的界值、主要评价指标的相关参数（如预期有效率、均值、标准差等）、Ⅰ类和Ⅱ类错误率，预期的受试者脱落和方案违背的比例等。

51. 单组试验与平行对照试验相比，单组试验

的固有偏倚是非同期对照偏倚，由于时间上的不同步，可能引起（ ）

A. 选择偏倚　　B. 混杂偏倚

C. 测量偏倚　　D. 评价偏倚

答案与解析：ABCD。《医疗器械临床试验设计指导原则》“二、临床试验设计的基本类型和特点”规定，（四）单组设计。与平行对照试验相比，单组试验的固有偏倚是非同期对照偏倚，由于时间上的不同步，可能引起选择偏倚、混杂偏倚、测量偏倚和评价偏倚等，应审慎选择。

52. 医疗器械临床试验单组设计的目标值是指专业领域内公认的某类医疗器械的有效性/安全性评价指标所应达到的最低标准，目标值包括（ ）

A. 客观性能标准　B. 性能目标

C. 准确性指标　　D. 一致性指标

答案与解析：AB。《医疗器械临床试验设计指导原则》“二、临床试验设计的基本类型和特点”规定，（四）单组设计。1. 与目标值比较：目标值是专业领域内公认的某类医疗器械的有效性/安全性评价指标所应达到的最低标准，包括客观性能标准和性能目标两种。

53. 医疗器械临床试验中，是否可采用替代指标作为临床试验的主要评价指标取决于（ ）

A. 替代指标与临床结果的生物学相关性

B. 替代指标对临床结果判断价值的流行病学证据

C. 替代指标在临床研究过程中容易获得

D. 从临床试验中获得的有关试验器械对替代指标的影响程度与试验器械对临床试验结果的影响程度相一致的证据

答案与解析：ABD。《医疗器械临床试验设计指导原则》“四、评价指标”规定，（三）替代指标。是否可采用替代指标作为临床试验的主要评价指标取决于：①替代指标与临床结果的生物学相关性；②替代指标对临床结果判断价值的流行病学证据；③从临床试验中获得的有关试验器械对替代指标的影响程度与试验器械对临床试验结果的影响程度相一致的证据。

54. 由于器械的固有特征可能影响其临床试验设计，所以在进行器械临床试验设计时，需考虑（ ）

A. 器械的工作原理

B. 使用者技术水平和培训

C. 学习曲线

D. 人为因素

答案与解析：ABCD。《医疗器械临床试验设计指导原则》“七、临床试验设计需考虑的其他因素”规定，进行器械临床试验设计时，需对以下因素予以考虑：器械工作原理、使用者技术水平和培训、学习曲线、人为因素。

55. 通过构建主要评价指标组间差异置信区间的方法达到假设检验的目的，将置信区间的上限和/或下限与事先制定的界值进行比较，以做出临床试验结论，以下描述正确的是（ ）

A. 对于高优指标的非劣效性试验，若置信区间下限大于 $-\Delta$（非劣效界值），可做出临床非劣效结论

B. 对于优效性试验（高优指标），若置信区间下限大于 Δ（优效界值），可做出临床优效结论

C. 对于等效性试验，若置信区间的下限和上限在（$-\Delta$，Δ）（等效界值的劣侧和优侧）范围内，可做出临床等效结论

D. 对于低优指标的非劣效性试验，若置信区间下限大于 $-\Delta$（非劣效界值），可做出临床非劣效结论

答案与解析：ABC。《医疗器械临床试验设计指导原则》“八、统计分析”规定，（三）统计分析方法。2. 假设检验和区间估计：通过构建主要评价指标组间差异置信区间的方法做出临床试验结论时，对于高优指标的非劣效性试验，若置信区间下限大于 $-\Delta$（非劣效

界值），可做出临床非劣效结论。对于优效性试验，若置信区间下限大于Δ（优效界值），可做出临床优效结论。对于等效性试验，若置信区间的下限和上限在（－Δ，Δ）（等效界值的劣侧和优侧）范围内，可做出临床等效结论。

三、是非题

1. 对单组设计的医疗器械临床试验结果进行统计分析时，仅需要计算主要评价指标的点估计值，并将其与目标值进行比较。

答案与解析：错。《医疗器械临床试验设计指导原则》“二、临床试验设计的基本类型和特点”规定，（四）单组设计。1. 与目标值比较的单组设计需事先指定主要评价指标有临床意义的目标值，通过考察单组临床试验主要评价指标的结果是否在指定的目标值范围内，从而评价试验器械有效性/安全性。

2. 一般情况下，医疗器械临床试验的主要评价指标仅为一个。当一个主要评价指标不足以反映试验器械的疗效或安全性时，可采用两个或多个主要评价指标。

答案与解析：对。《医疗器械临床试验设计指导原则》“四、评价指标”规定，（一）主要评价指标和次要评价指标。一般情况下，医疗器械临床试验的主要评价指标仅为一个，用于评价产品的疗效或安全性。当一个主要评价指标不足以反映试验器械的疗效或安全性时，可采用两个或多个主要评价指标。

3. 等效或非劣效界值是指试验器械与对照器械之间的差异不具有临床实际意义的最大值。

答案与解析：对。《医疗器械临床试验设计指导原则》“五、比较类型和检验假设”规定，（二）界值。等效或非劣效界值是指试验器械与对照器械之间的差异不具有临床实际意义的最大值。

4. 对于诊断器械，对照需采用诊断金标准方法或已上市同类产品。

答案与解析：对。《医疗器械临床试验设计指导原则》“二、临床试验设计的基本类型和特点”规定，（一）平行对照设计。对于诊断器械，对照需采用诊断金标准方法或已上市同类产品。

5. 在进行医疗器械临床试验统计分析时，建议直接排除有缺失数据的受试者。

答案与解析：错。《医疗器械临床试验设计指导原则》“八、统计分析”规定，（二）缺失值和离群值。进行医疗器械临床试验统计分析时，不建议在统计分析中直接排除有缺失数据的受试者，因为该处理方式可能破坏入组的随机性、破坏受试人群的代表性、降低研究的把握度、增加Ⅰ类错误率。

6. 真实世界研究类型大致分为非干预性研究和干预性研究。

答案与解析：对。《真实世界证据支持药物研发与审评的指导原则》“二、真实世界研究的相关定义”规定，真实世界研究的类型大致分为非干预性（观察性）研究和干预性研究。

7. 并非所有的真实世界数据经分析后都能成为真实世界证据，只有满足适用性的真实世界数据才有可能产生真实世界证据。

答案与解析：对。《真实世界证据支持药物研发与审评的指导原则》“二、真实世界研究的相关定义”规定，（一）真实世界数据是指来源于日常所收集的各种与患者健康状况和/或诊疗及保健有关的数据。并非所有的真实世界数据经分析后都能成为真实世界证据，只有满足适用性的真实世界数据才有可能产生真实世界证据。

8. 真实世界数据的适用性主要通过数据可溯源性和可靠性进行评估。

答案与解析：错。《真实世界证据支持药物研发与审评的指导原则》“二、真实世界研究的相关定义”规定，（二）真实世界数据的适用性主要通过数据相关性和可靠性进行评估。

9. 评价真实世界证据应依从两个主要原则：真实世界证据是否可以支持需要回答的临床

问题；已有的真实世界数据是否可以通过科学的研究设计、严谨的组织实施及合理的统计分析得到所需的真实世界证据。

答案与解析：对。《真实世界证据支持药物研发与审评的指导原则》“五、真实世界证据的评价”规定，评价真实世界证据应依从两个主要原则：真实世界证据是否可以支持需要回答的临床问题；已有的真实世界数据是否可以通过科学的研究设计、严谨的组织实施及合理的统计分析得到所需的真实世界证据。

10. 与产生真实世界证据相关的研究设计、假设以及具体定义，可以在事后进行补充。

答案与解析：错。《真实世界证据支持药物研发与审评的指导原则》“五、真实世界证据的评价”规定，（二）需要特别注意的是，所有与产生真实世界证据相关的研究设计、假设以及具体定义，均应事先在研究方案中明确阐述。

11. 平均生物等效性方法只比较药代动力学参数的平均水平。

答案与解析：对。《生物等效性研究的设计学指导原则》“一、概述”规定，平均生物等效性方法只比较药代动力学参数的平均水平，未考虑个体内变异及个体与制剂的交互作用引起的变异。

12. 生物等效性研究可采用平行组设计或者析因设计。

答案与解析：错。《生物等效性研究的设计学指导原则》“二、研究设计”规定，（一）总体设计考虑。生物等效性研究可采用交叉设计或者平行组设计。

13. 半衰期较长药物的 BE 研究可选用平行组设计。

答案与解析：对。《生物等效性研究的统计学指导原则》“二、研究设计”规定，（一）总体设计考虑。2. 平行组设计：生物等效性研究在某些特定情况下（例如半衰期较长的药物），也可以使用平行组设计。

14. 数据管理计划应在试验方案确定之后、第一位受试者筛选之前定稿，经批准后方可执行，一经批准不能更改。

答案与解析：错。《药物临床试验数据管理与统计分析的计划和报告指导原则》“二、数据管理的计划和报告”规定，（一）一般考虑。数据管理计划应在试验方案确定之后、第一位受试者筛选之前定稿，经批准后方可执行。通常数据管理计划需要根据实际操作及时更新与修订。

15. 临床试验数据流程应包含临床试验中所有类型数据的生成、采集、传输、导入、导出、存档等的位置、负责单位/人、期限等。

答案与解析：对。《药物临床试验数据管理与统计分析的计划和报告指导原则》“二、数据管理的计划和报告”规定，（二）数据管理计划的基本内容。数据流程应包含临床试验中所有类型数据的生成、采集、传输、导入、导出、存档等的位置、负责单位/人、期限等。

16. 在确证性试验中，只有统计分析计划中事先规定的统计分析内容才可以作为确证性试验的证据。

答案与解析：对。《药物临床试验的生物统计学指导原则》“六、统计分析和报告”规定，（五）统计分析方法。2. 参数估计、置信区间和假设检验：在确证性试验中，只有方案或统计分析计划中事先规定的统计分析才可以作为确证性证据的依据，而其他的分析只能视作探索性的。

17. 期中分析是指在正式完成临床试验前，按事先制订的分析计划，对处理组间的有效性和安全性进行比较的分析。

答案与解析：对。《药物临床试验的生物统计学指导原则》“四、试验进行中的基本考虑”规定，（三）期中分析是指在正式完成临床试验前，按事先制订的分析计划，对处理组间的有效性和安全性进行比较的分析。

18. 数据库的设计通常按既定的注释 CRF 和/或数据库设计说明执行，建立逻辑核查，经用户接受测试合格后方可上线使用。

答案与解析：对。《药物临床试验数据管理与统计分析的计划和报告指导原则》"二、数据管理的计划和报告"规定，（二）数据管理计划的基本内容。4. 数据管理步骤与任务：数据库的设计通常按既定的注释 CRF 或数据库设计说明执行，建立逻辑核查，经用户接受测试合格后方可上线使用。

19. 所有体外诊断试剂临床试验都必须获得受试者知情同意。

答案与解析：错。《体外诊断试剂临床试验技术指导原则》"二、基本原则"规定，（一）基本要求。伦理审批中，对于例外情况，如客观上不可能获得受试者的知情同意或该临床试验对受试者几乎没有风险，可经伦理委员会审查和批准后免于受试者的知情同意。

20. 体外诊断试剂临床试验病例组应选择症状典型的病例。

答案与解析：错。《体外诊断试剂临床试验技术指导原则》"三、设计原则"规定，（二）试验方法。1.3 受试者的选择：受试者病例组是用"金标准"确定为有某病的病例组。应包括该病种不同病例，如症状典型和非典型的。

21. 体外诊断试剂变更申请涉及的产品临床试验，对比试验可选择变更前产品作为对照。

答案与解析：对。《体外诊断试剂临床试验技术指导原则》"三、设计原则"规定，（二）试验方法。3. 关于变更申请中涉及的产品临床试验方法：根据变更情况可能对产品性能带来的影响，采用变更后产品与变更前产品或者已上市同类产品进行对比试验，证明变更后产品与对比试验产品等效。

22. 采用客观测量指标的体外诊断试剂临床试验可以不实行盲法。

答案与解析：错。《体外诊断试剂临床试验技术指导原则》"三、设计原则"规定，（二）试验方法。1.4 同步盲法试验：在试验操作的全过程和判定试验结果时，采用盲法（尽可能用双盲法）是保证临床试验结果真实可靠的关键。

23. 体外诊断试剂临床试验将受试者分为病例组与对照组分别接受一种处理。

答案与解析：错。《体外诊断试剂临床试验技术指导原则》"三、设计原则"规定，（二）试验方法。1.1 对于新研制体外诊断试剂而言，选择适当的受试者，采用试验用体外诊断试剂与诊断该疾病的"金标准"进行盲法同步比较。

24. 临床试验机构不具备与试验用体外诊断试剂相适应的仪器设备，可委托有资质的第三方开展临床试验。

答案与解析：错。《体外诊断试剂临床试验技术指导原则（征求意见稿）》"五、其他"规定，临床试验机构不具备与试验用体外诊断试剂相适应的仪器设备时，临床试验机构可将此部分测试委托给专门的测序机构、具备一定检测资质的实验室进行检测，并对检测结果进行认可。

25. 用于预后判断等用途的体外诊断试剂临床试验，必须对受试者进行跟踪研究。

答案与解析：对。《体外诊断试剂临床试验技术指导原则》"三、设计原则"规定，（二）试验方法。1.1 试验方法对用于早期诊断、疗效监测、预后判断等用途的体外诊断试剂，在进行与"金标准"的比较研究的同时，还必须对受试者进行跟踪研究。

26. 经"金标准"确定的病例组与对照组中的受试者样本应同步接受试验用体外诊断试剂的检测。

答案与解析：对。《体外诊断试剂临床试验技术指导原则》"三、设计原则"规定，（二）试验方法。1.4 同步盲法试验：体外诊断试剂临床试验研究中经"金标准"确定的病例组与对照组中的受试者样本同步接受试验用体外诊断试剂的检测。

27. 进口注册的体外诊断试剂，应根据目标人群开展针对性的临床试验。

答案与解析：对。《体外诊断试剂临床试验技术指导原则》“三、设计原则”规定，（二）试验方法。4. 关于进口注册产品临床试验方法：对于进口注册产品，由于目标人群种属和地域的改变，可能影响产品的某些主要技术指标和有效性。申请人或临床研究者应考虑不同国家或者地区的流行病学背景、不同病种的特性、不同种属人群所适用的阳性判断值或者参考区间等诸多因素，在中国境内进行具有针对性的临床试验。

28. 体外诊断试剂临床试验设计需遵循随机分组的原则。

答案与解析：错。《体外诊断试剂临床试验技术指导原则》“三、设计原则”规定，（二）试验方法。1.3 受试者的选择：受试者应包括两组：一组是用“金标准”确定为有某病的病例组，另一组是经“金标准”确定或有临床证据证实无该病的患者或正常人群，作为对照组。

29. 无病生存期的定义为患者从随机分组至肿瘤复发或由任意原因引起死亡的时间。

答案与解析：对。《抗肿瘤药物临床试验终点技术指导原则》“二、关于临床试验终点的一般性考虑”规定，（二）基于肿瘤测量的临床试验终点。1. 无病生存期（DFS）通常定义为患者从随机分组开始到出现肿瘤复发或由任何原因引起死亡之间的时间。

30. 总生存期的定位为从随机化到肿瘤导致死亡的时间。

答案与解析：错。《抗肿瘤药物临床试验终点技术指导原则》“二、关于临床试验终点的一般性考虑”规定，（一）总生存期。总生存期定义为从随机化开始到因各种原因导致病人死亡之间的时间，且是按意向治疗人群（ITT）计算。

31. 治疗失败时间是一个复合终点指标。

答案与解析：对。《抗肿瘤药物临床试验终点技术指导原则》“二、关于临床试验终点的一般性考虑”规定，（二）基于肿瘤测量的临床试验终点。4. 治疗失败时间（TTF）是一个复合的终点指标，即从随机化开始到无论何种原因（包括疾病进展、治疗毒性和死亡）导致治疗终止之间的时间。

32. 非劣效界值可以超出阳性对照药绝对疗效的范围。

答案与解析：错。《抗肿瘤药物临床试验终点技术指导原则》“三、临床试验设计考虑”规定，（二）非劣效性研究。非劣效性界值是指疗效的降低必须在临床可接受的范围内，且不得超出阳性对照药的效果。

33. 临床试验中所需的样本量应具有足够大的统计学检验把握度。

答案与解析：对。《药物临床试验的生物统计学指导原则》“三、临床试验设计考虑”规定，（四）样本量。临床试验中所需的样本量应具有足够大的统计学检验把握度，以确保对所提出的问题给予一个可靠的回答，同时也应综合考虑监管部门对样本量的最低要求。

34. 在确证性试验中，只有方案或统计分析计划中事先规定的统计分析才可以作为确证性证据的依据，而其他的分析只能视作探索性的。

答案与解析：对。《药物临床试验的生物统计学指导原则》“六、统计分析和报告”规定，（五）统计分析方法。2. 参数估计、置信区间和假设检验：在确证性试验中，只有方案或统计分析计划中事先规定的统计分析才可以作为确证性证据的依据，而其他的分析只能视作探索性的。

35. 多中心试验可遵循不同的试验方案在统一的组织领导下完成整个试验。

答案与解析：错。《药物临床试验的生物统计学指导原则》“三、统计分析的计划和报告”规定，（二）多中心试验必须遵循同一个试验方案在统一的组织领导下完成整个试验。

36. 在药物临床试验中，有效期中分析若得到 $P\leqslant 0.05$ 的结果，即可以认为试验药物有效，进而提前终止试验。

答案与解析：错。《药物临床试验的生物统计学指导原则》“六、统计分析和报告”规定，（五）统计分析方法。6. 多重性问题：期中分析属于多重性问题，会导致Ⅰ类错误概率增加。因而需对检验水准进行校正。

37. 多重性问题是指在临床试验中，由于存在多个主要指标、多个比较组、多个时间点的比较、期中分析、亚组分析、多个分析集等情况，进行多次假设检验而导致Ⅱ类错误概率增加的现象。

答案与解析：错。《药物临床试验的生物统计学指导原则》“六、统计分析和报告”规定，（五）统计分析方法。6. 多重性问题：多重性问题是指在临床试验中，由于存在多个主要指标、多个比较组、多个时间点的比较、期中分析、亚组分析、多个分析集等情况，进行多次假设检验而导致Ⅰ类错误概率增加的现象。

38. 选择替代指标为主要评价指标，可以缩短临床试验期限。在临床试验中应尽可能选择替代指标。

答案与解析：错。《药物临床试验的生物统计学指导原则》“二、临床试验的总体考虑”规定，（三）观察指标。4. 替代指标：选择替代指标为主要指标，可以缩短临床试验期限，但也存在一定的风险，尤其是“新”替代指标，一般不选择为主要评价指标。

3 第三部分 实操类试题

一、临床试验基础知识相关试题

一、单选题

1. 研究者需要了解关于试验药物的作用机制、剂量、治疗方案以及风险受益比的问题时，最合适研究者参考的是（ ）

A. Ⅰ期临床试验报告

B. 研究者手册

C. 知情同意书

D. 试验方案

答案与解析： B。2020 年版《药物临床试验质量管理规范》（GCP）第七十三条规定，其内容包括试验药物的化学、药学、毒理学、药理学和临床的资料和数据。包括临床试验的给药剂量、给药次数、给药间隔时间、给药方式等。

2. 按试验方案要求设计的文件，向申办者报告的记录受试者相关信息的纸质或者电子文件，是指（ ）

A. 临床试验总结报告　　B. 研究者手册

C. 病例报告表　　D. 试验方案

答案与解析： C。2020 年版药物 GCP 第十一条规定，（二十二）病例报告表，指按照试验方案要求设计，向申办者报告的记录受试者相关信息的纸质或者电子文件。

3. 在设盲临床试验的方案中，不必要的规定是（ ）

A. 随机编码的建立规定

B. 随机编码的保存规定

C. 随机编码揭盲的程序

D. 紧急情况下必须申办者同意才能揭盲的规定

答案与解析： D。2020 年版药物 GCP 第六十一条（八）规定了盲底保存和揭盲的程序。

4. 以下有关临床试验方案，不适用的规定是（ ）

A. 对保证试验结果可靠的关键数据作出规定

B. 对试验结果作出规定

C. 对中止或暂停临床试验作出规定

D. 对试验用药品管理作出规定

答案与解析： B。2020 年版药物 GCP 第六十一条规定，试验设计通常包括的内容，临床试验的结果是未知的。

5. 临床试验中用于数据收集文件是（ ）

A. 知情同意书　　B. 研究者手册

C. 病例报告表　　D. 试验方案

答案与解析： C。2020 年版药物 GCP 第十一条规定，（二十二）病例报告表，指按照试验方案要求设计，向申办者报告的记录受试者相关信息的纸质或者电子文件。

6. （ ）是指评估临床试验实施和数据质量的文件，用于证明研究者、申办者和监查员在临床试验过程中遵守了 GCP 和相关药物临床试验的法律法规要求

A. 试验方案

B. 临床试验必备文件

C. 临床试验总结报告

D. 统计报告

答案与解析： B。2020 年版药物 GCP 第七十八条规定，临床试验必备文件是指评估临床试验实施和数据质量的文件，用于证明研究

者、申办者和监查员在临床试验过程中遵守了本规范和相关药物临床试验的法律法规要求。

7. 关于知情同意书内容的要求，以下说法不正确的是（　）

A. 必须写明试验目的

B. 必须使用受试者能理解的语言

C. 不必告知受试者可能被分配到试验的不同组别

D. 必须写明可能的风险和受益

答案与解析：C。2020 年版药物 GCP 第二十四条规定了知情同意书和提供给受试者的其他书面资料应包括的内容。

8. 以下不属于知情同意书必需内容的是（　）

A. 试验目的

B. 受试者可能的受益和可能发生的风险

C. 研究者的专业资格和经验

D. 说明可能被分配到不同组别

答案与解析：C。2020 年版药物 GCP 第二十四条规定了知情同意书的内容。

9. 知情同意书不应该包括（　）

A. 参加试验受试者的大约人数

B. 受试者的义务

C. 试验治疗和随机分配至各组的可能性

D. 药物上市后的，申办者股东的收益分配

答案与解析：D。2020 年版药物 GCP 第二十四条规定了知情同意书的内容。

10. 为了有效地实施和完成临床试验，对每一个工作环节、每一个具体操作步骤而制定的标准且详细的书面规程是（　）

A. 年度报告

B. 标准操作规程（SOP）

C. 研究者手册

D. 试验方案

答案与解析：B。2020 年版药物 GCP 第十一条（二十三）规定了详细内容。

11. 在药物临床试验的过程中，不是必须做到的是（　）

A. 保障受试者的权益

B. 保障试验的科学性

C. 保障受试者疾病治愈

D. 保障试验的可靠性

答案与解析：C。2020 年版药物 GCP 第一条规定，为保证药物临床试验过程规范，数据和结果的科学、真实、可靠，保护受试者的权益和安全，制定本规范。

12. （　）指药品监督管理部门对临床试验的有关文件、设备、记录和其他方面进行审核检查

A. 监查　　B. 检查

C. 稽查　　D. 质控

答案与解析：B。2020 年版药物 GCP 第十一条规定，（十八）检查，指药品监督管理部门对临床试验的有关文件、设施、记录和其他方面进行审核检查的行为，检查可以在试验现场、申办者或者合同研究组织所在地，以及药品监督管理部门认为必要的其他场所进行。

13. 根据 GCP，以下对中心化监查的理解不正确的是（　）

A. 使用统计学方法分析，发现同一中心内和不同中心间的数据趋势，如数据的范围、一致性

B. 中心化监查可不用书写报告

C. 有助于选择监查现场和监查程序

D. 汇总不同的临床试验机构采集的数据进行远程评估

答案与解析：B。2020 年版药物 GCP 第四十九条规定，（七）中心化监查中应用统计分析可确定数据的趋势，包括不同的临床试验机构内部和临床试验机构间的数据范围及一致性，并能分析数据的特点和质量，有助于选择监查现场和监查程序。

14. 以下不需要进行临床试验的医疗器械是（　）

A. 弹力绷带　　B. 医用脱脂纱布

C. 心电诊断仪器　D. 人工晶体

答案与解析：A。《医疗器械注册管理办法》第二十二条规定，办理第一类医疗器械备案，不需进行临床试验。申请第二类、第三类医疗器械注册，应当进行临床试验。BC 选项属于二类，D 选项属于三类。

15. 电子数据系统为保证各个用户的设置、安装和使用操作的规范和一致而建立的书面流程要求，也被称作（　）

A. 研究合同　　B. 病例报告表

C. 标准操作规程　D. 知情同意书

答案与解析：C。2020 年版药物 GCP 第十一条规定，（二十三）标准操作规程，指为保证某项特定操作的一致性而制定的详细的书面要求。

16. 试验中预期风险的可能性和程度不大于日常生活，或进行常规体格检查或心理测试的风险，称为（　）

A. 最小风险

B. 低风险

C. 试验风险大于试验收益

D. 试验收益大于试验风险

答案与解析：A。药物临床试验伦理审查工作指导原则术语表最小风险（Minimal Risk）：指试验中预期风险的可能性和程度不大于日常生活，或进行常规体格检查或心理测试的风险。

17. PI 张某接收到申办方的邮件："昨日接到 CDE 发出的通知，下月监管部门将对本中心 ASA2020 项目进行审核检查……" 监管部门的这一行为被称为（　）

A. 检查　　B. 质控

C. 监查　　D. 稽查

答案与解析：A。2020 年版药物 GCP 第十一条规定，（十八）检查，指药品监督管理部门对临床试验的有关文件、设施、记录和其他方面进行审核检查的行为，检查可以在试验现场、申办者或者合同研究组织所在地，以及药品监督管理部门认为必要的其他场所进行。

18. 预先设定质量风险的容忍度时，应当考虑变量的（　）特点及统计设计，以鉴别影响受试者安全和数据可靠的系统性问题

A. 医学和伦理学

B. 医学和统计学

C. 伦理学和统计学

D. 医学、伦理学和统计学

答案与解析：B。2020 年版药物 GCP 第三十一条规定，（四）预先设定质量风险的容忍度时，应当考虑变量的医学和统计学特点及统计设计，以鉴别影响受试者安全和数据可靠的系统性问题。

19. 以下可成为开展临床试验充分理由的是（　）

A. 试验要解决某个明确的，有社会价值的问题

B. 预期受益超过风险

C. 临床试验方法符合科学和伦理标准

D. 以上均是

答案与解析：D。2020 年版药物 GCP 第三条规定，药物临床试验应当符合《世界医学大会赫尔辛基宣言》原则及相关伦理要求，受试者的权益和安全是考虑的首要因素，优先于对科学和社会的获益。伦理审查与知情同意是保障受试者权益的重要措施。第四条规定，药物临床试验应当有充分的科学依据。临床试验应当权衡受试者和社会的预期风险和获益，只有当预期的获益大于风险时，方可实施或者继续临床试验。

20. 以下属于药物临床试验机构必要条件的是（　）

A. 必须是综合性医院

B. 必须是三级甲等医院

C. 必须是大学附属医院

D. 开展药物临床试验的专业具有与承担

药物临床试验相适应的床位数和/或门急诊量

答案与解析： D。《药物临床试验机构管理规定》的备案条件。

21. 关于临床试验设盲，以下说法不正确的是（　）
    A. 设盲，指临床试验中使一方或者多方不知道受试者治疗分配的程序
    B. 单盲一般指研究者知道，受试者不知道治疗分配的组别
    C. 如果试验用药品无法做到双盲，则只能进行单盲设计
    D. 双盲一般指受试者、研究者、监查员以及数据分析人员均不知道治疗分配

答案与解析： C。2020年版药物GCP第十一条规定，（三十八）设盲，指临床试验中使一方或者多方不知道受试者治疗分配的程序。单盲一般指受试者不知道，双盲一般指受试者、研究者、监查员以及数据分析人员均不知道治疗分配。试验用药品无法保持盲态，设置非盲研究团队和盲态研究团队，以更客观地评价临床试验安全性有效性。

22. 临床试验的科学性和试验数据的可靠性，主要取决于（　）
    A. 监查　　B. 稽查
    C. 试验设计　　D. 质量管理体系

答案与解析： C。2020年版药物GCP第六十一条规定了详细内容。

23. 临床试验设计中，“受试者不知道，研究者知道分组信息”属于（　）
    A. 单盲　　B. 双盲
    C. 开放性　　D. 随机

答案与解析： A。2020年版药物GCP第十一条规定，（三十八）设盲，指临床试验中使一方或者多方不知道受试者治疗分配的程序。单盲一般指受试者不知道，双盲一般指受试者、研究者、监查员以及数据分析人员均不知道治疗分配。

24. 人工晶体、有创内窥镜、人工心脏瓣膜等有较高风险，需采取措施严格控制的医疗器械，属于（　）
    A. 第二类医疗器械
    B. 第四类医疗器械
    C. 第一类医疗器械
    D. 第三类医疗器械

答案与解析： D。《医疗器械注册管理办法》第二十四条规定，第三类医疗器械进行临床试验对人体具有较高风险的，应当经国家食品药品监督管理总局批准。需进行临床试验审批的第三类医疗器械目录由国家食品药品监督管理总局制定、调整并公布。

二、多选题

1. 关于开展一项以注册为目的的药物临床试验，以下说法正确的是（　）
    A. 向卫生行政部门递交申请即可实施
    B. 需向药政管理部门递交申请
    C. 需经伦理委员会批准后实施
    D. 需得到药政管理部门出具的临床试验批件

答案与解析： BC。临床试验实施条件：药品监督管理部门备案或许可，本院伦理委员会同意。

2. 某研究者在门诊大厅看到一则招募广告，项目名称为“随机、两周期、两序列、交叉、单剂量、单一中心，评估食物对QAT注射剂药代动力学特性影响试验”、需纳入健康的成年志愿者，对于该临床试验，以下理解正确的是（　）
    A. 这是一项Ⅱ期临床试验
    B. 该临床试验是在Ⅰ期临床试验研究室专业实施
    C. 该中心是一个二级甲等以上医疗机构
    D. 该临床试验实施地点应具有必要的抢救、监护仪器设备、紧急呼叫系统等，确保受试者发生突发事件时，能得到及时抢救

答案与解析： BD。从项目名称可获知该项目

属于Ⅰ期临床试验，A选项错误；新药Ⅰ期临床试验应当由三级医疗机构实施，C选项错误。《药物临床试验机构管理规定》第五条药规定，物临床试验机构应当具备的基本条件包括：（一）开展健康受试者的Ⅰ期药物临床试验、生物等效性试验应当为Ⅰ期临床试验研究室专业；（十一）具有防范和处理药物临床试验中突发事件的管理机制与措施。第十五条规定，新药Ⅰ期临床试验或者临床风险较高需要临床密切监测的药物临床试验，应当由三级医疗机构实施。

3. 根据现行法规，属于药物临床试验启动前的准备与必要条件的是（ ）

A. 试验方案及相关资料已获得伦理委员会的书面批准

B. 申办者与临床试验机构及研究者完成协议签署

C. 申办者已获得国家药监局对临床试验的许可或备案

D. 承接项目的科室已完成备案

答案与解析：ABCD。2020年版药物GCP第四十一条规定，临床试验开始前，申办者应当向药品监督管理部门提交相关的临床试验资料，并获得临床试验的许可或者完成备案。第十九条规定，研究者与伦理委员会的沟通包括：（一）临床试验实施前，研究者应当获得伦理委员会的书面同意；未获得伦理委员会书面同意前，不能筛选受试者。

4. GCP中规定，研究者手册应包括（ ）

A. 试验药物在人体内药代动力学信息

B. 试验药物的化学式、结构式和药学特性

C. 试验药物的贮存方法和使用方法

D. 试验药物在前期试验中得到的安全性、药效学信息

答案与解析：ABCD。2020年版药物GCP第七十三条规定，申办者提供的《研究者手册》是关于试验药物的药学、非临床和临床资料的汇编，其内容包括试验药物的化学、药学、毒理学、药理学和临床的资料和数据。

5. 肺癌化疗的临床试验方案中应该包含（ ）

A. 明确说明本试验受试者的入选和排除标准

B. 受试者可能接受的试验用药品名称、剂量等信息

C. 受试者筛选期需要做的检查

D. 评估受试者安全性的关键指标

答案与解析：ABCD。2020年版药物GCP第五十七条规定，试验方案通常包括基本信息、研究背景资料、试验目的、试验设计、实施方式（方法、内容、步骤）等内容。

6. 关于临床试验方案，以下说法不正确的是（ ）

A. 采用受试者可以理解的语言撰写

B. 必须获得伦理书面同意后方可使用

C. 研究者可根据临床经验调整方案中的治疗计划

D. 方案中应该包含相关的伦理学考量

答案与解析：AC。2020年版药物GCP第五条规定，试验方案应当清晰、详细、可操作。试验方案在获得伦理委员会同意后方可执行。第七十条规定，试验方案中通常包括该试验相关的伦理学问题的考虑。

7. 某单抗或安慰剂联合紫杉醇和铂类治疗鳞状细胞非小细胞肺癌的有效性和安全性的随机、双盲、Ⅲ期研究，其研究者手册可能包含（ ）

A. 试验药物某单抗的物理学、化学、药学特性和结构式

B. 试验药物某单抗的药理学、毒理学、药代动力学研究发现

C. 试验药物某单抗的前期临床研究数据

D. 试验药物某单抗动物实验的数据

答案与解析：ABCD。2020年版药物GCP第七十七条规定，研究者手册应当包括：（一）目录条目：保密性说明、签字页、目录、摘要、前言、试验药物的物理学、化学、药学特性和结构式、非临床研究（非临床药理学、动

物体内药代动力学、毒理学)、人体内作用(人体内的药代动力学、安全性和有效性、上市使用情况)、数据概要和研究者指南、注意事项、参考资料（已发表文献、报告，在每一章节末列出)。

8. 比较PD－L1单抗药物和标准化疗治疗PD－L1高表达的晚期非小细胞肺癌一线治疗的Ⅲ期研究，申办者撰写的方案包含（　）
   A. 主要研究目的
   B. 受试者访视计划
   C. 整个试验过程中的临床观察内容和实验室检查项目
   D. 受试者的选择和退出标准

答案与解析：ABCD。2020年版药物GCP第五十七条规定，试验方案通常包括基本信息、研究背景资料、试验目的、试验设计、实施方式（方法、内容、步骤）等内容。

9. 关于人类遗传资源，以下说法正确的是（　）
   A. 人类遗传资源包括人类遗传资源材料和人类遗传资源信息
   B. 含有人体基因组、基因等遗传物质的器官、组织、细胞等，属于人类遗传资源材料
   C. 利用人类遗传资源材料产生的数据等，属于人类遗传资源信息
   D. 临床试验中涉及的人类遗传资源只有血样的采集
   E. 采集、保藏、利用、对外提供我国人类遗传资源，应当符合伦理原则，并进行伦理审查

答案与解析：ABCE。《中华人民共和国人类遗传资源管理条例》第二条规定，本条例所称人类遗传资源包括人类遗传资源材料和人类遗传资源信息。人类遗传资源材料是指含有人体基因组、基因等遗传物质的器官、组织、细胞等遗传材料。人类遗传资源信息是指利用人类遗传资源材料产生的数据等信息资料。第九条规定，采集、保藏、利用、对外提供我国人类遗传资源，应当符合伦理原则，并按照国家有关规定进行伦理审查。

10. CRC小明准备接手一项乳腺癌的临床试验，通过学习该项目的方案，他可能会看到（　）
   A. 试验方案标题、编号、版本号和日期
   B. 该项目研究者费用支付计划
   C. 受试者的选择和退出标准
   D. 试验用药品的管理
   E. 临床和实验室检查的项目内容

答案与解析：ACDE。2020年版药物GCP第五十八条、第六十一条、第六十二条、第六十三条规定了详细内容。

11. CRC小明负责的临床试验接到了稽查通知，关于对稽查的理解，以下说法正确的是（　）
   A. 无须特意把稽查事项告知主要研究者
   B. 稽查员是申办者选定的独立于临床试验的人员，监查员不可兼任
   C. 申办者为评估临床试验的实施和对法律法规的依从性，可以在常规监查之外开展稽查
   D. 收到稽查通知后及时告知研究者，积极准备

答案与解析：BCD。2020年版药物GCP第五十二条规定了申办者开展稽查的条件。

12. 如有需要，可以要求伦理委员会提供伦理审查标准操作规程和伦理审查委员名单的人有（　）
   A. 研究者
   B. 申办者
   C. 其他临床试验机构的伦理委员会
   D. 招募公司

答案与解析：AB。2020年版药物GCP第十五条规定，研究者、申办者或者药品监督管理部门可以要求伦理委员会提供其标准操作规程和伦理审查委员名单。

13. 国际多中心临床试验，知情同意书和提供

给受试者的其他资料的内容，以下说法正确的是（　）

A. 全球计划入组多少例，在哪些国家同时进行该试验

B. 试验药物的不良反应和发生率

C. 试验持续的时间，以及受试者应该配合的检查等要求

D. 受试者需要承担的费用

答案与解析：ABCD。2020 年版药物 GCP 第二十四条规定，知情同意书和提供给受试者的其他资料应当包括：（五）受试者的义务；（七）试验可能致受试者的风险或者不便，尤其是存在影响胚胎、胎儿或者哺乳婴儿的风险时；（十二）受试者参加临床试验预期的花费；（十九）受试者参加试验的预期持续时间；（二十）参加该试验的预计受试者人数。

14. GCP 中说到，试验的获益大于风险时，试验方可开展或继续，在试验实施过程中，需持续关注并评估试验风险的是（　）

A. 中华药学会　B. 伦理委员会

C. 研究者　D. 申办者

答案与解析：BCD。2020 年版药物 GCP 第十二条规定，（十三）伦理委员会应当对正在实施的临床试验定期跟踪审查，审查的频率应当根据受试者的风险程度而定，但至少一年审查一次。第二十八条规定，（二）出现可能显著影响临床试验的实施或者增加受试者风险的情况，研究者应当尽快向申办者、伦理委员会和临床试验机构书面报告。第四十八条规定，（二）申办者提供的药物研发期间安全性更新报告应当包括临床试验风险与获益的评估，有关信息通报给所有参加临床试验的研究者及临床试验机构、伦理委员会。

15. 以下属于合同研究组织的有（　）

A. 与申办者签订合同，负责撰写试验方案的 A 公司

B. 与申办者签订合同，负责监查工作的 B 公司

C. 与研究者签订合同，负责协助研究者进行试验现场协调工作的 C 公司

D. 与申办者签订合同，负责运送试验用药品的物流公司

E. 与申办者签订合同，负责试验相关检查的中心实验室

答案与解析：ABCDE。2020 年版药物 GCP 第十一条规定，（八）合同研究组织，指通过签订合同授权，执行申办者或者研究者在临床试验中的某些职责和任务的单位。

16. 某临床试验的标题为“QAT 2020 药片治疗成人斑秃受试者的随机、双盲、安慰剂对照、多中心的Ⅱ期临床研究”。对于该项临床试验，以下说法正确的是（　）

A. 应采取质量控制手段，确保各中心实施临床试验的质量

B. 该临床试验是试验药 QAT 2020 治疗作用的初步评价阶段

C. 该临床试验是为后续Ⅲ期临床试验设计和给药剂量的确定提供依据

D. 该临床试验的对象包括患者及健康受试者

答案与解析：ABC。Ⅱ期临床试验是治疗作用初步评价阶段。其目的是初步评价药物对目标适应症患者的治疗作用和安全性，也包括为Ⅲ期临床试验研究设计和给药剂量方案的确定提供依据。

17. 中药民族药的研究者手册内容，除了常规研究者手册的内容外，还应当注明（　）

A. 组方理论依据　B. 筛选信息

C. 配伍　D. 功能和主治

E. 已有的人用药经验

答案与解析：ABCDE。2020 年版药物 GCP 第七十七条规定，（十七）中药民族药研究者手册的内容参考以上要求制定。还应当注明组方理论依据、筛选信息、配伍、功能、主治、已有的人用药经验、药材基原和产地等；来源于古代经典名方的中药复方制剂，注明其出处；相关药材及处方等资料。

三、是非题

1. 中途剔除的病例因未完成试验，影响数据统计分析，故可以不列入临床试验总结报告中。

答案与解析：错。临床试验总结报告应与临床试验实施一致。

2. 临床试验总结报告安全性、有效性数据应当与临床试验源数据一致。

答案与解析：对。2020 年版药物 GCP 第五十五条规定，临床试验总结报告应当全面、完整、准确反映临床试验结果，临床试验总结报告安全性、有效性数据应当与临床试验源数据一致。

3. 临床试验纳入的都是目标疾病人群。

答案与解析：错。非治疗临床试验原则上只能在患有试验药物适用的疾病或者状况的患者中实施。但疫苗试验没有目标疾病受试者。

4. 《药物临床试验质量管理规范》的目的之一是使更多的受试者愿意参加临床试验。

答案与解析：错。2020 年版药物 GCP 第一条规定，药物临床试验质量管理规范适用于为申请药品注册而进行的药物临床试验。药物临床试验的相关活动应当遵守本规范。

5. 《世界医学大会赫尔辛基宣言》的道德原则是公正、尊重人格、力求使受试者最大程度受益和尽可能避免伤害。

答案与解析：对。2020 年版药物 GCP 第三条规定，药物临床试验应当符合《世界医学大会赫尔辛基宣言》原则及相关伦理要求。

6. 试验方案由申办者设计撰写，在申办者和研究者签字并报告伦理委员会批准后才能实施。

答案与解析：对。

7. 临床试验方案的基本信息应包括试验方案标题、编号、版本号和日期。

答案与解析：对。2020 年版药物 GCP 第五十八条规定，（一）试验方案中基本信息一般包含：试验方案标题、编号、版本号和日期。

8. 临床试验方案不包括申办者医学专家的姓名和联系方式。

答案与解析：错。2020 年版药物 GCP 第五十八条规定，试验方案中基本信息包括：（四）申办者的医学专家姓名、职务、所在单位地址和电话。

9. 临床试验方案应包括对受试人群的已知和潜在的风险和获益。

答案与解析：对。2020 年版药物 GCP 第五十九条规定，（三）对受试人群的已知和潜在的风险和获益。

10. 临床试验方案应包括申办者的名称和地址。

答案与解析：对。2020 年版药物 GCP 第五十八条规定，（二）试验方案中基本信息一般包含：申办者的名称和地址。

11. 试验方案中需要说明减少或者控制偏倚所采取的措施，除非因为试验产品关系无法设盲。

答案与解析：错。2020 年版药物 GCP 第六十一条规定，（三）试验设计通常包括：减少或者控制偏倚所采取的措施，包括随机化和盲法的方法和过程。采用单盲或者开放性试验需要说明理由和控制偏倚的措施。

12. 临床试验方案中应根据研究者经验设计出要达到试验预期目的所需病例数。

答案与解析：错。2020 年版药物 GCP 第六十八条规定，（一）确定受试者样本量，并根据前期试验或者文献数据说明理由。试验样本量由统计学决定，而非研究者。

13. 临床试验方案中的设计应包括试验用药品的剂量、给药方案、试验用药品的剂型、包装、标签。

答案与解析：对。2020 年版药物 GCP 第六十一条规定，（四）试验设计通常包括：治疗方法、试验用药品的剂量、给药方案；试验用药品的剂型、包装、标签。

14. 试验方案中通常包括临床和实验室检查的项目内容。

答案与解析：对。2020 年版药物 GCP 第六十二条规定，试验方案中通常包括临床和实验室检查的项目内容。

15. 临床观察及实验室检查的项目和测定次数、随访步骤可根据试验情况而定，在临床试验方案中可不包括该项内容。

答案与解析：错。2020 年版药物 GCP 第六十二条规定了详细内容。

16. 临床试验方案中应包括评价试验结果采用的方法和必要时从总结报告中剔除病例的依据。

答案与解析：对。2020 年版药物 GCP 第六十六条规定，（二）详细描述有效性指标的评价、记录、分析方法和时间点。第六十八条规定，（六）用于统计分析的受试者数据集，包括所有参加随机化的受试者、所有服用过试验用药品的受试者、所有符合入选的受试者和可用于临床试验结果评价的受试者。

17. 临床试验总结报告的内容应只报告随机进入治疗组的完成病例数，而中途剔除的病例，因未完成试验不必进行分析。

答案与解析：错。2020 年版药物 GCP 第六十八条规定，（六）临床试验总结报告应与实际筛选受试者数量一致。第六十八条规定，（六）明确定义用于统计分析的受试者数据集，包括所有参加随机化的受试者、所有服用过试验用药品的受试者、所有符合入选的受试者和可用于临床试验结果评价的受试者。

18. 知情同意书应选用受试者和其监护人能够理解的语言和文字。

答案与解析：对。2020 年版药物 GCP 第二十三条规定，（五）知情同意书等提供给受试者的口头和书面资料均应当采用通俗易懂的语言和表达方式，使受试者或者其监护人、见证人易于理解。

19. 临床试验完成后，研究者应当向伦理委员会提供药品监督管理部门所需要的临床试验相关报告。

答案与解析：错。2020 年版药物 GCP 第二十八条规定，（三）临床试验完成后，研究者应当向临床试验机构报告；研究者应当向伦理委员会提供临床试验结果的摘要，向申办者提供药品监督管理部门所需要的临床试验相关报告。

20. 2020 年 8 月，申办者拟发起一项Ⅲ期糖尿病试验，在试验开展前，申办者必须获得国家药政管理部门和研究中心伦理委员会的批件。

答案与解析：错。《药品管理办法》第十九条规定，开展药物临床试验，应当按照国务院药品监督管理部门的规定如实报送研制方法、质量指标、药理及毒理试验结果等有关数据、资料和样品，经国务院药品监督管理部门批准。国务院药品监督管理部门应当自受理临床试验申请之日起六十个工作日内决定是否同意并通知临床试验申办者，逾期未通知的，视为同意。

21. 申办者在向 CDE 递交临床试验申请并受理六十个工作日，如果没有收到药品监督管理部门的质疑或否定意见，即可按照提交的方案开展药物临床试验。

答案与解析：对。《药品注册管理办法》第十九条规定，对药物临床试验申请应当自受理之日起六十日内决定是否同意开展，并通过药品审评中心网站通知申请人审批结果；逾期未通知的，视为同意，申请人可以按照提交的方案开展药物临床试验。

22. 在我国，心脏支架类研究产品可以无须做临床试验，直接递交注册申请。

答案与解析：错。医疗器械分类标准和方法，心脏支架属于三类医疗器械，需要国家医疗器械中心审评临床试验的开展。

23. 某血管内支架研究产品，无须开展临床试验，可直接向申办者所在地的省级药监局递交注册申请。

答案与解析：错。2014 年颁布的需进行临床试验审批的第三类医疗器械目录中的 8 大类，以及 2020 年的颁布的修订稿征求意见稿中的 6 大类，均包含血管内支架系统。

24. 医疗器械临床试验一共分为四期，分别是Ⅰ期、Ⅱ期、Ⅲ期、Ⅳ期临床试验。

答案与解析：错。医疗器械按风险分类，分为一类、二类、三类，药物临床试验按阶段分为Ⅰ、Ⅱ、Ⅲ、Ⅳ期。

25. 临床试验设计中，安慰剂组的设置是不伦理的。

答案与解析：错。2020 年版药物 GCP 第六十一条规定，（二）对照组选择的理由和试验设计的描述（如双盲、安慰剂对照、平行组设计），并对研究设计、流程和不同阶段以流程图形式表示。

二、 研究团队的职责相关试题

一、单选题

1. 关于研究者对临床试验方案的依从性，以下说法正确的是（ ）
   A. 研究者有权在试验过程中直接修改试验方案
   B. 临床试验开始后试验方案绝不能修改
   C. 试验中可根据受试者的要求修改试验方案
   D. 研究者除非为了消除对受试者的紧急危害，不得偏离试验方案

答案与解析：D。2020 年版药物 GCP 第二十条规定，（二）未经申办者和伦理委员会的同意，研究者不得修改或者偏离试验方案，但不包括为了及时消除对受试者的紧急危害。

2. 研究者在临床研究中承担的职责不包括（ ）
   A. 详细阅读和了解方案内容
   B. 试验中根据临床经验调整试验用药品剂量
   C. 严格按照方案和 GCP 进行试验
   D. 监督所授权人员的工作

答案与解析：B。2020 年版药物 GCP 第十六条规定了研究者和研究机构的资格和要求。

3. 以下不适宜授权给研究护士的工作是（ ）
   A. 协助研究者准备伦理批准的最新版知情同意书
   B. 协助研究者管理及维护研究者文件夹
   C. 协助研究者向伦理委员会定期递送安全性报告
   D. 主导知情同意过程

答案与解析：D。研究护士可以被授权做临床协调工作、抽血、输液等工作。

4. 在研究过程中收到实验室的正常值范围发生改变的通知，研究者应该（ ）
   A. 无须处理
   B. 更新实验室正常值范围，并将既往的正常值范围销毁
   C. 重新判断所有受试者的化验单
   D. 更新实验室正常值范围，并参考新的标准进行判断

答案与解析：D。2020 年版药物 GCP 第二十五条规定，（二）研究者应当确保所有临床试验数据是从临床试验的源文件和试验记录中获得的，是准确、完整、可读和及时的。研究者对更新临床试验正常值范围的正确处理。

5. 研究者得知受试者要求退出临床试验，以下做法正确的是（ ）
   A. 告知受试者既然参与临床试验，就不可中途退出，以免影响试验结果统计

B. 不必询问受试者退出临床试验的理由，因为这不重要

C. 在尊重受试者的前提下，尽量了解退出试验的真实原因并记录

D. 以上都错

答案与解析：C。2020年版药物GCP第十八条规定，研究者在尊重受试者个人权利的同时，应当尽量了解其退出理由。

6. 关于研究者为保证和提高临床试验质量可采取的措施，以下说法不正确的是（　）

A. 熟悉研究者手册等试验用药品相关的资料，掌握试验常见不良反应的处理方法

B. 熟悉方案的内容，严格按照方案实施临床试验

C. 将临床试验病历书写在个人电脑的WORD中，便于修改

D. 及时接受试验方案、研究者手册的培训，以及更新内容的培训

答案与解析：C。2020年版药物GCP第二十五条规定，以患者为受试者的临床试验，相关的医疗记录应当载入门诊或者住院病历系统。

7. 研究者在临床试验过程中应当遵守试验方案，凡涉及医学判断或临床决策应当由（　）作出

A. 临床监查员　B. 研究者

C. 申办者　D. 临床协调员

答案与解析：B。2020年版药物GCP第十八条规定，研究者应当给予受试者适合的医疗处理：（一）研究者为临床医生或者授权临床医生需要承担所有与临床试验有关的医学决策责任。

8. 以下不属于研究者职责的是（　）

A. 报告不良事件

B. 作出相应的医学决定

C. 提供试验用的对照药品

D. 填写病例报告表

答案与解析：C。2020年版药物GCP第四章规定了详细内容。

9. 研究者应当使用经（　）同意的最新版的知情同意书和其他提供给受试者的信息

A. 申办者

B. 伦理委员会

C. 独立的数据监查委员会

D. 临床试验机构

答案与解析：B。2020年版药物GCP第十九条规定，（一）临床试验实施前，研究者应当获得伦理委员会的书面同意；未获得伦理委员会书面同意前，不能筛选受试者。

10. 伦理委员会终止或者暂停已经同意的临床试验，研究者应当立即向（　）报告，并提供详细书面说明

A. 申办者和组长单位

B. 临床试验机构和卫生主管部门

C. 申办者和临床试验机构

D. 申办者和药物监管部门

答案与解析：C。2020年版药物GCP第二十七条规定，（三）伦理委员会终止或者暂停已经同意的临床试验，研究者应当立即向临床试验机构、申办者报告，并提供详细书面说明。

11. 出现可能显著影响临床试验的实施或者增加受试者风险的情况，研究者应当尽快向（　）书面报告

A. 申办者　B. 临床试验机构

C. 伦理委员会　D. 以上三个均需要

答案与解析：D。2020年版药物GCP第二十八条规定，（二）出现可能显著影响临床试验的实施或者增加受试者风险的情况，研究者应当尽快向申办者、伦理委员会和临床试验机构书面报告。

12. 研究者应该有足够的资源能够完成申办者委托的临床试验项目，足够的资源不包括（　）

A. 受试者的数量

B. 充足的时间

C. 充足的设备及合格的研究人员

D. 补偿或赔偿能力

答案与解析：D。2020 年版药物 GCP 第十六、第十七条规定了详细内容。

13. 以下不属于研究者应该及时报告伦理委员会事项的是（　）

A. 本院受试者的非严重的不良事件

B. 为消除受试者紧急危害的方案偏离或者修改

C. 可能对受试者安全或临床试验的实施产生不利影响的新信息

D. 显著增加受试者风险或影响试验实施的信息

答案与解析：A。2020 年版药物 GCP 第十二条规定，（十一）伦理委员会应当关注并明确要求研究者及时报告：临床试验实施中为消除对受试者紧急危害的试验方案的偏离或者修改；增加受试者风险或者显著影响临床试验实施的改变；所有可疑且非预期严重不良反应；可能对受试者的安全或者临床试验的实施产生不利影响的新信息。

14. 主要研究者对临床试验现场采集数据的真实性、完整性、规范性承担的职责，以下说法正确的是（　）

A. 不需承担责任

B. 承担最终法律责任

C. 承担间接法律责任

D. 承担直接法律责任

答案与解析：D。2020 年版药物 GCP 第十一条规定，（六）研究者，指实施临床试验并对临床试验质量及受试者权益和安全负责的试验现场的负责人。所以要对临床试验的承担直接法律责任。

15. 研究者王大锤第一次做药物临床试验，以下属于王大锤职责的是（　）

A. 任命合格的监查员

B. 为临床试验提供经济上的支持

C. 作出医疗决策

D. 保证试验用药品生产质量

答案与解析：C。2020 年版药物 GCP 第十八条规定，研究者应当给予受试者适合的医疗处理：（一）研究者为临床医生或者授权临床医生需要承担所有与临床试验有关的医学决策责任。ABD 选项是申办者的职责。

16. 研究者未与申办者商议而终止或者暂停临床试验，应当立即向（　）报告，并提供详细的书面说明

A. 申办者　　B. 临床试验机构

C. 伦理委员会　　D. 以上三个均需要

答案与解析：D。2020 年版药物 GCP 第二十七条规定，（一）研究者未与申办者商议而终止或者暂停临床试验，研究者应当立即向临床试验机构、申办者和伦理委员会报告，并提供详细的书面说明。

17. 某项目 2019 年 5 月 9 日拿到了 2.0 版方案和 2.0 版知情同意书的伦理批件，2020 年 7 月 17 日递交了 3.0 版更新的方案和 3.0 版知情同意书，正在等待伦理上会。某中心 2020 年 7 月 18 日有患者知情同意，研究者应该就（　）的内容进行知情同意

A. 2.0 版方案　　B. 3.0 版知情同意书

C. 3.0 版方案　　D. 2.0 版知情同意书

答案与解析：D。2020 年版药物 GCP 第二十三条规定，（一）研究者应当使用经伦理委员会同意的最新的知情同意书和其他提供给受试者的信息。如有必要，临床试验过程中的受试者应当再次签署知情同意书。

18. ××市人民医院胸外科是新备案的药物临床试验机构专业科室，科室主任张三想承接临床试验做 PI，不强制要求他满足的条件有（　）

A. 具备××市人民医院的执业资格

B. 具备临床试验所需的专业知识、培训经历和能力

C. 有权支配参与临床试验的人员，具有

使用临床试验所需医疗设施的权限

D. 承担该项临床试验的经济能力

答案与解析：D。2020 年版药物 GCP 第十六条规定，（一）具有在临床试验机构的执业资格；具备临床试验所需的专业知识、培训经历和能力。第十七条规定，（三）研究者在临床试验期间有权支配参与临床试验的人员，具有使用临床试验所需医疗设施的权限，正确、安全地实施临床试验。

19. 研究者王大锤承接了一项临床试验，作为该项目的 PI，王大锤不会涉及的工作内容有（ ）

A. 制备试验用药品

B. 与伦理委员会的沟通

C. 遵循方案进行随机和拆阅应急信件

D. 按要求报告严重不良事件

答案与解析：A。2020 年版药物 GCP 第四十四条规定，试验用药品的制备是申办者的职责。

20. 某项目 CRC 在处理血液样本时，误将不需要离心的血样一起放入离心机，离心后才发现操作失误，当时受试者已离开医院，以下做法最恰当的是（ ）

A. 丢弃该血样

B. 从其他试管中提取血液来弥补错误

C. 不做任何处理直接寄往中心实验室

D. 与中心实验室确认此种误操作是否影响检测结果，如中心实验室可进行检测，在采血表中注明该情况。如不可接受，请受试者返院重测

答案与解析：D。CRC 在处理血样标本的注意事项。

21. 启动会时 CRA 给研究者王大锤提供了一本试验方案，关于王大锤的职责，以下说法不正确的是（ ）

A. 详细阅读和熟悉方案内容

B. 与 CRA 确认这本方案是否为伦理批准的最新版本

C. 任何情况下，都要严格按照方案进行试验，不得偏离

D. 试验过程中对偏离试验方案，应当予以记录和解释

答案与解析：C。2020 年版药物 GCP 第二十条规定，（四）为了消除对受试者的紧急危害，在未获得伦理委员会同意的情况下，研究者修改或者偏离试验方案，应当及时向伦理委员会、申办者报告，并说明理由，必要时报告药品监督管理部门。

二、多选题

1. 临床试验中，可以授权给研究护士的工作内容有（ ）

A. 试验用药品的贮存管理

B. 输注试验用药品

C. 负责样本采集及处理

D. 判断受试者是否可以纳入试验

答案与解析：ABC。纳入临床试验受试者属于医学判断相关工作，应由有资质的研究者进行。

2. 关于研究者在收集受试者既往病史，以下说法不正确的是（ ）

A. 不论方案如何规定，研究者都必须复印受试者全部既往病史

B. 在试验期间，应由研究者保留受试者医疗诊疗病历，以保障数据溯源

C. 复印的受试者既往病史，在研究者核对验证后，可以作为源文件

D. 在本院随访的受试者，无需收集外院就诊记录

答案与解析：ABD。研究者在收集受试者病史的注意事项。

3. 肺癌化疗项目中，受试者随机首次用药时，关于研究团队成员的工作，以下说法正确的是（ ）

A. 研究者核对方案的入选排除标准，确定受试者可以随机

B. CRC 决定试验用药品剂量后，提醒研究者开具处方/医嘱

C. 研究护士进行试验用药品配制和输注操作

D. 药品管理员发放试验用药品，并与 CRC 核对药物编号等信息

答案与解析：ACD。2020 年版药物 GCP 第十七条规定，（四）研究者在临床试验期间确保所有参加临床试验的人员充分了解试验方案及试验用药品，明确各自在试验中的分工和职责，确保临床试验数据的真实、完整和准确。第十八条规定，（一）研究者为临床医生或者授权临床医生需要承担所有与临床试验有关的医学决策责任。

4. 某肝癌免疫治疗双盲临床试验，启动会后研究者填写了项目授权表，以下不适合授权给 CRC 的是（ ）

A. 病例报告表的填写

B. 受试者的紧急揭盲

C. 生物样本的寄送

D. 药物剂量的决定

答案与解析：BD。2020 年版药物 GCP 第十七条规定，（四）研究者在临床试验期间确保所有参加临床试验的人员充分了解试验方案及试验用药品，明确各自在试验中的分工和职责，确保临床试验数据的真实、完整和准确。

5. 某肺腺癌化疗项目，筛选期需要采集受试者病理切片和血样寄送中心实验室进行基因检测，研究团队以下操作中正确的是（ ）

A. 病理科按照方案要求准备足够数量的病理切片

B. CRC 按照样本寄送温度的要求，提前预约快递

C. 研究护士按照方案要求采集处理受试者血样

D. 整个过程中没有涉及 PI 的工作，PI 无须为此负责

答案与解析：ABC。2020 年版药物 GCP 第十七条（四）规定了详细内容。

6. 某 PI 接到申办方通知，2 周后将进行第三方稽查，以下做法正确的是（ ）

A. 通知授权的研究团队成员

B. 应监督研究团队成员做好迎检准备，配合稽查工作进行

C. 稽查结束时，需监督研究人员及时对稽查问题进行整改

D. 可以拒绝申办方的稽查

答案与解析：ABC。研究团队人员应当配合稽查，做好相关准备工作及问题的整改。

7. 张三作为 PI 承接一项临床试验项目，需对临床试验实施及现场的质量负责，应考虑的项目风险因素有（ ）

A. 试验方案层面，如不同阶段的临床试验风险不同、方案本身设计的科学性、方案偏离的次数等

B. 知情同意层面，如获取方式是否符合 GCP 要求、知情是否充分、过程记录是否完整等

C. 数据管理层面，如数据真实性、数据完整性、数据溯源性、电子数据管理系统操作等

D. 研究产品管理层面，如产品疗效、安全性评估、全生命周期管理及记录等

E. 生物样本管理层面，如样本采集处理过程是否符合要求、样本采集出境等

F. 文件管理层面，如文件完整性、一致性、保密性等

答案与解析：ABCDEF。以上选项均为研究者的职责范围，2020 年版药物 GCP 第十七条规定，（五）研究者监管所有研究人员执行试验方案，并采取措施实施临床试验的质量管理。

8. 某 I 期临床试验的 PI 张三毕业于药理学专业，以下说法正确的是（ ）

A. 所有与临床试验有关的医学决策责任，张三可以授权给科里医学专业、有 GCP 证书的医生来承担

B. 张三作为 PI，可以承担医学决策责任

C. 张三不是临床医生，不可以作为 PI 承担临床试验

D. 张三应当保存一份自己签署的职责分工

授权表

答案与解析：AD。2020年版药物GCP第十六条规定，（四）保存一份由研究者签署的职责分工授权表。第十八条规定，（一）研究者为临床医生或者授权临床医生需要承担所有与临床试验有关的医学决策责任。

9. 假设小王作为SMO公司派遣的CRC，职责分工可包括（ ）

1. 受试者入选/排除标准核对；2. 体格检查；3. 知情同意；4. EDC填写及更改；5. 伦理资料递交；6. 生命体征测量；7. 严重不良事件报告和记录；8. 受试者联系跟进；9. 试验用药品发放；10. 血样采集；11. 样本运送

A. 1、2、3　　B. 4、5

C. 6、7、9　　D. 8、11

E. 全部

答案与解析：BD。1、2、3、6、7、9、10都涉及医学判断或侵入性操作，CRC不具备相关资质，不能被授权。

10. 方案中的检测包括脂肪酶，但研究中心室间质评证书上无该项检测，如果研究者想委托外院的实验室进行检测，应该（ ）

A. 应当先获得申办者的同意

B. 收集外院实验室关于脂肪酶检测的质评证书

C. 与外院实验室确认样本采集处理和检测的流程

D. 研究者不能把脂肪酶检测委托给外单位，只有申办者才可以

答案与解析：ABC。2020年版药物GCP第十六条规定，（六）研究者和临床试验机构授权个人或者单位承担临床试验相关的职责和功能，应当确保其具备相应资质，应当建立完整的程序以确保其执行临床试验相关职责和功能，产生可靠的数据。研究者和临床试验机构授权临床试验机构以外的单位承担试验相关的职责和功能应当获得申办者同意。

11. 某临床试验设立了盲态和非盲态团队，对于盲态研究人员职责，以下说法正确的是（ ）

A. 可以翻阅非盲人员的试验记录或向非盲人员打听受试者组别

B. 需按照方案要求给受试者输注由非盲研究人员配制好的试验用药品

C. 观察和评估受试者输注情况，记录输注后出现的不良事件

D. 负责填写试验用药品输注记录表

答案与解析：BCD。研究团队应遵守盲态设置，做职责范围内工作，不可翻阅非盲人员的试验记录或向非盲人员了解受试者组别，这样有破盲风险，影响试验的科学性。

12. 某临床试验设立了盲态和非盲态团队，对于非盲研究人员职责，以下说法正确的是（ ）

A. 妥善保存试验用药品的管理记录，如接收、贮存、分发、配制、使用记录等

B. 收集、核对并保存盲态研究人员开具的处方/医嘱

C. 领取和配制试验用药品

D. 可以与授权的盲态研究人员沟通受试者组别

答案与解析：ABC。研究团队应遵守盲态设置，做职责范围内工作，不得泄露受试者组别信息给盲态及其他人员，这样有破盲风险，影响试验的科学性。

13. 关于盲法试验中各方的职责，以下说法正确的是（ ）

A. 研究者应当授权分工明确，避免破盲

B. 研究者应当按照试验方案的要求实施揭盲

C. 紧急揭盲时，研究者应当向申办者书面说明原因

D. 申办者在试验用药品的制备、包装、标签和编码时，应保持盲态，包括紧急揭盲程序

E. 盲法试验揭盲以后，申办者无须告知研究者试验用药品情况

答案与解析：ABCD。盲法试验揭盲以后，申办者应当及时把受试者的试验用药品情况书面告知研究者。所以 E 选项错误。2020 年版药物 GCP 第二十二条规定，研究者应当遵守临床试验的随机化程序。盲法试验应当按照试验方案的要求实施揭盲。若意外破盲或者因严重不良事件等情况紧急揭盲时，研究者应当向申办者书面说明原因。第四十四条规定，试验用药品的制备、包装、标签和编码应当符合以下要求：（一）在盲法试验中能够保持盲态。第三十六条规定，（七）盲法试验揭盲以后，申办者应当及时把受试者的试验用药品情况书面告知研究者。

14. 首例受试者随机用药后，CRA 来院监查，研究团队的以下做法中正确的是（　）

A. 向 CRA 提供试验用药品管理记录

B. 向 CRA 提供受试者既往就诊记录和筛选期检查报告

C. 拒绝 CRA 提出的 HIS 系统查询的要求

D. 拒绝 CRA 提出查看药品贮存环境的要求

答案与解析：AB。2020 年版药物 GCP 第二十五条规定，（七）根据监查员、稽查员、伦理委员会或者药品监督管理部门的要求，研究者和临床试验机构应当配合并提供所需的与试验有关的记录。

15. 关于盲法临床试验中的揭盲，以下说法不正确的是（　）

A. 一旦发生严重不良事件，研究者就应该执行揭盲

B. 因严重不良事件紧急揭盲后，研究者应当向申办者书面说明原因

C. 受试者处于紧急危害需要揭盲时，研究者需要得到伦理委员会的批准才能执行揭盲

D. 受试者处于紧急危害需要揭盲时，研究者需要得到申办者的同意才能执行揭盲

答案与解析：ACD。2020 年版药物 GCP 第二十二条规定，盲法试验应当按照试验方案的要求实施揭盲。若意外破盲或者因严重不良事件等情况紧急揭盲时，研究者应当向申办者书面说明原因。

16. 以下属于临床试验机构内部管理职责的是（　）

A. 协调临床试验相关辅助科室及专业科室的沟通合作

B. 组织临床试验制度与 SOP 制定

C. 组织院内 GCP 培训

D. 按方案要求实施临床试验

答案与解析：ABC。《药物临床试验机构管理规定》及 2020 年版药物 GCP 第二十条（一）规定，研究者应当按照伦理委员会同意的试验方案实施临床试验。

17. 某糖尿病项目，CRC 小明接受了 CRA 小李的委托，对上海某家医院进行研究可行性调研评估，在调研前 CRC 小明应接受的培训有（　）

A. 方案的流程、特殊操作和要求的介绍

B. 研究产品的介绍，以及研究持续时间和入组例数

C. 与研究中心相关人员沟通的技巧

D. 可行性调查问卷的使用和填写

答案与解析：ABCD。2020 年版药物 GCP 第六条规定，参加临床试验实施的研究人员，应当具有能够承担临床试验工作相应的教育、培训和经验。

18. 肝癌的免疫治疗项目，CRC 小明第一次负责首次伦理的递交，小明在开始工作前，应了解研究中心首次伦理审批的（　）

A. 伦理委员会联系人和联系方式

B. 伦理委员会会议周期和费用支付要求

C. 首次伦理递交资料清单，资料递交时限要求

D. 伦理委员会接待时间和流程

答案与解析：ABCD。2020 年版药物 GCP 第十四条规定，伦理委员会应当建立以下书面文件并执行：（一）伦理委员会的组成、组建和备案的规定；（二）伦理委员会会议日程安排、会议通知和会议审查的程序。

19. 某临床试验用药品可通过外观判断试验药和对照药，设立盲态和非盲态研究团队。非盲研究护士被授权试验用药品皮下注射工作。某天非盲研究护士临时请假，以下授权人员中不能执行这项操作的有（　）

A. 授权的盲态研究护士

B. 授权的盲态研究者

C. 授权的非盲护士长

D. SMO 派遣的非盲 CRC

答案与解析：ABD。应该由非盲团队的授权人员执行皮下注射的工作，避免破盲，且 CRC 不具备侵入性操作资质。

20. 申办方发起了一项肺癌化疗的项目，目前处于首次伦理审批阶段，此时 CRC 小明可以协助的工作有（　）

A. 伦理审评申请

B. 伦理材料递交

C. 回答伦理委员会关于材料递交的疑问

D. 根据伦理老师要求修改项目资料

答案与解析：ABC。2020 年版药物 GCP 第十九条规定，研究者与伦理委员会的沟通包括：（一）临床试验实施前，研究者应当获得伦理委员会的书面同意；未获得伦理委员会书面同意前，不能筛选受试者；（二）临床试验实施前和临床试验过程中，研究者应当向伦理委员会提供伦理审查需要的所有文件。

21. 某项目第一例受试者筛选，CRC 发现研究者计算肌酐清除率采用 MDRD 公式，方案要求的是 CG 公式，两者不一致，以下说法正确的是（　）

A. 临床上的公式计算是正常的即可，相差不大

B. 应当按照方案中提供的公式进行计算

C. CRC 发现后应尽快告知 CRA

D. 以研究者计算的为准，无需告知 CRA

E. 应与申办者及研究者进行核对确认，提醒研究者进行修改

答案与解析：BCE。临床试验期间如发现临床试验与临床医疗操作不一致的地方，应及时与研究者、申办者进行确认，确保按照项目要求执行，避免出现方案偏离。

22. 临床试验过程中，研究者需要提交伦理委员会审批或备案的情形有（　）

A. 申办者决定在受试者随访时，多采集一份血样，用于分析

B. 某一临床试验项目的监查员发生交接

C. 伦理委员会的某一委员想参加本院的糖尿病项目，而该委员参与过此项目的初次审查

D. 研究者因受试者安全原因，决定中止正在进行的临床试验

答案与解析：ACD。2020 年版药物 GCP 第十二条规定了伦理审查的内容。

23. 肝癌免疫治疗项目，受试者首次用药前需采集两管血样，离心后分别寄送至北京和上海中心实验室，且北京的是常温寄送，上海的是冷藏寄送。CRC 小李在寄送样本时，应与物流师傅核对的信息有（　）

A. 样本数量

B. 寄送地址

C. 寄送温度

D. 确认样本放至正确的包装中，且运单粘贴正确

答案与解析：ABCD。2020 年版药物 GCP 第三十七条规定，（二）临床试验中采集标本的管理、检测、运输和储存应当保证质量。

24. 肝癌免疫治疗项目，受试者预计 9 月 30 日随机用药，且当天需采集用药前后 PK 血样寄送至中心实验室，但第二天是国庆假日，CRC 在寄送样本前应做的准备有（　）

A. 与中心实验室或项目组确认假期期间样本的接收和检测安排

B. 样本寄出后，邮件提醒中心实验室样本寄送的时间、数量和运单号

C. 若样本无法当天寄送，确认样本在研究中心贮存的条件和时间要求

D. 如果中心实验室回复国庆假期无法寄送样本，确认最早接收样本的时间

答案与解析：ABCD。2020 年版药物 GCP 第三十七条（二）规定了详细内容。

25. 某肺癌免疫治疗项目，筛选期需采集受试者的血样寄送至中心实验室，进行脂肪酶和淀粉酶的检测，CRC 小明在离心后，发现血清是红色混浊液体，小明此时应该（　）

A. 上下翻转样本采集管，重新离心分离血清

B. 尽量吸出上层液体转移至分离管中寄送中心实验室

C. 与中心实验室、CRA 沟通问题，寻找解决办法

D. 重新采集，处理的样本寄送至中心实验室

答案与解析：CD。2020 年版药物 GCP 第三十七条（二）规定了详细内容。

26. 肝癌免疫治疗项目，方案中规定了受试者在不同的访视采集的样本不同，且处理方法也不完全相同，CRC 应该提前掌握样本管理的信息有（　）

A. 试验要求采集的生物样本种类、留取方法

B. 生物样本采集及处理要求

C. 生物样本寄送温度等条件要求，以及快递的联系方式

D. 中心实验室检查反馈的时间、途径和形式

答案与解析：ABCD。2020 年版药物 GCP 第三十七条（二）规定了详细内容。

27. 作为一位新加入临床试验的研究者，对于知情同意过程的理解，以下不正确的是（　）

A. 试验相关的信息，要完全告知受试者

B. 将试验信息全部讲解给受试者，不需要考虑其是否充分理解

C. 因工作忙，让实习生给受试者随便讲讲

D. 只回答受试者本人提出的疑问，受试者家属提出的疑问可以拒绝

E. 受试者必须是自愿参加的

答案与解析：BCD。2020 年版药物 GCP 第十一条规定，（十一）知情同意，指受试者被告知可影响其作出参加临床试验决定的各方面情况后，确认同意自愿参加临床试验的过程。该过程应当以书面的、签署姓名和日期的知情同意书作为文件证明。

28. 某肺癌双盲临床试验，15001 受试者因突发心梗急诊入院，情况紧急，研究者评估需要揭盲，以下做法正确的是（　）

A. 研究者需要得到申办者的同意才能进行揭盲

B. 研究者向申办者书面说明揭盲原因

C. 可以由 CRC 代替研究者执行揭盲程序

D. 揭盲记录保存在研究者文件夹中

答案与解析：BD。2020 年版药物 GCP 第二十二条规定，研究者应当遵守临床试验的随机化程序。盲法试验应当按照试验方案的要求实施揭盲。若意外破盲或者因严重不良事件等情况紧急揭盲时，研究者应当向申办者书面说明原因。

29. 肿瘤科研究医生小王，第一次参加临床试验，以下对其职责的描述中正确的是（　）

A. 严格按照试验方案执行相关操作

B. 受试者如出现严重不良事件，需要作出医学判断和临床决策，及时上报相关方

C. 及时书写研究病历、评估受试者检查报告

D. 严格核对入排，入组符合方案要求的受试者

E. 如果受试者要求退出临床试验，尽量了解其退出的原因

答案与解析：ABCDE。2020年版药物GCP第四章规定了研究者的职责。

30. 研究者张三，向受试者王大锤进行知情同意，以下不可以作为知情同意过程证明文件的是（ ）

A. 仅有王大锤签署姓名和日期的知情同意书

B. 仅有张三签署姓名和日期的知情同意书

C. 未签署知情同意书，只在病历中记录了知情过程

D. 张三和王大锤均签署姓名和日期的知情同意书，知情过程记录在病历中

答案与解析：ABC。2020年版药物GCP第十一条规定，（十一）知情同意，指受试者被告知可影响其做出参加临床试验决定的各方面情况后，确认同意自愿参加临床试验的过程。该过程应当以书面的、签署姓名和日期的知情同意书作为文件证明。

31. 研究者应及时报告给伦理委员会的信息包括（ ）

A. 受试者突发急症，因抢救需要，研究者使用了方案中禁用的激素药

B. 因研究者计算错误，导致受试者多使用了10mg的试验用药品

C. 病理切片寄送途中丢失，受试者需再次穿刺取病理组织

D. 研究者接收到申办者的SUSAR报告

答案与解析：ABCD。2020年版药物GCP第十二条（十一）规定了伦理委员会审查的内容。

32. 某双盲临床试验，非盲态组的CRC忘记给配制好的试验用药品套上保盲袋，直接将试验用药品给到盲态组的研究护士，盲态研究护士拿到后直接给受试者输注，导致受试者意外破盲。获知此事后研究者应当向（ ）书面说明原因

A. 申办者

B. 伦理委员会

C. 独立的数据监查委员会

D. 药学会

答案与解析：AB。2020年版药物GCP第二十二条规定，盲法试验应当按照试验方案的要求实施揭盲。若意外破盲或者因严重不良事件等情况紧急揭盲时，研究者应当向申办者书面说明原因。

33. 14岁的初中生李小二，暑假期间参加皮肤科临床试验，研究者对李小二及其监护人进行了知情，签署知情同意书时，以下做法符合GCP要求的是（ ）

A. 李小二本人签字并签署日期时间

B. 研究者签字并签署日期时间

C. 李小二的妈妈签字并签署日期时间，并注明与李小二关系

D. 完成知情同意书的签署后，一份留在研究者文件夹，一份给李小二

E. 研究者将知情同意过程记录在病历中

答案与解析：ABCDE。2020年版药物GCP第二十三条规定了研究者进行知情同意的职责。

34. 关于研究者依从试验方案，以下说法正确的是（ ）

A. 使用伦理批准的最新方案

B. 依据方案入排标准纳入受试者

C. 可根据临床经验调整受试者的药物剂量

D. 紧急情况下的方案偏离可不用记录上报

答案与解析：AB。2020年版药物GCP第二十条规定，研究者应当遵守试验方案。（一）研究者应当按照伦理委员会同意的试验方案实施临床试验。（二）未经申办者和伦理委员会的同意，研究者不得修改或者偏离试验方案；

（四）为了消除对受试者的紧急危害，在未获得伦理委员会同意的情况下，研究者修改或者偏离试验方案，应当及时向伦理委员会、申办者报告，并说明理由，必要时报告药品监督管理部门。

35. 以下可以主导知情同意过程，获得受试者书面知情同意的人有（　）
   A. 主要研究者
   B. PI 授权的次级研究者
   C. 外院的进修医生
   D. 临床协调员

答案与解析：AB。2020 年版药物 GCP 第二十三条规定了研究者实施知情同意的要求。

36. 生物等效性临床试验，试验结束后有标本剩余，研究者计划使用剩余标本进行科研，针对此情况，以下说法正确的是（　）
   A. 这是试验采集的样本，只有申办者才可以使用
   B. 知情同意书中应该说明剩余标本将被用于科研
   C. 知情同意书中需说明剩余样本的保存和数据的保密
   D. 试验中的剩余样本如何利用，由研究者全权决定

答案与解析：BC。2020 年版药物 GCP 第三十七条规定，（二）涉及医学判断的样本检测实验室，应当符合相关规定并具备相应资质。临床试验中采集标本的管理、检测、运输和储存应当保证质量。禁止实施与伦理委员会同意的试验方案无关的生物样本检测（如基因等）。临床试验结束后，剩余标本的继续保存或者将来可能被使用等情况，应当由受试者签署知情同意书，并说明保存的时间和数据的保密性问题，以及在何种情况下数据和样本可以和其他研究者共享等。

37. 试验用药品管理中，关于生物等效性临床试验不同于Ⅱ/Ⅲ期临床试验，以下说法正确的是（　）
   A. 研究者需从试验用药品中随机抽取留存的样本
   B. 临床试验机构需保存试验用药品留样至药品上市后 2 年
   C. 研究中心没有贮存留样条件时，可将其返还给申办者
   D. 临床试验机构可委托独立的第三方贮存试验用药品留样

答案与解析：ABD。2020 年版药物 GCP 第二十一条规定，（五）研究者应当对生物等效性试验的临床试验用药品进行随机抽取留样。临床试验机构至少保存留样至药品上市后 2 年。临床试验机构可将留存样品委托具备条件的独立的第三方保存，但不得返还申办者或者与其利益相关的第三方。

38. GCP 中规定医学决策和临床判断由研究团队的临床医生负责，以下必须由研究团队临床医生负责的是（　）
   A. 审核入选排除标准
   B. 依据试验方案决定受试者使用的药物剂量
   C. 填写病例报告表
   D. 受试者出现不良事件，提供受试者及时的治疗

答案与解析：ABD。2020 年版药物 GCP 第六条规定，研究者在临床试验过程中应当遵守试验方案，凡涉及医学判断或临床决策应当由临床医生做出。

39. PI 是实施临床试验并对临床试验质量及受试者权益和安全负责的试验现场的负责人。为保证受试者安全和权益而采取的措施，PI 的以下做法中正确的是（　）
   A. 授权合格的临床医生承担临床试验的医学决策
   B. 保障受试者得到妥善的医疗处理
   C. 关注受试者出现与试验相关的不良

事件

D. 关注可能影响受试者安全的合并用药

答案与解析：ABCD。2020年版药物GCP第十八条规定了详细内容。

40. 为保证临床试验的质量而采取的措施，PI的以下做法中正确的是（　）

A. 确保研究团队成员接受了培训，充分了解试验资料

B. 确保研究团队成员各自熟悉自己的工作和职责

C. 定期组织研究团队成员汇报，了解试验实施情况

D. 将方案要求与研究中心操作结合，制定试验的标准操作规程

答案与解析：ABCD。2020年版药物GCP第十七条规定，（四）研究者在临床试验期间确保所有参加临床试验的人员充分了解试验方案及试验用药品，明确各自在试验中的分工和职责，确保临床试验数据的真实、完整和准确。（五）研究者监管所有研究人员执行试验方案，并采取措施实施临床试验的质量管理。

41. 某丙肝抗病毒的双盲临床试验，为了避免破盲，方案规定病毒定量检测必须在中心实验室进行，不可在本地进行。项目关中心前质控发现，03号受试者于PI门诊做了HCV病毒定量检测。针对该事件，以下说法正确的是（　）

A. 有破盲的风险

B. PI不熟悉方案要求，导致方案偏离

C. 若破盲，研究者应立即向申办者书面说明原因

D. 意外破盲与申办者的试验设计有关，与研究者的操作无关

答案与解析：ABC。2020年版药物GCP第二十二条规定，研究者应当遵守试验方案。

42. 稽查发现，授权表上未授权给CRC药物管理工作，但实际工作中，CRC在药物发放回收表上有签字。针对该事件，以下说法正确的是（　）

A. 主要研究者应确保试验中的所有操作都有授权给合适的人

B. CRC开展工作前必须得到主要研究者的授权

C. 主要研究者应该监督研究团队成员，确保其明确各自的职责

D. 药物发放和回收是非医学操作，可以不用主要研究者授权

答案与解析：ABC。2020年版药物GCP第十六条规定，（五）研究者监管所有研究人员执行试验方案，并采取措施实施临床试验的质量管理。研究者应确保授权分工表上的授权合理，研究者还需监督研究团队成员有没有依从方案、法规要求，在授权范围内开展工作。CRC工作前需要得到研究者的授权，不可进行授权范围外的工作。

43. 某双盲临床试验，使用IWRS系统进行随机和揭盲，但稽查时发现只有CRC有账号和密码，该事件违反了GCP中的（　）

A. 只有研究者可做医学决策，可进行揭盲

B. 电子数据管理系统应有不同的角色设置

C. 电子数据管理系统应有权限管理功能

D. CRC不能进行IWRS系统操作

答案与解析：ABC。2020年版药物GCP第十八条规定，（一）研究者为临床医生或者授权临床医生需要承担所有与临床试验有关的医学决策责任。第三十六条规定，（四）电子数据管理系统应当具有完整的使用标准操作规程，覆盖电子数据管理的设置、安装和使用；标准操作规程应当明确使用计算机化系统时，申办者、研究者和临床试验机构的职责。

44. 导致方案偏离的常见原因有（　）

A. 方案要求与研究者诊疗习惯不一致

B. 受试者依从性差

C. 研究者对试验方案不熟悉

D. 主要研究者的监管力度不够

E. 研究团队未接受充分的培训

答案与解析：ABCDE。

45. 研究者对于血液检查报告的评估，需要关注（　）

A. 核对受试者信息是否正确

B. 超出正常值范围的指标，都需要评估为 CS 或 NCS

C. 评估为 CS 的，需要在病历中评估记录为既往史或 AE

D. 及时评估，并签名签日期

E. 采集时间、送检时间、评估时间等，注意时间逻辑关系

答案与解析：ABCDE。

46. 研究者对于申办者提供的试验物资应实施的管理有（　）

A. 根据研究中心入组进度，预估所需试验物资

B. 及时提出试验物资申请，确保项目随访顺利进行

C. 试验物资储存在研究中心指定的地方

D. 可以将试验物资转赠给需要的受试者

E. 定期清点记录试验物资

答案与解析：ABCE。D 选项不正确，临床试验用物资，不可转赠给受试者，需要按照申办者和研究中心要求进行处置。

47. 使用中心实验室样本采集盒时，需要注意核对（　）

A. 项目编号

B. 访视周期

C. 有效期

D. 试剂盒内容物是否与中心实验室操作手册一致

答案与解析：ABCD。

48. 以下属于方案偏离的有（　）

A. 受试者未按访视计划来院随访

B. 受试者 C3 随访时，漏做方案规定的心电图检查

C. 受试者按照访视计划时间窗的最后一天来院随访

D. 因国庆假期，受试者外出旅游，漏服 7 天的试验用药品

E. 研究者入组了一例服用过禁忌用药的受试者

答案与解析：ABDE。C 选项，受试者按照访视计划时间窗的最后一天来院随访，按照方案执行操作，不属于方案偏离。

49. ××市人民医院的某高血压临床试验，研究者发现入组的第一例受试者不符合方案要求。此时研究者需要上报（　）

A. 本中心伦理委员会

B. 申办者

C. 国家药品监督管理部门

D. 国家卫生健康主管部门

答案与解析：AB。方案偏离需要上报给本中心伦理委员会和申办者。

50. 监查员现场监查结束后 CRC 需跟进的工作有（　）

A. 监查现场未能解决或 CRC 无法回复的内容，如医学判断相关问题，可以协助 CRA 与研究者沟通

B. 针对监查发现的问题，逐个与研究者及相关人员确认并跟踪直至解决

C. 将监查发现的问题与解决的情况及时反馈给研究人员

D. 代替研究者签署监查跟进信

E. 监查发现的有关问题解决完毕后，协助研究者向 CRA 反馈

答案与解析：ABCE。CRC 不可代替研究者签署监查报告。

51. CRC 获知 CRA 来院监查计划时，需与 CRA 了解的信息有（　）

A. 监查时间段

B. 需预约的研究中心工作人员名单

C. 本次监查的目的与主要内容

D. 需 CRC 或研究者提前配合的工作，如

病历借阅申请、院内相应系统使用的预约等

答案与解析：ABCD。CRC 协助研究团队配合监查的注意事项。

52. 突发重大公共卫生事件时，CRA 需要了解研究中心信息，CRC 可以协助支持的工作有（　）

A. 提前了解 CRA 是否需要与研究中心的工作人员进行电话或线上沟通

B. 应提前与相关研究人员协调并预约具体的远程沟通时间

C. 必要时陪同研究中心工作人员一起与 CRA 进行远程沟通

D. 将受试者病历及知情同意书签字页以拍照或扫描等形式提供给 CRA 核对

答案与解析：ABC。受试者病历及知情同意书签字页涉及受试者隐私信息，不可通过照片或扫描等形式提供给 CRA，D 选项错。

53. 在研究中心关闭的过程中，CRC 可以协助的工作有（　）

A. 协助检查研究文件的完整性，按机构要求归档文件

B. 协助主要研究者和 CRA 结算研究费用（如适用）

C. 根据研究中心机构关中心质控的流程和要求，协助提前预约质控

D. 根据申办者关中心的计划时间，提前确认研究中心的各项工作流程及要求

答案与解析：ABCD。

54. 关于研究中心关闭过程，以下说法错误的是（　）

A. 无须书面通知伦理委员会

B. 研究者需要提交书面通知伦理委员会

C. 无须获取伦理委员会的书面回执

D. 需获取伦理委员会的书面回执，并保存至研究者文件夹

答案与解析：AC。研究中心关闭，研究者需要向伦理委员会提交书面通知，获取伦理委员会的书面汇总，同时保存至研究者文件夹中。

55. 研究者王医生，首次参加临床试验，项目第一例受试者随机后的第二天，王医生发现错误理解一项随机分层因素，此时以下做法中妥当的是（　）

A. 立即评估受试者的安全，并给予相应的处理措施

B. 病人已经用药了，没有什么不舒服，不需要任何处理

C. 报告申办者，与申办者沟通后续处理措施

D. 上报方案偏离，并进行相关记录

E. 受试者因随机错误而被要求退出试验时，无须安排后续治疗

答案与解析：ACD。BE 选项不正确，研究者需要保障受试者的权益、安全与健康。受试者对于自身的诊疗有知情权。

56. 某肺癌临床试验，筛选期要求寄送病理切片至中心实验室检测 PD－L1 表达，研究人员需要注意（　）

A. 提前预约病理切片的快递

B. 告知病理科人员按照方案要求进行切片制备

C. 按照方案要求，确保在规定时限内运送

D. 填写样本记录表

答案与解析：ABCD。

57. ××市人民医院肿瘤科张主任，计划承接某肺癌药物临床试验。作为主要研究者，张主任和其所在科室应具备的条件有（　）

A. ××市人民医院肿瘤科已经成功备案

B. 张主任具有高级职称

C. 张主任获取了 GCP 证书

D. 张主任参加了项目培训

E. 张主任具有使用试验所需医疗设施的权限

答案与解析：ABCDE。2020 年版药物 GCP 第

十六条、第十七条规定了详细内容。

三、是非题

1. 多中心临床试验，研究者应遵守经伦理委员会批准的最新版方案，实施临床试验。

答案与解析：对。2020 年版药物 GCP 第二十条规定，（一）研究者应当按照伦理委员会同意的试验方案实施临床试验。

2. 研究者应有一份受试者的编码和受试者身份确认记录，此记录应保密。

答案与解析：对。2020 年版药物 GCP 第二十四条规定，（十五）受试者相关身份鉴别记录的保密事宜，不公开使用。如果发布临床试验结果，受试者的身份信息仍保密。

3. 研究者如有适当理由可不接受监查员的定期监查、稽查员的稽查和药品监督管理部门的检查。

答案与解析：错。2020 年版药物 GCP 第二十五条规定，（七）根据监查员、稽查员、伦理委员会或者药品监督管理部门的要求，研究者和临床试验机构应当配合并提供所需的与试验有关的记录。第四十条规定，合同内容中应当包括研究者同意监查、稽查和检查。

4. 临床试验完成后，研究者必须递交本中心的分中心小结报告，签名并注明日期，递交给临床试验机构。

答案与解析：对。2020 年版药物 GCP 第二十八条规定，（三）临床试验完成后，研究者应当向临床试验机构报告；研究者应当向伦理委员会提供临床试验结果的摘要，向申办者提供药品监督管理部门所需要的临床试验相关报告。

5. 研究者终止或者暂停临床试验，应当立即向临床试验机构、申办者和伦理委员会报告，并提供详细的书面说明。

答案与解析：对。2020 年版药物 GCP 第二十七条规定，提前终止或者暂停临床试验时，研究者应当及时通知受试者，并给予受试者适当的治疗和随访。此外，（一）研究者未与申办者商议而终止或者暂停临床试验，研究者应当立即向临床试验机构、申办者和伦理委员会报告，并提供详细的书面说明。

6. 研究者提前终止或暂停一项临床试验，可根据具体情况决定是否通知伦理委员会。

答案与解析：错。2020 年版药物 GCP 第二十七条规定了详细内容。

7. 研究者提前终止或暂停一项临床试验时，必须事先通知受试者、药品监督管理部门、申办者和伦理委员会，并述明理由。

答案与解析：错。2020 年版药物 GCP 第二十七条规定了详细内容。

8. 负责临床试验中医学决策的研究者应具有在临床试验机构的处方权。

答案与解析：对。2020 年版药物 GCP 第十六条规定，研究者和临床试验机构应当具备的资格和要求包括：（一）具有在临床试验机构的执业资格。

9. 实施药物临床试验的医疗机构，应该是在国家药品监督管理部门完成了药物临床试验机构备案的医疗机构。

答案与解析：对。《国家药监局综合司关于做好药物临床试验机构备案工作的通知》备案系统向社会开放，药物临床试验申办者可以登录备案系统选择已经备案的药物临床试验机构开展临床试验；有关单位和个人可登录备案系统查询药物临床试验机构备案信息。

10. 研究者根据有关资料起草临床试验方案并签字后即可实施。

答案与解析：错。《医疗卫生机构开展临床研究项目管理办法》中立项管理规定，研究者发起的临床研究，应通过伦理委员会的审查。

11. 研究者必须是在职科室主任，并且有权支配进行临床试验所需的人员及设备。

答案与解析：错。符合临床试验对主要研究者的资格即可，不需要行政职务的要求。

12. 研究者应保存一份由研究者签署的职责分

工授权表。

答案与解析：对。2020 年版药物 GCP 第十六条规定，（四）保存一份由研究者签署的职责分工授权表。

13. 只要有医学专业知识和相关临床试验经验就可作为研究者。

答案与解析：错。根据 2020 年版药物 GCP 第十六条规定了详细内容。

14. 研究者和临床试验机构应当配合申办者组织的监查和稽查，以及药品监督管理部门的检查。

答案与解析：对。2020 年版药物 GCP 第十六条规定，（五）研究者和临床试验机构应当接受申办者组织的监查和稽查，以及药品监督管理部门的检查。

15. 研究者在临床试验约定的期限内有足够的时间实施和完成临床试验，有按照试验方案入组足够数量受试者的能力。

答案与解析：对。2020 年版药物 GCP 第十七条规定，（一）研究者在临床试验约定的期限内有按照试验方案入组足够数量受试者的能力。（二）研究者在临床试验约定的期限内有足够的时间实施和完成临床试验。

16. 研究者在临床试验期间确保所有参加临床试验的人员充分了解试验方案及试验用药品，明确各自在试验中的分工和职责。

答案与解析：对。2020 年版药物 GCP 第十七条规定，（四）研究者在临床试验期间确保所有参加临床试验的人员充分了解试验方案及试验用药品，明确各自在试验中的分工和职责，确保临床试验数据的真实、完整和准确。

17. 研究者应保证足够数量并符合入组条件的受试者进入临床试验。

答案与解析：对。根据 2020 年版药物 GCP 第十七条（一）规定了详细内容。

18. 研究者应当使用经伦理委员会同意的最新版的知情同意书和其他提供给受试者的书面信息。如有必要，临床试验过程中的受试者应当再次签署知情同意书。

答案与解析：对。2020 年版药物 GCP 第二十三条规定，（一）研究者应当使用经伦理委员会同意的最新版的知情同意书和其他提供给受试者的信息。如有必要，临床试验过程中的受试者应当再次签署知情同意书。

19. 2018 年 4 月初，王大锤因为一件严重违规的医疗事故暂停行医资格，王大锤现在状态可以承接临床试验项目，请问正确吗?

答案与解析：错。王大锤的执医资格被暂停，不满足 GCP 对研究者的资格要求。

20. 临床试验中，如遇到特殊医学问题，研究者可以与申办者的医学专家一起讨论，及时采取必要的医学措施以保证受试者的安全。

答案与解析：对。2020 年版药物 GCP 第十八条规定，研究者应当给予受试者适合的医疗处理：（一）研究者为临床医生或者授权临床医生需要承担所有与临床试验有关的医学决策责任。第三十四条规定，申办者应当指定有能力的医学专家及时对临床试验的相关医学问题进行咨询。

21. 临床试验期间，如出现偏离试验方案的操作，研究者需要记录和解释，并上报申办者。

答案与解析：对。2020 年版药物 GCP 第二十条规定，（三）研究者或者其指定的研究人员应当对偏离试验方案予以记录和解释。

22. 研究者授权 CRC 进行临床试验数据录入的工作，研究者有责任监督其数据录入的准确性、完整性、及时性。

答案与解析：对。2020 年版药物 GCP 第二十五条规定，（一）研究者应当监督试验现场的数据采集、各研究人员履行其工作职责的情况。

23. 临床试验中，研究者需要监督各研究人员履行其工作职责的情况。

答案与解析：对。2020 年版药物 GCP 第二十五条规定，（一）研究者应当监督试验现场的数据采集、各研究人员履行其工作职责的情况。

三、申办者的职责相关试题

一、单选题

1. 关于现场监查和中心化监查，以下不符合GCP的是（　）
   A. 在当前临床试验的环境中，中心化监查可以完全取代现场监查
   B. 中心化监查是对现场监查的补充
   C. 中心化监查是及时地对正在实施的临床试验进行远程评估
   D. 现场监查是在临床试验现场进行监查，通常应当在临床试验开始前、实施中和结束后进行

答案与解析：A。2020年版药物GCP第四十九条规定，（七）现场监查和中心化监查应当基于临床试验的风险结合进行。现场监查是在临床试验现场进行监查，通常应当在临床试验开始前、实施中和结束后进行。中心化监查是及时的对正在实施的临床试验进行远程评估，以及汇总不同的临床试验机构采集的数据进行远程评估。中心化监查的过程有助于提高临床试验的监查效果，是对现场监查的补充。

2. 独立的数据监查委员会（IDMC）的职责不包括（　）
   A. 定期对临床试验的进展进行评估
   B. 定期对临床试验的安全性数据和重要的有效性终点进行评估
   C. 向申办者建议是否继续、调整或者停止试验
   D. 决定是否继续、调整或者停止试验

答案与解析：D。2020年版药物GCP第十一条规定，（四）独立的数据监查委员会（数据和安全监查委员会，监查委员会，数据监查委员会），指由申办者设立的独立的数据监查委员会，定期对临床试验的进展、安全性数据和重要的有效性终点进行评估，并向申办者建议是否继续、调整或者停止试验。

3. 以下有助于提升临床试验质量的措施是（　）
   A. 申办者把工作授权给CRO，由CRO解决临床试验所有问题
   B. 申办者制定方案时要多考虑自身利益
   C. 申办者应当识别影响到临床试验关键环节和数据的风险，采取必要措施
   D. 创新药的申办者无须对试验的风险进行评估

答案与解析：C。2020年版药物GCP第三十条、第三十一条、第三十二条规定了申办者在质量管理体系的具体措施。

4. 在临床试验进行过程中需要申办者进行补偿的损害是（　）
   A. 受试者张三因打篮球时骨折而住院，研究者判断与试验用药品无关
   B. 受试者李四用药半年后出现免疫性肺炎，研究者和申办者均判断与试验药物相关
   C. 非小细胞肺癌临床试验的受试者，停止用药两年后出现疾病进展
   D. 受试者不遵照研究者医嘱，因私自服用超量的试验用药品，导致严重肝损伤

答案与解析：B。2020年版药物GCP第三十九条规定，（一）申办者应当向研究者和临床试验机构提供与临床试验相关的法律上、经济上的保险或者保证，并与临床试验的风险性质和风险程度相适应。但不包括研究者和临床试验机构自身的过失所致的损害。（二）申办者应当承担受试者与临床试验相关的损害或者死亡的诊疗费用，以及相应的补偿。

5. 依照 GCP 规定，监查员小明在首次实施监查前，以下不属于必备要求的是（　）

A. 接受适当的培训

B. 具备医学、药学等临床试验监查所需的知识

C. 接受过 GCP 培训

D. 必须具备硕士以上的学历

答案与解析：D。2020 年版药物 GCP 第四十九条规定，（二）申办者委派的监查员应当受过相应的培训，具备医学、药学等临床试验监查所需的知识，能够有效履行监查职责。

6. 根据 GCP 中对稽查员选择的描述，以下可以承担稽查工作的人是（　）

A. 临床试验机构办公室的质控人员

B. 监查员的直线经理

C. 该试验的项目经理

D. 独立于临床试验并有资质的专业人员

答案与解析：D。2020 年版药物 GCP 第五十二条规定，（二）申办者选定独立于临床试验的人员担任稽查员，不能是监查人员兼任。稽查员应当经过相应的培训和具有稽查经验，能够有效履行稽查职责。

7. 以下不属于申办者职责的是（　）

A. 任命监查员执行临床试验的监查工作

B. 建立临床试验的质量控制与质量保证体系

C. 负责临床试验期间的所有医疗决定

D. 保证试验用药品生产质量合格

答案与解析：C。2020 年版药物 GCP 第四章规定了详细内容。

8. 关于监查计划，以下说法不正确的是（　）

A. 监查计划是描述监查策略、方法、职责和要求的文件

B. 监查计划由申办者制定

C. 监查计划应当强调对关键数据和流程的监查

D. 国际多中心临床试验的监查计划只需要符合 ICHGCP 要求

答案与解析：D。2020 年版药物 GCP 第十一条规定，（十四）监查计划，指描述监查策略、方法、职责和要求的文件。第四十九条规定，（四）申办者制定监查计划。监查计划应当特别强调保护受试者的权益，保证数据的真实性，保证应对临床试验中的各类风险。监查计划应当描述监查的策略、对试验各方的监查职责、监查的方法，以及应用不同监查方法的原因。监查计划应当强调对关键数据和流程的监查。监查计划应当遵守相关法律法规。

9. 关于监查报告，以下说法正确的是（　）

A. 指监查员根据研究机构的标准操作规程规定，在每次进行现场访视或者其他临床试验相关的沟通后，向研究者提交的书面报告

B. 指监查员根据申办者的标准操作规程规定，在每次进行现场访视或者其他临床试验相关的沟通后，向申办者提交的书面报告

C. 指监查员根据申办者的标准操作规程规定，在每次进行现场访视或者其他临床试验相关的沟通后，向研究者提交的书面报告

D. 指监查员根据申办者的标准操作规程规定，在每次进行现场访视或者其他临床试验相关的沟通后，向研究者和申办者提交的书面报告

答案与解析：B。2020 年版药物 GCP 第十一条规定，（十五）监查报告，指监查员根据申办者的标准操作规程规定，在每次进行现场访视或者其他临床试验相关的沟通后，向申办者提交的书面报告。

10. 申办者建立的质量管理体系不包括（　）

A. 有效的试验方案设计

B. 收集数据的方法及流程

C. 在药品监督管理部门检查时，申办者管理团队均无须派员参加

D. 采集临床试验中作出决策所必需的信息

答案与解析：C。2020 年版药物 GCP 第三十条规定，质量管理包括有效的试验方案设计、收集数据的方法及流程、对于临床试验中做出决策所必需的信息采集。在药品监督管理部门检查时，申办者管理团队应派员参加。

11. 申办者应当识别可减少或者可被接受的风险。减少风险的控制措施应当体现在（ ）、监查计划、各方职责明确的合同、标准操作规程的依从性，以及各类培训

A. 流程设计

B. 项目管理计划

C. 数据管理计划

D. 试验方案的设计和实施

答案与解析：D。2020 年版药物 GCP 第三十一条规定，（四）应当识别可减少或者可被接受的风险。减少风险的控制措施应当体现在试验方案的设计和实施、监查计划、各方职责明确的合同、标准操作规程的依从性，以及各类培训。

12. 申办者应当在（ ）中说明所采用的质量管理方法，并概述严重偏离质量风险的容忍度的事件和补救措施

A. 统计分析计划　B. 临床试验报告

C. 试验方案　D. 数据管理计划

答案与解析：B。2020 年版药物 GCP 第三十一条规定，（七）申办者应当在临床试验报告中说明所采用的质量管理方法，并概述严重偏离质量风险的容忍度的事件和补救措施。

13. 申办者负责制定、实施和及时更新有关临床试验质量保证和质量控制系统的标准操作规程，确保临床试验的实施、数据的产生、记录和报告均遵守（ ）的要求

A. 试验方案　B. GCP

C. 相关法律法规　D. 以上均是

答案与解析：D。2020 年版药物 GCP 第三十二条规定，（一）申办者负责制定、实施和及时更新有关临床试验质量保证和质量控制系统的标准操作规程，确保临床试验的实施、数据的产生、记录和报告均遵守试验方案、本规范和相关法律法规的要求。

14. 申办者与各相关单位签订的合同中应当注明（ ）可直接去到试验现场，查阅源数据、源文件和报告

A. 申办者委托的监查员

B. 申办者委托的稽查员

C. 药品监督管理部门的检查员

D. 以上均是

答案与解析：D。2020 年版药物 GCP 第三十二条规定，（四）申办者与各相关单位签订的合同中应当注明申办者的监查和稽查、药品监督管理部门的检查可直接去到试验现场，查阅源数据、源文件和报告。

15. 申办者委托给合同研究组织的工作应当签订合同。合同中应当明确的内容有（ ）

A. 对被委托方的书面要求和被委托方需要提交给申办者的报告要求

B. 委托的具体工作以及相应的标准操作规程和申办者有权确认被委托工作执行标准操作规程的情况

C. 与受试者的损害赔偿措施相关的事项、其他与委托工作有关的事项以及合同研究组织如存在任务转包，应当获得申办者的书面批准

D. 以上均是

答案与解析：D。2020 年版药物 GCP 第三十二条规定，（三）申办者应当与研究者和临床试验机构等所有参加临床试验的相关单位签订合同，明确各方职责。

16. 申办者未明确委托给合同研究组织的工作和任务，其职责由（ ）负责

A. 申办者

B. 合同研究组织

C. 合同负责人

D. 合同签署的双方或多方

答案与解析：A。2020年版药物GCP第三十三条规定，（一）申办者可以将其临床试验的部分或者全部工作和任务委托给合同研究组织，但申办者仍然是临床试验数据质量和可靠性的最终责任人，应当监督合同研究组织承担的各项工作。合同研究组织应当实施质量保证和质量控制。

17. 申办者可以建立（ ），以定期评价临床试验的进展情况，包括安全性数据和重要的有效性终点数据

A. 试验项目管理团队

B. 独立的数据监查委员会

C. 独立的伦理委员会

D. 质量保证部门

答案与解析：B。2020年版药物GCP第三十六条规定，（二）申办者可以建立独立的数据监查委员会，以定期评价临床试验的进展情况，包括安全性数据和重要的有效性终点数据。独立的数据监查委员会可以建议申办者是否可以继续实施、修改或者停止正在实施的临床试验。独立的数据监查委员会应当有书面的工作流程，应当保存所有相关会议记录。

18. 申办者应当使用受试者（ ），鉴别每一位受试者所有临床试验数据

A. 姓名　　B. 身份证号

C. 姓名缩写　　D. 鉴认代码

答案与解析：D。2020年版药物GCP第三十六条规定，（七）申办者应当使用受试者鉴认代码，鉴别每一位受试者所有临床试验数据。

19. 申办者应当将选择监查策略的理由写于（ ）

A. 试验方案　　B. 监查计划

C. 监查报告　　D. 项目管理计划

答案与解析：B。2020年版药物GCP第四十九条规定，（三）申办者应当将选择监查策略的理由写在监查计划中。

20. 申办者制定监查计划。监查计划应当特别强调（ ），保证应对临床试验中的各类风险

A. 保护受试者的权益，保证数据的真实性

B. 监查的方法和策略

C. 监查的方法和频率

D. 监查的人员和报告

答案与解析：A。2020年版药物GCP第四十九条规定，（四）申办者制定监查计划。监查计划应当特别强调保护受试者的权益，保证数据的真实性，保证应对临床试验中的各类风险。

21. 申办者应当制定研究者手册修订的书面程序。根据2020年版药物GCP的规定，在临床试验期间（ ）研究者手册一次

A. 至少半年审阅

B. 至少一年审阅

C. 至少每两年审阅

D. 实时审阅并更新

答案与解析：B。2020年版药物GCP第七十五条规定，申办者应当制定研究者手册修订的书面程序。在临床试验期间至少一年审阅研究者手册一次。

22. 监查员小明首次onsite监查，以下不属于小明在site应该做的是（ ）

A. 填写CRF　　B. 清点试验药物

C. 核对源文件　　D. 督促试验进度

答案与解析：A。2020年版药物GCP第五十条（四）～（八）规定了详细内容。

23. 申办者决定监查的范围和性质时，无需考虑的要素是（ ）

A. 受试者随访室的面积

B. 临床试验的复杂性和盲法

C. 样本大小和临床试验终点

D. 临床试验的目的和设计

答案与解析：A。2020年版药物GCP第四十九条规定，（六）申办者应当实施临床试验监查，监查的范围和性质取决于临床试验的目

的、设计、复杂性、盲法、样本大小和临床试验终点等。

24. 申办者需要考虑暂停或调整临床试验方案的情形是（ ）

A. 某家研究中心出现1例死亡SAE

B. 经过申办者和研究者研究分析，某中心的1例住院SAE是可疑且未预期的严重不良反应

C. 某家研究中心发生试验用药品超温事件，影响未来一周受试者随访用药

D. 经过中期分析，发现试验药物的安全性存在较大隐患

答案与解析：D。《中华人民共和国药品管理法》第二十二条规定，药物临床试验期间，发现存在安全性问题或者其他风险的，临床试验申办者应当及时调整临床试验方案、暂停或者终止临床试验，并向国务院药品监督管理部门报告。必要时，国务院药品监督管理部门可以责令调整临床试验方案、暂停或者终止临床试验。

25. 关于监查报告的描述，以下不符合GCP要求的是（ ）

A. 每次监查访视后，应当撰写书面的监查报告，向申办者报告

B. 报告应当包括监查工作的摘要、发现临床试验中问题和事实陈述、试验方案的偏离和缺陷，以及监查结论

C. 每次监查访视后，应当撰写书面的监查报告，向研究者和临床试验机构报告

D. 报告需要提供足够的细节

答案与解析：C。2020年版药物GCP第五十一条规定，监查员在每次监查后，应当及时书面报告申办者；报告应当包括监查日期、地点、监查员姓名、监查员接触的研究者和其他人员的姓名等；报告应当包括监查工作的摘要、发现临床试验中问题和事实陈述、与试验方案的偏离和缺陷，以及监查结论；报告应当说明对监查中发现的问题已采取的或者拟采用的纠正措施，为确保试验遵守试验方案实施的建议；报告应该提供足够的细节，以便审核是否符合监查计划。中心化监查报告可以与现场监查报告分别提交。申办者应当对监查报告中的问题审核和跟进，并形成文件保存。

26. 在双盲临床试验中，申办方对所有受试者治疗分配情况进行揭盲应该是在（ ）

A. 所有受试者随访结束后

B. 数据锁库后

C. 统计分析后

D. 临床试验总结报告撰写后

答案与解析：C。申办者的临床试验流程。

27. CRA小白未按监查计划来到研究中心进行监查访视，其伪造了一份监查的Follow－up Letter并邮件发送研究者，该事件的监督责任方是（ ）

A. 研究者　　B. 伦理委员会

C. GCP办公室　　D. 申办者

答案与解析：D。2020年版药物GCP第三十三条规定，申办者委托合同研究组织应当符合以下要求：（一）申办者可以将其临床试验的部分或者全部工作和任务委托给合同研究组织，但申办者仍然是临床试验数据质量和可靠性的最终责任人，应当监督合同研究组织承担的各项工作。

28. 某公司研发了一种新的生物仿制药ASA2020，已完成动物实验，如果想进行人体试验，申办者不需要向伦理委员会提供的是（ ）

A. 试验用药品ASA2020的质检证书

B. 试验方案

C. 研究者手册

D. 受试者已签署的知情同意书

答案与解析：D。2020年版药物GCP第十二条规定，（一）伦理委员会应当审查的文件包括：试验方案和试验方案修订版；知情同意书及其更新件；招募受试者的方式和信息；

提供给受试者的其他书面资料；研究者手册；现有的安全性资料；包含受试者补偿信息的文件；研究者资格的证明文件；伦理委员会履行其职责所需要的其他文件。第四十五条规定，（一）申办者负责向研究者和临床试验机构提供试验用药品。

29. 申办者提前终止或暂停一项临床试验，无需通知（　）

A. 研究者

B. 伦理委员会

C. 药品监督管理部门

D. 专业医学协会

答案与解析：D。2020 年版药物 GCP 第五十四条规定，申办者提前终止或者暂停临床试验，应当立即告知研究者和临床试验机构、药品监督管理部门，并说明理由。

30. 设立独立的数据监查委员会（IDMC）的是（　）

A. 研究者　　B. 申办者

C. 伦理委员会　　D. 药品监督管理部门

答案与解析：B。2020 年版药物 GCP 第十一条规定，（四）独立的数据监查委员会（数据和安全监查委员会，监查委员会，数据监查委员会），指由申办者设立的独立的数据监查委员会，定期对临床试验的进展、安全性数据和重要的有效性终点进行评估，并向申办者建议是否继续、调整或者停止试验。

二、多选题

1. 某申办方发起一项肝癌的免疫治疗项目，需要筛选评估可以承接该项目的研究中心，负责该项目的 CRA 需要了解研究中心的（　）

A. 研究者和临床试验机构承接项目的意愿

B. 肝癌受试者的病源量

C. 研究者既往承接肝癌免疫治疗项目的经历

D. 项目的特殊操作能否进行，如特殊检查和疗效评估等

答案与解析：ABCD。2020 年版药物 GCP 第十六条、第十七条规定了详细内容。

2. 申办者在临床试验启动前必须提供给研究者及研究团队的有（　）

A. 获得伦理批准的方案

B. 研究者手册

C. 试验用药品的检验报告

D. 试验用药品管理的 SOP

答案与解析：ABCD。试验用药品相关资料：方案、IB/质检报告、管理 SOP。

3. 申办者、研究者和临床试验机构的合同内容应包括（　）

A. 研究者费用

B. 执行经过伦理委员会同意的试验方案

C. 遵守数据记录和报告程序，同意监查、稽查和检查

D. 临床试验相关必备文件的保存及其期限；发表文章、知识产权等的约定

答案与解析：ABCD。2020 年版药物 GCP 第四十条规定，合同内容中应当包括：临床试验的实施过程中遵守本规范及相关的临床试验的法律法规；执行经过申办者和研究者协商确定的、伦理委员会同意的试验方案；遵守数据记录和报告程序；同意监查、稽查和检查；临床试验相关必备文件的保存及其期限；发表文章、知识产权等的约定。

4. 小李是 CRA 新人，承接了糖尿病的项目，主管请小李调研合适做糖尿病项目的研究中心，小李了解研究中心信息的方法有（　）

A. 咨询公司内部汇总的信息，或是同事的经验分享

B. 药物临床试验机构备案网站查询

C. 从临床试验信息登记平台了解哪些研究中心开展的糖尿病项目较多

D. 电话或现场拜访研究中心人员，确认和补充前期收集的信息

答案与解析：ABCD。2020 年版药物 GCP 第

三十七条规定，申办者选择研究者应当符合以下要求：（一）申办者负责选择研究者和临床试验机构。研究者均应当经过临床试验的培训、有临床试验的经验，有足够的医疗资源完成临床试验。多个临床试验机构参加的临床试验，如需选择组长单位由申办者负责。

5. 某外资申办者发起的临床试验，样本涉及出境检测，研究团队以下做法正确的是（　）
   A. 在获得人类遗传资源管理办公室批准之后，才可以进行受试者遗传资源的收集和处理
   B. 人类遗传资源管理办公室相关工作都是由申办方处理，研究团队无需关注
   C. 研究者需关注人类遗传资源管理办公室审批的样本采集项目，按照批准的项目进行采集
   D. 经人类遗传资源管理办公室审批通过后的项目，如需增加样本数量及样本检测指标，需重新获得伦理委员会及人类遗传资源管理办公室批准后项目组方可按新版方案执行

答案与解析：ACD。研究团队需要关注遗传办审批的采集项目，B 选项错误。《中华人民共和国人类遗传资源管理条例》第十二条规定，采集我国人类遗传资源，应当事先告知人类遗传资源提供者采集目的、采集用途、对健康可能产生的影响、个人隐私保护措施及其享有的自愿参与和随时无条件退出的权利，征得人类遗传资源提供者书面同意。

6. 当申办者要提前终止或暂停临床试验时，以下做法正确的是（　）
   A. 申办者不可以做提前终止试验的决定
   B. 研究者给予受试者适当的治疗和随访
   C. 申办者提供提前终止和暂停的详细书面解释
   D. 研究者递交申办者的书面解释至伦理委员会批准或备案

答案与解析：BCD。2020 年版药物 GCP 第五十四条规定，申办者提前终止或者暂停临床试验，应当立即告知研究者和临床试验机构、药品监督管理部门，并说明理由。

7. 临床试验监查时发现，共有三名受试者服用了方案中规定的禁忌用药。监查员上报给申办者，此时申办者应（　）
   A. 取消研究者参与临床试验的资格
   B. 终止与该研究者的合作
   C. 查找研究团队发生错误的原因
   D. 采取合适的纠正和预防措施

答案与解析：CD。2020 年版药物 GCP 第五十三条规定，申办者应当保证临床试验的依从性。（二）发现重要的依从性问题时，可能对受试者安全和权益，或者对临床试验数据可靠性产生重大影响的，申办者应当及时进行根本原因分析，采取适当的纠正和预防措施。若违反试验方案或者本规范的问题严重时，申办者可追究相关人员的责任，并报告药品监督管理部门。

8. 申办者选择研究者及临床试验机构时，应考虑（　）
   A. 约定期限内有按照试验方案入组足够数量受试者的能力
   B. 主要研究者具有 3 个以上临床试验的经验
   C. 有足够的时间实施和完成临床试验
   D. 有权支配参与临床试验的人员，具有使用临床试验所需医疗设施的权限

答案与解析：ABCD。2020 年版药物 GCP 第十六条、十七条规定了详细内容。

9. 某肺癌化疗项目，申办者邀请了各研究中心研究者，在广州某家酒店会议室参加项目研究者会，请问申办者召开研究者会的目的是（　）
   A. 对方案和临床试验操作流程进行讨论
   B. 研究者接受试验用药品管理流程培训
   C. 对可能出现的问题进行预估和防范

D. 对整个项目团队进行首次全面的培训

答案与解析：ABCD。2020 年版药物 GCP 第三十五条规定，申办者应当选用有资质的生物统计学家、临床药理学家和临床医生等参与试验，包括设计试验方案和病例报告表、制定统计分析计划、分析数据、撰写中期和最终的试验总结报告。

10. 某申办方召开了肺癌化疗项目的中期研究者会，会上的培训可能包含（　）

A. 试验项目中期分析结果

B. 最新临床试验法规和指导原则介绍

C. 解答研究者们的疑问

D. 试验实施阶段中出现的共性问题

答案与解析：ABCD。2020 年版药物 GCP 第三十一条规定，（五）临床试验期间，质量管理应当有记录，并及时与相关各方沟通，促使风险评估和质量持续改进。（六）申办者应当结合临床试验期间的新知识和经验，定期评估风险控制措施，以确保现行的质量管理的有效性和适用性。

11. 承接肺结节定位标记的医疗器械项目的 CRA 小张，筛选研究中心时，考虑研究中心是否适合承接该项目的因素有（　）

A. 经过备案的器械临床试验机构和研究者

B. 可在规定时间内完成受试者入组的潜力

C. 具有相关治疗领域或相似适应症临床试验项目经验

D. 研究中心的项目质量可靠，试验费用合理

答案与解析：ABCD。2020 年版药物 GCP 第十六条规定，研究者和临床试验机构应当具备的资格和要求包括：（一）具有在临床试验机构的执业资格；具备临床试验所需的专业知识、培训经历和能力；能够根据申办者、伦理委员会和药品监督管理部门的要求提供最新的工作履历和相关资格文件。第十七条规定，研究者和临床试验机构应当具有完成临床试验所需的必要条件：（一）研究者在临床试验约定的期限内有按照试验方案入组足够数量受试者的能力。（五）研究者监管所有研究人员执行试验方案，并采取措施实施临床试验的质量管理。

12. 原发性血小板减少症的国际多中心临床试验，申办方选择的研究者和临床试验机构必须符合（　）

A. 经过备案的药物临床试验机构及科室

B. 研究者熟悉并掌握 ICH GCP 和中国 GCP

C. 研究者能在规定的时间纳入足够的受试者

D. 研究者是否专职从事临床试验

答案与解析：ABC。2020 年版药物 GCP 第三十七条规定，申办者选择研究者应当符合以下要求：（一）申办者负责选择研究者和临床试验机构。研究者均应当经过临床试验的培训、有临床试验的经验，有足够的医疗资源完成临床试验。多个临床试验机构参加的临床试验，如需选择组长单位由申办者负责。

13. 以下属于现场监查相关操作的是（　）

A. CRA 查阅研究中心 HIS 系统

B. CRA 在中心药房查阅药品管理记录

C. CRA 获取潜在受试者的知情同意

D. CRA 在科室的实验室查看样本储存条件和记录

答案与解析：ABD。2020 年版药物 GCP 第四十九条规定，（七）现场监查和中心化监查应当基于临床试验的风险结合进行。现场监查是在临床试验现场进行监查，通常应当在临床试验开始前、实施中和结束后进行。

14. 关于中心化监查，以下说法正确的是（　）

A. 对比各研究中心的数据，发现有一家中心的 AE 数量极少，分析和寻找原因

B. 对比各研究中心项目进度，发现有一

家中心受试者筛选失败率极低，分析和寻找原因

C. 对比各研究中心住院导致的 SAE，发现各中心的不同点，提醒现场监查关注

D. 研究团队成员将试验相关记录扫描发送给 CRA 进行远程核对

答案与解析：ABC。2020 年版药物 GCP 第四十九条（七）规定了详细内容。

15. 瑞格列汀片联合二甲双胍治疗 2 型糖尿病的临床试验，研究中心的 4 例受试者已经完成访视 6，监查员在监查时应核对（ ）

A. 试验用药品的库存、管理记录和贮存条件

B. 研究团队对试验方案的执行情况

C. 数据录入的准确性、完整性和可溯源

D. 安全性事件的记录和上报

答案与解析：ABCD。2020 年版药物 GCP 第五十条规定，监查员的职责包括：（四）监查员应当核实临床试验过程中试验用药品在有效期内、保存条件可接受、供应充足；（五）监查员核实研究者在临床试验实施中对试验方案的执行情况；（七）监查员核对病例报告表录入的准确性和完整性，并与源文件比对。（九）监查员确认不良事件按照相关法律法规、试验方案、伦理委员会、申办者的要求，在规定的期限内进行了报告。

16. 关于监查报告的撰写，以下说法正确的是（ ）

A. 记录监查时拜访的研究团队成员

B. 客观陈述发现的问题，无须提供纠正和预防的建议

C. 报告应该提供足够的细节，以便了解具体的情况

D. 记录需跟踪解决的问题，已经上报或解决的可不记录

答案与解析：AC。2020 年版药物 GCP 第五十一条规定，监查员在每次监查后，应当及时书面报告申办者；报告应当包括监查日期、地点、监查员姓名、监查员接触的研究者和其他人员的姓名等；报告应当包括监查工作的摘要、发现临床试验中问题和事实陈述、与试验方案的偏离和缺陷，以及监查结论；报告应当说明对监查中发现的问题已采取的或者拟采用的纠正措施，为确保试验遵守试验方案实施的建议；报告应该提供足够的细节，以便审核是否符合监查计划。中心化监查报告可以与现场监查报告分别提交。申办者应当对监查报告中的问题审核和跟进，并形成文件保存。

17. 关于申办者保证临床试验的依从性，以下说法正确的是（ ）

A. 发现研究者、临床试验机构、申办者的人员在临床试验中不遵守试验方案或相关法律法规时，申办者应当立即采取措施予以纠正

B. 发现重要的依从性问题时，可能对受试者安全和权益，或者对临床试验数据可靠性产生重大影响的，申办者应当及时进行根本原因分析，采取适当的纠正和预防措施

C. 若违反试验方案或者 GCP 的问题严重时，申办者可进行纠正和预防，无权追究相关人员的责任

D. 发现研究者、临床试验机构有严重的或者劝阻不改的不依从问题时，申办者应当终止该研究者、临床试验机构继续参加临床试验，并及时书面报告药品监督管理部门

答案与解析：ABD。申办方有权追责。2020 年版药物 GCP 第五十三条规定，申办者应当保证临床试验的依从性。

18. 申办者应当选择有资质的（ ）参与试验设计

A. 组长单位的主要研究者

B. 医学专家

C. 生物统计学家

D. 临床药理学家

答案与解析：ABCD。2020 年版药物 GCP 第三十五条规定，申办者应当选用有资质的生物统计学家、临床药理学家和临床医生等参与试验，包括设计试验方案和病例报告表、制定统计分析计划、分析数据、撰写中期和最终的试验总结报告。

19. 某 CAR－T 临床试验，因 CAR－T 细胞制备技术的质量问题，需暂停临床试验，申办者应立即通知（　）
    A. 所有研究中心的研究者
    B. 卫生健康主管部门
    C. 所有研究中心的伦理委员会
    D. 药品监督管理部门

答案与解析：ACD。2020 年版药物 GCP 第三十六条规定，（九）申办者暂停或者提前终止实施中的临床试验，应当通知所有相关的研究者和临床试验机构和药品监督管理部门。

20. 临床试验中常见的质量保证和质量控制方法有（　）
    A. 制定临床试验实施的标准操作规程
    B. 临床试验各方签署的合同中明确各自职责
    C. 采用监查/稽查等方式确保临床试验质量
    D. 绝对的依从方案实施临床试验

答案与解析：ABC。2020 年版药物 GCP 第三十二条规定，（一）申办者负责制定、实施和及时更新有关临床试验质量保证和质量控制系统的标准操作规程，确保临床试验的实施、数据的产生、记录和报告均遵守试验方案、本规范和相关法律法规的要求。（三）申办者应当与研究者和临床试验机构等所有参加临床试验的相关单位签订合同，明确各方职责。（四）申办者与各相关单位签订的合同中应当注明申办者的监查和稽查、药品监督管理部门的检查可直接去到试验现场，查阅源数据、源文件和报告。

21. 双盲临床试验，采取质量控制措施保护试验的盲态设计，申办方的以下做法中正确的是（　）
    A. 病例报告表的数据录入和处理应注意盲态的保持
    B. 试验用药品的外包装的设计上需注意盲态的要求
    C. 建立紧急揭盲程序，并培训研究者
    D. 揭盲后，申办者方可把受试者的分组情况告知研究者

答案与解析：ABCD。2020 年版药物 GCP 第三十六条规定，（六）保证电子数据管理系统的安全性，未经授权的人员不能访问；保存被授权修改数据人员的名单；电子数据应当及时备份；盲法设计的临床试验，应当始终保持盲法状态，包括数据录入和处理。（七）申办者应当使用受试者鉴认代码，鉴别每一位受试者所有临床试验数据。盲法试验揭盲以后，申办者应当及时把受试者的试验用药品情况书面告知研究者。第四十四条规定，（一）试验药物制备应当符合临床试验用药品生产质量管理相关要求；试验用药品的包装标签上应当标明仅用于临床试验、临床试验信息和临床试验用药品信息；在盲法试验中能够保持盲态。（四）在盲法试验中，试验用药品的编码系统应当包括紧急揭盲程序，以便在紧急医学状态时能够迅速识别何种试验用药品，而不破坏临床试验的盲态。

22. 试验中期分析结果显示试验用药品会导致受试者肝肾功能衰竭，申办者决定提前终止临床试验，此时申办方应该书面通知（　）
    A. 所有的研究者和临床试验机构
    B. 中华药学会
    C. 各研究中心伦理委员会
    D. 药品监督管理部门

答案与解析：ACD。2020 年版药物 GCP 第五十四条规定，申办者提前终止或者暂停临床试验，应当立即告知研究者和临床试验机构、药品监督管理部门，并说明理由。

23. 申办方发起一项急性心衰的临床试验，计划3个月在10家研究中心入组150例受试者，在选择研究者和研究中心时，申办方应该考虑（ ）
 A. 研究中心能不能每个月完成至少5例受试者的入组
 B. 研究中心有没有急性心衰相关的检查设备
 C. 主要研究者有没有至少3个药物临床试验的经验
 D. 主要研究者是否有时间和精力监督并完成试验

答案与解析：ABCD。2020年版药物GCP第十六条规定，（一）具有在临床试验机构的执业资格；具备临床试验所需的专业知识、培训经历和能力；能够根据申办者、伦理委员会和药品监督管理部门的要求提供最新的工作履历和相关资格文件。第十七条规定，（一）研究者在临床试验约定的期限内有按照试验方案入组足够数量受试者的能力；（二）研究者在临床试验约定的期限内有足够的时间实施和完成临床试验；（三）研究者在临床试验期间有权支配参与临床试验的人员，具有使用临床试验所需医疗设施的权限，正确、安全地实施临床试验。

24. 关于申办者基于风险的质量管理，以下说法正确的是（ ）
 A. 首例受试者筛选随机发生方案偏离概率高，增加首例受试者随机后的监查
 B. 试验过程中，药物发错的发生率高，提醒CRA监查时必须核对药品管理的记录
 C. 规定如果受试者漏做有效性指标检查时，必须尽快安排其完成该检查
 D. CRA来研究中心现场监查的次数可以减少

答案与解析：ABC。2020年版药物GCP第三十一条规定，申办者基于风险进行质量管理。（二）应当识别影响到临床试验关键环节和数据的风险。预先设定质量风险的容忍度时，应当考虑变量的医学和统计学特点及统计设计，以鉴别影响受试者安全和数据可靠的系统性问题。出现超出质量风险的容忍度的情况时，应当评估是否需要采取进一步的措施。

25. 申办方制定的，监查员必须遵守的监查计划，可能包含（ ）
 A. 首例受试者入组后必须进行现场监查
 B. 试验入组阶段每2周一次现场监查
 C. 规定必须进行核对的关键性数据
 D. 监查时必须核对药品管理记录、知情相关记录、不良事件和合并用药信息

答案与解析：ABCD。2020年版药物GCP第四十八条规定，（四）申办者制定监查计划。监查计划应当特别强调保护受试者的权益，保证数据的真实性，保证应对临床试验中的各类风险。监查计划应当描述监查的策略、对试验各方的监查职责、监查的方法，以及应用不同监查方法的原因。监查计划应当强调对关键数据和流程的监查。监查计划应当遵守相关法律法规。

26. 临床试验各方都有责任保护受试者，申办者不直接接触受试者，对受试者的保护体现在（ ）
 A. 建立独立的数据监查委员会评估试验安全性
 B. 制定方案时明确保护受试者的关键环节和数据
 C. 聘请有能力的医学专家及时对试验的相关医学问题进行解答
 D. 选择有资质且有意愿的研究者参与临床试验

答案与解析：ABCD。2020年版药物GCP第三十一条规定，申办者基于风险进行质量管理。（一）试验方案制定时应当明确保护受试者权益和安全以及保证临床试验结果可靠的关键环节和数据。第三十六条规定，（二）申办者可以建立独立的数据监查委员会，以定期评价临床试验的进展情况，包括安全性数

据和重要的有效性终点数据。独立的数据监查委员会可以建议申办者是否可以继续实施、修改或者停止正在实施的临床试验；（七）申办者应当使用受试者鉴认代码，鉴别每一位受试者所有临床试验数据。第三十四条规定，申办者应当指定有能力的医学专家及时对临床试验的相关医学问题进行咨询。

27. 申办者应当建立临床试验的质量管理体系，关于申办者采取的质量管理措施，以下说法正确的是（ ）

A. 设计清晰、详细、可操作的试验方案

B. 制定临床试验各环节的标准操作规程

C. 规定临床试验数据记录、收集和分析方法

D. 采用监查和稽查的方式进行试验质量管理

答案与解析：ABCD。2020 年版药物 GCP 第三十条规定，申办者应当建立临床试验的质量管理体系。申办者的临床试验的质量管理体系应当涵盖临床试验的全过程，包括临床试验的设计、实施、记录、评估、结果报告和文件归档。质量管理包括有效的试验方案设计、收集数据的方法及流程、对于临床试验中做出决策所必需的信息采集。临床试验质量保证和质量控制的方法应当与临床试验内在的风险和所采集信息的重要性相符。申办者应当保证临床试验各个环节的可操作性，试验流程和数据采集避免过于复杂。试验方案、病例报告表及其他相关文件应当清晰、简洁和前后一致。

28. 某肺癌项目，研究中心无法做 EGFR 和 ALK 的基因检测，申办者计划委托上海一家中心实验室来做，以下说法正确的是（ ）

A. 中心实验室对检测结果负责，申办者不用监督其工作

B. 申办者应该与中心实验室签订合同

C. 合同中必须明确样本检测等相关职责

D. 中心实验室应该对检测工作实施质量保证和质量控制措施

答案与解析：BCD。2020 年版药物 GCP 第三十三条规定，申办者委托合同研究组织应当符合以下要求：（一）申办者可以将其临床试验的部分或者全部工作和任务委托给合同研究组织，但申办者仍然是临床试验数据质量和可靠性的最终责任人，应当监督合同研究组织承担的各项工作。合同研究组织应当实施质量保证和质量控制。

29. 某 I 期临床试验，申办者计划将药代动力学相关检测委托给北京一家中心实验室进行，申办者和实验室签订的合同应包含（ ）

A. 委托药代动力学的检测工作和相应的标准操作规程

B. 中心实验室提交报告的要求

C. 申办者有权确认药代动力学检测的执行情况

D. 中心实验室若存在任务转包，应获得申办者书面批准

答案与解析：ABCD。2020 年版药物 GCP 第三十三条规定，（二）申办者委托给合同研究组织的工作应当签订合同。合同中应当明确以下内容：委托的具体工作以及相应的标准操作规程；申办者有权确认被委托工作执行标准操作规程的情况；对被委托方的书面要求；被委托方需要提交给申办者的报告要求；与受试者的损害赔偿措施相关的事项；其他与委托工作有关的事项。合同研究组织如存在任务转包，应当获得申办者的书面批准。

30. 关于申办者选择的监查员，以下说法正确的是（ ）

A. 具备医药相关临床试验监查所需的知识

B. 开展监查工作前，应当接受培训

C. 熟悉试验用药品的相关知识和试验相关资料

D. 熟悉法规要求和临床试验的标准操作规程

答案与解析：ABCD。2020 年版药物 GCP 第四

十九条规定，临床试验的监查应当符合以下要求：（二）申办者委派的监查员应当受过相应的培训，具备医学、药学等临床试验监查所需的知识，能够有效履行监查职责。

31. 独立的数据监查委员会可能做的工作有（　）

A. 临床试验的中期分析

B. 建议申办者暂停入组

C. 定期评价试验的安全性和有效性数据

D. 建议申办者调整试验方案

答案与解析：ABCD。2020 年版药物 GCP 第三十六条规定，（二）申办者可以建立独立的数据监查委员会，以定期评价临床试验的进展情况，包括安全性数据和重要的有效性终点数据。独立的数据监查委员会可以建议申办者是否可以继续实施、修改或者停止正在实施的临床试验。独立的数据监查委员会应当有书面的工作流程，应当保存所有相关会议记录。

三、是非题

1. 申办者应保证将临床试验数据准确、完整、清晰、及时地载入病例报告表。

答案与解析：错。2020 年版药物 GCP 第二十五条规定，（三）研究者应当按照申办者提供的指导说明填写和修改病例报告表，确保各类病例报告表及其他报告中的数据准确、完整、清晰和及时。

2. 保证临床试验的进展符合方案及合同中的计划是研究者的职责，与监查员无关。

答案与解析：错。2020 年版药物 GCP 第五十条规定，（六）监查员核实研究人员履行试验方案和合同中规定的职责，以及这些职责是否委派给未经授权的人员；确认入选的受试者合格并汇报入组率及临床试验的进展情况。

3. 通过充分的稽查培训，项目组的监查员可以兼任稽查的工作。

答案与解析：错。2020 年版药物 GCP 第五十二条规定，（二）申办者选定独立于临床试验的人员担任稽查员，不能是监查人员兼任。

4. 临床试验完成或者提前终止，申办者应当按照相关法律法规要求向药品监督管理部门提交临床试验报告。

答案与解析：对。2020 年版药物 GCP 第五十五条规定，临床试验完成或者提前终止，申办者应当按照相关法律法规要求向药品监督管理部门提交临床试验报告。

5. 申办者可以将其临床试验的部分或者全部工作和任务委托给合同研究组织，但申办者仍然是临床试验数据质量和可靠性的最终责任人。

答案与解析：对。2020 年版药物 GCP 第十一条规定，（八）合同研究组织，指通过签订合同授权，执行申办者或者研究者在临床试验中的某些职责和任务的单位。

6. 证实受试者的权益受到保障是监查员职责之一。

答案与解析：对。2020 年版药物 GCP 第四十九条规定，（一）监查的目的是保证临床试验中受试者的权益，保证试验记录与报告的数据准确、完整，保证试验遵守已同意的方案、本规范和相关法规。

7. 监查员应遵循申办者的标准操作规程进行工作。

答案与解析：对。2020 年版药物 GCP 第五十条规定，（一）监查员应当熟悉试验用药品的相关知识，熟悉试验方案、知情同意书及其他提供给受试者的书面资料的内容，熟悉临床试验标准操作规程和本规范等相关法规。

8. 监查员应遵循临床试验方案进行监查工作。

答案与解析：对。2020 年版药物 GCP 第五十条规定，（一）监查员应当熟悉试验用药品的相关知识，熟悉试验方案、知情同意书及其他提供给受试者的书面资料的内容，熟悉临床试验标准操作规程和本规范等相关法规。

9. 确认临床试验机构是否具备适当条件不是

监查员的工作内容。

答案与解析：错。2020 年版药物 GCP 第五十条规定，（三）在临床试验前确认研究者具备足够的资质和资源来完成试验，临床试验机构具备完成试验的适当条件，包括人员配备与培训情况，实验室设备齐全、运转良好，具备各种与试验有关的检查条件。

10. 监查员应该在临床试验前确认研究者具备足够的资质和资源来完成试验，临床试验机构具备完成试验的适当条件。

答案与解析：对。2020 年版药物 GCP 第五十三条规定，（三）发现研究者、临床试验机构有严重的或者劝阻不改的不依从问题时，申办者应当终止该研究者、临床试验机构继续参加临床试验，并及时书面报告药品监督管理部门。同时，申办者和研究者应当采取相应的紧急安全性措施，以保护受试者的安全和权益。

11. 监查员应在试验前确认临床试验机构已具备所需的实验室设备，并运转良好，具备各种与试验有关的检查条件。

答案与解析：对。2020 年版药物 GCP 第五十条规定，（三）在临床试验前确认研究者具备足够的资质和资源来完成试验，临床试验机构具备完成试验的适当条件，包括人员配备与培训情况，实验室设备齐全、运转良好，具备各种与试验有关的检查条件。

12. 监查员应在试验前评估临床试验机构是否有符合条件的受试者。

答案与解析：对。2020 年版药物 GCP 第三十七条规定，（一）申办者负责选择研究者和临床试验机构。研究者均应当经过临床试验的培训、有临床试验的经验，有足够的医疗资源完成临床试验。多个临床试验机构参加的临床试验，如需选择组长单位由申办者负责。

13. 监查员监查时应确认所有受试者或者其监护人在受试者参加试验前均签署了知情同意书。

答案与解析：对。2020 年版药物 GCP 第五十条规定，（五）确认在试验前所有受试者或者其监护人均签署了知情同意书。

14. 监查员在监查中确认数据的记录与报告正确完整，试验记录和文件实时更新、保存完好。

答案与解析：对。2020 年版药物 GCP 第五十条规定，（六）监查员核实研究人员履行试验方案和合同中规定的职责，以及这些职责是否委派给未经授权的人员；确认入选的受试者合格并汇报入组率及临床试验的进展情况；确认数据的记录与报告正确完整，试验记录和文件实时更新、保存完好。

15. 监查员在监查中应核实研究者提供的所有医学报告、记录和文件都是可溯源的、清晰的、同步记录的、原始的、准确的和完整的、注明日期和试验编号的。

答案与解析：对。2020 年版药物 GCP 第五十条规定，（六）核实研究者提供的所有医学报告、记录和文件都是可溯源的、清晰的、同步记录的、原始的、准确的和完整的、注明日期和试验编号的。

16. 监查员在每次访视研究者后，需向申办者以书面形式报告访视情况。

答案与解析：对。2020 年版药物 GCP 第五十一条规定，监查员在每次监查后，应当及时书面报告申办者。

17. 监查员应在每次监查访视时，核对病例报告表录入的准确性和完整性，并与源文件比对。

答案与解析：对。2020 年版药物 GCP 第五十条规定，（七）监查员核对病例报告表录入的准确性和完整性，并与源文件比对。监查员应当注意核对试验方案规定的数据在病例报告表中有准确记录，并与源文件一致。

18. 监查员应在每次监查访视时，提醒相关授权人员对试验记录中所有错误或遗漏作出修改并注明原因。

答案与解析：对。2020 年版药物 GCP 第五十条规定，（八）监查员对病例报告表的填写错误、遗漏或者字迹不清楚应当通知研究者；监查员应当确保所做的更正、添加或者删除是由研究者或者被授权人操作，并且有修改人签名、注明日期，必要时说明修改理由。

19. 监查员应核实入选受试者的退出与失访，作出报告，并在病例报告表上予以解释。

答案与解析：错。2020 年版药物 GCP 第五十条规定，（七）监查员核对病例报告表录入的准确性和完整性，并与源文件比对。监查员应当注意核对试验方案规定的数据在病例报告表中有准确记录，并与源文件一致；确认受试者的剂量改变、治疗变更、不良事件、合并用药、并发症、失访、检查遗漏等在病例报告表中均有记录；确认研究者未能做到的随访、未实施的试验、未做的检查，以及是否对错误、遗漏作出纠正等在病例报告表中均有记录；核实入选受试者的退出与失访已在病例报告表中均有记录并说明。

20. 在数据处理、统计分析、结果报告、发表文章等方面研究者与申办者应协议分工，并签署书面合同。

答案与解析：对。2020 年版药物 GCP 第四十条规定，需要书面签署合同，该职责属于申办者。

21. 研究者和申办者按 GCP 规定的职责分工即可，不需另外签订协议明确分工。

答案与解析：错。2020 年版药物 GCP 第三十八条规定，临床试验各方参与临床试验前，申办者应当明确其职责，并在签订的合同中注明。第四十条规定，申办者与研究者和临床试验机构签订的合同，应当明确试验各方的责任、权利和利益，以及各方应当避免的、可能的利益冲突。

22. 研究中心出现严重的方案偏离，申办者应当及时进行根本原因分析，采取适当的纠正和预防措施。

答案与解析：对。2020 年版药物 GCP 第五十三条规定，（二）发现重要的依从性问题时，可能对受试者安全和权益，或者对临床试验数据可靠性产生重大影响的，申办者应当及时进行根本原因分析，采取适当的纠正和预防措施。

23. 申办者委派的监查员应当受过相应的培训，具备医学、药学等临床试验监查所需的知识，能够有效履行监查职责。

答案与解析：对。2020 年版药物 GCP 第四十九条规定，（二）申办者委派的监查员应当受过相应的培训，具备医学、药学等临床试验监查所需的知识，能够有效履行监查职责。

24. 申办者应按照稽查计划组织对临床试验的稽查，评估和检验临床试验的质量。

答案与解析：对。2020 年版药物 GCP 第五十二条规定，（一）申办者为评估临床试验的实施和对法律法规的依从性，可以在常规监查之外开展稽查。

25. 申办者为评估临床试验的实施和对法律法规的依从性，可以在常规监查之外开展稽查。

答案与解析：对。2020 年版药物 GCP 第五十二条（一）规定了详细内容。

26. 监查员的职责之一是确认研究者已将所有不良事件在相关法律法规、方案、伦理委员会、申办者规定的时限内进行了报告，并记录在案。

答案与解析：对。2020 年版药物 GCP 第五十条规定，（九）监查员确认不良事件按照相关法律法规、试验方案、伦理委员会、申办者的要求，在规定的期限内进行了报告。

27. 申办者负责设计临床试验方案，应当有资质的生物统计学家、临床药理学家和临床医生等参与试验设计。

答案与解析：对。2020 年版药物 GCP 第三十五条规定，申办者应当选用有资质的生物统计学家、临床药理学家和临床医生等参与试验，包括设计试验方案和病例报告表、制定统计分析计划、分析数据、撰写中期和最终的试验总结报告。

28. 申办者负责临床试验的发起、管理和提供临床试验经费，其可以是个人、组织或者机构。

答案与解析：对。2020 年版药物 GCP 第十一条规定，（七）申办者，指负责临床试验的发起、管理和提供临床试验经费的个人、组织或者机构。

29. 临床试验中，如研究者不遵从方案，违反 GCP 和法律法规，情况严重的，申办者需要向药品监督管理部门报告，但无权终止研究者继续参加临床试验。

答案与解析：错。2020 年版药物 GCP 第五十三条规定，发现研究者、临床试验机构有严重的或者劝阻不改的不依从问题时，申办者应当终止该研究者、临床试验机构继续参加临床试验，并及时书面报告药品监督管理部门。同时，申办者和研究者应当采取相应的紧急安全性措施，以保护受试者的安全和权益。

30. 临床试验完成后，研究者需要向药品监督管理部门提交全面、完整、准确反映试验结果的总结报告。

答案与解析：错。2020 年版药物 GCP 第五十五条规定，临床试验完成或者提前终止，申办者应当按照相关法律法规要求向药品监督管理部门提交临床试验报告。临床试验总结报告应当全面、完整、准确反映临床试验结果，临床试验总结报告安全性、有效性数据应当与临床试验源数据一致。

31. 申办者有权终止严重或持续不遵从方案、违反 GCP 和法律法规的研究者继续临床试验，但需先获得药品监督管理部门的批准。

答案与解析：错。2020 年版药物 GCP 第五十三条规定，（三）发现研究者、临床试验机构有严重的或者劝阻不改的不依从问题时，申办者应当终止该研究者、临床试验机构继续参加临床试验，并及时书面报告药品监督管理部门。同时，申办者和研究者应当采取相应的紧急安全性措施，以保护受试者的安全和权益。

32. 肿瘤免疫治疗临床试验，受试者在试验期间发生免疫性肺炎，研究者评估与试验用药品是相关的，申办者应承担相关的诊疗费用。

答案与解析：对。2020 年版药物 GCP 第三十九条规定，（二）申办者应当承担受试者与临床试验相关的损害或者死亡的诊疗费用，以及相应的补偿。

33. 申办者可以将其临床试验的部分或全部工作和任务委托给 CRO，由研究者来监督 CRO 的工作执行情况。

答案与解析：错。2020 年版药物 GCP 第三十三条规定，（一）申办者可以将其临床试验的部分或者全部工作和任务委托给合同研究组织，但申办者仍然是临床试验数据质量和可靠性的最终责任人，应当监督合同研究组织承担的各项工作。合同研究组织应当实施质量保证和质量控制。

34. 多个临床试验机构参加的临床试验，由申办者负责选择组长单位。

答案与解析：对。2020 年版药物 GCP 第三十七条规定，（一）多个临床试验机构参加的临床试验，如需选择组长单位由申办者负责。

35. 中心化监查是及时的对正在实施的临床试验进行远程评估，以及汇总不同的临床试验机构采集的数据进行远程评估。

答案与解析：对。2020 年版药物 GCP 第四十九条规定，（七）中心化监查中应用统计分析可确定数据的趋势，包括不同的临床试验机构内部和临床试验机构间的数据范围及一致性，并能分析数据的特点和质量，有助于选择监查现场和监查程序。

四、伦理委员会的职责相关试题

一、单选题

1. 以下不需提交伦理备案或审批的是（ ）
   A. 更新的研究者手册
   B. 对照药物的质检报告
   C. 招募广告
   D. 受试者的感谢信

答案与解析：D。2020 年版药物 GCP 第十二条规定，（一）伦理委员会应当审查的文件包括：试验方案和试验方案修订版；知情同意书及其更新件；招募受试者的方式和信息；提供给受试者的其他书面资料；研究者手册；现有的安全性资料；包含受试者补偿信息的文件；研究者资格的证明文件；伦理委员会履行其职责所需要的其他文件。

2. 伦理委员会应（ ）对正在进行的临床试验定期跟踪审查
   A. 根据受试者的风险程度决定，可以是一年也可以是五年
   B. 根据受试者的风险程度决定，至少一年一次
   C. 根据疾病的特点决定，风险性低的临床试验，可以在试验中期审评
   D. 根据受试者的风险程度以及疾病的特点决定，肿瘤试验可以是两年一次

答案与解析：B。2020 年版药物 GCP 第十二条规定，（十三）伦理委员会应当对正在实施的临床试验定期跟踪审查，审查的频率应当根据受试者的风险程度而定，但至少一年审查一次。

3. 关于对伦理委员会会议审查意见，以下说法正确的是（ ）
   A. 讨论后由主要研究者作出决定
   B. 讨论后由临床试验机构主任作出决定
   C. 讨论后由伦理委员投票作出决定
   D. 讨论后由伦理委员会主席作出决定

答案与解析：C。2020 年版药物 GCP 第十三条规定，伦理委员会的组成和运行。也可参考伦理建设指南。

4. 临床研究的伦理审查原则是（ ）
   A. 一致性和及时性
   B. 及时性和科学性
   C. 及时性和伦理性
   D. 伦理性和科学性

答案与解析：D。2020 年版药物 GCP 第十二条规定，（二）伦理委员会应当对临床试验的科学性和伦理性进行审查。

5. 以下不属于伦理审查要点的是（ ）
   A. 研究药物上市后的销售方案
   B. 受试者可能遭受的风险
   C. 临床试验的科学设计和伦理原则
   D. 受试者可能的获益

答案与解析：A。2020 年版药物 GCP 第十二条规定了详细内容。

6. 按照多中心临床试验协作审查程序，组长单位的伦理委员会审查内容不包括（ ）
   A. 试验方案的科学性和伦理合理性
   B. 该项试验在所有临床试验单位实施的可行性
   C. 临床试验实施过程中的跟踪审查
   D. 本试验单位发生的可疑且非预期的严重不良反应

答案与解析：B。2020 年版药物 GCP 第十二条规定了伦理委员会审查的内容。

7. 在研究中心开展临床试验前，应由（ ）对试验方案进行风险与获益的审查，并出具书面的同意意见
   A. 申办者
   B. 伦理委员会
   C. 研究者
   D. 独立数据监查委员会

答案与解析：B。2020 年版药物 GCP 第十二条规定，伦理委员会负责对试验方案进行审查。

8. （　）的更新，需要递交伦理委员会进行审批或备案

A. CRC 协议　　B. 监查计划

C. 受试者问卷　　D. 医院的患教手册

答案与解析：C。2020 年版药物 GCP 第十二条（一）规定了伦理审查的内容。

9. 伦理委员会因工作需要可邀请非委员专家出席会议，非委员专家（　）投票

A. 可以

B. 不可以

C. 若无利益冲突，可以

D. 视本院伦理委员会的 SOP 而定

答案与解析：B。2020 年版药物 GCP 第十三条规定，（八）伦理委员会可以根据需要邀请委员以外的相关专家参与审查，但不能参与投票。

10. 在伦理委员会讨论会上，能够参加投票的人员是（　）

A. 非委员的稽查人员

B. 参加该临床试验的委员

C. 非医学专业的委员

D. 申办方的代表

答案与解析：C。《涉及人的生物医学研究伦理审查办法》第九条规定，伦理委员会的委员应当从生物医学领域和伦理学、法学、社会学等领域的专家和非本机构的社会人士中遴选产生。非医学的委员也可作为伦理委员会成员，可以进行投票。

11. 伦理秘书小王需协助伦理委员会进行工作记录，关于小王的工作内容，以下说法正确的是（　）

A. 书面记录所有伦理会议的议程和主要内容

B. 只有作出决议的会议需要记录

C. 不需要保存记录

D. 不需要书面记录

答案与解析：A。2020 年版药物 GCP 第十五条规定，伦理委员会应当保留伦理审查的全部记录，包括伦理审查的书面记录、委员信息、递交的文件、会议记录和相关往来记录等。

12. 以下不属于伦理会议审查要点的是（　）

A. 试验用药品的市场价值

B. 受试者可能承担的风险

C. 临床试验的科学设计和伦理原则

D. 受试者可能的获益

答案与解析：A。A 选项不属于伦理职责。2020 年版药物 GCP 第十二条规定，伦理委员会的职责是保护受试者的权益和安全，应当特别关注弱势受试者。（二）伦理委员会应当对临床试验的科学性和伦理性进行审查。

13. 某中心伦理会有 9 位伦理委员参加，会议上做决定的方式是（　）

A. 审阅讨论做决定

B. 由主审委员张三决定

C. 传阅文件后即可做决定

D. 由 9 位委员讨论后以投票方式做决定

答案与解析：D。2020 年版药物 GCP 第十三条规定，伦理委员会的组成和运行，或参考伦理建设指南。

二、多选题

1. 伦理委员会审查知情同意书和提供给受试者的其他资料，其内容应当包括（　）

A. 试验预期的获益，以及不能获益的可能性

B. 试验可能致受试者的风险或不便，尤其是存在影响胚胎、胎儿或哺乳婴儿的风险时

C. 试验治疗和随机分配至各组的可能性

D. 其他可选的药物和治疗方法，及其重要的潜在获益和风险

答案与解析：ABCD。2020 年版药物 GCP 第二十四条规定，知情同意书和提供给受试者

的其他资料应当包括的内容。

2. 某项目完成伦理委员会初始审查后，CRA请CRC帮忙取回会议审查批件并告知其审查结果，CRC在审查批件上可能看到的审查结果有（　）

A. 同意

B. 必要的修改后同意

C. 暂停已同意的研究

D. 不同意

答案与解析：ABD。2020年版药物GCP第十二条规定，（十）伦理委员会的审查意见有：同意；必要的修改后同意；不同意；终止或者暂停已同意的研究。审查意见应当说明要求修改的内容，或者否定的理由。首次上会不适用暂停已同意的临床试验。

3. 对于正在实施的临床试验项目，伦理委员会在审查项目最新安全性信息时，可能给出的审查意见有（　）

A. 同意项目继续实施

B. 要求项目暂停

C. 要求项目终止

D. 要求研究者递交更多资料，以便伦理审查

答案与解析：ABCD。2020年版药物GCP第十二条规定，（十）伦理委员会的审查意见有：同意；必要的修改后同意；不同意；终止或者暂停已同意的研究。审查意见应当说明要求修改的内容，或者否定的理由。

4. 肝癌的免疫治疗项目，CRA小张正在准备首次伦理递交的资料，小张准备的资料中，必须递交伦理委员会进行首次伦理审查的有（　）

A. 试验方案、研究者手册、知情同意书

B. 招募广告

C. 主要研究者的简历等资质证明文件

D. 申办方资质证明文件、药检报告

答案与解析：ABCD。2020年版药物GCP第十二条规定，（一）伦理委员会应当审查的文件包括：试验方案和试验方案修订版；知情同意书及其更新件；招募受试者的方式和信息；提供给受试者的其他书面资料；研究者手册；现有的安全性资料；包含受试者补偿信息的文件；研究者资格的证明文件；伦理委员会履行其职责所需要的其他文件。

5. 肺癌化疗试验实施中，根据项目实际情况和伦理的要求，CRC小李需要协助研究者及时递交供伦理审查的文件有（　）

A. 更新的方案/研究者手册/知情同意书

B. 方案偏离、年度报告/进度报告

C. 伦理要求上报的SAE/SUSAR

D. 暂停、终止临床试验，及请求恢复试验的书面说明

答案与解析：ABCD。2020年版药物GCP第十二条（一）规定了详细内容。

6. 关于某项目提供的知情同意书，伦理审查不能通过的内容包括（　）

A. 受试者参加临床试验，不可以在外地医院就诊

B. 受试者参加临床试验期间，出现任何意外都与医院无关

C. 本临床试验药物效果优于目前已经上市的同类型药物

D. 为受试者提供200元的交通补助

答案与解析：ABC。2020年版药物GCP第十二条（七）规定了伦理审查的内容。

7. 以下属于伦理委员会审查内容的有（　）

A. 招募广告的内容和形式

B. 知情同意书中是否有引诱受试者参加临床试验的描述

C. 方案中对于受试者医疗保障的措施

D. 主要研究者的资质

答案与解析：ABCD。2020年版药物GCP第十二条规定，（一）伦理委员会应当审查的文件包括：招募受试者的方式和信息；研究者资格的证明文件；（四）为了更好地判断在临床试验中能否确保受试者的权益和安全以及

基本医疗，伦理委员会可以要求提供知情同意书内容以外的资料和信息。（七）伦理委员会应当审查是否存在受试者被强迫、利诱等不正当的影响而参加临床试验。

8. 以下提供给受试者的文件资料中，需要经过伦理审查同意的有（ ）

A. 知情同意书　　B. 受试者警示卡

C. 招募广告　　D. 院内的门诊病历本

答案与解析：ABC。2020 年版药物 GCP 第十二条规定，（一）伦理委员会应当审查的文件包括：试验方案和试验方案修订版；知情同意书及其更新件；招募受试者的方式和信息；提供给受试者的其他书面资料；研究者手册；现有的安全性资料；包含受试者补偿信息的文件；研究者资格的证明文件；伦理委员会履行其职责所需要的其他文件。

9. 伦理委员会在审查知情同意书和提供给受试者的其他资料时，应该注意（ ）

A. 是否满足了 GCP 对知情同意书撰写的要求

B. 是否存在诱导受试者参加临床试验的描述

C. 是否具有免除申办者和研究者职责的描述

D. 是否有诱导受试者放弃其合法权益的内容

答案与解析：ABCD。2020 年版药物 GCP 第十二条规定，（七）伦理委员会应当审查是否存在受试者被强迫、利诱等不正当的影响而参加临床试验。伦理委员会应当审查知情同意书中不能采用使受试者或者其监护人放弃其合法权益的内容，也不能含有为研究者和临床试验机构、申办者及其代理机构免除其应当负责任的内容。

10. 伦理委员会审批一项肺癌药物临床试验时，需要考虑（ ）

A. 知情同意书内容是否存在引诱受试者参加临床试验

B. 招募受试者的方式方法

C. 目标受试者是否为弱势受试者

D. 试验方案是否能保障受试者的基本医疗权

E. 知情同意书内容或提供给受试者的其他资料是否注明受试者补偿的方式、数额和计划

答案与解析：ABCDE。2020 年版药物 GCP 第十二条规定了详细内容。

三、是非题

1. 伦理委员会的职责是确保研究者的利益得到保护。

答案与解析：错。伦理委员会的职责是确保受试者的利益得到保护。

2. 保障受试者的权益是伦理委员会的职责之一。

答案与解析：对。2020 年版药物 GCP 第十二条规定，伦理委员会的职责是保护受试者的权益和安全，应当特别关注弱势受试者。

3. 伦理委员会应直接隶属于临床试验机构办公室。

答案与解析：错。2020 年版《涉及人的临床研究伦理委员会建设指南》第二章规定，医疗机构应当设立直接隶属于医疗机构、独立行政建制的伦理审查委员会办公室，确保伦理委员会能够独立开展伦理审查工作。

4. 伦理委员会独立工作履行职责，不受研究者和申办者的影响。

答案与解析：对。2020 年版《涉及人的临床研究伦理委员会建设指南》规定，该委员会的组成和一切活动不应受临床试验组织和实施者的干扰或影响。

5. 临床试验准备阶段，对临床试验方案进行伦理审查是伦理委员会的职责。

答案与解析：对。2020 年版药物 GCP 第十九条规定，（一）临床试验实施前，研究者应当获得伦理委员会的书面同意；未获得伦理委员会书面同意前，不能筛选受试者。

6. 临床试验方案需经伦理委员会书面审批同意后方可实施。

答案与解析：对。2020 年版药物 GCP 第十二条规定，（九）伦理委员会应当在合理的时限内完成临床试验相关资料的审查或者备案流程，并给出明确的书面审查意见。

7. 伦理委员会在讨论后以投票方式对审查意见作出决定。

答案与解析：对。2020 年版药物 GCP 第十三条规定，（四）伦理委员会会议审查意见的投票委员应当参与会议的审查和讨论。

8. 伦理委员会中被邀请的非委员专家也可以参加投票。

答案与解析：错。2020 年版药物 GCP 第十三条规定，（八）伦理委员会可以根据需要邀请委员以外的相关专家参与审查，但不能参与投票。

9. 伦理委员会主要从保护受试者权益的角度审查试验方案的科学性和伦理性，不包括对研究者资格的审查。

答案与解析：错。2020 年版药物 GCP 第十二条（一）规定均包括。

10. 伦理委员会要对监查员的资格进行审查。

答案与解析：错。2020 年版药物 GCP 第十二条规定，（一）伦理委员会需对研究者的资格进行审查，无需对监查员的资格审查。

11. 伦理委员会应当确保知情同意书、提供给受试者的其他书面资料说明了给受试者补偿的信息，包括补偿方式、数额和计划。

答案与解析：对。2020 年版药物 GCP 第十二条规定，（八）项伦理委员会应当确保知情同意书、提供给受试者的其他书面资料说明了给受试者补偿的信息，包括补偿方式、数额和计划。

12. 伦理委员会不需要对试验设计的科学性进行审查。

答案与解析：错。2020 年版药物 GCP 第十二条规定，（二）伦理委员会应当对临床试验的科学性和伦理性进行审查。

13. 伦理委员会应当受理并妥善处理受试者的相关诉求。

答案与解析：对。2020 年版药物 GCP 第十二条规定，（十四）伦理委员会应当受理并妥善处理受试者的相关诉求。

14. 伦理委员李主任为此次伦理会议 B 项目的 PI，李主任参与 B 项目的伦理审查投票环节，并投了同意票。请问是否正确？

答案与解析：错。2020 年版药物 GCP 第十三条规定，（五）投票或者提出审查意见的委员应当独立于被审查临床试验项目。

15. 治疗急性心梗的药物临床试验，试验方案中说明了紧急情况下的知情同意程序，伦理委员会应当审查试验方案是否充分考虑了伦理学问题及法律法规。

答案与解析：对。2020 年版药物 GCP 第十二条规定，（六）若试验方案中明确说明紧急情况下受试者或者其监护人无法在试验前签署知情同意书，伦理委员会应当审查试验方案中是否充分考虑了相应的伦理学问题以及法律法规。

16. 在中国开展临床试验，伦理委员会的工作需要遵守 2016 年颁布的《涉及人的生物医学研究伦理审查办法》。

答案与解析：对。这些指南与原国家卫生与计划生育委员会颁布的《涉及人的生物医学研究伦理审查办法》、原国家食品药品监督管理局颁布的《药物临床试验伦理审查工作指导原则》、国家中医药管理局颁布的《中医药临床研究伦理审查管理规范》，以及世界医学会制定的《赫尔辛基宣言》、国际医学科学理事会制定的《涉及人的健康相关研究国际伦理指南》等国际国内通用伦理准则保持高度的一致性，具有更强的可操作性。

五、受试者的管理相关试题

一、单选题

1. 以下不属于受试者隐私信息的是（ ）
   A. 受试者的社保编号
   B. 受试者的驾驶证号
   C. 受试者的银行卡号
   D. 受试者鉴认代码

答案与解析： D。2020 年版药物 GCP 第七条、ICH GCP 2.11 规定，能识别到受试者真实身份的信息应予以保护。

2. 在一项临床试验中，某位受试者因个人原因将访视日期安排在访视窗的最后一天。但不巧的是，这一天因恶劣天气，受试者无法赶到研究中心。这时研究团队应（ ）
   A. 将试验用药品快递给受试者
   B. 研究者电话联系受试者，尽可能地了解其目前情况进行客观的评估，同时提醒受试者尽快返院完成访视
   C. 要求受试者退出试验
   D. 请受试者自行购买试验用药品

答案与解析： B。受试者的安全与权益为最大考虑，先请受试者服用上访视剩余的试验用药品。

3. 研究者 2019 年 7 月 3 日首次发放受试者试验用药品一瓶，共 30 片，要求受试者自当日起每日服用一片。受试者 2019 年 8 月 1 日回访，当日未服药，归还试验用药品 2 片，因有一日忘记服药。受试者的依从性为（ ）
   A. 100%　　B. 96.55%
   C. 96.70%　　D. 93.30%

答案与解析： B。药物依从性计算：实际服用的试验用药品剂量/应服用的试验用药品剂量 ×100%。

4. 某肿瘤项目，一个治疗周期为 28 天，影像学访视的窗口期为 +/-7 天，从服药第一周期第一天开始，需要每 8 周做一次影像学评估。受试者于 2020 年 4 月 13 日签署 ICF，4 月 16 日进行第一次 CT 检查，4 月 18 日随机发药。要保证不超窗，受试者第二次做 CT 的窗口期应为（ ）
   A. 6 月 6 日 ~6 月 20 日
   B. 6 月 4 日 ~6 月 18 日
   C. 6 月 1 日 ~6 月 15 日
   D. 6 月 13 日 ~6 月 20 日

答案与解析： A。受试者肿瘤评估访视窗的计算。

5. 以下不属于终止受试者参加试验标准的是（ ）
   A. 受试者出现不能继续试验的不良事件或并发症
   B. 受试者不愿继续参加试验
   C. 受试者在研究期间服用其他的非试验药物
   D. 要求避孕的项目，受试者出现妊娠

答案与解析： C。具体根据方案要求终止受试者继续参加临床试验。

6. 关于提前终止治疗或脱落的病例，下列说法正确的是（ ）
   A. 提前终止试验后受试者无须进行预定的检查，也无须对其的安全和疗效进行评估并记录
   B. 脱落的受试者，记录其脱落日期即可
   C. 脱落受试者应尽可能追踪脱落原因
   D. 无论是提前终止的，还是脱落的受试者，其数据均不可纳入最终统计

答案与解析： C。2020 年版药物 GCP 第十八条规定，（四）受试者可以无理由退出临床试验。研究者在尊重受试者个人权利的同时，应当尽量了解其退出理由。

7. 临床试验中分配给受试者以辨识其身份的

唯一代码，用该代码代替受试者姓名以保护其隐私，该代码是（ ）

A. 受试者鉴认代码 B. 受试者姓名缩写

C. 受试者身份证号 D. 受试者姓名

答案与解析：A。2020年版药物GCP第十一条规定，（三十）受试者鉴认代码，指临床试验中分配给受试者以辨识其身份的唯一代码。研究者在报告受试者出现的不良事件和其他与试验有关的数据时，用该代码代替受试者姓名以保护其隐私。

8. 关于受试者的补偿费用支付，以下说法错误的是（ ）

A. 补偿的方法和金额要记录在知情同意书中

B. 受试者未完成试验，未履行完职责，可以不用支付费用

C. 受试者补偿的方法和金额要获得伦理委员会的批准

D. 补偿费用不能高于市场规律，以免引诱其入组

答案与解析：B。2020年版药物GCP第十二条规定，（八）伦理委员会应当确保知情同意书、提供给受试者的其他书面资料说明了给受试者补偿的信息，包括补偿方式、数额和计划。

9. 以下不属于受试者隐私信息的是（ ）

A. 姓名

B. 家庭住址和联系电话

C. 个人邮箱

D. 体重

答案与解析：D。2020年版药物GCP第七条规定，所有临床试验的纸质或电子资料应当被妥善地记录、处理和保存，能够准确地报告、解释和确认。应当保护受试者的隐私和其相关信息的保密性。

10. 以下不属于受试者应有权利的是（ ）

A. 自愿参加临床试验

B. 随时退出临床试验

C. 不受到歧视

D. 自主安排访视时间

答案与解析：D。受试者有配合临床试验过程中相关操作的义务。

11. 某项目医院伦理会（伦理会日期2020.5.29）审核通过文件：方案（版本号1.0版本日期2020.3.1）、ICF（版本号1.0版本日期2020.4.5）、IB（版本号1.1版本日期2020.4.18）、受试者日记卡（版本号1.0版本日期2020.4.1）、紧急联系卡（版本号1.0版本日期2020.5.3）、招募广告（版本号1.0版本日期2020.4.21）。001号受试者于2020.7.1筛选，2020.7.15随机，在筛选与随机时不需要提供给受试者的文件有（ ）

A. ICF（版本号1.0版本日期2020.4.5）

B. 受试者日记卡（版本号1.0版本日期2020.4.1）

C. 方案（版本号1.0版本日期2020.3.1）

D. 紧急联系卡（版本号1.0版本日期2020.5.3）

答案与解析：C。研究者提供给受试者的伦理批准的最新版书面文件，不包括试验方案。

12. 受试者招募广告不能包括（ ）

A. 说明招募的是临床试验受试者

B. 临床试验的目的

C. 研究人员的联系方式

D. 试验是目标疾病唯一治疗手段的说明

答案与解析：D。2020年版药物GCP第二十四条（一）规定了知情同意书的内容。

13. 关于签署知情同意书，以下说法正确的是（ ）

A. 受试者在充分了解全部试验有关情况后同意并签字

B. 被隐瞒病情的肿瘤受试者，由受试者的监护人了解全部试验有关情况后同意并签字

C. 公正见证人在见证受试者或其监护人接受知情的过程，代表受试者表示同意

D. 具有民事行为能力的文盲受试者可由其监护人代其作出同意参加临床试验的决定

答案与解析：A。2020 年版药物 GCP 第二十三条规定，研究者实施知情同意，应当遵守赫尔辛基宣言的伦理原则，并符合的要求。

14. 若受试者及其监护人均无阅读能力，关于其知情同意书的签署，以下说法正确的是（　）

A. 受试者或监护人只需口头同意即可，可以不签署知情同意书

B. 受试者或监护人口头同意后找人代替签字

C. 公正见证人见证整个知情同意过程后，受试者或其监护人口头同意，由公正见证人签字

D. 公正见证人可代替受试者参加知情过程做决定和签字

答案与解析：C。2020 年版药物 GCP 第二十三条规定了详细内容。

15. 临床试验中，某受试者是文盲，以下人员中，如果其同意并愿意配合提供相关证明文件，最适合做公正见证人的是（　）

A. 本项目的招募专员

B. 科室研究护士

C. 隔壁病床患者的家属（非文盲）

D. 研究者的学生

答案与解析：C。2020 年版药物 GCP 第十一条规定，公正见证人，指与临床试验无关，不受临床试验相关人员不公正影响的个人，在受试者或者其监护人无阅读能力时，作为公正的见证人，阅读知情同意书和其他书面资料，并见证知情同意。

16. 受试者张三有意向参加一项糖尿病的临床试验，对他讲解知情同意的人员可能是（　）

A. 负责项目的主要研究者及其授权的研究者

B. 临床协调员

C. 药品管理员

D. 药厂的人员

答案与解析：A。2020 年版药物 GCP 第二十三条规定，（四）研究者或者指定研究人员应当充分告知受试者有关临床试验的所有相关事宜。

17. 关于研究者实施知情同意，以下说法不正确的是（　）

A. 研究者获得可能影响受试者继续参加试验的新信息时，应及时告知受试者或监护人，并做相应记录

B. 限制民事行为能力的受试者，具有基本读写理解能力时，研究者除了与监护人谈知情外，还应该在受试者理解范围内告知临床试验的相关信息

C. 研究者应记录实施知情同意的具体时间和人员

D. 15 岁的受试者参加临床试验，只需要其监护人签署知情同意书即可

答案与解析：D。2020 年版药物 GCP 第二十三条规定，（十四）儿童作为受试者，应当征得其监护人的知情同意并签署知情同意书。当儿童有能力做出同意参加临床试验的决定时，还应当征得其本人同意，如果儿童受试者本人不同意参加临床试验或者中途决定退出临床试验时，即使监护人已经同意参加或者愿意继续参加，也应当以儿童受试者本人的决定为准，除非在严重或者危及生命疾病的治疗性临床试验中，研究者、其监护人认为儿童受试者若不参加研究其生命会受到危害，这时其监护人的同意即可使患者继续参与研究。在临床试验过程中，儿童受试者达到了签署知情同意的条件，则需要由本人签署知情同意之后方可继续实施。

二、多选题

1. 受试者招募广告可包括（　）

A. 可能存在的风险

B. 研究的目的及入排标准

C. 研究人员的联系方式

D. 试验是目标疾病唯一治疗手段的说明

答案与解析：ABC。《涉及人的临床研究伦理审查委员会建设指南》规定，防止使用欺骗、不当利诱、胁迫（包括变相胁迫）等不当手段招募研究受试者。D选项存在利诱。

2. 某项目的知情同意书中更新了试验药物相关的安全性信息，研究者正确的做法是（ ）

A. 所有提供给受试者的书面资料，都应递交伦理审查

B. 拿到相应批件后，不需要告知已停止用药的受试者

C. 安全性信息更新应告知项目组内所有接受治疗的受试者

D. 研究者应了解知情同意书更新的内容，接受相应培训

答案与解析：ACD。2020年版药物GCP第二十三条规定，（二）研究者获得可能影响受试者继续参加试验的新信息时，应当及时告知受试者或者其监护人，并作相应记录。停止用药的受试者不等于退出，如有必要，应当告知新信息。

3. 某项目研究者在和受试者谈知情时，恰当的谈话内容有（ ）

A. "每个月您需要回到我的门诊完成随访"

B. "参与试验以后我们需要收集您所有用药、检查、外院就诊记录等"

C. "我们根据试验方案需要，定期对您进行采血检查"

D. "参加试验以后，您只能来我这里看病，不能去其他医院"

答案与解析：ABC。2020年版药物GCP第二十四条规定了详细内容。

4. 以下属于受试者权利的有（ ）

A. 在知情同意过程中提出疑问

B. 要求分配至试验组而不是安慰剂组

C. 安全与健康得到保障

D. 自愿退出临床试验

答案与解析：ACD。临床试验设计如果是双盲设计，是无法获知的，但需要告知受试者可能被分配到不同的组别。

5. 某项目进行中期数据分析，申办者得出一项安全性信息结论：试验用药品有增加脑血管意外的风险，并且需要更新知情同意书。研究者获知后，认为可能会影响受试者继续参加临床试验。研究者合适的做法有（ ）

A. 为了试验数据，先不告诉受试者这一事实

B. 及时告知受试者及其监护人

C. 得到受试者反馈的意见后，做好相应的书面记录

D. 新版知情同意书伦理获批后，及时找受试者签署

答案与解析：BCD。2020年版药物GCP第二十三条规定，（二）研究者获得可能影响受试者继续参加试验的新信息时，应当及时告知受试者或者其监护人，并作相应记录。

6. 项目研究者在进行受试者知情同意的时候，有如下说法，不符合GCP的有（ ）

A. "参加临床试验不仅不用花钱，还能有交通补贴"

B. "你最好现在就签了知情同意书，不然名额马上就没有了"

C. "跟你一起来的老王和老张都签了知情同意书"

D. "我们这个项目需要每周六回医院随访，你能做到吗?"

答案与解析：ABC。2020年版药物GCP第二十三条规定，（三）研究人员不得采用强迫、利诱等不正当的方式影响受试者参加或者继续临床试验。（六）签署知情同意书之前，研究者或者指定研究人员应当给予受试者或者其监护人充分的时间和机会了解临床试验的

详细情况，并详尽回答受试者或者其监护人提出的与临床试验相关的问题。

7. 有一名 14 岁的青少年，想加入一项治疗痤疮的临床试验。知情同意过程需要注意（ ）
   A. 受试者本人应自愿参加临床试验
   B. 研究者应征得受试者及其监护人的书面同意意见
   C. 研究者应在受试者能理解的范围内告知试验的具体情况
   D. 受试者的颜值因痤疮受到影响，监护人可以直接决定让受试者参与临床试验

答案与解析：ABC。2020 年版药物 GCP 第二十三条（十四）规定了详细内容。

8. 某项目入组困难，好不容易入组了一位受试者，但在电话预约第二次访视时，受试者告知想退出试验，研究者错误的说法有（ ）
   A. "你现在退出的话，受试者补贴就领不到了"
   B. "我们尊重你的意愿，但是你能告诉我退出的原因吗?"
   C. "你如果退出的话，以后再也别找我看病了"
   D. "你有权利随时退出，但是基于你安全的考虑，建议你及时返院进行退出访视的检查"

答案与解析：AC。2020 年版药物 GCP 第十八条规定，（四）受试者可以无理由退出临床试验。研究者在尊重受试者个人权利的同时，应当尽量了解其退出理由。

9. 某抗肿瘤临床试验不允许使用中药，研究者为了避免受试者误用中药，可以采用的措施有（ ）
   A. 直接在受试者医疗诊疗病历上标注不可使用中药
   B. 在征得受试者同意后，可在医疗诊疗病历上，标注受试者不可使用中药
   C. 做好受试者宣教，强调不可使用中药，取得受试者理解配合
   D. 做好受试者宣教，如在外院就医，需向医生说明不可服用中药

答案与解析：BCD。2020 年版药物 GCP 第十八条规定，（三）在受试者同意的情况下，研究者可以将受试者参加试验的情况告知相关的临床医生。

10. 关于研究者管理受试者，以下说法正确的是（ ）
   A. 研究者应管理受试者的禁忌用药的使用，尤其是与试验用药品同类药品的使用
   B. 对受试者进行充分的知情
   C. 受试者脱落时，尽量了解脱落的原因是不是因为不良事件
   D. 不允许受试者退出试验

答案与解析：ABC。2020 年版药物 GCP 第三章规定了详细内容。

11. 临床试验中的受试者隐私信息应当得到保护，下列有责任保护受试者隐私的人员是（ ）
   A. 研究者　　B. CRC
   C. 药品管理员　　D. 监查员
   E. 稽查员

答案与解析：ABCDE。ABC 选项均属于研究团队成员，DE 选项属于直接查阅方。临床试验参与各方均应当保护受试者隐私信息不被泄露。

12. 受试者术前自愿参加某下肢动脉球囊扩张的临床试验，并签署了知情同意书，但术中造影发现受试者动脉狭窄程度不符合入选标准，于是更换为已上市的球囊，以下对该事件的看法中正确的是（ ）
   A. 受试者未植入试验用医疗器械，研究者可以不在随机系统登记受试者的信息
   B. 受试者筛选失败，不需要保留知情同

意书，研究者可以销毁已签署的知情同意书

C. 研究者需要在病历中，详细记录术中造影结果及筛选失败的原因

D. 研究者需要继续跟踪受试者筛选期间发生的不良事件

答案与解析：CD。筛选失败的受试者也需要保留已签署的知情同意书，并登记筛选号及筛选失败原因，所以 AB 选项错误。

13. 某双盲试验，对照药是安慰剂。受试者服药一周后，联系研究者："我最近吃完药以后一直吃不下饭，我服用的是不是试验药?"此时研究者的解释不合适的是（　）

A. "试验药吃了可能会出现食欲下降的反应，所以你服用的可能是试验药"

B. "试验药的研究者手册上未提到有食欲下降的反应，所以你服用的可能是安慰剂"

C. "我也不知道分组情况，按照方案要求，需要先给你减低一个剂量，如果你有任何不适症状，要及时告知我"

D. "我现在很忙，有什么不舒服下次来医院再说吧"

答案与解析：ABD。临床试验期间应保持试验的科学性，不盲目猜测。

14. 某项目受试者随访前三大空腹指尖血糖的平均值为 8.2mmol/L，按照方案要求，需要上调试验用胰岛素的使用剂量，但是研究者考虑受试者近期饮食及运动控制不佳，暂不上调，继续观察一周。对于该事件，以下看法正确的是（　）

A. 研究者需要指导受试者合理饮食和运动

B. 研究者需要详细记录该过程

C. 研究者需要继续观察受试者血糖控制情况

D. 以上案例不属于方案偏离

答案与解析：ABC。2020 年版药物 GCP 第二十条规定，（二）未经申办者和伦理委员会的同意，研究者不得修改或者偏离试验方案。题干中的表述为方案偏离情况。

15. 某当红男星陪同母亲参加一项乳腺癌的临床试验，以下做法不符合 GCP 的是（　）

A. 研究人员第一次看到明星，很兴奋地将明星及其母亲的就诊照片发在朋友圈

B. 研究人员第一次看到明星，将该明星陪伴母亲在本院就诊的信息发在了微博里

C. 虽然研究人员是该明星的粉丝，但出于对受试者的隐私信息保护，不与他人讨论该受试者儿子是明星的事情

D. 虽然研究人员是该明星的铁粉，但出于对受试者的隐私信息保护，不可将试验中收集的该明星的联系方式泄露出去

答案与解析：AB。临床试验参与各方都应当保护受试者的隐私信息及敏感信息，包括受试者的家庭情况等，AB 选项侵犯了受试者的隐私信息。

16. 以下能够降低受试者误用方案规定禁忌用药的措施是（　）

A. 受试者出现合并疾病需要治疗时，研究者注意避免使用方案规定的禁用药

B. 在知情同意时，研究者着重教育受试者避免使用方案中规定的禁用药

C. 在受试者同意的前提下，告知其他临床医生避免开具方案规定的禁用药

D. 告诉受试者，如果使用禁用药需要赔偿申办者和研究者

答案与解析：ABC。研究者在知情同意和医疗决策的职责。

17. 关于知情同意书的签署，以下说法正确的是（　）

A. 受试者或其监护人，以及执行知情同意的研究者应在知情同意书上分别签

名并注明日期

B. 知情同意过程中，若受试者或其监护人均缺乏阅读能力，须有一位公正的见证人见证知情同意过程

C. 受试者或其监护人应得到一份已签署姓名和日期的知情同意书副本和其他提供给受试者的书面资料

D. 试验期间，受试者或其监护人应得到已签署姓名和日期的更新版知情同意书副本，以及其他书面资料的修订文本

答案与解析：ABCD。2020 年版药物 GCP 第二十三条（十四）规定了详细内容。

18. 关于特殊人群的知情同意，以下说法正确的是（ ）

A. 受试者或者其监护人缺乏阅读能力，应当有一位公正的见证人见证整个知情同意过程

B. 受试者为无民事行为能力的，应当取得其监护人的书面知情同意

C. 受试者为限制民事行为能力的人的，应当取得本人及其监护人的书面知情同意

D. 紧急情况下，参加临床试验前不能获得受试者的知情同意时，其监护人可以代表受试者知情同意

答案与解析：ABCD。2020 年版药物 GCP 第二十三条（八）~（十）规定了详细内容。

19. 关于精神分裂症临床试验项目受试者的知情同意获取方式，以下说法正确的是（ ）

A. 应当获得其监护人的知情同意

B. 若研究者判断受试者是疾病稳定状态，也应尽可能获得受试者本人的知情同意

C. 研究者在讲解项目信息时，应用受试者可理解的语言

D. 无法获得受试者本人的知情同意，就不能筛选受试者

答案与解析：ABC。2020 年版药物 GCP 第二十三条（十）规定了详细内容。

20. 受试者随机后首次用药，研究者认为方案中药物的首剂量超过了临床常规药物剂量，研究者以下做法中正确的是（ ）

A. 与申办方沟通首剂量调整问题

B. 为避免受试者用药后出现不适，研究者偏离方案要求给药

C. 依从方案的首剂量要求，但是密切观察受试者使用后的情况

D. 不管方案要求，按临床常规药物剂量给药

答案与解析：AC。2020 年版药物 GCP 第二十条规定，研究者应当遵守试验方案。（二）未经申办者和伦理委员会的同意，研究者不得修改或者偏离试验方案。

21. 试验方案中规定：口服试验用药品期间，受试者不可以使用利福平，因为利福平会降低试验药物疗效，此时研究者应该（ ）

A. 知情时告知受试者参加试验期间不可使用利福平

B. 试验期间跟踪记录受试者使用的合并用药

C. 如果受试者使用了利福平，立即让受试者退出试验

D. 受试者同意后，告知其长期就诊医生，受试者不能使用利福平

答案与解析：ABD。2020 年版药物 GCP 第十八条规定，研究者应当给予受试者适合的医疗处理：（三）在受试者同意的情况下，研究者可以将受试者参加试验的情况告知相关的临床医生。

22. 今年 5 岁的小东，不幸患特发性矮小症，山城市儿童医院有一项特发性矮小症的临床试验，针对小东的知情同意，研究者王医生的以下做法中正确的是（ ）

A. 王医生需要征得小东妈妈的知情同意

并签署知情同意书

B. 只需要小东妈妈同意参加即可，不需要考虑小东的决定

C. 王医生以通俗易懂的语言向小东和其妈妈介绍临床试验所有信息

D. 王医生将知情的所有过程全部记录在病历中

答案与解析： ACD。2020年版药物GCP第二十三条规定了研究者对受试者进行知情同意的职责。

23. 王阿姨患轻度阿尔茨海默病，其丈夫张叔叔听说××人民医院有一项阿尔茨海默病临床试验，研究者李四对其进行知情时，以下做法正确的是（　）

A. 应当取得其监护人张叔叔的书面知情同意

B. 尽量取得王阿姨的书面知情同意

C. 张叔叔可以代表王阿姨，不需要向王阿姨介绍试验相关信息

D. 只需要王阿姨本人签署知情同意书

答案与解析： AB。2020年版药物GCP第二十三条（十）规定了研究者对受试者进行知情同意的职责。

24. 门诊护士小张参加本院整形外科的一项凝胶矫正鼻唇沟皱纹的临床试验，她拥有的权利包括（　）

A. 选择试验组

B. 自愿参加临床试验

C. 中途退出临床试验

D. 要求个人信息保密

答案与解析： BCD。2020年版药物GCP第二十四条规定了知情同意书的内容。

25. 以下属于弱势受试者的人员有（　）

A. PI的研究生

B. 一位不识字的老人

C. 某位被诊断为肺癌的犯人

D. 一位3岁的小女孩

E. 一位普通的糖尿病成年患者

答案与解析： ABCD。2020年版药物GCP第十一条规定，（十）弱势受试者，指维护自身意愿和权利的能力不足或者丧失的受试者，其自愿参加临床试验的意愿，有可能被试验的预期获益或者拒绝参加可能被报复而受到不正当影响。包括：研究者的学生和下级、申办者的员工、军人、犯人、无药可救疾病的患者、处于危急状况的患者，入住福利院的人、流浪者、未成年人和无能力知情同意的人等。

26. 临床试验中的受试者可获得的权益及保障有（　）

A. 研究者在试验前详细讲解试验信息，无隐瞒和欺骗

B. 符合资格的临床医生负责受试者的随访工作

C. 研究团队和申办者保护受试者隐私不被泄露

D. 每个受试者都应获得临床预期获益

答案与解析： ABC。临床试验的总体是获益大于风险，但是每个受试者是否获益是未知的。

27. 根据2020年版药物GCP的定义，下列属于弱势受试者的是（　）

A. 眼部有疾病，无法阅读的受试者

B. 跟研究者不在同家医院的同学

C. 社区福利院的孤寡老人

D. 13岁的在校初中生

答案与解析： ACD。2020年版药物GCP第十一条（十）规定了弱势受试者的定义。

28. 以下属于受试者隐私信息的是（　）

A. 受试者的微信账号

B. 受试者的在试验中的筛选号

C. 受试者的病理切片号

D. 受试者的就诊卡号

答案与解析： ACD。能够鉴别受试者真实身份的信息是受试者的隐私信息。

29. 以下不属于弱势受试者的是（　）

A. 院长的亲朋好友

B. 处于危急状况的患者

C. 申办者的员工，但参加试验对其是唯一治疗方法

D. 同科室其他 SMO 公司的 CRC

答案与解析：AD。2020 年版药物 GCP 第十一条（十）规定了弱势受试者的定义。

30. 临床试验中，无须提供给受试者的书面文件有（　）

A. 知情同意书　　B. 服药日志

C. 揭盲信封　　D. 稽查报告

答案与解析：CD。2020 年版药物 GCP 第二十三条规定，（九）受试者或者其监护人应当得到已签署姓名和日期的知情同意书原件或者副本和其他提供给受试者的书面资料，包括更新版知情同意书原件或者副本，和其他提供给受试者的书面资料的修订文本。

31. 为保护试验中受试者的安全，方案应明确（　）

A. 排除试验中无法获益的受试者

B. 停止治疗标准，保护在试验中无法获益或者疾病进展的受试者

C. 出现剂量限制毒性时，进行试验用药品剂量调整的规定

D. 规定试验中需特别关注的不良医学事件

答案与解析：ABCD。2020 年版药物 GCP 第三十一条规定了详细内容。

32. 某免疫疗法的肺癌试验，方案中规定试验期间不可使用糖皮质激素（每天 > 10mg 泼尼松等效剂量）或其他免疫抑制药物的全身治疗。关于研究者管理受试者合并用药，以下说法正确的是（　）

A. 关注受试者的合并用药信息

B. 在受试者同意下，告知其长期就诊医生，受试者不可以使用糖皮质激素

C. 受试者因免疫性肺炎住院，也不可以使用糖皮质激素

D. 如受试者使用了糖皮质激素，该受试者必须退出试验

答案与解析：AB。2020 年版药物 GCP 第十八条规定，（二）在临床试验和随访期间，对于受试者出现与试验相关的不良事件，包括有临床意义的实验室异常时，研究者和临床试验机构应当保证受试者得到妥善的医疗处理，并将相关情况如实告知受试者。研究者意识到受试者存在合并疾病需要治疗时，应当告知受试者，并关注可能干扰临床试验结果或者受试者安全的合并用药。（三）在受试者同意的情况下，研究者可以将受试者参加试验的情况告知相关的临床医生。第二十条规定，（二）未经申办者和伦理委员会的同意，研究者不得修改或者偏离试验方案，但不包括为了及时消除对受试者的紧急危害或者更换监查员、电话号码等仅涉及临床试验管理方面的改动。

33. 关于知情同意，以下说法正确的是（　）

A. 受试者有自愿参加和随时退出试验的权利

B. 未成年人仅对其监护人知情即可

C. 受试者不能阅读，须有公正见证人见证知情过程

D. 选择性告知受试者可理解的内容

答案与解析：AC。2020 年版药物 GCP 第二十三条规定，（四）研究者或者指定研究人员应当充分告知受试者有关临床试验的所有相关事宜，包括书面信息和伦理委员会的同意意见。（八）若受试者或者其监护人缺乏阅读能力，应当有一位公正的见证人见证整个知情同意过程。（十）受试者为无民事行为能力的，应当取得其监护人的书面知情同意；受试者为限制民事行为能力的人的，应当取得本人及其监护人的书面知情同意。

34. 一项持续 5 年的临床试验，研究者门诊遇到一位 16 周岁的受试者，以下知情同意方式中正确的是（　）

A. 应当获得其监护人的书面同意

B. 获得受试者本人的书面同意

C. 若该受试者已具有独立的经济能力，仅需受试者本人同意即可参与临床试验

D. 2 年后受试者成年时，应当再次获得受试者本人的同意意见

答案与解析：ABCD。2020 年版药物 GCP 第二十三条规定，（十）受试者为无民事行为能力的，应当取得其监护人的书面知情同意；受试者为限制民事行为能力的人的，应当取得本人及其监护人的书面知情同意。当监护人代表受试者知情同意时，应当在受试者可理解的范围内告知受试者临床试验的相关信息，并尽量让受试者亲自签署知情同意书和注明日期。

35. 生物等效性临床试验，可以由监护人代表受试者进行知情同意的情况有（ ）

A. 试验只能在无知情同意能力的受试者中进行

B. 受试者的入选方式已经得到了伦理审查同意

C. 试验的预期风险低，且法规没有禁止该类试验

D. 该类试验只能在目标适应症受试者中实施

答案与解析：ABCD。2020 年版药物 GCP 第二十三条规定，（十二）当受试者参加非治疗性临床试验，应当由受试者本人在知情同意书上签字同意和注明日期。只有符合下列条件，非治疗临床试验可由监护人代表受试者知情同意：临床试验只能在无知情同意能力的受试者中实施；受试者的预期风险低；受试者健康的负面影响已减至最低，且法律法规不禁止该类临床试验的实施；该类受试者的入选已经得到伦理委员会审查同意。该类临床试验原则上只能在患有试验药物适用的疾病或者状况的患者中实施。在临床试验中应当严密观察受试者，若受试者出现过度痛苦或者不适的表现，应当让其退出试验，还应当给以必要的处置以保证受试者的安全。

36. 某急性脑卒中的临床试验，受试者来院是昏迷状态，有的受试者来院有监护人陪同，有的没有，此时知情同意应该（ ）

A. 监护人在场，监护人可以代表受试者进行知情同意

B. 监护人不在场，受试者入选方式应在方案中写明，且经过伦理委员会的同意

C. 监护人到达中心后，及时获得监护人的知情同意，试验方可继续

D. 受试者经过治疗后恢复知情能力，应再次获得受试者的知情同意

答案与解析：ABCD。2020 年版药物 GCP 第二十三条规定，（十一）紧急情况下，参加临床试验前不能获得受试者的知情同意时，其监护人可以代表受试者知情同意，若其监护人也不在场时，受试者的入选方式应当在试验方案以及其他文件中清楚表述，并获得伦理委员会的书面同意；同时应当尽快得到受试者或者其监护人可以继续参加临床试验的知情同意。

37. 小儿多动症临床试验，入选 6～12 周岁的受试者，关于该项目知情同意的获取，以下说法正确的是（ ）

A. 8 周岁以下的受试者，应当取得监护人的书面知情同意

B. 8～12 周岁的受试者，应当取得本人及其监护人的书面知情同意

C. 在受试者可理解范围内告知其试验信息

D. 尽量让受试者亲自签署知情同意书并注明日期

答案与解析：ABCD。2020 年版药物 GCP 第二十三条规定，（十）受试者为无民事行为能力的，应当取得其监护人的书面知情同意；受试者为限制民事行为能力的人的，应当取得本人及其监护人的书面知情同意。当监护人代表受试者知情同意时，应当在受试者可理解的范围内告知受试者临床试验的相关信

息，并尽量让受试者亲自签署知情同意书和注明日期。

38. 关于受试者隐私保护的理解和操作，以下说法正确的是（ ）

A. 依从项目要求，将隐私信息隐匿后的报告发给申办者审核

B. 隐匿病历中的隐私信息和银行卡号给到保险公司申请报销

C. 递交给遗传办的知情同意书签字页复印件上，必须隐匿受试者真实姓名和签名

D. 监查稽查时，不可将受试者的医疗记录带出研究中心

答案与解析：AD。2020 年版药物 GCP 第十一条规定，（十九）直接查阅，指对评估药物临床试验重要的记录和报告直接进行检查、分析、核实或者复制等。直接查阅的任何一方应当按照相关法律法规，采取合理的措施保护受试者隐私以及避免泄露申办者的权属信息和其他需要保密的信息。向保险公司提交受试者的病例资料和银行卡号，目的是申请赔偿，是正当用途，因此不属于隐私泄露。向遗传办提供受试者的知情同意书复印件，是符合遗传办法规要求，因此也不属于受试者隐私泄露。

39. 受试者在临床试验中应尽的义务包括（ ）

A. 提供真实的病历，供研究者评估

B. 有任何不适或住院，及时告知研究者

C. 如实告知试验期间合并用药的使用情况

D. 未服用的药物，按要求及时返还给研究者

E. 任何情况下，都不能使用方案规定的禁忌用药或禁忌治疗

答案与解析：ABCD。避免使用方案规定的禁忌用药或禁忌治疗，如特殊情况，危及受试者生命安全，根据临床需要可以使用。

40. 关于知情同意，研究者以下做法中正确的是（ ）

A. 准备经伦理批准的最新版本的知情同意书

B. 使用通俗易懂的语言向受试者解释知情同意书上的内容

C. 两份已签署的知情同意书，一份保存在受试者文件夹，一份保存在研究者文件夹

D. 知情同意书签署完成后，及时核对签署的完整性和规范性

答案与解析：ABD。2020 年版药物 GCP 第二十三条规定，知情同意书一式两份，一份保存在研究中心，一份给受试者。

41. 王大锤参加了一项肾结石的临床试验，他拥有的权利包括（ ）

A. 服用过一次试验用药品后，因家中有事，不能来院随访，选择退出临床试验

B. 因其筛选失败，无法拿到筛选期的交通补助费

C. 要求项目组保护其隐私信息，对其个人资料保密

D. 隐瞒研究者，同时参加另外一项临床试验

E. 自行调整试验用药品的剂量和频次

答案与解析：AC。参加临床试验的受试者有退出权、隐私保护权。

42. 6 岁的小明，参加一项治疗先天性心脏病的药物临床试验，以下研究者对其进行的知情同意中，符合 GCP 要求的是（ ）

A. 试验设计漫画版的知情同意书，研究者以小明可理解的方式告知试验相关信息

B. 研究者向小明的监护人详细解释试验相关信息

C. 研究者获得小明监护人的同意时，也应该征得小明本人的同意

D. 小明的监护人提出了 10 条疑问，研究

者一一详细解答

E. 研究者、小明和他的监护人都在知情同意书上签名和日期

答案与解析：ABCDE。2020 年版药物 GCP 第二十三条规定，（十四）儿童作为受试者，应当征得其监护人的知情同意并签署知情同意书。当儿童有能力作出同意参加临床试验的决定时，还应当征得其本人同意，如果儿童受试者本人不同意参加临床试验或者中途决定退出临床试验时，即使监护人已经同意参加或者愿意继续参加，也应当以儿童受试者本人的决定为准，除非在严重或者危及生命疾病的治疗性临床试验中，研究者、其监护人认为儿童受试者若不参加研究其生命会受到危害，这时其监护人的同意即可使患者继续参与研究。在临床试验过程中，儿童受试者达到了签署知情同意的条件，则需要由本人签署知情同意之后方可继续实施。

43. 糖尿病口服药物的临床试验中，关于研究者预约受试者随访，以下做法正确的是（　）

A. 提醒受试者来访时间、地点

B. 因当天需检测空腹血糖，提醒其空腹来院

C. 提醒携带剩余试验用药品以及服药日记卡

D. 如受试者外院有就诊，提醒携带外院就诊记录

答案与解析：ABCD。

44. 规范的知情同意过程包括（　）

A. 研究者向受试者讲解试验信息

B. 受试者有足够的时间阅读知情同意书

C. 受试者充分理解后，作出自愿参加的决定

D. 受试者无法书写，由家属代为签署受试者姓名

答案与解析：ABC。2020 年版药物 GCP 第二十三条规定，（四）研究者或者指定研究人员应当充分告知受试者有关临床试验的所有相关事宜，包括书面信息和伦理委员会的同意意见。（六）签署知情同意书之前，研究者或者指定研究人员应当给予受试者或者其监护人充分的时间和机会了解临床试验的详细情况，并详尽回答受试者或者其监护人提出的与临床试验相关的问题。

45. 关于知情同意书的更新和使用，以下说法正确的是（　）

A. 申办者负责撰写更新知情同意书

B. 更新的知情同意书需经伦理委员会同意后使用

C. 无特殊说明，应获得所有受试者更新知情同意书的签署

D. 若受试者拒绝签署新版知情同意书，则该受试者须退出试验

答案与解析：ABC。2020 年版药物 GCP 第二十三条规定，（一）研究者应当使用经伦理委员会同意的最新版的知情同意书和其他提供给受试者的信息。如有必要，临床试验过程中的受试者应当再次签署知情同意书。

三、是非题

1. 主要研究者为了保留临床试验中的受试者，规定只有在完成临床试验后才能发放交通补贴。此种做法是否合理？

答案与解析：错。应及时发放给受试者补贴，保障受试者权益。

2. 受试者处于紧急危害需要揭盲时，研究者需要得到申办者的同意才能执行揭盲程序。

答案与解析：错。若意外破盲或者因严重不良事件等情况紧急揭盲时，研究者应当向申办者书面说明原因。

3. 知情同意书更新时，研究者只需要告知正在用药的受试者。

答案与解析：错。2020 年版药物 GCP 第二十三条规定，（一）研究者应当使用经伦理委员会同意的最新的知情同意书和其他提供给受试者的信息。如有必要，临床试验过程中的受试者应当再次签署知情同意书。（二）研究

者获得可能影响受试者继续参加试验的新信息时，应当及时告知受试者或者其监护人，并作相应记录。

4. 方案的入选标准之一为血小板计数≥100×10^9/L，现有一名患者的血小板计数为98×10^9/L，研究者认为这点差距没有临床意义，可以入组。

答案与解析：错。受试者入组应当符合每一条入选标准，不符合任何一条排除标准。

5. 在临床试验期间，受试者可随时了解其所参加的临床试验的有关信息。

答案与解析：对。2020年版药物GCP第二十四条规定，（十六）有新的可能影响受试者继续参加试验的信息时，将及时告知受试者或者其监护人。

6. 必须给受试者充分时间考虑是否愿意参加临床试验。

答案与解析：对。2020年版药物GCP第二十三条（六）规定了详细内容。

六、研究产品的管理相关试题

一、单选题

1. 向受试者说明试验用药品正确使用方法的人员是（　）

A. 申办者　　B. 监查员

C. 研究者　　D. 伦理秘书

答案与解析：C。2020年版药物GCP第二十一条规定，（四）研究者应当确保试验用药品按照试验方案使用，应当向受试者说明试验用药品的正确使用方法。

2. 以下不适合被授权指导受试者使用试验用药品的人是（　）

A. 授权的研究者

B. 临床协调员

C. 授权的药品管理员

D. 有丰富项目经验的研究护士

答案与解析：B。临床协调员不可授权做医学判断和医学操作相关的工作。

3. 以下试验用药品管理上的缺陷，属于申办者职责的是（　）

A. 试验用药品未及时供应，导致试验中受试者非正常停药

B. 向受试者发放超温的试验用药品

C. 向受试者发放错误编号的试验用药品

D. 受试者丢失试验用药品

答案与解析：A。2020年版药物GCP第四十四条（一）规定了详细内容。

4. 某项目的试验用药品需贮存在2～8°C，该试验用药品贮存过程需要注意（　）

A. 贮存冰箱应配有温度计，以便研究团队人员记录温度

B. 贮存冰箱、温度计应有年度校准证书，且证书在有效期内

C. 药物贮存冰箱应独立上锁，且由专人管理

D. 以上都是

答案与解析：D。2020年版药物GCP第二十一条规定了详细内容。

5. 以下属于试验用药品的是（　）

A. 受试者进入临床试验前服用的药品

B. 用于临床试验的对照药品

C. 试验期间，为治疗不良事件而开具的药品

D. 试验中规定使用的背景用药

答案与解析：B。2020年版药物GCP第十一条规定，（二十四）试验用药品，指用于临床试验的试验药物、对照药品。

6. 试验用药品的制备应当符合（　）

A. 临床试验用药品生产质量管理相关要求

B. 药物非临床研究质量管理规范

C. 药物临床试验质量管理规范

D. 药品经营质量管理规范

答案与解析：A。2020 年版药物 GCP 第八条规定，试验药物的制备应当符合临床试验用药品生产质量管理相关要求。试验药物的使用应当符合试验方案。

7. 试验药物的使用应当符合（　）

A. 研究者判断　　B. 伦理要求

C. 申办者要求　　D. 试验方案

答案与解析：D。2020 年版药物 GCP 第八条规定，试验药物的制备应当符合临床试验用药品生产质量管理相关要求。试验药物的使用应当符合试验方案。

8. 未使用的试验用药品，在试验结束后可以（　）

A. 扔在研究中心的垃圾箱

B. 赠送给亲朋好友

C. 用于同一试验药物不同项目的试验

D. 按申办方的要求返还或销毁

答案与解析：D。2020 年版药物 GCP 第二十一条规定，研究者和临床试验机构对申办者提供的试验用药品有管理责任。

二、多选题

1. 某天受试者的访视完成后，新人 CRC 向你提问“受试者每次还回来的药还剩半盒，点完数以后为什么不把剩下的药给受试者吃完呢？”能恰当解答新人疑问的回答有（　）

A. “申办者对试验用药品管理制定了 SOP，我们需要按照 SOP 回收药物，便于申办者统一管理”

B. “申办者有钱，我们不需要操心这种问题”

C. “不管前一次访视剩下多少药物，每一次都需要发放对应编号的药物，按照该方案既往药物都需要回收”

D. “保留前一次访视剩余药物，便于 CRA 监查时核对病历中记录的依从性”

答案与解析：ACD。研究者从受试者回收试验用药品正确操作。

2. 研究者张三既往承接的一项生物等效性临床试验，在 2020 年 08 月 12 日上市，关于该临床试验，以下说法正确的是（　）

A. 这项临床试验是在Ⅰ期临床试验研究室专业实施的

B. 张三应保留从该项目随机抽取的试验用药品的样本

C. 张三抽取的试验用药品的样本至少要保留至 2021 年 08 月 12 之后

D. 张三可以委托具备条件的独立的第三方保留这份留存样品

答案与解析：ABD。临床试验机构应当至少保存留样至药品上市后 2 年，C 选项错误。2020 年版药物 GCP 第二十一条规定，（五）研究者应当对生物等效性试验的临床试验用药品进行随机抽取留样。临床试验机构至少保存留样至药品上市后 2 年。临床试验机构可将留存样品委托具备条件的独立的第三方保存，但不得返还申办者或者与其利益相关的第三方。

3. 研究中心接收试验用药品时，需要保留接收过程中的附属文件有（　）

A. 药品接收单　　B. 温度记录单

C. 药品检验报告　　D. 快递单

答案与解析：ABCD。试验用药品的接收时应保留实际产生的相关文件。

4. 未使用的试验用药品，在试验结束后研究团队应（　）

A. 扔在研究中心的垃圾箱

B. 在市面上销售

C. 做好清点及记录

D. 按要求返还申办者

答案与解析：CD。2020 年版药物 GCP 第二十一条规定，（二）试验用药品在临床试验机构的接收、贮存、分发、回收、退还及未使用的处置等管理应当遵守相应的规定并保存记录。试验用药品管理的记录应当包括日期、数量、批号/序列号、有效期、分配编码、签名等。研究者应当保存每位受试者使用试验用药品数量和剂量的记录。试验用药品的使用数量和剩余数量应当与申办者提供的数量一致。

5. 关于试验用药品，以下说法正确的是（ ）
   A. 试验药物制备应当符合临床试验用药品生产质量管理相关要求
   B. 试验用药品的包装标签上应当标明仅用于临床试验
   C. 在盲法试验中能够对盲态人员保持盲态
   D. 申办者应当向每一位受试者解释试验用药品的正确用法

答案与解析：ABC。2020 年版药物 GCP 第四十四条规定，试验用药品的制备、包装、标签和编码应当符合以下要求：（一）试验用药品制备应当符合临床试验用药品生产质量管理相关要求；试验用药品的包装标签上应当标明仅用于临床试验、临床试验信息和临床试验用药品信息；在盲法试验中能够保持盲态。

6. 关于试验用药品的监查范围，以下说法正确的是（ ）
   A. 试验用药品在有效期内、保存条件可接受、供应充足
   B. 试验用药品是否按照试验方案规定的剂量只提供给合适的受试者
   C. 临床试验机构接收、使用和返还试验用药品有适当的管控和记录
   D. 试验用药品相关信息与 CRF 中记录的完整、一致

答案与解析：ABCD。2020 年版药物 GCP 第五十条规定，（四）监查员应当核实临床试验过程中试验用药品在有效期内、保存条件可接受、供应充足；试验用药品是按照试验方案规定的剂量只提供给合适的受试者；受试者收到正确使用、处理、贮存和归还试验用药品的说明；临床试验机构接收、使用和返还试验用药品有适当的管控和记录；临床试验机构对未使用的试验用药品的处置符合相关法律法规和申办者的要求。

7. 关于研究者对临床试验用药品管理的要求，以下说法正确的是（ ）
   A. 指派有资格的药师或者其他人员管理试验用药品
   B. 依照方案要求将试验用药品贮存在要求的温度范围内
   C. 对试验用药品的数量、有效期进行定期清点
   D. 根据自己的临床经验指导受试者使用试验用药品

答案与解析：ABC。2020 年版药物 GCP 第二十一条规定，研究者和临床试验机构应当指派有资格的药师或者其他人员管理试验用药品。试验用药品的使用数量和剩余数量应当与申办者提供的数量一致。

8. 关于试验用药品管理的要求，以下说法正确的是（ ）
   A. 对试验用药品进行定期清点
   B. 将试验用药品全部发放给受试者保管
   C. 依照方案要求将试验用药品贮存在合适的条件中
   D. 可以由药品管理员负责保管试验用药品
   E. 试验用药品应当按照试验方案使用

答案与解析：ACDE。2020 年版药物 GCP 第二十一条规定，（一）研究者和临床试验机构应当指派有资格的药师或者其他人员管理试验用药品。（二）试验用药品在临床试验机构的接收、贮存、分发、回收、退还及未使用的处置等管理应当遵守相应的规定并保存记录。

9. 肝癌免疫治疗项目，CRA 小张计划申请第一批试验用药品寄送至研究中心，在寄送药物前，小张需确认已完成的工作包括（ ）

A. 试验项目已通过伦理审查，得到伦理批件

B. 研究中心做好贮存试验用药品的准备

C. 试验项目已通过国家的默示许可或同意

D. 确定接收试验用药品的人员，并完成了相关培训

答案与解析：ABCD。2020 年版药物 GCP 第四十五条规定，（二）申办者在临床试验获得伦理委员会同意和药品监督管理部门许可或者备案之前，不得向研究者和临床试验机构提供试验用药品。

10. 某试验用药品的贮存条件为 2～8℃，试验用药品在科室贮存。周一上班时，药品管理员和 CRC 发现药品超温了，此时药品管理员和 CRC 应该（　）

A. 将超温药品从冰箱中取出封存，常温放置待 CRA 回收

B. 用袋子将药品封存放在 2～8℃冰箱中，标记为“超温待处理”

C. 收集药品超温信息立即上报申办方

D. 必要时，申请新药品保证受试者正常用药

答案与解析：BCD。2020 年版药物 GCP 第二十一条规定，（二）超温试验用药品，应保存在方案规定的温度条件下，再行上报申办者。

11. 某静脉输注试验用药品，研究中心反馈，按照方案配制的药品，偶尔会出少量絮状沉淀，针对此情况，以下说法正确的是（　）

A. 申办者对试验用药品的生产质量负责

B. 研究者对试验用药品在中心的贮存质量负责

C. 研究者应评估药品的安全性

D. 申办者应评估药品的安全性

答案与解析：ABD。2020 年版药物 GCP 第二十一条规定，研究者和临床试验机构对申办者提供的试验用药品有管理责任。第四十四条规定，（一）试验药物制备应当符合临床试验用药品生产质量管理相关要求。第四十七条规定，申办者负责药物试验期间试验用药品的安全性评估。

12. 某药品管理员发现温度计检定证书即将过期，以下做法错误的是（　）

A. 在研究中心找一个温度计直接替换，能正常记录温度即可

B. 温度计过期不影响监测温度，可以等 CRA 监查时再告知替换

C. 即将使用的新温度计应当经过稳定性测试

D. 新的温度计需要具备合格证书或者质检证书，符合项目要求

答案与解析：AB。试验用药品温度记录的设备需要满足项目要求，温度计过期可能会影响温度计的稳定性，而且直接替换温度计可能导致因为温度计不稳定导致的记录错误，所以需要稳定性测试，如果由申办方统一提供，应该及时告知 CRA。

13. 生物等效性临床试验，关于受试者返还的试验用药品，以下做法错误的是（　）

A. 包装已打开的直接在研究中心销毁

B. 将返还的试验药物作为留样保存在研究中心

C. 按照项目要求返还给申办者

D. 未打开包装的，避免浪费，直接再次发放给受试者

答案与解析：ABD。2020 年版药物 GCP 第二十一条规定，研究者和临床试验机构对申办者提供的试验用药品有管理责任。（二）试验用药品在临床试验机构的接收、贮存、分发、回收、退还及未使用的处置等管理应当遵守相应的规定并保存记录。

14. 肺癌化疗试验，研究者和药品管理员在管理试验用药品时，应该（　）

A. 接收试验用药品时，登记药物的编号、有效期、数量等

B. 医嘱或病历中记录受试者使用的化疗药物剂量

C. 贮存期间记录药品的贮存温度

D. 研究护士记录化疗药输注的开始结束时间

答案与解析：ABCD。2020 年版药物 GCP 第二十一条规定，（二）试验用药品在临床试验机构的接收、贮存、分发、回收、退还及未使用的处置等管理应当遵守相应的规定并保存记录。试验用药品管理的记录应当包括日期、数量、批号/序列号、有效期、分配编码、签名等。研究者应当保存每位受试者使用试验用药品数量和剂量的记录。试验用药品的使用数量和剩余数量应当与申办者提供的数量一致。

15. 某 PD－L1 单抗药物联合培美曲塞＋顺铂/卡铂对比培美曲塞＋顺铂/卡铂治疗初治的晚期肺腺癌的随机、开放、多中心的Ⅲ期临床研究，试验用药品包括（　）

A. PD－L1 单抗药物

B. 培美曲塞

C. 卡铂/顺铂

D. 安慰剂

答案与解析：ABC。2020 年版药物 GCP 第十一条规定，（二十四）试验用药品，指用于临床试验的试验药物、对照药品。（二十五）对照药品，指临床试验中用于与试验药物参比对照的其他研究药物、已上市药品或者安慰剂。

16. 申办方在设计试验用药品标签时需要的内容包括（　）

A. 标记："仅供临床试验用"

B. 项目编号："NH200102"

C. 规格：100mg/支

D. 药物编号：1234567

答案与解析：ABCD。2020 年版药物 GCP 第四十四条规定，试验用药品的制备、包装、标签和编码应当符合以下要求：（一）试验药物制备应当符合临床试验用药品生产质量管理相关要求；试验用药品的包装标签上应当标明仅用于临床试验、临床试验信息和临床试验用药品信息；在盲法试验中能够保持盲态。

17. 以注册为目的的临床试验，申办方若向研究中心寄送试验用药品，需满足的条件有（　）

A. 经过药品监督管理部门许可或者备案

B. 获得研究中心伦理的审批同意

C. 有了潜在的受试者

D. 明确研究中心试验用药品的管理人员和地点

答案与解析：ABD。2020 年版药物 GCP 第四十五条规定，试验用药品的供给和管理应当符合以下要求：（二）申办者在临床试验获得伦理委员会同意和药品监督管理部门许可或者备案之前，不得向研究者和临床试验机构提供试验用药品。

18. 双盲临床试验，申办方在试验用药品的制备和包装上的责任包括（　）

A. 生产质量合格的试验用药品

B. 药物的标签设计应符合盲态的要求

C. 确保药物贮存期间不会出现变色浑浊等质量问题

D. 确保药物运输期间不会被外界微生物污染

答案与解析：ABCD。2020 年版药物 GCP 第四十四条规定，（一）试验药物制备应当符合临床试验用药品生产质量管理相关要求；试验用药品的包装标签上应当标明仅用于临床试验、临床试验信息和临床试验用药品信息；在盲法试验中能够保持盲态。（三）试验用药品的包装，应当能确保药物在运输和贮存期间不被污染或者变质。

19. 一项 PD－L1 单抗药物或安慰剂联合多西他赛治疗晚期鳞状细胞非小细胞肺癌的有效性和安全性的多中心随机双盲Ⅲ期临床研究，试验用药品可能是（　）

A. PD－L1 单抗药物

B. 多西他赛

C. 顺铂

D. 安慰剂

答案与解析：ABD。2020 年版药物 GCP 第十一条规定，（二十四）试验用药品，指用于临床试验的试验药物、对照药品。（二十五）对照药品，指临床试验中用于与试验药物参比对照的其他研究药物、已上市药品或者安慰剂。

20. 某静脉输注药物的临床试验，稽查时发现授权表中试验用药品管理，只有接收、分发、回收和销毁，但实际研究护士会进行药物的配制和输注，并填写相关记录。该事件中违反了 GCP 中的（　）

A. 药物配制和输注应该授权给 CRC

B. 主要研究者应该确保试验所有操作都授权给合适的人

C. 主要研究者需监督试验的实施，及时发现授权问题

D. 药物配制和输注的记录应该是 CRC 填写

答案与解析：BC。2020 年版药物 GCP 第十六条规定，（六）研究者和临床试验机构授权个人或者单位承担临床试验相关的职责和功能，应当确保其具备相应资质，应当建立完整的程序以确保其执行临床试验相关职责和功能，产生可靠的数据。

21. 为保障临床试验用药品的正确发放，需要执行核对工作的环节有（　）

A. 领取试验用药品前核对贮存温度

B. 配制试验用药品前核对配制方法和药物编号

C. 配药结束后再次核对药物编号

D. 输注试验用药品前核对受试者编号和药物编号

E. 试验用药品输注结束后核对受试者编号和药物编号

答案与解析：ABCDE。试验用药品管理流程和核对内容。

22. ××市人民医院呼吸科开展的 A 抗生素对照头孢替尼注射液随机、双盲、Ⅲ期临床研究，试验用药品贮存在科室，由授权的研究护士管理，研究护士领取试验用药品的操作中不正确的是（　）

A. 按试验用药品编号顺序拿取

B. 头孢替尼注射液为已上市的药品，紧急情况时可以直接拿科室备用的头孢替尼注射液代替

C. 试验用药品只过期 1 天，可以发放给受试者使用

D. 先登录随机系统获取药物编号，根据系统回执单上的药物编号，与 CRC 双核对后取药

答案与解析：ABC。

23. 某肺癌临床试验，试验药 ASA2020，对照药多西他赛注射液。关于试验用药品的管理，以下说法正确的是（　）

A. 试验药 ASA2020 根据方案要求使用，多西他赛按照临床经验使用

B. 试验药 ASA2020 和对照药多西他赛注射液按照申办者的说明贮存，并符合适用的管理规定

C. PI 授权有资质的药师或护士进行试验用药品管理

D. 试验用药品的接收、贮存、分发、回收等都需要有相关文件记录

答案与解析：BCD。2020 年版药物 GCP 第二十一条规定，研究者和临床试验机构对申办者提供的试验用药品有管理责任。（四）研究者应当确保试验用药品按照试验方案使用，应当向受试者说明试验用药品的正确使用方法。

三、是非题

1. 对试验用药品的接收、贮存、发放、使用、回收及剩余药品的处理过程进行检查，不属于监查员的工作职责。

答案与解析：错。2020 年版药物 GCP 第五十条规定，（四）监查员应当核实临床试验过程

中试验用药品在有效期内、保存条件可接受、供应充足；试验用药品是按照试验方案规定的剂量只提供给合适的受试者；受试者收到正确使用、处理、贮存和归还试验用药品的说明；临床试验机构接收、使用和返还试验用药品有适当的管控和记录；临床试验机构对未使用的试验用药品的处置符合相关法律法规和申办者的要求。

2. 在药物临床试验的过程中，保障试验药物的有效性不是必需的。

答案与解析：对。试验药物的疗效是未知的。

3. 申办者提供的试验用药品的包装标签上应当标明仅用于临床试验、临床试验信息和临床试验用药品信息，并在盲法试验中能够保持盲态。

答案与解析：对。2020 年版药物 GCP 第四十五条规定，（一）申办者负责向研究者和临床试验机构提供试验用药品。

4. 申办者提供试验用药品，如果试验用药品是已上市的对照药，保持其本身的包装即可，申办者无需粘贴特殊标签。

答案与解析：错。2020 年版药物 GCP 第四十五条规定，（一）申办者负责向研究者和临床试验机构提供试验用药品。

5. 申办者不负责建立试验用药品的登记、贮存、分发管理制度和记录系统。

答案与解析：错。2020 年版药物 GCP 第四十五条规定，（三）申办者制定试验用药品的供给和管理规程，包括试验用药品的接收、贮存、分发、使用及回收等。

6. 监查员应核实临床试验机构接收、使用和返还试验用药品有适当的管控和记录。

答案与解析：对。2020 年版药物 GCP 第五十条规定，（四）监查员应当核实临床试验过程中试验用药品在有效期内、保存条件可接受、供应充足；试验用药品是按照试验方案规定的剂量只提供给合适的受试者；受试者收到正确使用、处理、贮存和归还试验用药品的说明；临床试验机构接收、使用和返还试验用药品有适当的管控和记录；临床试验机构对未使用的试验用药品的处置符合相关法律法规和申办者的要求。

7. 研究者必须保证所有试验用药品仅用于该临床试验的受试者，其剂量与用法应遵照试验方案。

答案与解析：对。2020 年版药物 GCP 第二十一条规定，（四）研究者应当确保试验用药品按照试验方案使用，应当向受试者说明试验用药品的正确使用方法。

8. 在双盲临床试验中，试验药物与对照药物或安慰剂在外形、气味、包装、标签和其他特征上均应保持一致。

答案与解析：对。2020 年版药物 GCP 第四十四条规定，（一）在盲法试验中能够保持盲态。

9. 临床试验用药品的使用由申办者负责。

答案与解析：错。2020 年版药物 GCP 第二十一条规定，研究者和临床试验机构对申办者提供的试验用药品有管理责任。

10. 某中心护士长被授权试验用药品管理工作，近几日因公出差，于是交代科室里的实习生代替护士长接收药品。请问这种做法正确吗？

答案与解析：错。2020 年版药物 GCP 第二十一条规定，（一）研究者和临床试验机构应当指派有资格的药师或者其他人员管理试验用药品。管理临床试验用药品的人，必须是经过授权、经过培训的。

11. 某医疗器械临床试验，全国有 3 家研究中心，各研究中心可以根据研究者的临床习惯操作医疗器械。

答案与解析：错。2016 年版医疗器械 GCP 第五十七条规定，对于多中心临床试验，申办者应当按照临床试验方案组织制定标准操作规程，并组织对参与试验的所有研究者进行临床试验方案和试验用医疗器械使用和维护的培训，确保在临床试验方案执行、试验用医疗器械使用方面的一致性。

12. 试验用医疗器械的使用由临床试验机构和研究者负责。

答案与解析：对。2016 年版医疗器械 GCP 第八十九条规定，试验用医疗器械的使用由临床试验机构和研究者负责。

七、临床试验安全性事件的管理相关试题

一、单选题

1. 需要报 SAE 随访报告的条件是（　）

A. SAE 的诊断名称改变时

B. SAE 与试验药物的因果关系改变时

C. SAE 结局改变时

D. 以上均是

答案与解析：D。SAE 发生任何变化时，应及时进行随访报告。

2. 某位受试者回访时，研究者发现他服用了双倍剂量的试验用药品，研究者应（　）

A. 再次培训临床协调员如何开具医嘱

B. 本次访视可以少开一些试验用药品

C. 检查受试者身体状况，如无异常不用上报

D. 检查受试者身体状况，上报伦理及申办者，再次教育受试者遵医嘱服用

答案与解析：D。研究者有保护受试者安全，并如实上报的职责。

3. 某肺癌项目一受试者发生急性心肌梗死入院，需要上报 SAE，在判断该事件与试验用药品的相关性时，该项目研究者王大锤跟 CRC 说，他不是该专业的，让 CRC 去问心内科的医生，请问，该事件中判断 SAE 与试验用药品相关性的人是（　）

A. 王大锤　　B. 心内科医生

C. 该项目授权药师　D. CRA

答案与解析：A。2020 年版药物 GCP 第十八条规定，研究者应当给予受试者适合的医疗处理：（一）研究者为临床医生或者授权临床医生需要承担所有与临床试验有关的医学决策责任。

4. 受试者因急症入院抢救，研究者获知后，首要的处理措施是（　）

A. 打电话给 CRA，口头告知 SAE 事件

B. 立即书写 SAE 报告

C. 立即拆阅应急信件

D. 及时给予适合的医疗处理或建议

答案与解析：D。2020 年版药物 GCP 第十八条规定，研究者应当给予受试者适合的医疗处理，应以受试者安全为第一考虑要素。

5. 某心力衰竭项目，001 号受试者 89 岁，既往史：高血压、高血脂、糖尿病、COPD，受试者于一年前随机入组，CRA 多次监查均未发现此受试者的任何 AE 记录，以下推测更合理的是（　）

A. 受试者注重保养，所以无任何不良事件发生

B. CRA 需要与研究者确认是否可能漏记 AE

C. CRA 推测，受试者遵守医嘱，所以无任何不良事件发生

D. CRA 推测，非肿瘤项目受试者没有发生不良事件很正常

答案与解析：B。结合受试者的实际情况推测。

6. 受试者接受试验用药品后，出现以下情况，不属于严重不良事件的是（　）

A. 受试者因既往疾病加重住院

B. 受试者住院期间发生院内感染延长住院时间

C. 受试者因入组前预约的口腔手术住院

D. 受试者与人打架导致骨折住院，研究者

判断与试验药物无关

答案与解析：C。2020年版药物GCP第十一条规定，（二十七）严重不良事件，指受试者接受试验用药品后出现死亡、危及生命、永久或者严重的残疾或者功能丧失、受试者需要住院治疗或者延长住院时间，以及先天性异常或者出生缺陷等不良医学事件。但入组前计划入院不作为SAE上报。

7. 根据GCP对不良事件（AE）的定义，以下属于AE的是（　）

A. 女性来月经，生理和心理情况跟以往相同

B. 受试者治疗期采集血样后，手腕采血处青紫

C. 筛选前已经存在的确诊的疾病

D. 受试者随访期间的实验室检测结果异常，但较基线无加重

答案与解析：B。2020年版药物GCP第十一条（二十六）规定了详细内容。

8. 某受试者发生非致死且预期的SAE，根据2020年版药物GCP，研究者应该（　）

A. 立即报告给申办者

B. 立即报告给申办者和本院伦理

C. 立即报告给申办者、本院伦理、国家局、省局、卫健委

D. 立即报告给申办者、本院伦理、国家局、省局、卫健委、CDE

答案与解析：A。2020年版药物GCP第二十六条规定，研究者的安全性报告应当符合以下要求：除试验方案或者其他文件（如研究者手册）中规定不需立即报告的严重不良事件外，研究者应当立即向申办者书面报告所有严重不良事件，随后应当及时提供详尽、书面的随访报告。涉及死亡事件的报告，研究者应当向申办者和伦理委员会提供其他所需要的资料，如尸检报告和最终医学报告。

9. 关于试验用药品不良反应，下列说法正确的是（　）

A. 临床试验中发生的任何与试验用药品可能无关的对人体有害或者非期望的反应

B. 试验用药品与不良事件之间的因果关系至少有一个合理的可能性，即不能排除相关性

C. 判定为可能有关的AE属于不良反应，但判定为可能无关的AE不属于不良反应

D. 临床试验期间发生的不良事件，上市后称为不良反应

答案与解析：B。2020年版药物GCP第十一条规定，（二十八）药物不良反应，指临床试验中发生的任何与试验用药品可能有关的对人体有害或者非期望的反应。试验用药品与不良事件之间的因果关系至少有一个合理的可能性，即不能排除相关性。

10. 严重不良事件报告和随访报告应当注明受试者在临床试验中的（　），而不是受试者的真实姓名、公民身份号码和住址等身份信息

A. 姓名缩写　　B. 鉴认代码

C. 组别　　D. 病历号

答案与解析：B。2020年版药物GCP第二十六条规定，严重不良事件报告和随访报告应当注明受试者在临床试验中的鉴认代码，而不是受试者的真实姓名、公民身份号码和住址等身份信息。

11. 某心脏起搏器临床试验，申办者在2020年08月03日（周一）获知01中心研究者在术中植入试验用心脏起搏器，发现起搏器感知不良。只得换下试验用器械，改用已上市产品，该事件需在（　）之前报告给监管部门

A. 2020年08月09日（周日）

B. 2020年08月11日（周二）

C. 2020年08月07日（周五）

D. 2020年09月01日（周二）

答案与解析：C。2016年版医疗器械GCP第五十四条规定，对于严重不良事件和可能导致严重不良事件的器械缺陷，申办者应当在

获知后5个工作日内向所备案的食品药品监督管理部门和同级卫生计生主管部门报告，同时应当向参与试验的其他临床试验机构和研究者通报，并经其医疗器械临床试验管理部门及时通知该临床试验机构的伦理委员会。

12. 下列事件发生受试者服用试验用药品后，不属于SAE的是（ ）

A. 受试者与人打架导致骨折住院

B. 方案允许的前提下，女性受试者妊娠且分娩健康婴儿

C. 受试者常规住院随访时，因发生院内感染导致住院时间延长

D. 受试者因既往疾病加重住院

答案与解析：B。2020年版药物GCP第十一条规定，（二十七）严重不良事件，指受试者接受试验用药品后出现死亡、危及生命、永久或者严重的残疾或者功能丧失、受试者需要住院治疗或者延长住院时间，以及先天性异常或者出生缺陷等不良医学事件。

13. 临床试验期间，不属于不良事件的是（ ）

A. 受试者回访时说最近感觉乏力

B. 朋友圈上看到受试者外出旅游摔伤住院

C. 某滴眼液临床研究项目受试者告知研究者他的妻子怀孕

D. 受试者告知研究者服用试验用药品后出现脱发

答案与解析：C。2020年版药物GCP第十一条规定，（二十六）不良事件，指受试者接受试验用药品后出现的所有不良医学事件，可以表现为症状体征、疾病或者实验室检查异常，但不一定与试验用药品有因果关系。

14. 受试者接受首次试验用药品治疗后出现以下情况，不属于SAE的是（ ）

A. 受试者为完成方案规定的检查而住院

B. 受试者意外滑倒，导致手腕桡骨骨折住院治疗

C. 受试者住院随访期间，因白细胞持续下降，延长住院治疗时间

D. 受试者出现重度贫血，医生建议立即住院治疗，受试者考虑经济原因，拒绝住院治疗

答案与解析：A。2020年版药物GCP第十一条（二十七）规定了详细内容。

15. 以下不属于SAE范畴的是（ ）

A. 受试者因气促至急诊就诊，急诊留观超过24小时

B. 受试者在试验用药品治疗期间因车祸导致死亡

C. 受试者需要完成方案规定的检查而住院

D. 受试者发生交通事故导致骨折住院，研究者判断与试验用药品无关

答案与解析：C。2020年版药物GCP第十一条（二十七）规定了详细内容。

16. 一位既往有高血压病史的老年受试者，某天下午步行时突然晕倒，被紧急送往医院留院观察一夜，第二天早上受试者出院。受试者出院后将此事电话告知负责她临床试验的研究者。此时，研究者不恰当的处理是（ ）

A. 受试者已出院无大碍，暂不采取任何措施

B. 收集相关医学资料，判断该事件的严重程度

C. 在病历中记录该事件

D. 和受试者沟通如有不适，随时就诊并告知她

答案与解析：A。2020年版药物GCP第十八条规定，研究者在试验期间应关注受试者的合并病史，对受试者的医疗做出决策。

17. 在受试者发生严重不良事件时，关于申办者的做法，以下不正确的是（ ）

A. 规定受试者不能退出临床试验

B. 立即分析和评估是否为SUSAR

C. 与研究者讨论事件与试验用药品的相关性

D. 请研究者提供与SAE相关的资料

答案与解析： A。2020年版药物GCP第四十七条规定了详细内容。

二、多选题

1. 申办者应将可疑且非预期严重不良反应报告给（　）

A. 研究者和临床试验机构

B. 伦理委员会

C. 药品监督管理部门

D. 卫生健康主管部门

答案与解析： ABCD。2020年版药物GCP第四十八条规定，（一）申办者应当将可疑且非预期严重不良反应快速报告给所有参加临床试验的研究者及临床试验机构、伦理委员会；申办者应当向药品监督管理部门和卫生健康主管部门报告可疑且非预期严重不良反应。

2. 骨科医疗器械临床试验，受试者在植入器械后，出现了伤口感染，导致住院时间延长。研究者应（　）

A. 立即对受试者采取抗感染措施

B. 书面报告所属的临床试验机构医疗器械临床试验管理部门

C. 伤口感染不一定跟植入器械有关，无需上报SAE

D. 书面报告申办者

答案与解析： ABD。2016年版医疗器械GCP第七十一条规定，在临床试验中出现严重不良事件的，研究者应当立即对受试者采取适当的治疗措施，同时书面报告所属的临床试验机构医疗器械临床试验管理部门，并经其书面通知申办者。医疗器械临床试验管理部门应当在24小时内书面报告相应的伦理委员会以及临床试验机构所在地省、自治区、直辖市食品药品监督管理部门和卫生计生主管部门。对于死亡事件，临床试验机构和研究者应当向伦理委员会和申办者提供所需要的全部资料。

3. 不良事件与试验药物的关系判断为肯定或可能有关的是（　）

A. 事件出现的时间符合用药的时间顺序

B. 停用试验用药品后不良事件减轻或消失，重复给药再次出现

C. 症状反应符合研究药物已知的反应类型

D. 事件出现在服用试验用药品前

答案与解析： ABC。不良事件的与试验药物相关性的判断依据。

4. CRC小明在周六接到受试者的电话，得知受试者因车祸导致右侧髋关节骨折，现在正在当地住院治疗，不能按原计划进行随访了。小明正确的做法有（　）

A. 在日程表上记录这件事，下周一再处理

B. 立刻告知该项目研究者，在获知后及时协助研究者上报SAE

C. 关心受试者身体情况，协助研究者与受试者沟通病情

D. 与研究者沟通受试者后续的访视安排

答案与解析： BCD。2020年版药物GCP第二十六条规定，除试验方案或者其他文件（如研究者手册）中规定不需立即报告的严重不良事件外，研究者应当立即向申办者书面报告所有严重不良事件，随后应当及时提供详尽、书面的随访报告。

5. 以下符合GCP对不良事件（AE）的定义的是（　）

A. 该事件是医学事件

B. 该事件是不良的

C. 该事件发生在受试者服用试验用药品后

D. 不管研究者判断该事件与试验用药品是否相关

答案与解析： ABCD。2020年版药物GCP第十一条规定，（二十六）不良事件，指受试者接受试验用药品后出现的所有不良医学事件，可以表现为症状体征、疾病或者实验室检查异常，但不一定与试验用药品有因果关系。

6. 符合可疑且非预期严重不良反应（SUSAR）

定义的有（ ）

A. 对于某一严重不良事件，研究者判断与研究产品相关，申办者判断与研究产品无关

B. 对于某一严重不良事件，研究者判断与研究产品无关，申办者判断与研究产品相关

C. IB 中记录，研究产品可能导致轻度肝损伤，而在试验中出现因肝损而死亡的事件

D. 在研究者手册中未提及研究产品可能导致心力衰竭，而全球范围内发生数起因心力衰竭导致的住院，申办者认为此事件与研究产品相关

答案与解析：CD。2020 年版药物 GCP 第十一条规定，（二十九）可疑且非预期严重不良反应，指临床表现的性质和严重程度超出了试验药物研究者手册、已上市药品的说明书或者产品特性摘要等已有资料信息的可疑并且非预期的严重不良反应。

7. 某方案规定研究者必须报告受试者自治疗分配至停止治疗后 30 天内发生的 AE。以下需要作为 AE 上报的有（ ）

A. 患者筛选前检查发现 TSH 升高，诊断亚临床甲状腺功能减退，不需要治疗

B. 患者首次用药后，输注部位出现局部红肿，伴瘙痒

C. 患者因疗效不佳退出，末次用药为 2019 年 12 月 1 日，未使用新的目标适应症治疗，于 2020 年 1 月 4 日来院安全性随访，发现 TSH 较筛选期增高，内分泌科评估后需优甲乐口服治疗

D. 患者末次用药为 2019 年 12 月 1 日，3 天后来院进行安全性随访，发现 TSH 较筛选期增高，内分泌科评估后需优甲乐口服治疗

答案与解析：BD。AC 选项均不符合方案中要求的 AE 采集时限。

8. 肺癌化疗受试者，有下肢静脉血栓，口服利伐沙班控制良好。受试者三次化疗后，电话告知 CRC，最近出现眼球充血，但是联系不到研究者，此时 CRC 应该（ ）

A. 初步询问眼球充血开始时间和受试者就诊记录等

B. 立即通知研究者，尽量让研究者直接电话与受试者沟通

C. 研究者通知受试者停用利伐沙班时，跟进具体停用时间

D. 提醒受试者将外院就诊和治疗的医嘱，及时反馈给研究者和 CRC

答案与解析：ABCD。2020 年版药物 GCP 第十八条规定，（二）在临床试验和随访期间，对于受试者出现与试验相关的不良事件，包括有临床意义的实验室异常时，研究者和临床试验机构应当保证受试者得到妥善的医疗处理，并将相关情况如实告知受试者。研究者意识到受试者存在合并疾病需要治疗时，应当告知受试者，并关注可能干扰临床试验结果或者受试者安全的合并用药。

9. 1002 号受试者 V5 随访时，中心实验室的检查报告提示受试者有重度贫血，研究者的以下做法中正确的是（ ）

A. 研究者及时联系受试者并指导其尽快去当地医院就诊

B. 经过受试者本人同意后，将其参加试验的相关信息告知外院医生

C. 积极跟进受试者的贫血治疗情况

D. 受试者要求退出临床试验，研究者尊重其决定并了解退出原因

E、受试者退出临床试验后，继续关注受试者的治疗情况，并给予后续治疗指导

答案与解析：ABCDE。2020 年版药物 GCP 第十八条规定了研究者做出医疗决策的职责。

10. 以下属于临床试验中的可疑且非预期严重不良反应的有（ ）

A. 受试者出现了研究者手册中提到的腹泻

B. 试验药已经上市了，受试者出现了其

说明书中提到的脱发症状

C. 受试者服药后出现晕厥，需住院治疗，研究者和申办者判断此事件与试验用药品相关，研究者手册中没有相关描述

D. 研究者手册中显示受试者可能会出现2级以下的肝功能异常，但是受试者出现4级肝功能衰竭

答案与解析：CD。2020年版药物GCP第十一条规定，（二十九）可疑且非预期严重不良反应，指临床表现的性质和严重程度超出了试验药物研究者手册、已上市药品的说明书或者产品特性摘要等已有资料信息的可疑并且非预期的严重不良反应。

11. 以下试验方案中有关不良事件的规定，符合GCP要求的是（　）

A. 试验方案中对不良事件随访的规定

B. 试验方案中不良事件的评定标准及记录规定

C. 试验方案中写明如果研究者判断SAE与研究产品无关，则SAE产生的损伤就与申办方无关

D. 试验方案中处理并发症措施的规定

答案与解析：ABD。2020年版药物GCP第六十七条规定了安全性评价通常包括的内容。

12. 受试者访视5的检测结果和检查报告如下，需要研究者关注并判断是否为不良事件的有（　）

A. ALT：28U/L（正常值范围：5～35U/L）

B. HGB：80g/L（正常值范围：120～160g/L）

C. 心电图报告：房性早搏，部分导联ST改变

D. 尿蛋白：＋＋

答案与解析：BCD。2020年版药物GCP第十八条规定，（二）在临床试验和随访期间，对于受试者出现与试验相关的不良事件，包括有临床意义的实验室异常时，研究者和临床试验机构应当保证受试者得到妥善的医疗处理，并将相关情况如实告知受试者。研究者意识到受试者存在合并疾病需要治疗时，应当告知受试者，并关注可能干扰临床试验结果或者受试者安全的合并用药。

13. 某开放标签的临床试验项目，研究者收到申办者的SUSAR报告后，阅读时发现持续使用方案最高剂量试验药物1月后，受试者肝损伤发生率增多，此时研究者正确的做法是（　）

A. 与申办方沟通剂量调整问题

B. 无须关注使用低剂量试验药物的受试者肝功能情况

C. 密切关注使用高剂量试验药物受试者的安全性

D. 与申办方沟通，是否增加肝功能相关检测，确认受试者的安全

答案与解析：ACD。2020年版药物GCP第二十六条规定，研究者收到申办者提供的临床试验的相关安全性信息后应当及时签收阅读，并考虑受试者的治疗，是否进行相应调整，必要时尽早与受试者沟通，并应当向伦理委员会报告由申办方提供的可疑且非预期严重不良反应。

14. 申办者需要评估试验用药品的安全性，并且立即通知研究者和临床试验机构和药品监督管理部门的情形包括（　）

A. 减脂的试验药物，出现大量受试者因抑郁而脱落

B. 试验药物正常贮存期间出现少量浑浊变色

C. 试验中有不少受试者因不耐受试验用药品而要求退出

D. 受试者输注试验用药品时，有很多受试者出现了过敏反应导致呼吸急促

答案与解析：ABCD。2020年版药物GCP第四十七条规定，申办者负责药物试验期间试验用药品的安全性评估。申办者应当将临床试验中发现的可能影响受试者安全、可能影响临床试验实施、可能改变伦理委员会同意

意见的问题，及时通知研究者和临床试验机构、药品监督管理部门。

15. 某减肥药临床试验，试验过程中首次出现受试者精神抑郁自杀。研究者和申办者均判断该事件与试验药物有关，申办者应该将此事件上报给（ ）
   A. 所有参与临床试验的研究者和临床试验机构
   B. 伦理委员会
   C. 药品监督管理部门
   D. 卫生健康主管部门

答案与解析：ABCD。2020 年版药物 GCP 第四十八条规定，（一）申办者收到任何来源的安全性相关信息后，均应当立即分析评估，包括严重性、与试验药物的相关性以及是否为预期事件等。申办者应当将可疑且非预期严重不良反应快速报告给所有参加临床试验的研究者及临床试验机构、伦理委员会；申办者应当向药品监督管理部门和卫生健康主管部门报告可疑且非预期严重不良反应。

16. 受试者 CT 检查发现有大量心包积液，研究者建议立即住院治疗，针对该事件，（ ）应该负责向药品监督管理部门和卫生健康主管部门报告
   A. 研究者
   B. 临床试验管理部门
   C. 申办者
   D. 申办者委托的 CRO 公司

答案与解析：CD。2020 年版药物 GCP 第四十七条规定，申办者负责药物试验期间试验用药品的安全性评估。申办者应当将临床试验中发现的可能影响受试者安全、可能影响临床试验实施、可能改变伦理委员会同意意见的问题，及时通知研究者和临床试验机构、药品监督管理部门。

17. 肺癌的免疫治疗临床试验，出现了 3 例受试者因试验药物导致免疫相关性肺炎而死亡，申办者在评估分析后决定暂停该临床试验，研究者获知信息后应该通知（ ）
   A. 受试者
   B. 伦理委员会
   C. 药品监督管理部门
   D. 临床试验机构

答案与解析：ABD。2020 年版药物 GCP 第二十七条规定，提前终止或者暂停临床试验时，研究者应当及时通知受试者，并给予受试者适当的治疗和随访。（二）申办者终止或者暂停临床试验，研究者应当立即向临床试验机构、伦理委员会报告，并提供详细书面说明。

18. 某肺癌化疗项目，方案规定受试者化疗前，中性粒细胞计数必须在正常值范围内。CRA 监查时发现 01 受试者的 1 次化疗前中性粒细胞计数低于正常值范围，以下说法正确的是（ ）
   A. 该事件是方案偏离
   B. 研究者应立即书面报告申办者和伦理委员会
   C. 对于方案的要求，CRA 应再次培训研究者
   D. 研究者已上报方案偏离，CRA 可不记录在监查报告中

答案与解析：ABC。2020 年版药物 GCP 第二十条规定，（三）研究者或者其指定的研究人员应当对偏离试验方案予以记录和解释。（四）为了消除对受试者的紧急危害，在未获得伦理委员会同意的情况下，研究者修改或者偏离试验方案，应当及时向伦理委员会、申办者报告，并说明理由，必要时报告药品监督管理部门。

19. 稽查发现某住院治疗的临床试验，不良事件均为研究者手写记录在不良事件汇总表上，且该表上有受试者的姓名。CRC 每周五需要扫描不良事件汇总表发给 CRA，该事件违反了 GCP 中的（ ）
   A. 保护受试者隐私的要求
   B. 该受试者的不良事件应记录在住院病

历中

C. CRC 不可将研究中心文件扫描发送给 CRA

D. 使用受试者的鉴认代码代替姓名

答案与解析：ABD。2020 年版药物 GCP 第三十六条规定，（七）申办者应当使用受试者鉴认代码，鉴别每一位受试者所有临床试验数据。第二十五条规定，（二）以患者为受试者的临床试验，相关的医疗记录应当载入门诊或者住院病历系统。

20. 根据医疗器械 GCP 中器械缺陷的定义，以下属于器械缺陷的情形有（　）

A. 贮存过程中，医疗器械的外包装破损

B. 运输过程中，医疗器械的标签脱落

C. 使用前发现医疗器械的钢印处生锈

D. 使用时发现医疗器械的橡胶圈破损

答案与解析：ABCD。2016 年版医疗器械 GCP 规定，器械缺陷，是指临床试验过程中医疗器械在正常使用情况下存在可能危及人体健康和生命安全的不合理风险，如标签错误、质量问题、故障等。

21. 在临床试验治疗过程中属于 SAE 的有（　）

A. 受试者因车祸而死亡

B. 受试者因腹泻而住院接受治疗

C. 受试者因腹泻而住院，期间又因滑倒骨折而延迟出院

D. 不要求避孕的试验，受试者意外怀孕

E. 受试者因试验药物引起右下肢周围神经病变，对症治疗后无好转，康复科评估为不可逆神经损伤，无法运动

答案与解析：ABCE。2020 年版药物 GCP 第十一条规定，（二十七）严重不良事件，指受试者接受试验用药品后出现死亡、危及生命、永久或者严重的残疾或者功能丧失、受试者需要住院治疗或者延长住院时间，以及先天性异常或者出生缺陷等不良医学事件。妊娠本身是自然事件，在要求避孕的临床试验中，如果出现受试者或受试者配偶出现妊娠，应该按照申办者的要求上报妊娠事件。

22. 关于不良事件报告的时限要求，以下说法正确的是（　）

A. 根据项目要求，研究中所有的严重不良事件及时录入 CRF

B. 一旦获知需快速报告的事件，应在申办方要求时限内完成上报

C. 不良事件的随访报告没有时限要求

D. 不良事件的收集时限要符合法规及现行方案的规定

E. 只有与试验药物相关的不良事件才需要及时记录和上报

答案与解析：ABD。C 选项不正确。2020 年版药物 GCP 第二十六条规定，研究者的安全性报告应当符合以下要求：除试验方案或者其他文件（如研究者手册）中规定不需立即报告的严重不良事件外，研究者应当立即向申办者书面报告所有严重不良事件，随后应当及时提供详尽、书面的随访报告。E 选项不正确。

23. 关于 AE 及 SAE 的时限要求，研究者需了解的内容包括（　）

A. 方案中规定的收集的起始时间和结束时间

B. 方案中规定的随访或跟踪的结束时间

C. 申办方要求的录入 CRF 的时限要求

D. 申办者和伦理委员会对 SAE 上报的具体时限要求

E. 符合 GCP 法规的要求

答案与解析：ABCDE。

24. 以下不属于临床试验过程中不良事件的有（　）

A. V3 随访时，受试者检查报告提示尿路感染

B. V5 随访完成后，受试者回家第二天脸部出现皮疹

C. 受试者知情前 5 天，出现面部毛囊炎

D. 受试者筛选期血液检验报告显示血红

蛋白98g/L，既往有贫血史

答案与解析：CD。2020年版药物GCP第十一条规定，（二十六）不良事件，指受试者接受试验用药品后出现的所有不良医学事件，可以表现为症状体征、疾病或者实验室检查异常，但不一定与试验用药品有因果关系。CD选项不属于不良事件。

三、是非题

1. 严重不良事件发生后为避免各个研究者之间的相互影响，申办者不必通报给其他研究中心的研究者。

答案与解析：错。2020年版药物GCP第四十八条规定，申办者应当按照要求和时限报告药物不良反应。（一）申办者收到任何来源的安全性相关信息后，均应当立即分析评估，包括严重性、与试验用药品的相关性以及是否为预期事件等。申办者应当将可疑且非预期严重不良反应快速报告给所有参加临床试验的研究者及临床试验机构、伦理委员会；申办者应当向药品监督管理部门和卫生健康主管部门报告可疑且非预期严重不良反应。

2. 研究者收到申办者提供的SUSAR报告后，应当及时签收阅读，并考虑受试者的治疗，是否进行相应调整，必要时尽早与受试者沟通。

答案与解析：对。2020年版药物GCP第二十六条规定，研究者的安全性报告应当符合以下要求：研究者收到申办者提供的临床试验的相关安全性信息后应当及时签收阅读，并考虑受试者的治疗，是否进行相应调整，必要时尽早与受试者沟通，并应当向伦理委员会报告由申办者提供的可疑且非预期严重不良反应。

3. 不良事件的随访及医疗措施在试验结束时同时结束。

答案与解析：错。2020年版药物GCP第六十五条规定，制定明确的访视和随访计划，包括临床试验期间、临床试验终点、不良事件评估及试验结束后的随访和医疗处理。第六十七条规定，（四）不良事件的随访方式与期限。不良事件的随访应该持续到该AE稳定的状态，而非试验结束。

4. 临床试验方案中应包括不良事件的评估记录和报告方法，处理并发症的建议措施以及后续随访的方式和时间。

答案与解析：对。根据2020年版药物GCP第六十五条及第六十七条（四）规定了详细内容。

5. 在临床试验过程中如发生不良事件，研究者应首先征求申办者意见，再采取必要措施。

答案与解析：错。2020年版药物GCP第十八条规定，（二）在临床试验和随访期间，对于受试者出现与试验相关的不良事件，包括有临床意义的实验室异常时，研究者和临床试验机构应当保证受试者得到妥善的医疗处理，并将相关情况如实告知受试者。发生不良事件，研究者首要是对受试者妥善的处理，处理方式可参考申办者建议，无需征得同意。

6. 在临床试验过程中发生的不良事件若可能与试验用药品无关，则研究者可不做记录和报告。

答案与解析：错。2020年版药物GCP第二十五条规定，（二）研究者应当确保所有临床试验数据是从临床试验的源文件和试验记录中获得的，是准确、完整、可读和及时的。AE的记录也一样。

7. 监查员发现研究者给多条AE和SAE判断为“与试验药物相关”，这可能对试验药物上市不利，要求研究者修改。

答案与解析：错。2020年版药物GCP第二十五条规定，（二）研究者应当确保所有临床试验数据是从临床试验的源文件和试验记录中获得的，是准确、完整、可读和及时的。

8. 某双盲肺癌项目，受试者出现皮疹，因研究者不知分组用药情况，可不判断记录皮疹与试验用药品关系。

答案与解析：错。2020年版药物GCP第二十六条规定，研究者的安全性报告应当符合以下要求：试验方案中规定的、对安全性评价重要的不良事件和实验室异常值，应当按照试验方案的要求和时限向申办者报告。

9. 申办者收到的所有严重不良事件，均应快速向药品监督管理部门和卫生健康主管部门报告，同时向涉及参加临床试验的研究者及临床试验机构、伦理委员会报告。

答案与解析：错。2020年版药物GCP第四十八条规定，申办者应当将可疑且非预期严重不良反应快速报告给所有参加临床试验的研究者及临床试验机构、伦理委员会；申办者应当向药品监督管理部门和卫生健康主管部门报告可疑且非预期严重不良反应。

八、源数据与源文件的管理相关试题

一、单选题

1. 某项目研究护士，错把02号受试者的生命体征信息记录在03号受试者的采集表中，规范的修改方式是（　）
   A. 为保持美观整洁，撕掉03号受试者的采集表后重写
   B. 将错误数据涂抹至看不清后，签字签日期
   C. 划横线保持原记录数据清晰可辨，记录修改原因，将正确数据记录在旁边，并签字签日期
   D. 直接在错误数据上修改即可

答案与解析：C。2020年版药物GCP第二十五条规定，（二）源数据的修改应当留痕，不能掩盖初始数据，并记录修改的理由。

2. CRC小美在填写纸质病例报告表时，不小心填错了，正确的修改方式是（　）
   A. 将错误的地方涂白，作出正确修改后，签署姓名和日期
   B. 填写一份新的CRF，签署姓名和日期
   C. 将修改内容记录在单独的纸张上，签署姓名和日期，将纸张附在原始CRF上
   D. 用单横线将错误的地方划掉，书写正确的数据，签署姓名和日期

答案与解析：D。2020年版药物GCP第二十五条规定，（三）病例报告表中数据的修改，应当使初始记录清晰可辨，保留修改轨迹，必要时解释理由，修改者签名并注明日期。

3. GCP中的源文件是指（　）
   A. 试验数据首次记录的地方
   B. 打印出来的CRF表
   C. 转录的CRF
   D. 空白的问卷

答案与解析：A。2020年版药物GCP第十一条（三十一）规定了源文件的定义。

4. 根据GCP中的描述，以下不属于临床试验源数据的是（　）
   A. 医生书写的病历记录
   B. 实验室检查报告单中的数据
   C. 转录到病例报告表中的数据
   D. 受试者筛选期的影像学图片

答案与解析：C。2020年版药物GCP第十一条（三十二）规定了详细内容。

5. 关于核证副本，以下说法错误的是（　）
   A. 确认与原件的内容和结构等均相同的复制件
   B. 经过审核人审核验证，并签署姓名和日期的
   C. 由已验证过的系统直接生成
   D. 只能是纸质的

答案与解析：D。2020年版药物GCP第十一条规定，（三十四）核证副本，指经过审核验

证，确认与原件的内容和结构等均相同的复制件，该复制件是经审核人签署姓名和日期，或者是由已验证过的系统直接生成，可以以纸质或者电子等形式的载体存在。

6. 以下不属于源文件的是（ ）
   A. 未签字的既往病历
   B. HIS 系统记录的电子住院病历
   C. 复印的纸质住院病历，经研究者审核签字，归档在受试者文件夹
   D. 病案室归档的纸质住院病历

答案与解析：A。2020 年版药物 GCP 第十一条规定了源文件的定义。

7. 监查报告中记录，3 次试验用药品接收单无接收人签字，此时以下解决方法中恰当的是（ ）
   A. 药品管理员补签实际接收日期
   B. 药品管理员补签 CRA 监查发现日期
   C. 核对药品接收流程是否正确，然后药品管理员补签为监查发现的时间，但必须在旁边说明原因
   D. 已经记录为监查发现了，不能再进行签字

答案与解析：C。2020 年版药物 GCP 第二十五条规定，源数据的修改应当留痕，不能掩盖初始数据，并记录修改的理由。

8. 关于 GCP 中电子数据管理系统的要求，以下说法错误的是（ ）
   A. 电子数据管理系统应当具有完整的 SOP，覆盖电子数据管理的设置、安装和使用
   B. 电子数据管理系统的 SOP 需要说明系统的突发事件和停止运行的应急处理预案
   C. 电子数据管理系统如受最大并发数影响，可以通过控制账号的开设数量来避免。每个研究中心开放 1 个账号就足够使用了
   D. 所有使用电子数据系统的人员均应经过相应的培训

答案与解析：C。2020 年版药物 GCP 第三十六条规定，（四）电子数据管理系统应当具有完整的使用标准操作规程，覆盖电子数据管理的设置、安装和使用；标准操作规程应当说明该系统的验证、功能测试、数据采集和处理、系统维护、系统安全性测试、变更控制、数据备份、恢复、系统的应急预案和软件报废；标准操作规程应当明确使用计算机化系统时，申办者、研究者和临床试验机构的职责。所有使用计算机化系统的人员应当经过培训。

二、多选题

1. CRC 在 HIS 系统查询时，发现研究者在 4 月 19 日给受试者开了一副中药，因中草药是该项目的禁忌用药，于是 CRC 去找研究者了解情况，研究者错误的说法有（ ）
   A. “项目方案有问题，中草药不会对他们这个试验药有影响”
   B. “这个受试者也不经常吃，就吃这一次没关系的”
   C. “目前看受试者并无不适，我会继续观察，你协助报告给申办方和伦理委员会吧”
   D. “你就当不知道这件事吧”

答案与解析：ABD。2020 年版药物 GCP 第十八条规定，（二）研究者意识到受试者存在合并疾病需要治疗时，应当告知受试者，并关注可能干扰临床试验结果或者受试者安全的合并用药。

2. 肿瘤项目，受试者每 12 周进行影像学检查评估疗效。但研究中心影像学图片只能在影像科电脑上保存 1 个月，1 个月后系统会自动覆盖前面的图片，研究者应该（ ）
   A. 保留纸质的 CT/MRI 报告单即可，无须保留影像学图片
   B. 与院内信息科沟通，确保临床试验受试者的影像学图片可在电脑上永久保存
   C. 刻盘保存受试者的影像学图片

D. 及时将受试者影像学图片上传至指定的系统中

答案与解析：BCD。2020 年版药物 GCP 第二十五条规定，（二）研究者应当确保所有临床试验数据是从临床试验的源文件和试验记录中获得的，是准确、完整、可读和及时的。源数据应当具有可归因性、易读性、同时性、原始性、准确性、完整性、一致性和持久性。

3. CRC 小李登录 EDC 系统，看到 03 号受试者的页面显示质疑为“请补充受试者皮疹的部位”，CRC 以下操作中正确的是（　）

A. 与受试者沟通确认皮疹部位后，直接完成 EDC 录入和质疑解答

B. 核对研究者记录的病历中是否有皮疹部位的说明

C. 病历中若未记录皮疹部位，提醒研究者按照实际情况补充记录

D. 在研究者书写病历后，完成 EDC 的录入并回答质疑

答案与解析：BCD。2020 年版药物 GCP 第二十五条规定，（三）研究者应当按照申办者提供的指导说明填写和修改病例报告表，确保各类病例报告表及其他报告中的数据准确、完整、清晰和及时。病例报告表中数据应当与源文件一致，若存在不一致应当做出合理的解释。

4. 以下属于临床试验源文件的有（　）

A. 电子病例报告表

B. 筛选期病历记录

C. 影像学报告

D. 受试者已填写的日记卡

答案与解析：BCD。根据 GCP 源文件的定义。病例报告表的数据来自源文件，但不属于源文件的范畴。

5. 以下属于临床试验源文件的有（　）

A. 病程记录　　B. 影像学报告

C. 入组审核表　　D. 病例报告表

答案与解析：AB。2020 年版药物 GCP 第十一条（三十一）规定了源文件的定义。

6. 源数据/源文件的直接查阅可以理解为（　）

A. 申办者指派的监查员和稽查员可以直接查阅源数据/源文件

B. 药品监督管理部门可以直接查阅源数据/源文件

C. 源数据/源文件的直接查阅应在合同或临床试验方案中明确说明

D. 研究者可以拒绝他人对源数据/源文件的直接查阅

答案与解析：ABC。2020 年版药物 GCP 第四十条规定，申办者与各相关单位签订的合同中应当注明申办者的监查和稽查、药品监督管理部门的检查可直接去到试验现场，查阅源数据、源文件和报告。第十六条规定，（五）研究者和临床试验机构应当接受申办者组织的监查和稽查，以及药品监督管理部门的检查。

7. 关于核证副本，以下说法正确的是（　）

A. 可以是纸质的，也可以是胶片

B. 描述数据的上下文、内容和结构与原件一致

C. 经审核人签署姓名和日期，或者是由已验证过的系统直接生成

D. 核证副本不能作为源文件保存

答案与解析：ABC。2020 年版药物 GCP 第十一条（三十四）规定了核证副本的定义。

8. 关于数据录入的要求，以下说法不正确的是（　）

A. 源文件中没有记录的数据，可以由授权 CRC 和研究者直接录入 EDC 中

B. 在申办方要求的时限内完成数据录入

C. EDC 中的数据不一定要与源文件一致

D. 录入医学相关的数据时，CRC 要用研究者的账号

答案与解析：ACD。2020 年版药物 GCP 第二十五条规定，（三）临床试验数据来自源文件

和试验记录。病例报告表中数据应当与源文件一致，若存在不一致应当做出合理的解释。相应的计算机化系统应当具有完善的权限管理和稽查轨迹，账号不可共用。

9. CRC 解答 EDC 中的质疑时应注意（ ）
   A. 可先回复质疑，随后在研究者病历中记录
   B. 简述修改或更新的内容，避免仅回复 updated
   C. 答复时可加 comment 详细描述
   D. 回复的内容必须可溯源

答案与解析：BCD。2020 年版药物 GCP 第二十五条规定，（三）研究者应当按照申办者提供的指导说明填写和修改病例报告表，确保各类病例报告表及其他报告中的数据准确、完整、清晰和及时。病例报告表中数据应当与源文件一致，若存在不一致应当做出合理的解释。病例报告表中数据的修改，应当使初始记录清晰可辨。

10. 对于 CRC 解答数据质疑，以下说法正确的是（ ）
   A. 在申办者规定的时限内完成
   B. 解答医学质疑，必须有研究者的记录支持
   C. 对质疑的内容不理解，可与 CRA 沟通
   D. 可登录研究者账号回答医学质疑

答案与解析：ABC。2020 年版药物 GCP 第二十五条规定，（三）研究者应当按照申办者提供的指导说明填写和修改病例报告表，确保各类病例报告表及其他报告中的数据准确、完整、清晰和及时。病例报告表中数据应当与源文件一致，若存在不一致应当做出合理的解释。EDC 系统有权限管理，CRC 不可以登录使用研究者的账号。

11. 稽查员 7 月份在研究中心稽查时发现，研究者 6 月 25 日书写的病历中回顾了受试者 4 月 7 日主诉的恶心、呕吐等不良事件，同时还发现病历和输液表中均无受试者输注试验用药品的起止时间，但是 EDC 中已录入。该事件违反了 GCP 对数据的（ ）要求
   A. 及时性　　B. 完整性
   C. 可溯源　　D. 易读性

答案与解析：ABC。2020 年版药物 GCP 第二十五条规定，试验的记录和报告应当符合以下要求：（二）研究者应当确保所有临床试验数据是从临床试验的源文件和试验记录中获得的，是准确、完整、可读和及时的。源数据应当具有可归因性、易读性、同时性、原始性、准确性、完整性、一致性和持久性。

12. 关于对方案和知情同意书中监查员和稽查员查阅受试者资料的理解，下列说法错误的是（ ）
   A. 监查员可要求研究团队将受试者医疗记录全部扫描给他，用于远程监查
   B. 稽查员可以将受试者文件夹带到酒店查阅
   C. 监查员和稽查员在研究中心查阅受试者文件夹
   D. 稽查员将受试者病历拍照带到酒店进行查阅

答案与解析：ABD。2020 年版药物 GCP 第二十四条规定，（十四）在不违反保密原则和相关法规的情况下，监查员、稽查员、伦理委员会和药品监督管理部门检查人员可以查阅受试者的原始医学记录，以核实临床试验的过程和数据。

13. 申办方结合试验方案研发的电子病例报告表，用来收集试验的数据进行分析，电子病例报告表应该（ ）
   A. 能够追溯至谁在什么时候录入数据或修改了数据
   B. 按临床试验不同角色设置权限管理的功能
   C. 在试验过程中始终可以使用，可被验证
   D. 设置受试者身份证扫描上传模块

答案与解析：ABC。2020年版药物GCP第三十六条规定，（三）申办者使用的电子数据管理系统，应当通过可靠的系统验证，符合预先设置的技术性能，以保证试验数据的完整、准确、可靠，并保证在整个试验过程中系统始终处于验证有效的状态。（五）计算机化系统数据修改的方式应当预先规定，其修改过程应当完整记录，源数据（如保留电子数据稽查轨迹、数据轨迹和编辑轨迹）应当保留。（六）保证电子数据管理系统的安全性，未经授权的人员不能访问；保存被授权修改数据人员的名单。（七）申办者应当使用受试者鉴认代码，鉴别每一位受试者所有临床试验数据。

14. 临床试验中的监查员没有经过主要研究者的授权，却可以查看受试者医疗记录的原因是（　）
    A. 因监查所需而获得的直接访问权，已在知情同意书中说明，且获得了受试者的同意
    B. 因监查所需而获得的直接访问权已在方案中已说明，且方案得到了伦理同意
    C. 临床试验协议中已说明允许监查员查看受试者病历，且研究者和临床试验机构签署了合同
    D. 法规规定，研究者需配合监查稽查，并提供所需的试验记录

答案与解析：ABCD。2020年版药物GCP第四十六条规定，申办者应当明确试验记录的查阅权限。（一）申办者应当在试验方案或者合同中明确研究者和临床试验机构允许监查员、稽查员、伦理委员会的审查者及药品监督管理部门的检查人员，能够直接查阅临床试验相关的源数据和源文件。（二）申办者应当确认每位受试者均以书面形式同意监查员、稽查员、伦理委员会的审查者及药品监督管理部门的检查人员直接查阅其与临床试验有关的原始医学记录。

15. 方案中规定药物的输注时间为30min ± 5min，稽查时发现研究中心所有输注表上的时间均为30min，且开始和结束时间均有二次涂抹修改痕迹。该事件疑似违反了GCP中的（　）要求
    A. 临床试验的数据要求真实的、完整的、准确的
    B. 数据修改应不能掩盖初始数据，修改人应当签字和日期
    C. 对于药物输注的开始和结束时间的修改需记录理由
    D. 应该重新撰写输注表，确保记录的美观

答案与解析：ABC。2020年版药物GCP规定，源数据的修改应当留痕，不能掩盖初始数据，并记录修改的理由。

16. 某球囊治疗血液透析患者动静脉瘘狭窄病变的临床试验，其手术病历记录的内容应该包含（　）
    A. 使用的球囊名称、型号、个数
    B. 受试者的术中过程记录
    C. 手术过程中有无不良事件发生
    D. 记录者的签名和日期

答案与解析：ABCD。2016年版医疗器械GCP第八十条规定，在临床试验中，研究者应当确保将任何观察与发现均正确完整地予以记录，并认真填写病例报告表。记录至少应当包括：（一）所使用的试验用医疗器械的信息，包括名称、型号、规格、接收日期、批号或者系列号等；（二）每个受试者相关的病史以及病情进展等医疗记录、护理记录等；（三）每个受试者使用试验用医疗器械的记录，包括每次使用的日期、时间、试验用医疗器械的状态等；（四）记录者的签名以及日期。

17. ××市人民医院的心电图报告为热敏纸，为保证其符合GCP的要求，研究者可以（　）
    A. 复印心电图报告

B. 研究者核对复印件与原件内容相同

C. 研究者在复印件上签名和日期

D. 仅保存热敏纸原件即可

答案与解析：ABC。2020 年版药物 GCP 第十一条规定，（三十四）核证副本，指经过审核验证，确认与原件的内容和结构等均相同的复制件，该复制件是经审核人签署姓名和日期，或者是由已验证过的系统直接生成，可以以纸质或者电子等形式的载体存在。

18. 以下属于临床试验中核证副本的是（　）

A. 经审核签名和注明日期的受试者身份证复印件

B. 经审核签名和注明日期的初诊病理报告单复印件

C. 受试者二次誊抄的服药日记卡

D. 刻录在光盘中的受试者 CT 影像和报告

E. 空白的临床试验问卷

答案与解析：ABD。2020 年版药物 GCP 第十一条（三十四）规定了核证副本的内容。

三、是非题

1. 研究者应确保将任何观察与发现正确且完整地记录于病例报告表中。

答案与解析：对。2020 年版药物 GCP 第二十五条规定，（三）研究者应当按照申办者提供的指导说明填写和修改病例报告表，确保各类病例报告表及其他报告中的数据准确、完整、清晰和及时。

2. 在病例报告表上作出任何更正时，可以将原有记录涂抹至无法识别，并在原有记录旁边书写正确信息及说明理由，最后由更正的研究者签字并注明日期。

答案与解析：错。2020 年版药物 GCP 第二十五条规定，（三）病例报告表中数据应当与源文件一致，若存在不一致应当作出合理的解释。病例报告表中数据的修改，应当使初始记录清晰可辨，保留修改轨迹，必要时解释理由，修改者签名并注明日期。

3. 临床试验中的实验室数据，只需将异常结果记录在病例报告表上，正常值范围内的数据无须记录。

答案与解析：错。2020 年版药物 GCP 第二十五条规定，（二）研究者应当确保所有临床试验数据是从临床试验的源文件和试验记录中获得的，是准确、完整、可读和及时的。源数据应当具有可归因性、易读性、同时性、原始性、准确性、完整性、一致性和持久性。

4. 源数据的修改应当留痕，不能掩盖初始数据，并记录修改的理由。

答案与解析：对。2020 年版药物 GCP 第二十五条规定，（二）源数据的修改应当留痕，不能掩盖初始数据，并记录修改的理由。

5. 参加临床试验的每一位受试者的姓名和编码应准确记录在病例报告表中。

答案与解析：错。2020 年版药物 GCP 第二十五条规定，（五）临床试验数据的记录、处理和保存应当确保记录和受试者信息的保密性。

6. 研究者应确保将任何与试验方案规定相关的数据均已正确且完整地记录于病例报告表中。

答案与解析：对。2020 年版药物 GCP 第二十五条规定，（三）应当按照申办者提供的指导说明填写和修改病例报告表，确保各类病例报告表及其他报告中的数据准确、完整、清晰和及时。

7. 试验期间，受试者在研究中心以外做的所有的检查均需要录入病例报告表中。

答案与解析：错。2020 年版药物 GCP 第二十五条规定，（三）研究者应当按照申办者提供的指导说明填写和修改病例报告表。

8. 每一位受试者在试验中的有关资料均应记录于病例报告表中，且该表预先按试验方案的要求设计好。

答案与解析：对。2020 年版药物 GCP 第十一条规定，（二十二）病例报告表，指按照试验方案要求设计，向申办者报告的记录受试者相关信息的纸质或者电子文件。

9. 研究者只需将每一位受试者在试验中的有临床意义的数据记录在病例报告表中。

答案与解析：错。2020年版药物GCP第二十五条规定，（三）研究者应当确保各类病例报告表及其他报告中的数据准确、完整、清晰和及时，病例报告表中数据应当与源文件一致。

10. 研究者应当确保所有临床试验数据是从临床试验的源文件和试验记录中获得的，是准确、完整、可读和及时的。

答案与解析：对。根据2020年版药物GCP第二十五条（二）规定了详细内容。

11. CRC小明在录入某项目受试者张三的筛选期数据时，其中有一个问题是“患者有无酗酒史?”但是小明发现病历中没有记录，于是打电话跟张三确认，张三说没有，于是小明直接在EDC上勾选了“无”。请问小明的做法正确吗?

答案与解析：错。2020年版药物GCP第二十五条规定，（三）病例报告表中数据应当与源文件一致，若存在不一致应当做出合理的解释。

12. CRC小明协助研究者进行EDC数据录入，发现存疑的问题，及时与研究者进行核实确认后再录入。

答案与解析：对。2020年版药物GCP第二十五条规定，病例报告表中数据应当与源文件一致，若存在不一致应当做出合理的解释。

13. 研究者应当按照申办者提供的指导说明填写和修改病例报告表，确保各类病例报告表及其他报告中的数据准确、完整、清晰和及时。

答案与解析：对。2020年版药物GCP第二十五条规定，试验的记录和报告应当符合以下要求：（三）研究者应当按照申办者提供的指导说明填写和修改病例报告表，确保各类病例报告表及其他报告中的数据准确、完整、清晰和及时。病例报告表中数据应当与源文件一致，若存在不一致应当做出合理的解释。病例报告表中数据的修改，应当使初始记录清晰可辨，保留修改轨迹，必要时解释理由，修改者签名并注明日期。

九、临床试验文档的管理相关试题

一、单选题

1. 某项目于2020年9月在本院召开药物临床试验启动会，CRC应收集的研究者相关文件中，不恰当的是（　）

A. 2020年7月接受的药物GCP培训证书

B. 执业证书

C. 2010年接受的医疗器械GCP培训证书

D. 2020年6月更新的签字版简历

答案与解析：C。收集研究者最新的资格证明文件。

2. 某项目PM要收集所有中心的伦理批准日期，CRC翻看研究者文件夹发现，伦理委员会会议审查日期为2020.5.18，其批准日期为2020.6.1，审查决定为“做必要的修改后同意”。另有一份伦理委员会快审批件，审查日期为2020.6.22，快审批准日期为2020.6.30，审查决定为“同意”，CRC应该向PM上报的日期是（　）

A. 2020.5.18　　B. 2020.6.1

C. 2020.6.22　　D. 2020.6.30

答案与解析：D。CRC对伦理批件的意见的准确理解。

3. 某关闭研究中心项目，CRA和CRC一起按机构提供的目录整理项目文件夹，发现了一些目录里不包含的文件，如试验物资发放确认清单等，以下处理方式正确的是

（　）

A. 返回给申办者

B. CRA 带走

C. 当场销毁

D. 可把这些目录里不包含的文件，放在目录最后的“其他”项中

答案与解析：D。CRC 在关闭研究中心时资料正确归档的注意点。

4. 关于知情同意书版本的管理，以下说法错误的是（　）

A. 研究者文件夹中，应保留历次版本的空白知情同意书模板

B. 不必保留出组受试者的知情同意书

C. 如果发生知情同意书版本更新，应将旧版本的空白知情同意书归档，避免研究团队取用时误拿

D. 未得到伦理委员会批准的知情同意书应妥善归档或销毁，避免研究团队取用时误拿

答案与解析：B。2020 年版药物 GCP 第二十四条规定了详细内容。

5. 伦理委员会应当保留伦理审查的全部记录，所有记录应当至少保存至临床试验结束后（　）

A. 1 年　　B. 2 年

C. 5 年　　D. 10 年

答案与解析：C。2020 年版药物 GCP 第十五条规定，伦理委员会应当保留伦理审查的全部记录，包括伦理审查的书面记录、委员信息、递交的文件、会议记录和相关往来记录等。所有记录应当至少保存至临床试验结束后 5 年。

6. 某中心在 2016 年 02 月 15 日完成了试验药 QAT 2016 的临床试验项目，2020 年 08 月 20 日获知该试验药注册申请获批，关于该临床试验文档的保存，以下说法正确的是（　）

A. 试验药已获批，无须继续保存

B. 应至少保存至 2021 年 02 月 15 日之后

C. 应至少保存至 2023 年 08 月 20 日之后

D. 应至少保存至 2025 年 08 月 20 日之后

答案与解析：D。2020 年版药物 GCP 第八十条规定，用于申请药品注册的临床试验，必备文件应当至少保存至试验药物被批准上市后 5 年。

二、多选题

1.《药物临床试验必备文件保存指导原则》中规定研究者必须保存的文件是（　）

A. 临床试验财务合同

B. 研究者和临床试验机构与申办者签署的合同

C. 研究者和临床试验机构与合同研究组织签署的合同

D. 申办者与合同研究组织签署的合同

答案与解析：ABC。《药物临床试验必备文件保存指导原则》（2020 年版）规定了详细内容。

2. 药品监督管理部门检查的临床试验文件有（　）

A. 本地/中心实验室正常值参考值范围

B. 已签署的临床试验协议

C. 药品监督管理部门对临床试验方案的批准或备案的文件

D. 受试者已签署的知情同意书

答案与解析：ABCD。2020 年版药物 GCP 第二十五条规定，（七）根据监查员、稽查员、伦理委员会或者药品监督管理部门的要求，研究者和临床试验机构应当配合并提供所需的与试验有关的记录。

3. CRC 在领取伦理委员会批件时，应检查批件是否包含（　）

A. 伦理委员会的书面意见

B. 伦理委员的签到表

C. 伦理委员会立项登记表

D. 审查批准文件清单，及其版本号、版本日期

答案与解析：ABD。伦理批件包含的内容。

4. 以下符合必备文件管理基本要求的是（　）
   A. 被保存的文件需要易于识别、查找、调阅和归位
   B. 保存文件的设备条件应当具备防止光线直接照射、防水、防火等环境，有利于文件的长期保存
   C. 被保存文件内容必须是清晰、完整的
   D. 用于保存临床试验资料的介质应当确保源数据或其真实副本在留存期内保存完整和可读取

答案与解析：ABCD。2020 年版药物 GCP 第七十九条规定了详细内容。

5. 临床试验必备文件的保存，以下属于申办者应与研究者和临床试验机构在合同中明确的内容有（　）
   A. 保存时间　　B. 文件保存的费用
   C. 到期后的处理　D. 保存的位置

答案与解析：ABCD。2020 年版药物 GCP 第二十五条规定，（六）申办者应当与研究者和临床试验机构就必备文件保存时间、费用和到期后的处理在合同中予以明确。保存的位置也要注明是在研究中心还是其他地方。

6. 2020 年 8 月 6 日，伦理老师通知 CRC 小明领取糖尿病项目的首次伦理审批批件，小明拿到批件后应该核对（　）
   A. 伦理委员会成员名单
   B. 伦理委员的签到表
   C. 伦理审查意见和遵守 GCP 的声明
   D. 批准的文件清单

答案与解析：ABCD。ABCD 选项均为伦理批件包含的内容。

7. 2020 年 8 月 5 日心内科召开了急性心力衰竭的临床试验启动会，CRC 小明可以协助 CRA 收集的启动会文件可能包含（　）
   A. 研究者签署的授权表
   B. 研究团队成员简历和执业证书复印件
   C. 启动会会议纪要和启动会签到表
   D. 项目进展报告或年度报告

答案与解析：ABC。《药物临床试验必备文件保存指导原则》（2020 年版）规定，临床试验准备阶段的文件有：19. 申办者试验前监查报告证明申办者所考察的临床试验机构适合进行临床试验；20. 试验启动监查报告：证明所有的研究者及其团队对临床试验的流程进行了评估。

8. 研究者接到监管部门发出的检查通知，在此之前研究团队可进行的自查内容包括（　）
   A. 试验期间递交的伦理委员会审批所需的文件，如方案更新、IB、研究者简历等
   B. 受试者随访文件，如随访病历记录、检查报告、日记卡、问卷等
   C. 适用的实验室检查的资质文件，如实验室间质评证书、设备校准等
   D. 与申办方签署的临床试验协议，如合同及保密协议等

答案与解析：ABCD。2020 年版药物 GCP 第十一条规定，（十八）检查可以在试验现场、申办者或者合同研究组织所在地，以及药品监督管理部门认为必要的其他场所进行。ABCD 选项均为临床试验相关文件，需提前自查相关文件的检查完整性，为检查做准备。

9. 关于临床试验文件的保存，以下不符合 GCP 要求的有（　）
   A. 玻璃门的文件柜，可看到存放的文件
   B. 研究者文件夹保存在抢救室未上锁的柜子中
   C. 关中心后，研究中心自行销毁筛选失败受试者的文件夹
   D. 专门的资料室，具备防光线照射、防水、防火等条件

答案与解析：ABC。2020 年版药物 GCP 第七十九条规定了必备文件的保存条件。

10. 某 CRA 中途承接的临床试验项目，在监查时发现研究者文件夹中缺失 SUSAR 报告递交伦理的回执，于是立即反馈给研究

者，以下研究者的说法中正确的是（ ）

A. “SUSAR 已经递交了，有没有回执不重要”

B. “重新做一份回执，签字放进去就行”

C. “立即与前任 CRA 联系，尽可能找回”

D. “回执是一式两份的，与伦理秘书确认 SUSAR 报告是及时递交的”

答案与解析：CD。2020 年版药物 GCP 第二十五条规定，（四）研究者和临床试验机构应当按“临床试验必备文件”和药品监督管理部门的相关要求，妥善保存试验文档。

11. 关于研究者文件夹的管理，以下说法正确的是（ ）

A. 专人专柜独立上锁保存

B. 实时整理维护研究者文件夹

C. CRC 可以被授权管理研究者文件夹

D. 试验结束，研究者文件夹归还给申办者

答案与解析：ABC。2020 年版药物 GCP 第七十九条规定，申办者、研究者和临床试验机构应当确认均有保存临床试验必备文件的场所和条件。保存文件的设备条件应当具备防止光线直接照射、防水、防火等条件，有利于文件的长期保存。应当制定文件管理的标准操作规程。

12. 某项日处于关中心阶段，科室管理员通知 CRC 尽快将文件柜空出来，因为即将有新启动的项目需要使用，CRC 的以下操作中正确的是（ ）

A. 先将项目文件放在收纳盒中置于柜顶

B. 将文件全部寄给 CRA

C. 与机构办公室沟通，尽快将文件归档

D. 协调其他文件柜存放项目资料

答案与解析：CD。2020 年版药物 GCP 第七十九条规定，申办者、研究者和临床试验机构应当确认均有保存临床试验必备文件的场所和条件。保存文件的设备条件应当具备防止光线直接照射、防水、防火等条件，有利于文件的长期保存。应当制定文件管理的标准操作规程。被保存的文件需要易于识别、查找、调阅和归位。

13. 关于临床试验必备文件的管理，以下做法不正确的是（ ）

A. 科室随访室空间有限，可以让 CRA 把研究者文件夹带回办公室存放

B. 需要扫描的文件较多时，可以将文件夹带出研究中心扫描

C. 研究者只需要保留临床试验必备文件管理目录中的文件

D. 研究中心应当制定文件管理的 SOP

E. 可以将文件保存在光线直接照射的地方

答案与解析：ABCE。必备文件管理，需要注意避免泄露受试者隐私和项目信息，保存的设备条件具备防止光线直接照射、防水、防火等，利于文件长期保存。临床试验实施中产生的一些文件，如果未列在临床试验必备文件管理目录中，申办者、研究者及临床试验机构也可以根据必要性和关联性将其列入各自的必备文件档案中保存。

14. 关于研究中心关闭过程中的研究文件检查，以下说法正确的是（ ）

A. 试验用药品回收和销毁记录，是需要保存的临床试验文件

B. 根据研究中心或申办者提供的临床试验文件保存目录，逐一核对项目资料的完整性

C. 如发现研究文件缺失，研究者应及时记录并进行整改

D. 研究者授权 CRC 进行研究者文件夹的管理，CRC 可协助核对

答案与解析：ABCD。

15. 以下文件中，要求研究者在药物临床试验准备阶段保存的有（ ）

A. 研究者手册

B. 总随机表

C. 受试者的招募广告

D. 研究者和临床试验机构与申办者签署的合同

E. 试验用药品的运送记录

答案与解析：ACDE。《药物临床试验必备文件保存指导原则》（2020 年版）规定，总随机表不要求研究者/临床试验机构保存。

16. 以下文件中，要求研究者在药物临床试验进行阶段保存的有（ ）

A. 更新的研究者手册

B. 签署的知情同意书

C. 已签署研究者姓名、记录日期和填写完整的病例报告表复印件

D. 研究者向申办者报告的严重不良事件

E. 现场访视之外的往来信件

答案与解析：ABCDE。《药物临床试验必备文件保存指导原则》（2020 年版）规定了详细内容。

17. 以下文件中，要求研究者在药物临床试验完成后保存的有（ ）

A. 试验用药品销毁证明

B. 受试者鉴认代码表

C. 临床试验总结报告

D. 稽查证明

E. 稽查报告

答案与解析：ABC。《药物临床试验必备文件保存指导原则》（2020 年版）规定，稽查证明、试验分组和揭盲证明不要求研究者/临床试验机构保存。

18. 以下文件中，要求申办者在临床试验进行阶段必须保存的有（ ）

A. 新批号试验用药品的检验报告

B. 监查访视报告

C. 已签署研究者姓名、记录日期和填写完整的病例报告表

D. 研究者向申办者报告的严重不良事件

E. 病例报告表修改记录原件

答案与解析：ABCDE。《药物临床试验必备文件保存指导原则》（2020 年版）规定了详细内容。CE 选项要求申办者保存原件。

19. 在临床试验准备阶段，申办者需要保存的文件有（ ）

A. 临床试验的财务合同

B. 伦理委员会的人员组成

C. 试验用药品的包装盒标签样本

D. 申办者试验前监查报告

E. 试验启动监查报告

答案与解析：ABCDE。《药物临床试验必备文件保存指导原则》（2020 年版）规定了详细内容。

20. 临床试验完成后，申办者需要保存的文件有（ ）

A. 试验用药品销毁证明

B. 受试者鉴认代码表

C. 稽查证明

D. 临床试验总结报告

E. 试验分组和揭盲证明

答案与解析：ACDE。《药物临床试验必备文件保存指导原则》（2020 年版）规定了详细内容。

三、是非题

1. 研究者和临床试验机构应当按药品监督管理部门的颁布的《临床试验必备文件保存指导原则》要求，妥善保存试验文档。

答案与解析：对。2020 年版药物 GCP 第二十五条规定，（四）研究者和临床试验机构应当按“临床试验必备文件”和药品监督管理部门的相关要求，妥善保存试验文档。

2. 伦理委员会的工作记录要保存到试验结束后 2 年。

答案与解析：错。2020 年版药物 GCP 第十五条规定，伦理委员会应当保留伦理审查的全部记录，包括伦理审查的书面记录、委员信息、递交的文件、会议记录和相关往来记录等。所有记录应当至少保存至临床试验结束后 5 年。

3. 伦理委员会应当保留伦理审查的全部记录至少至临床试验结束后 5 年。

答案与解析：对。2020 年版药物 GCP 第十五条规定了详细内容。

4. 临床试验必备文件是指评估临床试验实施和数据质量的文件。

答案与解析：对。2020 年版药物 GCP 第七十八条规定，临床试验必备文件是指评估临床试验实施和数据质量的文件，用于证明研究者、申办者和监查员在临床试验过程中遵守了本规范和相关药物临床试验的法律法规要求。

5. 某研究中心因存储空间有限，已完成的临床试验资料可存放在不设门禁的地下停车库。

答案与解析：错。保存文件的设备条件应当具备防止光线直接照射、防水、防火等条件，有利于文件的长期保存。应当制定文件管理的标准操作规程。

6. 某中心神经科科室空间有限。研究护士在整理科室资料时，把已完成两三年的临床试验资料丢弃。该做法是否正确？

答案与解析：错。研究者和临床试验机构应按照《临床试验必备文件保存指导原则》保存必备文件。

7. 临床试验实施中产生的一些文件，如果未列在临床试验必备文件管理目录中，申办者、研究者及临床试验机构无须保存。

答案与解析：错。2020 年版药物 GCP 第七十九条规定，临床试验实施中产生的一些文件，如果未列在临床试验必备文件管理目录中，申办者、研究者及临床试验机构也可以根据必要性和关联性将其列入各自的必备文件档案中保存。

8. 某项目 CRA 担心项目重要文件放在研究中心丢失，一直保存在自己办公室并整理，待关中心时移交临床试验机构。该行为保护了必备文件。

答案与解析：错。2020 年版药物 GCP 第二十五条规定，（四）研究者和临床试验机构应当按“临床试验必备文件”和药品监督管理部门的相关要求，妥善保存试验文档。研究者文件夹应在研究中心启动之初建立，文件应根据实际产生的文件实时更新。

十、临床试验合规要求相关试题

一、单选题

1. 王大锤是某糖尿病临床试验的研究者，目前面对严峻的入组压力。某日门诊，发现一位潜在受试者，当即介绍项目情况，希望他能进入试验。万万没想到，在听完王大锤的介绍后，患者拒绝了。以下做法符合 GCP 的是（　）

A. 王大锤很生气，告诉患者，以后不接待他的门诊治疗

B. 王大锤虽然有些伤心，但是依旧嘱咐患者需继续门诊随访

C. 王大锤很着急，告诉患者，他错过了唯一治愈糖尿病的机会

D. 王大锤告诉患者，参加临床试验有丰厚的补贴可以拿

答案与解析：B。2020 年版药物 GCP 第二十三条规定，（三）研究人员不得采用强迫、利诱等不正当的方式影响受试者参加或者继续临床试验。第二十四条规定，（九）其他可选的药物和治疗方法，及其重要的潜在获益和风险。

2. 研究者在监管临床试验质量过程中不合规的措施是（　）

A. 确保所有参加临床试验的人员接受方案

的培训

B. 确保研究团队的授权分工合理

C. 确保由经验丰富的 CRC 书写临床试验病历

D. 重视监查和稽查发现，找到根本原因予以纠正预防

答案与解析：C。2020 年版药物 GCP 第十六条、第十七条规定了详细内容。

3. CRC 符合临床试验合规要求的行为是（　）

A. 代替研究者向受试者讲解知情

B. 隐匿受试者报告单中的可识别信息后，发给申办者审核

C. 把受试者文件夹带回家录数据

D. 帮研究者完成受试者访视病历的书写

答案与解析：B。2020 年版药物 GCP 第七条规定了详细内容。

4. 以下不适合授权给 CRC 临床试验工作的是（　）

A. EDC 录入

B. 研究者文件夹的管理和维护

C. 影像学评估

D. 解答非医学相关的质疑

答案与解析：C。CRC 只能完成非医学判断非医学操作的协调性工作。

5. 某双盲项目受试者张三出组后，对自己吃的是“真药”（试验药）还是“假药”（安慰剂）十分好奇，于是私底下询问 CRC 小明，以下回答恰当的是（　）

A. 从你服用药物后的副作用来看，应该吃的是“真药”

B. 平时听过研究者议论，你吃到“假药”的可能性比较大

C. 这个分组结果要等试验结束以后申办者才会公布，现在无法回答

D. 你可以要求研究者揭盲，揭盲后就能知道吃的是什么药了

答案与解析：C。研究者团队应依从试验方案，遵循方案的随机盲态。

二、多选题

1. ××第一人民医院胸外科计划承接一项小细胞肺癌的Ⅲ期临床试验，以下适合作为主要研究者的是（　）

A. ××市第一人民医院的胸外科主任医师陈教授

B. ××市第一人民医院的胸外科副主任医师王教授

C. 正在××市第一人民医院规培的李医生

D. 在××市第一人民医院隔壁工作的国际知名胸外科专家，××医院孙教授

答案与解析：AB。2020 年版药物 GCP 第十六条规定，（一）研究者的资质，具有在临床试验机构的执业资格；具备临床试验所需的专业知识、培训经历和能力。

2. 根据 GCP 规定，研究者表明自己有承接临床试验相应资格的方式有（　）

A. 提供医师执业证书的复印件

B. 提供用于评得当前职位的简历

C. 提供签名并注明日期的最新简历

D. 提供完成 GCP 培训并通过考核获得的 GCP 证书

答案与解析：ACD。2020 年版药物 GCP 第十六条规定，（一）能够根据申办者、伦理委员会和药品监督管理部门的要求提供最新的工作履历和相关资格文件。

3. 某项目入组期建立微信沟通群，包括申办者及研究团队人员、CRC 为咨询受试者合格性、将受试者住院病历拍照放在群内，以下说法正确的是（　）

A. 群内都是项目组的人员，这样做没关系

B. 临床试验中采集/收集的信息应征得受试者的同意

C. 这种做法会侵犯受试者隐私

D. 如需要，CRC 应该先将受试者的个人信息隐匿后使用工作邮箱发送

答案与解析：BCD。2020 年版药物 GCP 第七

条规定，所有临床试验的纸质或电子资料应当被妥善地记录、处理和保存，能够准确地报告、解释和确认。应当保护受试者的隐私和其相关信息的保密性。潜在受试者信息需要征得受试者的同意，或者签署了知情同意书，并且采集的信息需保障受试者隐私信息的保密性。

4. 以下属于疑似造假行为的是（ ）
   A. 受试者随访时忘记测血压，研究护士根据既往访视数据，填写了一个差不多的血压值
   B. 受试者有意瞒报病史，而研究者和CRC获知后报告重大方案偏离
   C. 受试者因其他并发症加重住院，CRA让研究者不要对此事件进行上报
   D. 某次访视，研究者未对受试者进行体格检查，但门诊病历中却记录了体格检查的情况

答案与解析：ACD。有意或无意导致不符合道德和科学标准，违反研究方案流程、法律法规和财务相关规定、院内制度或流程等，威胁受试者安全或影响数据完整性的任意行为可被视为疑似造假行为。B选项受试者隐瞒病史，研究团队获知后及时上报，不属于造假行为。

5. 研究中心层面的不合规事件发现的来源，可能有（ ）
   A. 研究中心的自我质控，如机构开展的各级质控
   B. 申办方/CRO或者其他质控活动
   C. 研究中心/申办方/CRO指定的第三方稽查
   D. 药政管理部门的检查或现场核查

答案与解析：ABCD。临床试验的相关检查均为中心操作的不合规事件来源。

6. 某药品管理员，负责该科室所有临床试验的试验用药品管理，该药品管理员的邮箱中会收到项目的有关信息，如药物接收发放回执、项目的newsletter等。如需要发放试验用药品，将邮箱密码给到CRC，科室所有的CRC都可登录查找自己项目的发药回执，对于该事件的看法正确的是（ ）
   A. CRC可以看到其他项目信息，泄露了合作方的信息
   B. 药品管理员应遵守保密协议的规定，保护合作方信息
   C. 药品管理员应保护邮箱的账号和密码，不可将密码分享给非授权人员
   D. 这样操作没关系，没有泄露受试者信息即可

答案与解析：ABC。临床试验中，各方要遵守保密协议和临床试验协议的约束，要有契约精神，保障合作方信息不被泄露。

7. 某SMO的直线经理在研究中心协同访视时，发现A项目的001中心有一名受试者是SMO的员工王某，王某是负责A项目003中心的CRC。该直线经理不可以采取的措施有（ ）
   A. 继续查看王某的筛选文件
   B. 直接要求王某退出试验
   C. 销毁王某参与临床试验的记录
   D. 要求王某的数据不纳入方案分析集

答案与解析：BCD。只要申办者/研究者/CRC是自愿，且符合入排标准，是可以参加临床试验的，但不能全是研究团队/申办者团队的员工，否则不具备公开性。

8. CRC的下列做法中不合规的有（ ）
   A. 进行非医学判断或非医学操作
   B. 在等电梯时，CRC和同事讨论受试者病情
   C. 使用前任CRC账号进行EDC录入
   D. 未签署合同前进行血液样本的处理

答案与解析：BCD。CRC从事非医学判断和非医学操作的工作。

9. 某项目试验用药品到达研究中心时，授权的药品管理人员不在，CRC未被授权药物

管理工作，快递员要求 CRC 签字确认，以下做法错误的是（ ）

A. 签署药品管理员的名字，先把药物接收了

B. 及时联系药品管理人员，并确认是否有其他授权人员可以接收

C. 事后反馈给 CRA，建议药物供应商运输前，提前联系药品管理员

D. 先把试验用药品放在护士站，等药品管理员来处理

E. 可以建议 PI 增加接收试验用药品授权人员

答案与解析：AD。CRC 未被授权，做授权外工作是不合规的，A 选项错误。直接拒收不做任何沟通，可能会导致试验用药品超温或者影响受试者药物使用及试验进度，D 选项错误。

10. 某项目的中心实验室手册要求血样离心力为 1500g，但申办方提供的离心机仅显示转速，这种情况应（ ）

A. 收到申办方提供的离心机后尽快调试确认，发现此问题后立即发邮件与申办方沟通

B. 确认申办方针对转速是否有统一规定，保存纸质邮件沟通记录

C. 科里有其他项目的离心机显示离心力，可以直接借用

D. 与申办方确认换算公式，换算后再使用

答案与解析：ABD。其他项目中的离心机不一定满足本项目要求，且不知设备合格性，未经申办方同意不可随意使用其他设备处理样本。

11. 某项目申办者为外资企业，研究方案从 V2.0 版更新至 V3.0 版，修订内容为样本采集数量的增加，现已获研究中心伦理批件，研究团队的以下做法中正确的是（ ）

A. 应当继续获取更新版的遗传办批件

B. 试验方案已获得伦理审批，可以按照新版方案执行

C. 在更新版遗传办批件下达之前，不得按照更新方案增加样本采集数量

D. 关注增加的样本采集项目，避免误操作

答案与解析：ACD。《中华人民共和国人类遗传资源管理条例》第十一条规定，采集我国重要遗传家系、特定地区人类遗传资源或者采集国务院科学技术行政部门规定种类、数量的人类遗传资源的，应当符合下列条件，并经国务院科学技术行政部门批准：具有法人资格；采集目的明确、合法；采集方案合理；通过伦理审查；具有负责人类遗传资源管理的部门和管理制度；具有与采集活动相适应的场所、设施、设备和人员。

12. 以下违反受试者隐私保护要求的是（ ）

A. CRA 将受试者资料带到酒店进行 SDV

B. CRC 与同科室其他 CRC 讨论受试者婚姻情况

C. 建立受试者微信群，方便项目中受试者相互交流

D. 隐匿 CT 报告中受试者隐私信息后，发送给申办方审核

答案与解析：ABC。2020 年版药物 GCP 第七条规定，所有临床试验的纸质或电子资料应当被妥善地记录、处理和保存，能够准确地报告、解释和确认。应当保护受试者的隐私和其相关信息的保密性。

13. 为提高试验质量，研究团队以下做法中正确的是（ ）

A. 书写研究病历前，CRC 先完成访视数据录入

B. 按照方案要求观察与访视

C. 按照方案入选与排除标准筛选受试者

D. 按照方案要求的剂量、频次、给药途径用药

答案与解析：BCD。2020 年版药物 GCP 第二十五条规定，（二）研究者应当确保所有临床

试验数据是从临床试验的源文件和试验记录中获得的。应该先由研究者完成试验记录，再录入 EDC。

14. 以下工作中，适合授权给 SMO 公司派遣的 CRC 的有（　）
   A. 协助研究者向机构伦理递交资料
   B. 协助管理和维护研究者文件夹
   C. 根据病历内容完成数据录入
   D. 决定受试者使用的药物剂量

答案与解析：ABC。临床协调员可授权做非医学判断和非医学操作相关的工作。

15. 根据 GCP 中知情同意书内容的要求，以下描述有诱导受试者参加临床试验嫌疑的是（　）
   A. 参加试验，您将免费获得价值 10 万元的呼吸机
   B. 每次随访的交通补贴是人民币 200 元（符合当地居民经济状况）
   C. 参加试验，您将免费获得国内著名专家的 20 次门诊和住院治疗
   D. 每次访视交通费实报实销，您需要提供相应的发票收据

答案与解析：AC。2020 年版药物 GCP 第十二条规定，（七）伦理委员会应当审查是否存在受试者被强迫、利诱等不正当的影响而参加临床试验。

16. 肺癌免疫治疗临床试验，试验结束后，申办者发现有剩余的病理组织蜡块，对此剩余标本的处理，以下说法正确的是（　）
   A. 可根据受试者要求返还给受试者或其监护人
   B. 直接用于全基因谱分析，探索肺癌发病和基因之间的关系
   C. 获得受试者书面同意后，用于耐药基因的检测
   D. 转交给研究者用于科研

答案与解析：AC。2020 年版药物 GCP 第三十七条（二）规定了详细内容。

17. 某肝癌项目，受试者随访时的检查，部分是在本地实验室进行，部分是在中心实验室进行，关于该项目的样本检测，以下说法正确的是（　）
   A. 本地实验室和中心实验室都应具备检测资质
   B. 样本管理、检测、运输和储存应保证其质量
   C. 不可进行与方案无关的生物样本检测
   D. 若检测样本有剩余，可共享给研究者科研使用

答案与解析：ABC。2020 年版药物 GCP 第三十七条规定，（二）涉及医学判断的样本检测实验室，应当符合相关规定并具备相应资质。临床试验中采集标本的管理、检测、运输和储存应当保证质量。禁止实施与伦理委员会同意的试验方案无关的生物样本检测（如基因等）。临床试验结束后，剩余标本的继续保存或者将来可能被使用等情况，应当由受试者签署知情同意书，并说明保存的时间和数据的保密性问题，以及在何种情况下数据和样本可以和其他研究者共享等。

18. 以下泄露了申办者信息的操作有（　）
   A. 研究者把 A 申办者的方案发给 B 申办者
   B. 科室所有项目的 newsletter 均发送至公共邮箱，且所有工作人员均可登录该邮箱查看
   C. 多余的试验方案和项目资料不做处理直接丢弃
   D. 每个项目资料存放在单独的文件柜中

答案与解析：ABC。2020 年版药物 GCP 第十一条（十九）规定了直接查阅的内容。

19. 某试验的研究护士美小护，在协助受试者随访的过程中，不正确的做法是（　）
   A. 当天随访受试者人数较多，请同科室未授权的护士小张帮忙采集血样
   B. 方案要求低温离心的血样，因科室低温离心机故障，使用常温离心机离心

C. 去中心药房取药时，与授权的药品管理员双核对试验用药品信息

D. 按照方案要求，及时将血样寄送至中心实验室

E. 按照方案规定的输液时间，为受试者调节输液速度

答案与解析：AB。AB 选项不正确，只能授权的人员进行临床试验相关操作，严格按照方案要求进行血样处理。

三、是非题

1. 试验保密性要求是：不得向监查、稽查和检查人员泄漏申办者所有的资料或受试者的身份信息。

答案与解析：错。根据监查员、稽查员、伦理委员会或者药品监督管理部门的要求，研究者和临床试验机构应当配合并提供所需的与试验有关的记录。

2. 为避免受试者不断改变意见，应在执行知情同意过程后，立即签署知情同意书，并开始筛选访视。

答案与解析：错。2020 年版药物 GCP 第二十三条规定，（六）签署知情同意书之前，研究者或者指定研究人员应当给予受试者或者其监护人充分的时间和机会了解临床试验的详细情况，并详尽回答受试者或者其监护人提出的与临床试验相关的问题。

3. 某项目入组非常难，启动半年没有一个患者入组，王大锤是一个非常认真积极的 CRC，发动脑筋，下载 APP，编辑精美的招募文章，求小伙伴疯狂转发。该做法是否正确？

答案与解析：错。2020 年版药物 GCP 第十二条规定，（一）伦理委员会应当审查的文件包括：知情同意书及其更新件；招募受试者的方式和信息；提供给受试者的其他书面资料。招募信息和招募方式应得到伦理委员会的批准。

4. 某罕见病临床试验，研究者门诊期间发现潜在受试者，合同都已拟好，但是伦理迟迟没出批件，项目无法启动。某天又有患者来咨询什么时候开始，研究者就打电话给伦理咨询批件，伦理老师回复说批件明天可以出。于是研究者很高兴地跟该患者签署了知情同意书，并签了第二天的日期。请问研究者的做法正确吗？

答案与解析：错。2020 年版药物 GCP 第十九条规定，（一）临床试验实施前，研究者应当获得伦理委员会的书面同意；未获得伦理委员会书面同意前，不能筛选受试者。

5. 某项目受试者来院进行访视，需要测量身高体重。可是当天科室里面的体重秤坏了，正当研究护士发愁时，该受试者爽快地说："我昨天才在我家门口的药店测量过呢，身高 165cm，体重 55kg。"于是研究护士高兴地把这个数值记录了下来。请问研究护士的做法正确吗？

答案与解析：错。研究护士应该严格按照方案要求执行并记录。

6. 某监查员在 site 进行 SDV 的时候，发现某一次访视的血常规报告上红细胞异常值，研究者漏判了相关性，CRA 对比了前后两次随访的报告中红细胞值，研究者都判断与试验用药品无关，于是就模仿研究者字迹，在验单上也评了与试验用药品无关。请问 CRA 的做法正确吗？

答案与解析：错。监查员的职责是核对、纠正。

7. 临床协调员是研究团队中重要的一员，可以替代研究者完成受试者随访。

答案与解析：错。受试者随访过程中的问诊、安全性评估、试验用药品发放等，都涉及医学决策，应由授权的临床医生完成。